SHENJING NEIKE YIZHU SUCHA SHOUCE

王新高　张在强　主编

神经内科
医嘱速查手册
第2版

 化学工业出版社
·北京·

本书在第 1 版的基础上进行了修改，增加了 5 个病种，更新了一半以上的内容，增加了内容的丰富程度，列出了神经内科常见疾病的医嘱及特殊情况下的医嘱，并采用注的形式对医嘱中重要检查、治疗及使用注意事项、其他可选的替代方案等内容进行详细讲解，既注重治疗方案的选择与实施，又强调治疗并发症的预防及处理。还附处方常用外文缩略表。

　　本书适合神经内科的低年资医师、研究生、实习生及全科医师阅读、参考。

图书在版编目（CIP）数据

　　神经内科医嘱速查手册/王新高，张在强主编. —2版.
北京：化学工业出版社，2018.8（2024.11重印）
　　ISBN 978-7-122-32399-6

　　Ⅰ.①神… Ⅱ.①王…②张… Ⅲ.①神经系统疾病-医嘱-手册 Ⅳ.①R741-62

　　中国版本图书馆CIP数据核字（2018）第130407号

责任编辑：戴小玲　　　　　　　装帧设计：张　辉
责任校对：吴　静

出版发行：化学工业出版社（北京市东城区青年湖南街 13 号
　　　　　邮政编码 100011）
印　　刷：三河市航远印刷有限公司
装　　订：三河市宇新装订厂
787mm×1092mm　1/32　印张 15¼　　字数 441 千字
2024 年 11 月北京第 2 版第 7 次印刷

购书咨询：010-64518888　　　售后服务：010-64518899
网　　址：http://www.cip.com.cn
凡购买本书，如有缺损质量问题，本社销售中心负责调换。

定　　价：49.00 元　　　　　　　　　　版权所有　违者必究

编写人员名单

主　编　王新高　张在强

副主编　任文英　贺海霞　周　衡

编　者（排名不分先后）

董玉娟	包元飞	何明峰	朱　叶	贺海霞
龙　勇	常　嵘	卫红涛	王　佩	杨　玲
陈　晟	罗利俊	黄华生	葛　维	胡卫武
郎继荣	陈　丽	孔祥茹	杨丽白	陈燕燕
张明梅	张晓洁	贺光辉	史　帝	傅永旺
梁新明	郑　冲	任文英	张振帅	王　暖
杜晓萍	徐　宁	李　杰	熊学琴	于春雨
李志勇	张　伟	赵凤芝	曹兰芳	解建国
杨　凡	侯　岚	徐志强	薄家山	张钦军
傅懋林	宋学琴	唐艳华	万　莉	白　雪
张晶晶	王新高	张在强	董　翔	李尊波
王百辰	李建云	王智军	袁民绍	张　放
王伟忠	周　衡			

主　审　赵性泉　张星虎

序

时隔 6 年，看到《神经内科医嘱速查手册》再版，谨表祝贺。该书定位于临床一线医生，重点介绍神经内科临床常见病、多发病的诊断及治疗，内容丰富，且言简意赅，紧密结合临床实际工作，力求凸显实用性和可操作性，并与时俱进，紧跟最新指南和学术研究进展，确保规范性和新颖性，是一本难得的实用参考书。

该书再版的最大特点是，采用网络平台发布的方式编写，面向全国召集神经病学各亚专业的年轻有为中青年才俊并严格筛选编者资历及初稿质量，仅用半年时间成稿，真正做到了编纂成书的高效率、专业性。参编作者均来源于临床一线工作的医生，从临床实际需求出发，择指南要点及精要内容，因而实用性较强。此书也开创了跨越地域，充分利用网络，高效编书的先河，值得推广。

"李神经会诊中心"是国内最大的神经病学专业学习平台，王新高主任作为李神经会诊中心资深老师，为李神经会诊中心的发展做出了重要贡献。此书的编辑再版，对李神经会诊中心的发展有很大推动作用，锻炼、培养了一大批有为新人。

相信此书的出版，对于指导与提高我国神经内科临床一线医师的诊疗水平会有很大的促进作用，故乐为其序以荐之。

李神经会诊中心 CEO

2018.2

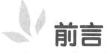

前言

《神经内科医嘱速查手册》自2012年出版至今已近6个年头。这6年来，我们从各种渠道获得了读者对本书的反馈意见，不论是赞赏的还是提出宝贵建议的，均表达了广大读者对本书的厚爱。每每听到很多刚刚步入临床工作的年轻医师们把这本书揣在白大衣口袋里当作常备的工具书时，我们深感欣慰，同时也感到责任重大。

临床医学的发展日新月异，特别是神经内科疾病，每年都会有大量的研究结果发表，同时也有很多指南在不断得到更新。为了不辜负广大读者的支持和厚爱，使图书内容跟上时代的飞速发展，我们有意对该手册内容进行重新修订。当我们把这一想法在"李神经会诊中心"微信群公布时，竟得到了众多群友的积极响应，大家一致赞成遵循新近的指南和循证证据编写一本医嘱手册对规范医疗行为，提高医疗质量至关重要，并强烈要求加入到编写队伍中来。

严格筛选参编人员，参编人员查阅了大量国内外文献，并反复研读，提取精要，请教相关专家，经过半年多的努力，终于在2018年春节到来之前完成编写。本手册有如下特点：①实用性和临床可操作性：临床一线医师据此医嘱简便实用且有根有据，操作性强，避免初入临床一头雾水；②规范性和新颖性：本书主要参考国内外近3～5年的指南、专家共识或新版教科书内容编写而成，文献截至2018年2月份，反映了新的医学进展，据此医嘱，规范可靠。

本版手册在2012版的基础上编写而成，感谢2012版所有编者为再版的修订奠定了良好的基础。本版保留了第1版中有价值的内容，并根据新近文献做了较大的更新，同时根据近年的医学进展增加了很多新的内容。如 CHANCE 研究结果的发表使我们对高危非致残性脑卒中的治疗有了更新的认识；血管内介入治疗的发展也使我们对急性缺血性脑卒中的抢救更有信心；免疫学的发展使我们对视神经脊髓炎谱系疾病、自身免疫性脑炎的诊断和治疗提高到一个新的高度；遗传学的发展及二代测序技术的进步让我们对腓骨肌萎缩症、脊髓小脑性共济失调等遗传性神经系统疾病有了新的认识……

尽管我们做了最大的努力，限于编者水平，仍难免有不足之处，恳请各位同仁、读者不吝指正。也希望读者们能够一如既往地喜爱本书并多提宝贵意见和建议，以备再版时参考。

王新高

2018 年 2 月

第1版前言

医嘱是指医生在医疗活动中下达的医学指令，即医生根据病情和治疗的需要对病人在饮食、用药、化验等方面的指示。可以说，医嘱事关医疗活动的成败，其重要性不言而喻。可是，刚走上临床的医学生们往往都面临这样一种困惑，就是当看完病人回到诊室，却不知怎样有针对性地开出一份合理的医嘱；而即使在上级医师的指导下终于开出医嘱，却又是"知其然而不知其所以然"。

当今医学发展迅速，尤其神经科学在最近的20年更是以前所未有的速度向前推进。近年来，我国的神经病学专家们，无论是脑血管病领域还是周围神经病领域，结合国内外循证医学的证据，相继发表了适合我国国情的诊疗指南，临床神经病学已从传统的经验医学时代步入到循证医学时代，并逐渐向个体化医学时代迈进。

从事临床一线工作的医生们，每天不仅承担着繁重的医疗工作，也许还面对科研与教学的巨大压力，他们深感时间和精力的匮乏。如何快捷地从浩如烟海的医学知识中提取有实用价值的临床信息，如何将最新的医学研究成果成功地落实到一个个鲜活的生命身上，他们迫切需要有一本内容简明扼要，实用性强、便于携带的参考书来指导他们的临床实践。基于此，首都医科大学附属北京天坛医院神经病学教研室组织一批长期从事临床一线工作的青年医师，紧跟医疗改革的大潮，遵循临床路径，结合现今发表的临床诊疗指南及专家共识，编写了这本《神经内科医嘱速查手册》。

本书共分十三章，所涉病种主要是神经内科住院的常见病、多发病，如脑血管病、神经感染与免疫性疾病、癫痫、脊髓病、椎体外系疾病与周围神经病等。考虑到临床工作的实际需要，也将一些少见病如副肿瘤综合征、神经变性病编入其中。

该书20万字，通过呼应注简要说明开立长期医嘱、短期医嘱的目的与临床意义；通过综合注诠释疾病的全貌。本书文表结合、实用性强，特别对于刚步入临床的实习生、研究生、住院医师是一本难得的便携式参考用书。

由于时间仓促，水平有限，本书难以做到十全十美。随着新的医学试验结果的发表，其中内容、观点也可能显得陈旧过时甚至错误，诚挚地希望专家、同道、读者们批评指正。

本书在编写过程中得到王拥军教授的大力支持和悉心指导，在此表示衷心的感谢！

本书的编写也同时得到2011年度首都医科大学校长研究基金的资助，在此一并致谢！

编 者

2012年4月

目录

第一章　脑血管病

第一节　急性脑梗死

长期医嘱	临时医嘱
神经内科护理常规	血常规 + 血型
卒中单元一级护理❶	血清电解质、肝肾功能、心肌酶、肌钙蛋白等
低脂低盐饮食或糖尿病饮食或鼻饲流质饮食	快速血糖
病重通知　或 病危通知　prn	凝血象（PT、INR、APTT、Fbg）
	B 型钠酸肽（BNP）
持续低流量吸氧　prn	血气分析　prn
心电监护　prn	毒物筛查、血液酒精水平　prn
超声雾化吸入　q6h prn	尿妊娠试验　prn
监测生命体征（BP、R、P、T）prn❷	血液传染病学检查（包括乙肝、丙肝、梅毒、艾滋病等）
肠溶阿司匹林　300mg po qd（继以 100mg qd）或（和）氯吡格雷　300mg po qd（继以 75mg qd）❸	胸部正侧位 X 线片
	心电图
	头颅 CT 平扫 +CTA+CTP❻
阿托伐他汀钙　40mg po qn	头颅 MRI 检查（MRI+FLAIR+DWI+SWI+MRA+PWI）
华法林　3mg po qd❹ prn	数字减影脑血管造影（DSA）prn❼
20% 甘露醇　125 ～ 250ml iv gtt q8h prn❺	颈动脉 + 椎动脉 + 锁骨下动脉超声
	经颅多普勒（TCD）+ 微栓子检测

长期医嘱	临时医嘱
	NIHSS、GCS、mRS 等评分 [8]
	脑电图　prn
	介入科会诊（血管内介入治疗）　prn[9]
	神经外科会诊　prn[10]
	rt-PA　0.09mg/kg（最多 9mg）iv st prn[2]
	0.9% 氯化钠液　100ml rt-PA　0.81mg/kg （最多 81mg）　｜iv gtt（持续 1h）prn

❶ 卒中单元（stroke unit）是一种组织化管理脑卒中患者的医疗模式，以专业化的脑卒中医师、护士和康复人员为主，进行多学科合作，为脑卒中患者提供系统综合的规范化管理，包括药物治疗、肢体康复、语言训练、心理康复、健康教育等。研究已证实卒中单元能明显降低脑卒中患者的病死率和残疾率。因此建议所有急性缺血性脑卒中（Acute ischemic stroke，AIS）患者应尽早、尽可能收入卒中单元治疗。应创建区域性卒中医疗中心，以便能够快速实施阿替普酶（rt-PA）静脉溶栓治疗，并及时桥接血管内治疗。另外，借助互联网技术，通过远程卒中会诊和远程影像评估可以对急性缺血性脑卒中患者进行 rt-PA 静脉溶栓提供有效的决策支持。如果没有卒中中心或卒中团队，社区医生在考虑给予 rt-PA 时，通过电话咨询也是安全可行的。

❷ 对于 AIS 患者进行再灌注治疗是降低患者致残率和致死率的唯一有效手段。而静脉溶栓治疗是目前最重要的恢复脑血流灌注措施。2014 中国指南建议对缺血性脑卒中发病 3h 内（Ⅰ级推荐，A 级证据）和 3～4.5h（Ⅱ级推荐，B 级证据）的患者，应按照适应证和禁忌证（表 1-1、表 1-2）严格筛选患者，尽快静脉给予 rt-PA 溶栓治疗。使用方法：rt-PA 0.9mg/kg（最大剂量为 90mg）静脉滴注，其中 10% 在最初 1min 内静脉团注，其余持续滴注 1h，用药期间及用药 24h 内应严密监护患者（测血压 q15min×2h，随后

表 1-1　3h 内 rt-PA 静脉溶栓的适应证、禁忌证、相对禁忌证

适应证	• 有缺血性脑卒中导致的神经功能缺损症状 • 症状出现＜ 3h • 年龄≥ 18 岁 • 患者或家属签署知情同意书
禁忌证	• 近 3 个月有重大头颅外伤史或脑卒中史 • 可疑蛛网膜下腔出血 • 近 1 周内有在不易压迫止血部位的动脉穿刺 • 既往有颅内出血 • 颅内肿瘤、动静脉畸形、动脉瘤 • 近期有颅内或椎管内手术 • 血压升高：收缩压≥ 180mmHg，或舒张压≥ 100mmHg • 活动性内出血 • 急性出血倾向：包括血小板计数低于 $100×10^9$/L 或其他情况 • 48h 内接受过肝素治疗（APTT 超出正常范围上限） • 已口服抗凝剂者，INR ＞ 1.7 或 PT ＞ 15s • 目前正在使用凝血酶抑制剂或 X a 因子抑制剂，各种敏感的实验室检查异常（如 APTT、INR、血小板计数、ECT；TT 或恰当的 X a 因子活性测定等） • 血糖＜ 2.7mmol/L • CT 提示多脑叶梗死（低密度影＞ 1/3 大脑半球）
相对禁忌证	下列情况需谨慎考虑和权衡溶栓的风险与获益（即虽然存在一项或多项相对禁忌证，但并非绝对不能溶栓） • 轻型脑卒中或症状快速改善的脑卒中 • 妊娠 • 痫性发作后出现的神经功能损害症状 • 近 2 周内有大型外科手术或严重外伤 • 近 3 周内有胃肠或泌尿系统出血 • 近 3 个月内有心肌梗死史

注：rt-PA：重组组织型纤溶酶原激活剂；INR—国际标准化比值；APTT—活化部分凝血活酶时间；ECT—蛇静脉凝结时间；TT—凝血酶时间。

表 1-2　3 ～ 4.5h 内 rt-PA 静脉溶栓的适应证、禁忌证、相对禁忌证

适应证	• 有缺血性脑卒中导致的神经功能缺损症状 • 症状持续 3 ～ 4.5h • 年龄≥ 18 岁 • 患者或家属签署知情同意书
禁忌证	同表 1-1
相对禁忌证	在表 1 基础上另行补充如下： • 年龄＞ 80 岁 • 严重脑卒中（NIHSS 评分＞ 25 分） • 口服抗凝药（不考虑 INR 水平） • 有糖尿病或缺血性脑卒中病史

q30min×6h，q1h×16h ；测脉搏和呼吸 q1h×12h，其后 q2h×12h ；NIHSS 评分 q30min×1h，其后 q1h×23h，表 1-4）（Ⅰ级推荐，A级证据）；如没有条件使用 rt-PA，且发病在 6h 内，可参照表 1-3 适应证和禁忌证严格选择患者考虑静脉给予尿激酶。使用方法：尿激酶 100 万～ 150 万 IU，溶于生理盐水 100 ～ 200ml，持续静脉滴注 30min，用药期间严密监护患者（Ⅱ级推荐，B 级证据）；溶栓患者的抗血小板或特殊情况下溶栓后还需抗凝治疗者，应推迟到溶栓24h 后开始（Ⅰ级推荐，B 级证据）。需注意的是，按照美国 2018急性缺血性卒中早期管理指南（简称 2018 美国指南，下同），对既往 MRI 发现有少量（1 ～ 10 个）微出血灶的患者进行静脉溶栓是合理的；但既往 MRI 发现大量（＞ 10 个）微出血灶的患者，rt-PA静脉溶栓与症状性脑出血风险增加相关，且临床获益不明确，如果有显著潜在获益，静脉溶栓可能是合理的；对于合并镰状红细胞病的 AIS 患者进行静脉 rt-PA 溶栓是合理的；阿昔单抗不能和 rt-PA 静脉同时应用；不应对 24h 内应用过治疗剂量的低分子量肝素的患者进行 rt-PA 静脉溶栓；对于轻度神经功能障碍且不伴有颅内大血管闭塞的患者，可以考虑替奈普酶替代 rt-PA。在制定治疗决策时应认真权衡静脉溶栓的潜在风险和可能的获益。

　　❸ 不适合溶栓的 AIS 患者，若无禁忌证，应在发病后尽早给予口服阿司匹林 150 ～ 300mg/d，急性期后可改为预防剂量（50 ～

表 1-3　6h 内尿激酶静脉溶栓的适应证及禁忌证

适应证	・有缺血性脑卒中导致的神经功能缺损症状 ・症状出现 < 6h ・年龄 18 ～ 80 岁 ・意识清楚或嗜睡 ・头颅 CT 无明显早期脑梗死低密度改变 ・患者或家属签署知情同意书
禁忌证	同表 1-2

表 1-4　静脉溶栓的监护及处理

患者收入重症监护病房或卒中单元进行监护
按时进行血压和神经功能检查，静脉溶栓治疗中及结束后 2h 内，每 15min 进行一次血压测量和神经功能评估；然后每 30min 1 次，持续 6h；以后每小时 1 次直至治疗后 24h
如出现严重头痛、高血压、恶心或呕吐，或神经症状体征恶化，应立即停用溶栓药物并行头颅 CT 检查
如收缩压 ≥ 180mmHg，或舒张压 ≥ 100mmHg，应增加血压监测次数，并给予降压药物
鼻饲管、导尿管及动脉内测压管在病情许可的情况下应延迟安置
溶栓 24h 后，给予抗凝药或抗血小板药物前应复查头颅 CT/MRI

325mg/d）；行溶栓治疗者，抗血小板药物应在溶栓 24h 后开始使用；对不能耐受阿司匹林者，可考虑选用氯吡格雷等抗血小板治疗。CHANCE 研究提示对于发病在 24h 内的急性非心源性轻型缺血性脑卒中患者（NIHSS 评分 ≤ 3 分），尽早给予阿司匹林和氯吡格雷双联抗血小板治疗 21d，随后应用单一抗血小板药物，可明显降低 90d 的脑卒中复发风险。不建议替格瑞洛代替阿司匹林用于轻型脑卒中的急性期治疗。对于非心源性急性缺血性脑卒中，无论是否伴有其他动脉粥样硬化证据，推荐给予高强度他汀类药物长期治疗以降低脑卒中和心血管事件的风险（具体见缺血性脑卒中和短暂性脑缺血发作）。不建议扩容 / 血液稀释疗法、高剂量白蛋白和血管舒

张药（如己酮可可碱）用于治疗急性缺血性脑卒中。对于低血压或脑血流低灌注所致的急性脑梗死如分水岭梗死可考虑扩容治疗，但应注意可能加重脑水肿、心力衰竭等并发症。扩容药物多选用羟乙基淀粉、右旋糖酐-40（低分子右旋糖酐）或706代血浆等。

❹ 对伴有心房颤动（包括阵发性）的AIS患者，如果超过静脉溶栓时间窗，也不能进行机械取栓，则根据情况尽早开始二级预防，推荐使用适当剂量的华法林或新型口服抗凝血药治疗，预防再发的血栓栓塞事件。华法林的目标剂量是维持国际标准化比值（INR）在2.0～3.0。

❺ 急性重症脑梗死常伴严重脑水肿和颅内压增高，危及生命安全。建议卧床，床头抬高至20°～45°，避免和处理引起颅内压增高的因素，如头颈部过度扭曲、激动、用力、发热、癫痫、呼吸道不通畅、咳嗽、便秘等，必要时可使用甘露醇静脉滴注，也可用甘油果糖或呋塞米（速尿）等。

❻ 对所有疑似脑卒中患者应进行头颅CT/MRI检查。应当建立系统，使得至少50%可能接受静脉rt-PA和（或）机械取栓的患者，能在到达急诊室的20min内接受脑成像检查。特别在溶栓治疗前，应首先进行头颅CT检查，排除颅内出血。灌注CT可区别可逆性与不可逆性缺血，识别缺血半暗带，对指导急性脑梗死溶栓治疗有一定参考价值。标准MRI在识别急性小梗死灶及颅后窝梗死方面明显优于CT。多模式MRI包括弥散加权成像（DWI）、灌注加权成像（PWI）、水抑制成像（FLAIR）和梯度回波及磁敏感加权成像（SWI）等。DWI在症状出现数分钟内就可发现缺血灶并可早期确定大小、部位与时间，对早期发现小梗死灶较标准MRI更敏感。PWI可显示脑血流动力学状态。弥散-灌注不匹配（PWI显示低灌注区而无与之相应大小的弥散异常，即mismatch）提示可能存在缺血半暗带。梯度回波序列或SWI可发现CT不能显示的无症状性微出血。需注意对AIS患者，不能因为行多模CT和MRI（包括灌注成像）而延误静脉rt-PA用药。已超过静脉溶栓时间窗4.5h的患者，可考虑进行CT灌注或MR灌注和弥散成像，测量梗死核心和缺血半暗带，以选择潜在适合紧急再灌注治疗（如静脉或动脉溶栓及其他血管内介入方法）的患者，这些影像技术能提供更多信息，有助

于更好地做临床决策。

❼ 颅内、外血管病变检查有助于了解脑卒中的发病机制及病因,指导选择治疗方法。但在发病早期,应注意避免因此类检查而延误溶栓时机。常用检查包括颈动脉双功超声、经颅多普勒(TCD)、磁共振脑血管造影(MRA)、CT血管造影(CTA)和数字减影血管造影(DSA)等。颈动脉双功超声对发现颅外颈部血管病变,特别是狭窄和斑块很有帮助;TCD可检查颅内血流、微栓子及监测治疗效果;MRA和CTA都可提供有关血管闭塞或狭窄的信息。以DSA为参考标准,MRA发现椎动脉及颅外动脉狭窄的敏感度和特异度为70%～100%。MRA和CTA可显示颅内大血管近端闭塞或狭窄,但对远端或分支显示不清。DSA的准确性最高,仍是当前血管病变检查的金标准。

❽ 临床上常采用一些量表评估脑卒中患者病情的严重程度。常用量表有:中国脑卒中评分量表(1995年)、美国国立卫生院脑卒中量表(NIHSS)、斯堪的纳维亚脑卒中量表(SSS)。其中NIHSS是目前国际上最常用的量表(表1-5),用于病情的观察和疗效的评定。

❾ 循证医学证实,发病4.5h内采用重组组织型纤溶酶原激活剂(rt-PA)静脉溶栓是治疗急性缺血性脑卒中的首选方法。然而能在时间窗内到达医院并具备溶栓适应证的患者非常有限,此外,大血管闭塞性脑卒中在静脉溶栓后实现血管再通率偏低(如大脑中动脉M1段再通率约为30%,颈内动脉末端再通率仅为6%),这些因素的存在很大程度上限制了rt-PA在临床实践中的广泛应用。近年来,血管内介入技术在急性缺血性脑卒中治疗方面的发展非常迅速,该技术能使部分大血管闭塞所致的重症脑卒中患者获益。因此,对颅内大血管闭塞者可采用动脉溶栓或静脉-动脉序贯溶栓(大面积缺血性脑卒中,发病6h以内,大脑中动脉闭塞,初始采用动脉溶栓治疗是有益的。动脉应用rt-PA的有效剂量尚不明确,且rt-PA尚未获得FDA批准用于动脉溶栓。因此,一线治疗是应用可回收支架血管内治疗,而不是动脉溶栓),有条件的医院可采取机械血栓清除术,以提高大血管再通率。实践证明,有可能从血管内介入治疗中获益的主要是那些存在大血管闭塞,但梗死核心区域尚小,而缺血半暗带区域大的患者,因此,时间就是大脑,卒中团队应高

表1-5 NIHSS评分标准

NIHSS评分标准

利手：○1=左 ○2=右 ○99=不详

分项	检查	评分	分值/分
1a	意识水平：即使不能全面评价（如气管插管、语言障碍、气管创伤、绷带包扎等），检查者也必须选择1个反应。只在患者对有害刺激无反应时（不是反射），方记录3分	0=清醒，反应敏锐 1=嗜睡，最小刺激能唤醒患者完成指令、回答问题或有反应 2=昏睡或反应迟钝，需要强烈反复刺激才能有非固定模式的反应 3=仅有反射活动或自发反应，或完全没反应，软瘫，无反应	—
1b	意识水平提问：（仅对最初回答评分，检查者不要提示）询问月份、年龄。回答必须正确，大致正常。失语和昏迷者不能理解问题记2分，患者因气管插管、气管创伤、严重构音障碍、语言障碍或其他任何原因不能说话者（非失语所致）记1分	0=都正确 1=正确回答一个 2=两个都不正确或不能说	—

续表

分项	检查	评分	分值/分
1c	意识水平指令： 要求睁眼、闭眼；非瘫痪手握拳、张手。若双手不能检查，用另一个指令（伸舌）。仅对最初的反应评分，有明确努力但未完成也给评分。若对指令无反应，用动作示意，然后记录评分。对创伤、截肢或其他生理缺陷者，应给予一个适宜的指令	0=都正确 1=正确完成一个 2=都不正确	—
2	凝视： 只测试水平眼球运动。对自主或反射性（眼头）眼球运动记分。若眼球反射性活动纠正，记录1分。若为孤立性外周神经麻痹（Ⅲ、Ⅳ、Ⅴ），记1分。在失语患者中，凝视是可测试的。对眼球创伤、绷带包扎，盲人或有视觉或视野疾病的患者，由检查者选择一种反射性运动来测试，建立与眼球运动的联系，然后从一侧向另一侧运动，偶尔能发现凝视麻痹	0=正常 1=部分凝视麻痹（单眼或双眼凝视异常，但无被动凝视或完全凝视麻痹） 2=被动凝视或完全凝视麻痹（不能被眼头动作克服）	—

续表

分项	检查	评分	分值/分
3	视野： 用手指数或视威胁方法检测上、下象限视野。如果患者能看到侧面的手指，记录正常。如果单眼盲或眼球摘除，检查另一只眼。明确的非对称盲（包括象限盲），记1分。患者全盲（任何原因）记3分，同时刺激双眼。若人濒临死亡记1分，结果用于回答问题11	0=无视野缺失 1=部分偏盲 2=完全偏盲 3=双侧偏盲（全盲，包括皮质盲）	—
4	面瘫： 言语指令或动作示意，要求患者示齿、扬眉和闭眼。对反应差或不能理解的患者，根据有害刺激时表情的对称情况评分。有面部创伤/绷带、经口气管插管、胶布或其他物理障碍影响面部检查时，应尽可能移至可评估的状态	0=正常 1=最小（鼻唇沟变平，微笑时不对称） 2=部分（下面部完全或几乎完全瘫痪，中枢性瘫） 3=完全（单或双侧瘫痪，上下面部缺乏运动，周围性瘫）	—

续表

分项	检查	评分	分值/分
5	上肢运动： 上肢伸展：坐位90°，卧位45°。要求坚持10s；对失语的患者用语言或动作作鼓励，不用有害刺激。评定者可以抬起患者的上肢到要求的位置，鼓励患者坚持。仅评定患侧	0＝上肢于要求位置坚持10s，无下落 1＝上肢能抬起，但不能维持10s，下落时不撞击床或其他支持物 2＝能对抗一些重力，但上肢不能达到或维持坐位90°或卧位45°，较快下落到床上 3＝不能抗重力，上肢快速下落 4＝无运动 9＝截肢或关节融合，解释：_____	5a 左上肢　— 5b 右上肢　—
6	下肢运动： 下肢卧位抬高30°，坚持5s；对失语患者用语言或动作作鼓励，不用有害刺激。评定者可以抬起患者的上肢到要求的位置，鼓励患者坚持。仅评定患侧	0＝于要求位置坚持5s，不下落 1＝在5s末下落，不撞击床 2＝5s内较快下落到床上，但可抗重力 3＝快速落下，不能抗重力 4＝无运动 9＝截肢或关节融合，解释：_____	6a 左下肢　— 6b 右下肢　—

续表

分项	检查	评分	分值/分
7	共济失调： 目的是发现双侧小脑病变的迹象。实验时双眼睁开，若有视觉缺损，应确保实验在无缺损视野内进行。双侧指鼻、跟膝胫试验，共济失调与无力明显不呈比例时记分。如患者不能理解操或肢体瘫痪不记分。盲人用伸展的上肢摸鼻。若为截肢或关节融合，记录9分，并解释清楚	0= 没有共济失调 1= 一个肢体有 2= 两个及两个以上肢体有	—
8	感觉： 用针尖刺激，用针尖刺激患者的感觉和撤除刺激观察昏迷或失语患者的感觉和表情。只对与脑卒中有关的感觉缺失评分。偏身感觉丧失者需要精确检查，应测试身体多处部位：上肢（不包括手）、下肢、躯干、面部。严重或完全的感觉缺失，记2分。昏迷或失语者可记1或0分。脑干卒中双侧感觉缺失记2分。无反应及四肢瘫痪者记2分。昏迷患者（1a=3）记2分	0= 正常，没有感觉缺失 1= 轻到中度，患侧针刺感不明显或为钝性或仅有触觉 2= 严重到完全感觉缺失，面、躯干、上肢、下肢无触觉	—

续表

分项	检查	评分	分值/分
9	语言： 命名、阅读测试。要求患者叫出物品名称、读所列的句子。从患者的反应以及一般神经系统检查中对指令含的反应判断理解能力。若视觉缺损干扰测试，可让患者识别放在手上的物品，重复和发音。气管插管者手写回答。昏迷患者（1a=3），3分，给昏愦或不合作者选择一个记分，但3分仅给哑人或一点不执行指令的人	0＝正常，无失语 1＝轻到中度：流利程度和理解能力有一些缺损，但表达无明显受限 2＝严重失语，交流是通过患者破碎的语言表达，听者须推理、询问、猜测，能交换的信息范围有限，检查者感交流困难 3＝哑或完全失语，不能讲或感不能理解	—
10	构音障碍： 不要告诉患者为什么做测试。读或重复附表上的单词。若患者有严重的失语，评估自发语言时发音的清晰度。若患者气管插管或其他物理障碍不能讲话，记9分。同时注明原因	0＝正常 1＝轻到中度，至少有一些发音不清，虽有困难，但能被理解 2＝言语不清，不能被理解 9＝气管插管或其他物理障碍，解释：	—

续表

分项	检查	评分	分值／分
11	忽视症： 若患者严重视觉缺失影响双侧视觉的同时检查，则以关注为正常。若患者失语，但确实表现为关注双侧，记分为正常。通过检验观察刺激同时发生右侧的皮肤感觉和视觉刺激的识别能力来判断患者是否有忽视。把标准图显示给患者，要求他来描述。医生鼓励患者仔细看图，识别图中左右侧的特征。如果患者不能识别一侧图的部分内容，则定为异常。然后，医生请患者闭眼，分别测上肢或下肢针刺觉来检查双侧皮肤感觉。若患者有一侧感觉忽视则为异常	0= 没有忽视症 1= 视、触、听、空间觉或个人的忽视；或对任何一种觉的双侧同时刺激消失 2= 严重的偏身忽视；超过一种形式的偏身忽视；不认识自己的手，只对一侧空间定位	—
12	说明附加项目，非 NIHSS 项目 远端运动功能： 检查者握住患者手的前部，并嘱其尽可能的伸展其手指。若患者不能或不完全伸展其手指，则使检查者将其手指完全伸展开，观察任何屈曲运动 5s。仅对主动运动不给评分。重复指导和试验	0= 正常（5s 后无屈曲） 1=5s 后至少有一些伸展，但未完全伸展（未给指令，手指的任何运动不给评分） 2=5s 后无主动的伸展，其它时间的手指运动不予评分	左上肢 —— 右上肢 ——

效协作，积极筛选适宜患者，严格控制患者诊治过程中的各时间节点，以尽早实施相应治疗。国际上关于脑卒中绿色通道流程的时间管理目标见表 1-6。

表 1-6　脑卒中绿色通道流程的时间管理目标

项目	时间
就诊到完成 CT 检查	< 25min
就诊到开始静脉溶栓	< 60min
就诊到静脉置鞘	< 2h
动脉置鞘到开始取栓	< 45min
动脉置鞘到闭塞血管再通	< 90min

❿ 对于发病 48h 内、60 岁以下的恶性大脑中动脉梗死伴严重颅内压增高患者，可请脑外科会诊考虑是否行减压术。60 岁以上患者手术减压可降低死亡和严重残疾，但独立生活能力并未显著改善，因此应更加慎重，可根据患者年龄及患者或家属对这种可能结局的价值观来选择是否手术；对压迫脑干的大面积小脑梗死患者可请神经外科会诊协助处理。

注：1. 急性脑梗死（Acute cerebral infarct）是指脑血供突然中断后导致的脑组织坏死，通常主要是由于供应脑部血液的动脉出现粥样硬化和血栓形成，使管腔狭窄甚至闭塞，局灶性急性脑缺血。也有因异常物体（固体、液体、气体）沿血液循环进入脑动脉，造成血流阻断或血流量骤减而产生脑组织软化、坏死。急性期一般指发病后 2 周内。急性脑梗死的诊断标准：①急性起病；②局灶神经功能缺损（一侧面部或肢体无力或麻木，语言障碍等），少数为全面神经功能缺损；③症状或体征持续时间不限（当影像学显示有责任缺血性病灶时），或持续 24h 以上（当缺乏影像学责任病灶时）；④排除非血管性病因；⑤头颅 CT/MRI 排除脑出血。脑梗死经循证医学证实确切有效的疗法只有四种：卒中单元、超早期溶栓、抗血小板治疗和早期开始的正规康复。

2. 院前若患者突然出现以下任一症状时应考虑脑卒中的可能：①一侧肢体（伴或不伴面部）无力或麻木；②一侧面部麻木或口角歪斜；③说话不清或理解语言困难；④双眼向一侧凝视；⑤一侧或

双眼视力丧失或模糊；⑥眩晕伴呕吐；⑦既往少见的严重头痛、呕吐；⑧意识障碍或抽搐。对突然出现前述症状疑似脑卒中的患者，应进行简要评估和急救处理并尽快送往就近有条件的医院（Ⅰ级推荐，C级证据）。院前处理的关键是迅速识别疑似脑卒中患者并尽快送到医院，目的是尽快对适合溶栓的急性脑梗死患者进行溶栓治疗。建议急救人员应用 FAST（面部、上肢、言语检查）、洛杉矶院前卒中筛查或辛辛那提院前卒中量表等验证过的、标准化的卒中筛查工具筛查 AIS 患者。

3. 医院应建立脑卒中诊治快速通道，尽可能优先处理和收治脑卒中患者。2018 美国指南建议设立 DTN(door to needle) 时间目标：一级 DTN 时间目标为 ≥ 50% 的患者在 60min 内接受 rt-PA 静脉溶栓；二级 DTN 时间目标设定为 ≥ 50% 的患者在 45min 内接受 rt-PA 静脉溶栓。患者进入医院急诊室，应尽快进行病史采集和体格检查，尽可能在到达急诊室后 60min 内完成头颅 CT 等基本评估并做出治疗决定（Ⅰ级推荐）。此类患者的诊断步骤包括：

① 确定是否为卒中：注意起病形式（急性突发）、发病时间，排除脑外伤、中毒、癫痫后状态、瘤卒中、高血压脑病、血糖异常、脑炎及躯体重要脏器功能严重障碍等引起的脑部病变。进行必要的实验室检查。

② 确定是缺血性还是出血性脑卒中：除非特殊原因不能检查，所有疑为脑卒中者都应尽快进行头颅影像学（CT/MRI）检查，排除出血性脑卒中、确立缺血性脑卒中的诊断。

③ 确定是否适合溶栓治疗：发病时间是否在 3h、4.5h 或 6h 内，有无溶栓适应证。符合溶栓条件者予以溶栓治疗，影像学检查证实为大血管闭塞者可桥接血管内介入治疗（包括动脉溶栓和机械取栓）。关于卒中发病时间的计算，一般来说出现症状的时间就是发病时间；若是发现患者时已经有症状，而患者无法回忆准确时间，那么从最后一次见患者仍然正常的时候开始计算。

4. 急性缺血性脑卒中诊断流程应包括如下 5 个步骤：

① 第一步，是否为脑卒：排除非血管性疾病。

② 第二步，是否为缺血性脑卒中：进行头颅 CT/MRI 检查排除出血性脑卒中。

③ 第三步，卒中严重程度：根据神经功能缺损量表（如 NIHSS）评估。

④ 第四步，能否进行溶栓治疗：核对适应证和禁忌证。

⑤ 第五步，病因分型：参考 TOAST 标准（将缺血性脑卒中分为大动脉粥样硬化型、心源性栓塞型、小血管闭塞型、其他有确定病因的脑梗死和病因不确定的脑梗死），结合病史、实验室、脑病变和血管病变等影像学检查资料确定病因。

5. 约 70% 的缺血性脑卒中患者急性期血压升高，原因主要包括：病前存在高血压、疼痛、恶心呕吐、颅内压增高、意识模糊、焦虑、卒中后应激状态等。多数患者在脑卒中后 24h 内血压自发降低。病情稳定而无颅内高压或其他严重并发症的患者，24h 后血压水平基本可反映其病前水平。目前关于卒中后早期是否应该立即降压、降压目标值、卒中后何时开始恢复原用降压药及降压药物的选择等问题尚缺乏充分的可靠研究证据。中国指南建议：

（1）准备溶栓者，血压应控制在收缩压 < 180mmHg、舒张压 < 100mmHg。

（2）缺血性脑卒中后 24h 内血压升高的患者应谨慎处理。应先处理紧张焦虑、疼痛、恶心呕吐及颅内压增高等情况。血压持续升高，收缩压 ≥ 200mmHg 或舒张压 ≥ 110mmHg，或伴有严重心功能不全、主动脉夹层、高血压脑病的患者，可予降压治疗，并严密观察血压变化（卒中后 24h 内将血压降低 15% 可能是合理的）。可选用拉贝洛尔、尼卡地平等静脉药物，避免使用引起血压急剧下降的药物。

（3）卒中后若病情稳定，血压持续 ≥ 140mmHg/90mmHg，无禁忌证，可于起病数天后恢复使用发病前服用的降压药物或开始启动降压治疗。

（4）卒中后低血压的患者应积极寻找和处理原因，必要时可采用扩容升压措施。可静脉输注 0.9% 氯化钠溶液纠正低血容量，处理可能引起心排出量减少的心脏问题。

6. 急性期抗凝治疗一直存在争议。抗凝治疗能降低缺血性脑卒中的复发率、降低肺栓塞和深静脉血栓形成发生率，但被症状性颅内出血增加所抵消。因此对大多数急性缺血性脑卒中患者，不推荐无选择地早期进行抗凝治疗（Ⅰ级推荐，A 级证据）。关于少数特殊患者的抗凝治疗，可在谨慎评估风险 / 效益比后慎重选择（Ⅳ级推荐，D级证据）。特殊情况下溶栓后还需抗凝治疗的患者，应在24h后使用抗凝药（Ⅰ级推荐，B级证据）。抗凝药物包括普通肝素、低分子肝素、类肝素、口服抗凝药和凝血酶抑制剂等。

7. 关于降纤治疗，很多研究显示脑梗死急性期血浆纤维蛋白原和血液黏滞度增高，蛇毒酶制剂可显著降低血浆纤维蛋白原浓度，并有轻度溶栓和抑制血栓形成作用。但现有的研究结果尚不一致，因此指南推荐对不适合溶栓并经过严格筛选的脑梗死患者，特别是高纤维蛋白血症者可选用降纤治疗（Ⅱ级推荐，B级证据）。降纤药物有降纤酶（defibrase）、巴曲酶、安克洛酶等。

8. 改善脑血循环药物如丁基苯酞和人尿激肽原酶都是近年国内开发的Ⅰ类新药，在临床工作中建议个体化应用。丁基苯酞的主要作用机制为改善脑缺血区的微循环，促进缺血区血管新生，增加缺血区脑血流。有证据显示丁基苯酞注射液和其胶囊序贯治疗急性脑梗死有效且无严重不良反应。

9. 神经保护剂理论上可保护脑细胞，提高机体对缺血缺氧的耐受性。基础研究和动物实验结果令人鼓舞，但临床试验尚未取得满意结果。依达拉奉是一种抗氧化剂和自由基清除剂，能改善急性脑梗死的功能结局且安全。胞磷胆碱是一种细胞膜稳定剂，治疗急性脑卒中可能有效。Cerebrolysin（脑活素）是一种有神经营养和神经保护作用的药物，对重症脑卒中患者有获益趋势。他汀类药物除具有降低低密度脂蛋白胆固醇的作用外，还具有神经保护等作用，因此缺血性脑卒中起病前已服用他汀类药物的患者，可继续使用他汀类药物治疗。

10. 深静脉血栓形成（deep vein thrombosis，DVT）的危险因素包括静脉血流淤滞、静脉系统内皮损伤和血液高凝状态。瘫痪重、年老及心房颤动者发生DVT的比例更高，症状性DVT发生率为2%。DVT最重要的并发症为肺栓塞。建议对急性脑梗死患者做如下教育：①鼓励患者尽早活动、抬高下肢；尽量避免下肢（尤其是瘫痪侧）静脉输液（Ⅰ级推荐）；②对于发生DVT及肺栓塞高风险且无禁忌者，可给予低分子肝素或普通肝素，有抗凝禁忌者给予阿司匹林治疗（Ⅰ级推荐，A级证据）；③可联合间歇充气加压（IPC）和药物预防DVT，不推荐常规单独使用加压治疗，但对有抗栓禁忌的缺血性脑卒中患者，推荐单独应用加压治疗预防 DVT 和肺栓塞（Ⅰ级推荐，A 级证据）；④对于无抗凝和溶栓禁忌的 DVT 或肺栓塞患者，首先建议肝素抗凝治疗，症状无缓解的近端 DVT 或肺栓塞患者可给予溶栓治疗（Ⅳ级推荐，D 级证据）。2018 美国指南不建议缺血性脑卒中患者穿弹力袜。

11. 建议有条件的医院开展血管内介入治疗，其适应证和禁忌证见表 1-7。对于发病 6h 内的大脑中动脉供血区的急性缺血性脑卒中（Ⅰ级推荐，B 级证据）和发病 24h 内的后循环大血管闭塞的重症脑卒中患者，经过严格评估可行动脉溶栓，动脉溶栓越早，效果越好，应尽早实施治疗（Ⅰ级推荐，B 级证据）。颅内大血管闭塞采

表 1-7　急性缺血性脑卒中早期血管内介入治疗的适应证和禁忌证

适应证	• 年龄 18 岁以上 • 大血管闭塞重症患者尽早实施血管内介入治疗 　建议动脉溶栓：前循环闭塞发病时间在 6h 以内，后循环大血管闭塞发病时间在 24h 内 　机械取栓：前循环闭塞发病时间在 8h 以内（2018 美国指南已更新为 16～24h），后循环大血管闭塞发病时间在 24h 内 • CT 排除颅内出血、蛛网膜下腔出血 • 急性缺血性脑卒中，影像学检查证实为大血管闭塞 • 患者或法定代理人签署知情同意书
禁忌证	• 若进行动脉溶栓，参考静脉溶栓禁忌证标准 • 活动性出血或已知有出血倾向者 • CT 显示早期明确的前循环大面积脑梗死（超过大脑半球 1/3） • 血小板计数低于 $100 \times 10^9/L$ • 严重心、肝、肾功能不全或严重糖尿病患者 • 近 2 周内进行过大型外科手术 • 近 3 周内有胃肠或泌尿系统出血 • 血糖 < 2.7mmol/L 或 > 22.2mmol/L • 药物无法控制的严重高血压 • 预期生存期小于 90d • 妊娠

用单一动脉溶栓会延迟治疗时间，而单一静脉溶栓血管再通率低，因此静脉-动脉序贯溶栓治疗也是一种可供选择的方法（Ⅱ级推荐，B级证据）。

机械血栓清除术是实现AIS血流再灌注的新方法，其主要通过取栓、碎栓及加强溶栓药物在栓子局部的渗透作用实现血管再通，与药物溶栓协同发挥作用。考虑机械取栓者，不应在静脉溶栓后观察临床反应。目前经美国食品药品监督管理局批准的血栓清除装置有4种：Merci取栓系统（2004年）、Penumbra系统（2007年）、Solitaire FR装置（2012年）及Trevo取栓器（2012年）。研究证实支架样取栓器（如Solitaire FR装置）明显优于Merci取栓器（Ⅰ级推荐，A级证据）。

血管内治疗能够快速地实现血管再通及改善患者预后，因此中国指南建议：对于发病6h内影像学明确为前循环大血管闭塞的急性缺血性脑卒中患者，可采用血管内介入治疗联合静脉溶栓（Ⅰ级推荐，B级证据）；对于静脉溶栓治疗失败的大动脉闭塞脑卒中患者，可采取血管内介入治疗，包括补救性动脉溶栓（Ⅱ级推荐，B级证据）；有静脉溶栓禁忌证的急性缺血性脑卒中患者，可选择血管内介入治疗或动脉溶栓（Ⅱ级推荐，C级证据）。在严格筛选的基础上，可单独使用取栓器或与药物溶栓联用以实现闭塞血管再通（Ⅱ级推荐，B级证据）。

此外，血管成形术及支架置入术也越来越多地用于缺血性脑卒中前向血流的恢复，SARIS研究结果提示，对于不适合静脉溶栓或静脉溶栓失败的颅内大血管闭塞患者，支架置入术可以快速有效地恢复血流。对于颈动脉或椎动脉颅外段重度动脉粥样硬化性狭窄或夹层导致的急性缺血性脑卒中，可紧急实施血管成形术及支架置入术（Ⅲ级推荐，C级证据）。当责任血管位于远端时，因颅外段血管严重狭窄，导管无法通过时，需要先行近端狭窄处血管成形术或支架置入术。2018美国指南推荐对于满足下列所有标准的患者，应当进行支架取栓器机械取栓：①卒中前mRS 0～1分；②颈内动脉或大脑中动脉M1段病因性闭塞；③年龄≥18岁；④NIHSS≥6分；⑤ASPECTS≥6分；⑥能在发病6h内开始治疗（股动脉穿刺）。建议对发病6～24h的急性缺血性脑卒中患者进行CT灌注、MRI

第一章 脑血管病 | 21

弥散或灌注成像（可借助 RAPID 软件），以帮助筛选适合机械取栓的患者；并基于最新的研究结果（DEFUSE 3 研究和 DAWN 研究），对前循环大血管狭窄或闭塞所致的急性脑梗死，且存在大的缺血半暗带的患者推荐 6 ~ 16h（Ⅰ级推荐，A 级证据）或 6 ~ 24h（Ⅱa级推荐，BR 级证据）内进行机械取栓治疗。机械取栓的技术目标应当是达到 mTICI 2b/3 级的再灌注，以尽可能获得良好的功能结局。

12. 血管再通分级标准是衡量血管内介入治疗后血流恢复的客观影像学指标。目前采用的是 mTICI（modified Thrombolysis in Cerebral Infarction）评分标准，其可以判断血管的再通情况及其远端血管支配脑组织的灌注情况。mTICI 评分共 5 个级别，其中 0 级代表无灌注，3 级代表完全恢复血流灌注，2b 和 3 级提示再通成功。mTICI 分级标准见表 1-8。

表 1-8   mTICI 分级标准

mTICI 分级 / 级	描述
0	无血流灌注
1	仅有微量血流通过闭塞段
2a	远端缺血区有部分血流灌注（＜50%）
2b	远端缺血区有血流灌注（＞50%）
3	远端缺血区血流完全恢复灌注

13. 血管内介入治疗的并发症

（1）脑血管栓塞：在介入治疗过程中，可发生责任血管的次级分支和其他部位脑血管栓塞。处理策略为：首选机械取栓。若取栓失败，可考虑采取包括导丝和球囊辅助的机械碎栓治疗；同时可采用溶栓药物，包括尿激酶、rt-PA 及血小板膜糖蛋白Ⅱb/Ⅲa 受体抑制剂（如替罗非班）。

（2）血管再通后闭塞：多因术中血管内膜损伤诱发急性血栓形成，导致血管再闭塞。因此，术前需予充分抗血小板聚集治疗。急诊手术治疗的患者可同时服用 300mg 阿司匹林和 300mg 氯吡格雷。急性支架内血栓可选择下列两种方法：动脉或静脉途径使用血小板膜糖蛋白Ⅱb/Ⅲa 受体抑制剂；有条件可紧急行支架置入术，亦可与血小板膜糖蛋白Ⅱb/Ⅲa 受体抑制剂联合治疗。

（3）过度灌注脑损伤：血管再通后过度灌注综合征是一种非常严重的并发症，可能与血管再通后血流量显著增加有关，应严密监测血压及临床症状和体征。术后血压仍高者可将原有血压下调20～30mmHg；并发脑水肿时，给予甘露醇脱水，必要时行去颅骨瓣减压术。

（4）与脑血管造影相关的并发症：如脑血管痉挛（可经导管给予抗痉挛药物如罂粟碱或硝酸甘油等）、腹股沟血肿/假性动脉瘤、后腹膜血肿、股动脉或髂动脉血管夹层形成、迷走神经反射（表现为血压下降、心率下降，患者可有冷汗、苍白、四肢湿冷等休克表现。可静脉推注阿托品，同时可适当补充血容量）、皮质盲等。

14.关于行血管内介入治疗的患者围手术期药物管理问题，建议注意以下几点：

（1）溶栓药物：动脉溶栓可采用rt-PA或尿激酶。rt-PA剂量一般为静脉溶栓的1/3，可经微导管内给药，注射速度通常为1mg/min。尿激酶总剂量一般不超过60万U，注射速度为1万～2万U/min。推荐每10min造影观察血管再通情况，以最小剂量达到血管再通。

（2）抗血小板药物：机械取栓术后应常规给予抗血小板药物治疗。若是行急诊支架置入术，术前应予服用负荷剂量抗血小板药物（阿司匹林300mg及氯吡格雷300mg）；术后每天联合服用阿司匹林100mg及氯吡格雷75mg，至少1个月；之后，长期服用阿司匹林。

（3）血压管理：为防止过度灌注综合征的发生，对于血管再通的患者，要求术前血压控制在180/105mmHg以下；血管开通后对于高血压患者控制血压低于基础血压20～30mmHg水平，但不应低于90/60mmHg。

（4）他汀类药物：行急诊血管介入治疗的患者，需尽早服用他汀类药物。若急性脑梗死患者病前服用他汀类药物，围手术期需继续服用；若发生脑梗死之前未服用过他汀类药物，建议即刻启动他汀类药物治疗。对于严重动脉粥样硬化或拟行急诊支架置入术者，可以给予强化他汀类药物或联合治疗。

15.为了提高脑卒中患者的救治效果，美国联合委员会提出关于初级卒中中心认证的10个质量指标为：DVT的预防，出院时抗血栓治疗，房颤患者接受抗凝治疗，合适的患者（rt-PA）溶栓管理，入院48h内进行抗栓治疗，血脂检查及降胆固醇治疗，吞咽困难筛查，脑卒中教育，戒烟，康复评价。我国临床实践中有两个指标是最差的，一个是已发生脑卒中的房颤患者的抗凝治疗，另一个就是急性期的溶栓治疗。

16. 国家卫生健康委员会提出脑梗死质量控制指标

（1）脑卒中接诊流程

① 15min 完成神经科评价；

② 45min 内完成头颅CT、血常规、急诊生化、凝血功能检查。

（2）房颤患者的抗凝治疗。

（3）3 ～ 4.5h 静脉组织纤溶酶原激活剂（rt-PA）。

（4）入院48h 内阿司匹林治疗。

（5）评价血脂水平和他汀类药物治疗。

（6）评价吞咽困难。

（7）预防深静脉血栓（DVT）。

（8）出院时使用阿司匹林或氯吡格雷。

（9）脑卒中的健康教育。

（10）戒烟建议或戒烟治疗。

（11）住院1周内接受血管功能评价。

（12）平均住院日 / 住院费用。

17. 溶栓后症状性脑出血（SICH）指颅内任何部位出血并且NIHSS 评分≥ 4 分，发生率大约为 6%。大部分SICH 发生在接受溶栓治疗后的24h 内，而致命性出血则发生在前 12h 内。SICH 危险因素包括高龄（> 80 岁）、脑卒中严重程度、高血糖和糖尿病、高血压、双重抗血小板治疗（血小板降低）、CT 低密度病灶（早期缺血性改变区域 > 1/3 大脑中动脉支配区）、从发病到治疗的时间、肾功能损害等。发生机制：血液循环中的纤维蛋白降解产物会导致纤维蛋白原减少及血小板功能障碍，再灌注产生的氧自由基也会导致血管壁破坏和崩解。除此之外，rt-PA 与脑血屏障的破坏相关。对疑似脑出血（新发头痛、恶心、呕吐等）者：①停止 rt-PA 输注；②立即抽血进行检查，如 PT、PTT、血小板计数、纤维蛋白原、血型、交叉配血；③立即行平扫头颅CT 检查。如果证实脑出血，则应给予 6 ～ 8个单位冷凝蛋白输注，随后给予 6 ～ 8 个单位血小板输注；神经外科会诊；血液科会诊，注意目前的凝血功能；静脉给予 ε-氨基己酸 4 ~ 5g，输注 1h 以上；随后每隔 1h 给予 1g，直至出血停止；每 4h 检查一次纤维蛋白原水平，根据需要输注冷凝蛋白，并维持纤维蛋白原水平 > 150mg/dl；每 15min 监测一次血压；定期监测血液学参数（全血细胞计数、PT/PTT），重新评估凝血状态，需要时给予输血治疗；考虑复查头颅 CT 检查以评估 ICH 是否扩大；有关外科和（或）内科治疗需要商讨共同决定。如果证实存在严重的或危及生命的出血，需要立即给予冷凝蛋白（6 ~ 8 个单位）以及血小板（6 ~ 8 个单位）输注。每隔 4h 检查一次患者纤维蛋白原水平，以及给予冷凝蛋白输注维持纤维蛋白原水平 > 150mg/dl。其他药物，包括凝血酶原复合物（PCC）、纤维蛋白原、新鲜冰冻血浆（FFP）、以及重组因子Ⅶ等在溶栓后 SICH 治疗中的有效性尚不明确。建议溶栓后脑出血目标血压维持在 160/90mmHg，如果患者 SBP 升高至 150 ~ 220mmHg 时，将其降至 140mmHg 是合理的。静脉溶栓后症状性脑出血风险评估（SICH 评分）见表 1-9。

表 1-9　SICH 评分

危险因素	分值/分
阿司匹林 + 氯吡格雷	3
阿司匹林	2
NIHSS ≥ 13	2
NIHSS 7 ~ 12	1
血糖 ≥ 180mg/dl（10mmol/L）	2
年龄 ≥ 72 岁	1
收缩压 ≥ 146mmHg	1
体重 ≥ 95kg	1
发病到治疗时间 ≥ 180min	1
高血压病史	1

注：分值 10 分患者发生 SICH 的风险是 0 分患者的约 70 倍。

18. 溶栓后口舌血管性水肿发生率为 1.3% ~ 5%，可能的危险因素包括 ACEI 使用、高加索人种以及岛叶和额叶卒中等。如果怀疑口舌部血管性水肿，需要立即：①停止静脉 rt-PA，停 ACEI 类药物；②静脉给予 50mg 苯海拉明；③静脉给予 50mg 雷尼替丁或 20mg 法莫替丁。如果上述治疗后舌部仍持续肿胀，需静脉给予甲泼尼龙 80～100mg 治疗。如果血管源性水肿继续加重，0.1% 肾上腺素 0.3ml 皮下注射或 0.5ml 雾化吸入。维持气道通畅非常重要，如果水肿仅限于前舌和唇，不需要气管插管。如果水肿累及喉、软腭、口底或口咽，快速进展（30min 内），可能需要气管插管。如果出现喘鸣，且压迫气道，应做气管切开。

第二节　缺血性脑卒中和短暂性脑缺血发作（TIA）

长期医嘱	临时医嘱
神经内科护理常规	血常规
一级护理	尿常规
低盐低脂饮食或糖尿病饮食	粪常规＋隐血试验
肠溶阿司匹林　100mg po qd[1] 或（和）氯吡格雷　75mg po qd	血清生化全套（肝肾功能、电解质、血糖、血脂等）、前白蛋白
阿托伐他汀钙　20mg po qn[2]	凝血象
盐酸二甲双胍　0.5g po tid prn[3]	血沉（ESR）、C 反应蛋白（CRP）
氨氯地平　5mg po qn[4]	糖化血红蛋白（GHb）
华法林　3mg po qd（根据 INR 调整剂量）[5] 或 利伐沙班　15mg po qd	糖耐量试验（OGTT）及 C 肽胰岛素释放试验
	血清同型半胱氨酸（Hcy）
	抗心磷脂抗体
	B 型钠酸肽（BNP）
	血液传染病学检查（包括乙肝、丙肝、梅毒、艾滋病等）

续表

长期医嘱	临时医嘱
	胸部正侧位 X 线片
	心电图、动态心电图（心电 Holter）
	24h 动态血压测定
	经胸 / 经食管超声心动图 ❻
	肾动脉超声
	双侧颈动脉 + 锁骨下动脉 + 椎动脉彩超
	主动脉弓超声
	经颅多普勒超声（TCD）
	TCD 微栓子检测及发泡试验
	头颅 CT 平扫 +CTA+CTP
	头颅 MRI 检查（MRI+FLAIR+MRA+DWI+ PWI+SWI）
	主动脉弓及颈部动脉 CTA 或 CEMRA
	数字减影脑血管造影（DSA）prn ❼
	介入科会诊 ❽
	外科会诊（神经外科或心脏外科）
	NIHSS、GCS、STAF、CHADS2、HAS-BLED、ABCD2、RoPE、ESSEN、mRS 等评分 ❾
	CYP2C19 和 CYP2C9/VKORC1 等基因型检测 ❿
	神经心理评价（哈密尔顿抑郁、焦虑量表等）
	必要时完善以下相关检查： 抗 "O"、类风湿因子、免疫全套、甲状腺功能、抗甲状腺球蛋白抗体（TGAb）、

续表

长期医嘱	临时医嘱
	抗甲状腺过氧化物酶抗体（TPOAb）、抗中性粒细胞胞浆抗体（ANCA）、肿瘤标记物、抗凝血酶Ⅲ、蛋白 S/C 等易栓症抗体等
	血浆醛固酮（Ald）、肾素活性（PRA）、血管紧张素Ⅱ（AngⅡ）测定、皮质醇浓度测定等
	眼震电图、诱发电位、肌电图、脑电图＋多导睡眠检测等

❶ 抗血小板治疗能显著降低缺血性脑卒中或短暂性脑缺血发作（TIA）患者的复发风险。目前循证医学证据充分的抗血小板药物包括：阿司匹林、氯吡格雷、阿司匹林和双嘧达莫复方制剂、噻氯匹定。我国临床应用较多的是阿司匹林和氯吡格雷。按照《中国缺血性脑卒中和短暂性脑缺血发作二级预防指南（2014 年）》，建议：

a. 对非心源性栓塞性缺血性脑卒中或 TIA 患者，给予口服抗血小板药物而非抗凝药物预防脑卒中复发及其他心血管事件的发生（Ⅰ级推荐，A 级证据）。

b. 阿司匹林（50 ~ 325mg/d）或氯吡格雷（75mg/d）单药治疗均可以作为首选抗血小板药物（Ⅰ级推荐，A 级证据）。阿司匹林单药抗血小板治疗的最佳剂量为 75 ~ 150mg/d。阿司匹林（25mg）＋缓释型双嘧达莫（200mg）2 次 /d 或西洛他唑（100mg）2 次 /d，均可作为阿司匹林和氯吡格雷的替代治疗药物（Ⅱ级推荐，B 级证据）。抗血小板药应在患者危险因素、费用、耐受性和其他临床特性基础上进行个体化选择（Ⅰ级推荐，C 级证据）。

c. 发病在 24h 内，具有脑卒中高复发风险（ABCD2 评分≥4 分）的急性非心源性 TIA 或轻型缺血性脑卒中患者（NIHSS 评分≤3 分），应尽早给予阿司匹林联合氯吡格雷治疗 21d（Ⅰ级推荐，A 级证据），但应严密观察出血风险。此后可单用阿司匹林或氯吡格雷作为缺血性脑卒中长期二级预防一线用药（Ⅰ级推荐，A 级证据）。

d. 发病30d内伴有症状性颅内动脉严重狭窄（狭窄率70%～99%）的缺血性脑卒中或TIA患者，应尽早给予阿司匹林联合氯吡格雷治疗90d（Ⅱ级推荐，B级证据）。此后阿司匹林或氯吡格雷单用均可作为长期二级预防一线用药（Ⅰ级推荐，A级证据）。

e. 伴有主动脉弓动脉粥样硬化斑块证据的缺血性脑卒中或TIA患者，推荐抗血小板及他汀类药物治疗（Ⅱ级推荐，B级证据）。口服抗凝药物与阿司匹林联合氯吡格雷治疗效果的比较尚无肯定结论（Ⅱ级推荐，B级证据）。

f. 非心源性栓塞性缺血性脑卒中或TIA患者，不推荐常规长期应用阿司匹林联合氯吡格雷抗血小板治疗（Ⅰ级推荐，A级证据）。

最近的COMPASS研究显示，对于冠状动脉疾病或外周动脉疾病患者，小剂量利伐沙班2.5mg bid加阿司匹林100mg qd可以显著减少脑卒中的发生，该研究结果可能对脑卒中预防有重要启示。

❷ 胆固醇水平是导致缺血性脑卒中或TIA复发的重要因素。降低胆固醇水平可以减少缺血性脑卒中或TIA的发生、复发和死亡。除了饮食控制和改变生活方式外，建议做如下调整：

a. 对于非心源性缺血性脑卒中或TIA患者，无论是否伴有其他动脉粥样硬化证据，推荐给予高强度他汀类药物长期治疗以降低脑卒中和心血管事件的风险（Ⅰ级推荐，A级证据）。有证据表明，当LDL-C下降≥50%或LDL≤1.8mmol/L（70mg/dl）时，二级预防更为有效（Ⅱ级推荐，B级证据）。

b. 对于LDL-C≥2.6mmol/L（100mg/dl）的非心源性缺血性脑卒中或TIA患者，推荐强化他汀类药物治疗以降低脑卒中和心血管事件风险（Ⅰ级推荐，A级证据）；对于LDL-C＜2.6mmol/L（100mg/dl）的缺血性脑卒中/TIA患者，目前尚缺乏证据，推荐强化他汀类药物治疗（Ⅱ级推荐，C级证据）。

c. 由颅内大动脉粥样硬化性狭窄（狭窄率70%～99%）导致的缺血性脑卒中或TIA患者，推荐高强度（注：高强度指LDL-C降低≥50%，中等强度指LDL-C降低30%～50%）他汀类药物长期治疗以减少脑卒中和心血管事件风险，推荐目标值为LDL-C≤1.8mmol/L（70mg/dl；Ⅰ级推荐，B级证据）。颅外大动脉狭窄导致的缺血性脑卒中或TIA患者，推荐高强度他汀类药物长期治疗以减少脑卒中和心血管事件（Ⅰ级推荐，B级证据）。

d. 长期使用他汀类药物治疗总体上是安全的。有脑出血病史的非心源性缺血性脑卒中或 TIA 患者应权衡风险和获益合理使用（Ⅱ级推荐，B级证据）。

e. 他汀类药物治疗期间，如果监测指标持续异常并排除其他影响因素，或出现指标异常相应的临床表现，应及时减药或停药观察（参考：肝酶超过3倍正常值上限，肌酶超过5倍正常值上限，应停药观察）；老年人或合并严重脏器功能不全的患者，初始剂量不宜过大（Ⅱ级推荐，B级证据）。

❸ 在缺血性脑卒中患者中，60%～70%存在糖代谢异常或糖尿病。糖尿病和糖尿病前期[包括空腹血糖受损（IGF）和（或）糖耐量受损（IGT）]是缺血性脑卒中患者脑卒中复发或死亡的独立危险因素，缺血性脑卒中或 TIA 患者发病后均应接受空腹血糖、HbA_1c 监测，无明确糖尿病病史的患者在急性期后应常规接受口服葡萄糖耐量试验来筛查糖代谢异常和糖尿病（Ⅱ级推荐，B级证据）。对糖尿病或糖尿病前期患者进行生活方式和（或）药物干预能减少缺血性脑卒中或 TIA 事件，推荐 HbA_1c 治疗目标为 < 7%（Ⅰ级推荐，B级证据）。降糖方案应充分考虑患者的临床特点和药物的安全性，制订个体化的血糖控制目标，要警惕低血糖事件带来的危害（Ⅱ级推荐，B级证据）。缺血性脑卒中或 TIA 患者在控制血糖水平的同时，还应对患者的其他危险因素进行综合全面管理（Ⅱ级推荐，B级证据）。

❹ 高血压是脑卒中和 TIA 最重要的危险因素。降压治疗可以显著降低脑卒中和 TIA 的再发风险。降压治疗减少脑卒中发病风险的获益主要来自降压本身，常用的各类降压药物都可以作为控制脑卒中患者血压的治疗选择，多数脑卒中患者需要降压药物的联合使用，应结合药物机制和患者的耐受性及经济状况和愿望，恰当组合或选择新型的复方制剂。建议如下。

a. 既往未接受降压治疗的缺血性脑卒中或 TIA 患者，发病数天后如果收缩压≥140mmHg 或舒张压≥90mmHg，应启动降压治疗（Ⅰ级推荐，A级证据）；对于血压<140/90mmHg 的患者，其降压获益并不明确（Ⅱ级推荐，B级证据）。

b. 既往有高血压病史且长期接受降压药物治疗的缺血性脑卒中或 TIA 患者，如果没有绝对禁忌，发病后数天应重新启动降压治疗（Ⅰ级推荐，A 级证据）。

c. 由于颅内大动脉粥样硬化性狭窄（狭窄率 70% ～ 99%）导致的缺血性脑卒中或 TIA 患者，推荐收缩压降至 140mmHg 以下，舒张压降至 90mmHg 以下（Ⅱ级推荐，B 级证据）。由于低血流动力学原因导致的脑卒中或 TIA 患者，应权衡降压速度与幅度对患者耐受性及血液动力学影响（Ⅳ级推荐，D 级证据），早期降压可能会加重脑灌注不足并引发脑卒中加重或脑卒中再发。

d. 降压药物种类和剂量的选择以及降压目标值应个体化，应全面考虑药物、脑卒中的特点和患者 3 方面因素（Ⅱ级推荐，B 级证据）。对可能为小血管病病因的皮质下小梗死，控制收缩压 < 130mmHg 可能更为适宜。

❺ 心房颤动（AF）的重要并发症是心源性脑栓塞。心房颤动患者口服华法林抗凝治疗能有效预防缺血性脑卒中，使脑卒中发生风险下降 60% 以上。若无禁忌证，理论上所有发生过脑卒中事件的心房颤动患者都需要长期口服抗凝药物治疗。建议如下：

a. 对伴有心房颤动（包括阵发性）的缺血性脑卒中或 TIA 患者，推荐使用适当剂量的华法林口服抗凝治疗，预防再发的血栓栓塞事件。华法林的最佳剂量是维持 INR 在 2.0 ～ 3.0（Ⅰ级推荐，A 级证据），可以兼顾疗效与出血风险。对于接受抗凝治疗仍发生缺血性脑卒中或 TIA 的心房颤动患者，没有证据支持增加用药剂量能够预防缺血性事件。

b. 新型口服抗凝剂（达比加群 - 直接凝血酶抑制剂、利伐沙班、阿哌沙班以及依度沙班 -Xa 因子抑制剂）可作为华法林的替代药物（Ⅰ级推荐，A 级证据），但机械瓣手术后 / 风湿性二尖瓣狭窄仍建议用华法林抗凝。新型口服抗凝药服用方便、无需调整剂量和频繁监测 INR 值、出血风险亦低，但选择何种药物应考虑个体化因素。

c. 伴有心房颤动的缺血性脑卒中或 TIA 患者，若不能接受口服抗凝药物治疗，推荐应用阿司匹林单药治疗（Ⅰ级推荐，A 级证据）。也可以选择阿司匹林联合氯吡格雷抗血小板治疗（Ⅱ级推荐，B 级证据），但双抗会增加出血风险。

d. 抗凝时机应参考缺血的严重程度和出血转化的风险，建议出现神经功能症状 14d 内给予抗凝治疗预防脑卒中复发，对于出血风险高的患者，应适当延长抗凝时机（Ⅱ级推荐，B 级证据）。2013 年欧洲心脏节律协会非瓣膜性心房颤动患者服用新型口服抗凝剂临床实践指南推荐方案（1-3-6-12 原则，见图 1-1），TIA 后 1d 即可抗凝；非致残性的小面积梗死（NIHSS ＜ 8 分），应在 3d 后抗凝，中度面积梗死（NIHSS 8 ～ 16 分）应在 6d 后使用；而大面积梗死（NIHSS ＞ 16 分）应等待至少 2 ～ 3 周（12d 后）。

e. 缺血性脑卒中或 TIA 患者，尽可能接受 24h 的动态心电图检查。对于原因不明的患者，建议延长心电监测时间，以确定有无抗凝治疗指征（Ⅱ级推荐，B 级证据）。对于其他心源性栓塞，指南建议：

a. 伴有急性心肌梗死的缺血性脑卒中或 TIA 患者，影像学检查发现左心室附壁血栓形成，推荐给予至少 3 个月的华法林口服抗凝治疗（目标 INR 值为 2.5；范围 2.0 ～ 3.0；Ⅱ级推荐，B 级证据）。如无左心室附壁血栓形成，但发现前壁无运动或异常运动，也应考虑给予 3 个月的华法林口服抗凝治疗（目标 INR 值为 2.5；范围 2.0 ～ 3.0；Ⅱ级推荐，B 级证据）。

b. 对于有风湿性二尖瓣病变但无心房颤动及其他危险因素（如颈动脉狭窄）的缺血性脑卒中或 TIA 患者，推荐给予华法林口服抗凝治疗（目标 INR 值为 2.5；范围 2.0 ～ 3.0；Ⅱ级推荐，B 级证据）。

c. 对于已使用华法林抗凝治疗的风湿性二尖瓣疾病患者，发生缺血性脑卒中或 TIA 后，不应常规联用抗血小板治疗（Ⅲ级推荐，C 级证据）。但在使用足量的华法林治疗过程中仍出现缺血性脑卒中或 TIA 时，可加用阿司匹林抗血小板治疗（Ⅱ级推荐，B 级证据）。

d. 不伴有心房颤动的非风湿性二尖瓣病变或其他瓣膜病变（局部主动脉弓、二尖瓣环钙化、二尖瓣脱垂等）的缺血性脑卒中或 TIA 患者，可以考虑抗血小板聚集治疗（Ⅱ级推荐，B 级证据）。

e. 对于植入人工心脏瓣膜的缺血性脑卒中或 TIA 患者，推荐给予长期华法林口服抗凝治疗（Ⅱ级推荐，B 级证据）。

f. 对于已经植入人工心脏瓣膜的既往有缺血性脑卒中或 TIA 病史的患者，若出血风险低，可在华法林抗凝的基础上加用阿司匹林（Ⅱ级推荐，B 级证据）。

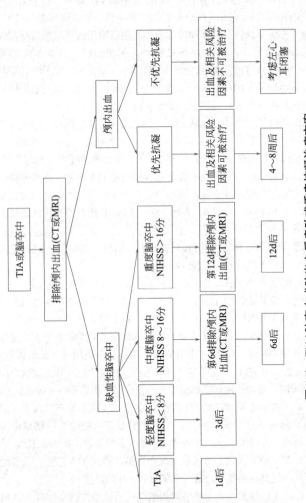

图 1-1 TIA/ 脑卒中或脑出血后启动或重启抗凝治疗方案

⑥ 按照国际广泛使用的 TOAST 分型，缺血性脑卒中病因分 5 型：大动脉粥样硬化型、心源性栓塞型、小血管闭塞型、其它明确病因型和不明原因型。2011 年 2 月，高山、王拥军等在 TOAST 分型的基础上，提出中国缺血性脑卒中亚型（Chinese Ischemic Stroke Subclassfication，CISS）该分型进一步分析了颅内外大动脉粥样硬化所致脑梗死的发病机制，对缺血性脑卒中的诊断和治疗更具指导意义（图 1-2）。按照 CISS 分型，缺血性脑卒中或 TIA 应明确病因、发病机制和危险因素，因此应进行以下方面的筛查：

a. 脑部病变检查（头 CT/MRI、高分辨核磁共振、增强核磁等）。

b. 血液成分检查（如血常规、血生化、凝血象、血沉、C 反应蛋白、糖化血红蛋白、心磷脂抗体、血清同型半胱氨酸、风湿免疫学、肿瘤标志物等，有条件者查蛋白 S、蛋白 C、抗凝血酶Ⅲ等易栓症抗体）。

c. 心脏检查（如心电图、超声心动图、动态血压和动态心电图检测、TCD 栓子检测和发泡试验、经食管超声心动图等）。

d. 脑供血动脉检查（如颈部血管彩超、经颅多普勒超声、CTA、MRA、主动脉弓及颈部动脉 MRA、必要时行 DSA 检查）。对继发性高血压患者应完善病因检查，包括血清肾素、血管紧张素、醛固酮和皮质醇水平、肾动脉超声等。

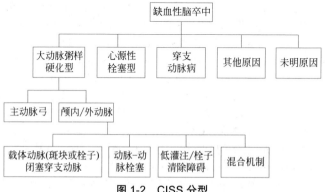

图 1-2 CISS 分型

❼ 数字减影血管造影（DSA）是一种检查血管病变的有创方法，必须严格掌握适应证和禁忌证。

a. DSA 适应证：怀疑血管本身病变或寻找脑血管病病因；怀疑脑静脉病变；脑内或蛛网膜下腔出血病因检查；头面部富血性肿瘤术前检查；了解颅内占位性病变的血供与邻近血管的关系及某些肿瘤的定型；实施血管介入或手术治疗前明确血管病变和周围解剖关系；急性脑血管病需动脉溶栓或其他血管内处理的患者；头面部及颅内血管性疾病的治疗后复查。

b. DSA 禁忌证：碘过敏或造影剂过敏；金属和造影器材过敏；有严重出血倾向或出血性疾病，血小板计数 ≤ 50×10^3/L；严重心、肝、肾功能不全，血肌酐 > 250μmol/L；全身感染未控制或穿刺点局部感染；并发脑疝或其他危及生命的情况。

❽ 颈动脉狭窄的治疗方法有药物治疗、外科治疗（颈动脉内膜剥脱术 -CEA）和血管内介入治疗（颈动脉支架植入 -CAS），CAS 与 CEA 预防脑卒中的效果相当，但 CAS 创伤更小。CAS 的适应证和禁忌证见表 1-10。CAS 术前应给予抗血小板，术中给予抗凝。患者至少在手术前 24h 服用阿司匹林（100 ～ 300mg）和氯吡格雷（75 ～ 300mg），但最好是在 CAS 术前 4d 即开始服用。根据中国缺血性脑血管病血管内介入诊疗指南 2015，推荐如下：

a. 对症状性颈动脉狭窄 70% ～ 99% 的患者，可考虑行 CEA 或 CAS 治疗（Ⅰ级推荐，A 级证据）；对症状性颈动脉狭窄 50% ～ 69% 的患者，同样可考虑行 CEA 或 CAS 治疗（Ⅰ级推荐，B 级证据）。

b. 对于大范围脑梗死患者实施血管内干预时，可在 2 周后实行 CEA 或 CAS 治疗。对于 TIA、小卒中、非致残性卒中，2 周内行手术或血管内处理对预防卒中再发更有利（Ⅱ级推荐，B 级证据）。

c. 对非症状性颈动脉狭窄 ≥ 70% 的患者，在充分评估患者手术的风险与获益比的情况下，且在围手术期致残或致死率能够控制在 3% 以下时，可以考虑行 CAS 或 CEA 治疗（Ⅱ级推荐，C 级证据）。

d. 行 CAS 治疗的患者，术前应给予氯吡格雷和阿司匹林联合治疗，术后两者联用至少 3 个月（Ⅱ级推荐，C 级证据）。

e. CAS 应由能将围手术期致残或致死率控制在 6% 以下的手术者或机构实施（Ⅱ级推荐，B 级证据）。

表 1-10 CAS 的适应证和禁忌证

适应证	年龄 > 18 岁 症状性狭窄 ≥ 50%，非症状性狭窄 ≥ 70% 知情同意
相对禁 忌证	3 个月内有颅内出血 血管迂曲或变异，导管或支架等输送系统难以通过 血管病变广泛或狭窄范围过大 血管炎性狭窄，广泛血管结构异常 血管损伤部位血栓或严重钙化 昏迷或神经功能受损严重
禁忌证	伴有颅内动脉瘤，且不能提前或同时处理者 2 周内曾发生心肌梗死或较大范围脑梗死 胃肠道疾病伴有活动性出血 不能控制的高血压 对肝素、阿司匹林或其他抗血小板药物有禁忌者 对所用的造影剂、材料或器材过敏 有严重心、肝、肾及肺疾病 穿刺部位或全身有未能控制的感染

　　椎动脉狭窄患者实施血管内介入治疗术前 3 ～ 5d 应开始口服阿司匹林（100 ～ 300mg/d）和氯吡格雷（75mg/d）。如患者需行急诊介入，则应口服负荷剂量抗血小板药物（阿司匹林 300mg 和氯吡格雷 300mg）。椎动脉起始处病变常累及锁骨下动脉，支架近端应延伸至锁骨下动脉内 2mm 左右。若支架仅覆盖椎动脉边缘或未能完全覆盖病变，会增加再狭窄的发生率；若支架伸入锁骨下动脉过多，易导致红细胞机械性破坏。术后应口服氯吡格雷至少 3 个月，终身服用阿司匹林。指南推荐如下：

　　a. 症状性椎动脉颅外段动脉狭窄 ≥ 50% 的患者，若药物治疗无效，可考虑血管内治疗（Ⅱ级推荐，C 级证据）。

　　b. 非症状性椎动脉颅外段高度狭窄 ≥ 70% 患者，若狭窄进行性加重，可考虑血管内介入治疗（Ⅱ级推荐，C 级证据）。

　　c. 非症状性椎动脉颅外段高度狭窄 ≥ 70% 患者，若伴有对侧椎动脉先天发育不良或缺如，可考虑血管内介入治疗（Ⅱ级推荐，C

级证据）。

d. 症状性锁骨下动脉狭窄≥50% 患者，若药物治疗无效，可考虑血管内治疗（Ⅱ级推荐，C 级证据）。

中国人颅内动脉粥样硬化性狭窄的发生率高于白种人。SAMMPRIS 研究结果显示 Wingspan 支架治疗组的脑卒中 / 死亡发生率均高于强化药物治疗组。因此指南建议：

a. 症状性颅内动脉狭窄患者宜首先采取优化的药物治疗（Ⅰ级推荐，A 级证据）。

b. 药物治疗无效的患者可在完善的影像学评估及风险 / 效益衡量后，在有条件的医院行球囊成形和（或）支架置入治疗（Ⅲ级推荐，C 级证据）。

c. 非症状性颅内动脉粥样硬化性狭窄目前尚不推荐球囊成形和（或）支架置入术治疗（Ⅰ级推荐，A 级证据）。术前已接受长期阿司匹林治疗的患者应在介入治疗前每天给予 100 ～ 300mg；以往未服用阿司匹林的患者应在介入术前至少 2h，最好 24h 前给予 300mg 口服。术后对于无不良反应的患者，应长期服用阿司匹林。术后氯吡格雷（75mg/d）与阿司匹林联用应不少于 3 个月。

❾ NIHSS 评分见急性脑梗死章节。格拉斯哥昏迷评分（GCS）见脑出血章节。STAF 评分（score for the targeting of atrial fibrillation，STAF）用于鉴别心源性与动脉源性脑栓塞，总分为 8 分，如果评分≥ 5 分，则 90% 可能是心源性；若 < 5 分，动脉源性可能性大。内容见表 1-11。CHADS2 评分用于非瓣膜病房颤患者卒中风险评估（表 1-12），若 CHADS2 ≥ 2 分，则具有中 - 高度卒中风险患者，应进行长期口服抗凝药治疗。若房颤患者 CHADS2 评分为 1 分，优先考虑抗凝治疗，也可应用阿司匹林（每次 100 ～ 300mg，每日一次）治疗。CHADS2 评分为 0 分时一般无需抗栓治疗。有条件时可使用 CHA2DS2-VASC 评分系统进一步评估。HAS-BLED 评分系统则用于抗凝治疗的出血风险评估，0 ～ 2 分者属于出血低风险患者，评分 3 分出血风险增高，内容见表 1-13。ABCD 评分系统是最常用的 TIA 危险分层工具，主要用于预测短期内卒中风险，ABCD2 评分越高卒中风险越高。在 ABCD2 评分基础上增加 TIA 发作频率与影像学检查（ABCD3 和 ABCD3-I），能更有效地评估 TIA 患者

表 1-11 STAF 评分标准

危险因素	评分 / 分
年龄 ＞ 62 岁 ≤ 62	2 0
基线 NIHSS 评分 ≥ 8 分 ＜ 8 分	1 0
左心房扩大（超过 35mm） 是 否	2 0
血管病因 是 否	3 0
总分	8

注：血管病因为大动脉粥样硬化（症状性颅内或颅外动脉狭窄 ≥ 50%）、小动脉粥样硬化（腔隙综合征）及症状性动脉夹层。

表 1-12 CHADS2 和 CHA2DS2-Vasc 评分标准

CHADS2 危险因素	评分 / 分	CHA2DS2-Vasc 危险因素	评分 / 分
近期心力衰竭史（CHF）	1	充血性心力衰竭 / 左心室收缩功能障碍（C）	1
高血压病史（HP）	1	高血压（H）	1
年龄 ≥ 75 岁（AGE）	1	年龄 ≥ 75 岁（A）	2
糖尿病（DM）	1	糖尿病（D）	1
脑卒中 /TIA（Stroke）	2	脑卒中、TIA、血栓栓塞史（S）	2

续表

CHADS2 危险因素	评分/分	CHA2DS2-Vasc 危险因素	评分/分
		心、血管疾病（V）	1
		年龄 65 ～ 74 岁（A）	1
		女性（Sc）	1
总分	6	最高累计分	9

注：高血压，收缩压 160mmHg；肾功异常，长期肾透析或肾移植术后，或血清肌酐 ≥ 200μmol/L；肝功能异常，慢性肝病（如肝硬化）或有严重肝功能损害的生化指标异常（如胆红素正常高限2 倍伴转氨酶正常高限 3 倍等）；出血，过去有出血史或现有出血倾向；INR 波动大，INR 值变化大，或 INR 达到治疗目标范围值时间（TTR）< 60%；合并用药或酗酒，同时使用抗血小板药、非甾体抗炎药等。如果肝、肾均异常记 2 分；如果同时使用增加出血风险的药物并伴酗酒记 2 分。

表 1-13　HAS-BLED 出血风险评分系统

危险因素	评分/分
高血压（H）	1
肾或肝功能异常（A）	1 或 2
脑卒中史（S）	1
出血（B）	1
INR 波动大（L）	1
老年（> 65 岁）（E）	1
合并用药或酗酒（D）	1 或 2
最高累计分	9

的早期卒中风险，具体内容见表 1-14。RoPE（Risk of Paradoxical Embolism）评分用于筛查卵圆孔未闭（PFO），见表 1-15，年轻的栓塞性卒中患者，如果 RoPE 评分 ≥ 4 分，PFO 的发生率超过 1/3，如果得分为 9 分的话，有 PFO 的可能性达到 70%。有学者认为 > 6分为 PFO 相关性卒中。ESSEN 卒中危险评分主要用于脑卒中的长期危险评估，见表 1-16。该评分最高分值 9 分，低危（0 ～ 2 分）：每年卒中危险 < 4%，高危（3 ～ 6 分）、极高危（7 ～ 9 分）：每年卒中危险 ≥ 4%。改良 Rankin 量表（Modified Rankin Scale，mRS）常用来评估卒中预后（表 1-17）。

表 1-14 ABCD 评分系统

项目	要求	ABCD2 得分 / 分	ABCD3 得分 / 分	ABCD3-I 得分 / 分
年龄	> 60 岁	1	1	1
血压	SBP > 140 或 DBP > 90mmHg	1	1	1
临床症状	单侧无力	2	2	2
	不伴无力的言语障碍	1	1	1
症状持续时间	> 60min	2	2	2
	10 ～ 59min	1	1	1
糖尿病	有	1	1	1
双重 TIA（7d）	有	—	2	2
影像检查	同侧颈动脉狭窄 ≥ 50%	—	—	2
	DWI 检查出现高信号	—	—	2
总分		0 ～ 7	0 ～ 9	0 ～ 13

注：ABCD2 常用来评估 TIA 患者 48h 内的脑卒中风险。低风险（0 ～ 3 分）、中风险（4 ～ 5 分）、高风险（6 ～ 7 分）分别为 1.0%、4.1%、8.1%。

表 1-15 RoPE 评分

特征	得分 / 分
无高血压史	1
无糖尿病史	1
既往无脑卒中或 TIA 史	1
无吸烟史	1
影像示皮质梗死	1
年龄 18 ～ 29 岁 30 ～ 39 岁 40 ～ 49 岁 50 ～ 59 岁 60 ～ 69 岁 ≥ 70 岁	 5 4 3 2 1 0
累计最高分	10

表 1-16 Essen 卒中危险评分（ESRS）

危险因素或疾病	分数 / 分
年龄 65 ～ 75 岁	1
年龄 > 75 岁	2
高血压	1
糖尿病	1
既往心肌梗死	1
其他心血管病（除外心肌梗死和房颤）	1
外周动脉疾病	1
吸烟	1
除本次事件之外的既往 TIA 或缺血性脑卒中	1
总分	9

注：ESSEN ≥ 3 分属入高危患者，脑卒中复发风险明显升高。

表 1-17 改良 Rankin 量表（Modified Rankin Scale，mRS）

患者状况	评分标准 / 分
完全无症状	0
尽管有症状，但无明显功能障碍，能完成所有日常工作和生活	1
轻度残疾，不能完成病前所有活动，但不需帮助能照料自己的日常事务	2
中度残疾，需部分帮助，但能独立行走	3
中重度残疾，不能独立行走，日常生活需别人帮助	4
重度残疾，卧床，二便失禁，日常生活完全依赖他人	5

⑩ 氯吡格雷的抑制血小板聚集的作用以及华法林的抗凝作用存在个体差异，部分与基因多态性有关。有条件的单位可分别行 CYP2C19 和 CYP2C9、VKORC1 等基因型检测。王拥军教授团队研究发现 CYP2C19 功能缺失等位基因的携带者 [*2、*3 和（或）*8] 显著增加了脑卒中复发风险。同样，编码细胞色素 P450（CYP2C9）和维生素 K 环氧化物还原酶复合体亚单位 1（VKORC1）某些位点的多态性影响了华法林的代谢清除和维持量，可导致对华法林的需求量减少，增加出血风险。因此基因型的测定将有助于指导华法林剂量的调整。

注：1. 缺血性脑卒中和短暂性脑缺血发作（transient ischemic attack，TIA）是最常见的脑血管病类型，在我国脑卒中亚型中，近 70% 的患者为缺血性脑卒中。最新数据显示，我国缺血性脑卒中年复发率高达 17.7%。有效的二级预防是减少复发和死亡的重要手段。要做好二级预防，首先需针对危险因素进行控制。脑血管病的危险因素包括可预防和不可预防（如年龄、性别、种族、家族史、遗传等）两类，应积极控制可预防的危险因素，减少脑血管病的发生或复发。循证医学证据充分、关注度高且可以进行干预的危险因素包括高血压、脂代谢异常、糖代谢异常和糖尿病、吸烟、睡眠呼吸暂

停、高同型半胱氨酸血症等。吸烟和被动吸烟（或称二手烟）均为首次脑卒中的明确危险因素，因此建议：

（1）有吸烟史的缺血性脑卒中或 TIA 患者戒烟（Ⅰ级推荐，A级证据）。

（2）缺血性脑卒中或 TIA 患者避免被动吸烟，远离吸烟场所（Ⅱ级推荐，B级证据）。

（3）可能有效的戒烟手段包括劝告、使用尼古丁替代产品或口服戒烟药物（Ⅱ级推荐，B级证据）。阻塞性睡眠呼吸暂停也是脑卒中的危险因素，推荐对合并有睡眠呼吸事件的脑卒中或 TIA 患者进行多导睡眠图的监测（Ⅱ级推荐，B级证据），并对这些患者使用持续气道正压通气（CPAP）进行治疗（Ⅱ级推荐，B级证据）。高同型半胱氨酸血症可使脑卒中的风险增加 2 倍左右。将同型半胱氨酸降低 25%，可将脑卒中风险降低 11% ～ 16%。建议对近期发生缺血性脑卒中或 TIA 且血同型半胱氨酸轻度到中度增高的患者，补充叶酸、维生素 B_6 以及维生素 B_{12}。但尚无足够证据支持降低同型半胱氨酸水平能够减少脑卒中复发风险（Ⅱ级推荐，B级证据）。

2. 短暂性脑缺血发作（TIA）的概念起源于 20 世纪 50 ～ 60 年代，当时认为 TIA 可以持续几小时，一般为 5 ～ 10min；1965 年，美国第四届普林斯顿会议将 TIA 定义为"突然出现的局灶性或全脑神经功能障碍，持续时间不超过 24h，且排除非血管源性原因"。1975 年美国国立卫生研究院（NIH）采用了此定义，并沿用至今。随着神经影像技术的发展和临床溶栓的需要，2002 年美国 TIA 工作组提出 TIA 新定义：由于局部脑或视网膜缺血引起的短暂性神经功能缺损发作，典型临床症状持续不超过 1h，且在影像学上无急性脑梗死的证据。2009 年 6 月，美国卒中学会（ASA）又在《Stroke》杂志上发布了 TIA 的新定义——脑、脊髓或视网膜局灶性缺血所致的、未伴发急性脑梗死的短暂性神经功能障碍。这一定义认为有无组织学损害是诊断 TIA 的唯一依据，并没有提及 TIA 的症状持续时间。因此在有条件的医院，建议尽可能采用 DWI 作为主要诊断技术，如有明确的"急性脑梗死"证据，则无论发作时间长短均不再诊断为"TIA"。临床实践中对症状持续 ≥ 1h 的 TIA 患者，建议按急性脑梗死流程开始紧急溶栓评估。

3. 青年患者缺血性脑卒中的病因复杂，可能原因如下：

（1）早发性动脉粥样硬化：目前所发现的大多数危险因素都与早发性动脉粥样硬化相关。这些危险因素包括吸烟、酗酒、工作压力大、高血压、糖尿病、血脂代谢异常、肥胖、高同型半胱氨酸血症、高纤维蛋白血症、超敏 C 反应蛋白（hsCRP）等。

（2）心源性脑栓塞：包括心脏瓣膜病和心内膜病变（主要病因为细菌性心内膜炎、非细菌性血栓性心内膜炎、二尖瓣狭窄、二尖瓣脱垂和心肌梗死后左室附壁血栓、风湿性心脏病等）、心律失常（主要为房颤和病窦综合征）、心脏手术（在手术中空气或脂肪栓塞，在人工心脏瓣膜置换术后，瓣膜附近均可有血栓形成）、卵圆孔未闭（来自静脉系统的逆行栓子可直接通过由右向左分流通道进入动脉系统，造成脑栓塞。TCD 的发泡实验是性价比最佳的影像手段）、心脏黏液瘤（对于青年女性缺血性脑卒中、没有脑血管病变证据，特别是窦性节律、面部广泛雀斑、内分泌过度活跃的患者需考虑心脏黏液瘤的可能）。

（3）血液成分异常：血液高凝状态容易导致血小板聚集，血栓形成。如抗磷脂综合征（以反复习惯性流产、血小板减少、网状青斑、反复静脉血栓及抗磷脂抗体 -APL 阳性为特征的一组临床综合征）、高黏血症（红细胞增多症、骨髓增生异常综合征、异常蛋白质血症）、蛋白 C 和蛋白 S 缺乏症。此外，妊娠期及产褥期异常、口服避孕药近年来被密切关注。

（4）动脉夹层（见下文）。

（5）脑血管痉挛：青年人患偏头痛时常易合并脑梗死，可能与血管痉挛有关。

（6）炎症性动脉病变：包括大动脉炎、变态反应性疾病和特异性感染（如梅毒、带状疱疹、疟疾、钩端螺旋体）、非特异性感染（如系统性红斑狼疮）。

（7）烟雾病：我国以男性多见，成人青壮年为主。

（8）遗传因素：主要包括线粒体脑肌病伴乳酸酸中毒和卒中样发作（MELAS）、皮质下梗死及白质脑病的常染色体显性遗传性脑动脉病（CADASIL）、家族性 Sneddon 综合征、原发性蛋白 C 及蛋白 S 缺乏、纤维肌层发育不良等。目前仍然有 10% ～ 20% 的病人未找到明确的病因。

4. 目前有证据支持应用双联抗血小板治疗的情况

（1）高危 TIA（ABCD2 ≥ 4 分）和轻型脑卒中（NIHSS ≤ 3 分，发病 24h 内），证据来自 CHANCE 研究（双抗 21d）。

（2）症状性颅内外大动脉狭窄，TCD 监测微栓子阳性（发病 7d 内），证据来自 CARESS 和 CLAIR 研究（双抗 7d）。

（3）非致残性脑梗死或 TIA 合并主动脉弓斑块（≥ 4mm）者，或移动血栓/斑块（发病 6 个月内），证据来自 ARCH 研究（建议双抗 ≤ 3 个月）。

（4）症状性重度颅内动脉狭窄（狭窄 70% ~ 99%，发病 30d 内），证据来自 SAMPPRIS 和 VISSIT 研究（双抗 90d）。

（5）颈动脉金属裸支架植入后，证据来自心内科的相关研究（双抗 3 ~ 6 个月）。

（6）颈动脉或椎动脉颅外段夹层，证据来自 CADISS 研究。

（7）不宜抗凝的房颤患者，证据来自 ACTIVE-A 研究。

（8）阿司匹林临床抵抗者合并糖尿病、周围血管病等高危因素，拟过渡为氯吡格雷时，证据来自 CHANCE 亚组研究和 CAPRIE 研究（双抗 5 ~ 7d 换药）。

（9）近期发生的心肌梗死。

（10）近期冠状动脉支架术。

5. 2016 年《中国卒中杂志》发布了"高危非致残性缺血性脑血管事件（High-risk Non-Disabling Ischemic Cerebrovascular Events, HR-NICE）诊疗指南"，建议将 TIA、轻型缺血性脑卒中和症状迅速缓解，未遗留残疾的缺血性脑血管事件统称为非致残性缺血性卒中。将存在下列情况之一者，视为 HR-NICE：①发病时间小于 24h 的高危 TIA（ABCD2 ≥ 4 分）和轻型缺血性脑卒中；②急性多发性脑梗死（2 个及以上新发梗死病灶）；③颅内或颅外大动脉粥样硬化性狭窄 ≥ 50%。轻型脑卒中可定义为：A. NIHSS 评分 ≤ 3 分；B. NIHSS 评分 ≤ 5 分；C. 改良 Rankin 量表（mRS）评分 ≤ 3 分中的任意一种。鉴于 HR-NICE 早期脑卒中复发风险高（ABCD2 评分 ≥ 4 分的高危 TIA 患者 90d 复发风险高达 14% 以上，轻型脑卒中 90d 复发风险为 18%，均显著高于急性脑卒中 90d 内复发风险 4%），因而是我国脑卒中预防的最佳防控人群，应积极系统评估，并尽早干预治疗。对于非心源性NICE患者，建议给予口服抗血小板药物而非抗凝药物预防脑卒中复发及其他心血管事件的发生；发病在24h内的HR-NICE患者，应尽早给予氯吡格雷联合阿司匹林治疗21d（氯吡格雷首日负荷量300mg），随后氯吡格雷单药治疗（75mg/d）；对伴有非瓣膜性心房颤动的HR-NICE患者，推荐使用适当剂量的华法林口服抗凝治疗，预防再发的血栓栓塞事件。华法林的目标剂量是维持INR在2.0～3.0；对于伴有主动脉弓动脉粥样硬化斑块证据的NICE患者，口服抗凝药物与阿司匹林联合氯吡格雷药物治疗效果的比较尚无肯定结论。NICE患者不应被静脉溶栓治疗排除，对发病3～4.5h内，症状持续在30min以上者，应尽早启动溶栓评估，权衡风险与获益以判断是否行静脉溶栓治疗。对于存在CEA或CAS的治疗指征的HR-NICE患者，如果无早期再通禁忌证，应在2周内进行手术。NICE的评估流程见图1-3。

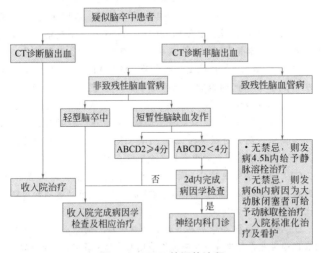

图1-3 NICE的评估流程

6. 颈部动脉夹层（cervical artery dissection，CAD）是指颈部动脉内膜撕裂导致血液流入其管壁内形成壁内血肿，继而引起动脉狭窄、闭塞或动脉瘤样改变，主要分为颈内动脉夹层（ICAD）和椎动脉夹层（VAD）。CAD 是青年脑卒中的重要病因，根据诱发原因的不同，CAD 可分为创伤性（开放性）或自发性 CAD。CAD 临床表现多样，局部症状以疼痛和脑神经受累（如霍纳综合征、后组脑神经麻痹）多见，继发的脑血管病可导致严重神经功能缺损，缺血性脑卒中是 CAD 最常见的脑血管病变类型。CAD 偶尔可导致蛛网膜下腔出血。CAD 的诊断很大程度上依赖医学影像学技术的运用。常用技术包括超声、CT、MRI 及 DSA。

超声可以直接观察动脉管壁情况，有利于发现 CAD 的直接征象，包括血管双腔改变（真腔与假腔形成）、血管壁间无回声的血肿信号以及动脉管腔中漂浮的内膜等，也能提供间接征象，包括血管狭窄、闭塞、血流速度减慢或升高、动脉搏动指数升高或降低、出现侧支血流及反向血流等。经颅多普勒超声（TCD）可测定动脉血流速度及进行栓子监测，可获得 CAD 形成的间接信息，如通过血流速度变化判断血管狭窄甚至闭塞、血栓栓子形成等。

MRI 检查在 CAD 的评估中具有重要价值，DWI 可早期发现 CAD 导致的脑梗死改变。轴位 MRI 可在一定程度上观察血管壁或管腔的情况。血管壁间血肿早期在 T1 及 T2 加权像上呈等信号，亚急性期在 T1 及 T2 加权像上呈高信号。MRI T1 加权压脂像上更容易观察到血管壁间的血肿。血肿信号偏心分布，呈曲线形、新月形，导致动脉血管外径增加，管腔偏心狭窄。MRA 可发现血管夹层改变特征，如线样征、双腔征、动脉瘤样扩张、假性动脉瘤及血管狭窄闭塞。高分辨磁共振成像（HR-MRI）对血管壁结构的高分辨显像，有利于鉴别血管内血栓与血管壁血肿。

CTA 有助于发现动脉血管壁改变、狭窄、闭塞、假性动脉瘤、内膜瓣、线样征及双腔征等征象。CTA 在发现假性动脉瘤和内膜瓣方面优于 MRI。

DSA 可以提供动脉夹层直接的诊断依据。动脉夹层在 DSA 上的表现通常是血管串珠样狭窄或血管闭塞（典型表现为"火焰征"）、血管平滑或不规则变细（典型表现为"鼠尾征""线样征"）、假性动脉瘤、内膜瓣（内膜从动脉壁上撕裂），但 DSA 对有些特征性改变如"双腔征"（与原管腔平行的血流轨迹）的发现率较低。

CAD 的治疗，推荐急性期使用抗血小板或抗凝治疗（Ⅰ级推荐，B级证据）。CAD 患者出现伴大面积脑梗死、神经功能残疾程度严重（NIHSS 评分≥15 分）、有使用抗凝禁忌时，倾向使用抗血小板药物；如果夹层动脉出现重度狭窄、存在不稳定血栓、管腔内血栓或假性动脉瘤时，倾向使用抗凝治疗（Ⅲ级推荐，C级证据）。抗血小板治疗通常维持 3～6 个月（Ⅱ级推荐，B级证据）。疗程结束时，如仍然存在动脉夹层，推荐长期抗血小板药物治疗（Ⅱ级推荐，C级证据）。对伴有结缔组织病或 CAD 复发或有 CAD 家族史的 CAD 患者，可考虑长期抗血小板治疗（Ⅱ级推荐，C级证据）。可单独应用阿司匹林、氯吡格雷或双嘧达莫；也可选择阿司匹林联合氯吡格雷或阿司匹林联合双嘧达莫（Ⅰ级推荐，B级证据）。抗凝治疗通常也维持 3～6 个月（Ⅱ级推荐，B级证据）。疗程结束时如仍然存在动脉夹层，推荐更换为抗血小板药物治疗（Ⅲ级推荐，C级证据）。普通肝素、低分子肝素或华法林都是可选择的治疗药物，通常在普通肝素、低分子肝素治疗后，改为口服华法林维持治疗；肝素治疗时维持活化部分凝血酶时间达到 50～70s，华法林抗凝治疗时维持 INR 2～3（Ⅱ级推荐，C级证据）。如在积极药物治疗基础上仍有缺血性事件发生，可考虑血管内介入治疗或手术治疗（Ⅱ级推荐，C级证据）。

7. 隐匿性脑卒中即原因不明的卒中，指经过标准卒中诊断流程仍不能发现异常，约占 25%，实际上这一部分的脑卒中大多数还是心源性卒中。所谓标准卒中诊断流程包括：①合适的脑影像（MRI 或重复 CT）。②脑血管影像（MRA，CTA，颈部血管彩超、TCD 或血管造影）。③12 导联心电图和远程心电图。④使用发泡剂的经胸超声心动图。⑤实验室检查：血小板、凝血功能、血脂和 HbA_1C。

如果临床常规检查找不到原因，就需要做以下检查：

① 经食管超声心动检查：心源性、主动脉源性。

② TCD（发泡试验）：PFO、肺血管畸形。

③ 主动脉影像：主动脉源性。

④ 长程心电监测：阵发性房颤。

⑤ 分子检查：凝血因子、单基因病、免疫异常。

对于隐匿性脑卒中，临床医生应该按以下过程优先检查：①先做心电监测寻找阵发性房颤；②筛查有无 PFO；③检查有无主动脉粥样硬化；④年龄 70 岁以上要检查肿瘤相关的脑栓塞；⑤最后进行单基因及免疫功能检查。2016 年 Jeffrey 在《新英格兰医学杂志》发表文章，总结了隐匿性脑卒中的诊断线索（见表 1-18）及诊断流程图（见图 1-4）。

表 1-18　隐匿性脑卒中患者病史和体格检查中的诊断线索

	诊断线索	提示疾病
病史体征	颈部创伤或按摩史	颈动脉或椎动脉夹层
	偏头痛	偏头痛性脑梗死，CADASIL
	静脉药物滥用	心内膜炎、HIV 感染、血管炎、反常栓塞、血管痉挛
	口腔手术或全身细菌性感染	心内膜炎、细菌性栓塞、凝血功能障碍
	卒中发病时在飞机上或做 Valsalva 动作	反常栓塞
	早发心肌梗死或缺血性脑卒中家族史	遗传加速动脉粥样硬化
	妊娠或围产期	脑静脉血栓形成、子痫
	镰状红细胞性贫血	继发性烟雾病
体格检查发现	双上肢血压不对称	主动脉缩窄、主动脉夹层、多发性大动脉炎、过早的动脉粥样硬化
	皮肤可见针孔	静脉药物滥用或 HIV 感染
	网状青斑	Sneddon 综合征、抗磷脂抗体综合征、系统性红斑狼疮
	黄色瘤	高脂血症
	淋巴结肿大	HIV 感染、肉瘤样病、无 α 脂蛋白血症
	心脏杂音	心内膜炎、房间隔缺损、黏液瘤

续表

诊断线索		提示疾病
体格检查发现	脉搏减弱	过早的动脉粥样硬化、主动脉缩窄、主动脉夹层、多发性大动脉炎
	血管杂音	过早的动脉粥样硬化、肌纤维发育不良、主动脉夹层
	下肢静脉血栓形成	高凝状态

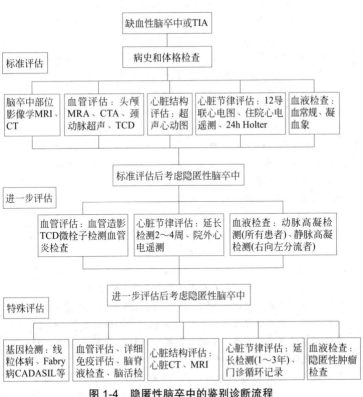

图 1-4　隐匿性脑卒中的鉴别诊断流程

8. 提示心源性脑卒中的临床和影像特点

（1）突然发作的脑卒中症状，尤其是无 TIA 病史、严重首次卒中的房颤患者。

（2）年长、严重脑卒中（NIHSS ≥ 10 分；年龄 ≥ 70 岁）。

（3）既往不同动脉分布区栓塞：空间多发（前后循环同时梗死，双侧梗死）；时间多发（不同年龄的梗死灶）。

（4）其他系统性血栓栓塞的征象（肾脏和脾脏的楔形梗死、Osler splits、Blue toesyndrome）。

（5）梗死血管分布主要是皮质；或者皮质下大灶豆纹动脉区梗死。

（6）MCA 高密度影（无同侧颈内动脉严重狭窄）。

（7）闭塞大血管快速再通（反复神经超声评价）。临床医生在诊断过程中可借助于 STAF 评分以鉴别患者是否是心源性脑卒中。如果患者 STAF 得分超过 5 分，90% 的可能是心脏来源而不是血管来源；如果低于 5 分，则 90% 的可能是血管来源。

9. 反常栓塞（paradoxical embolism，PE）是指来自右心或静脉系统的栓子脱落后通过右向左分流，经房室缺口或异常动静脉交通支进入体循环系统，造成大循环的动脉栓塞。PE 是隐匿性脑卒中的重要病因，引起 PE 的疾病包括卵圆孔未闭、房间隔瘤、肺动静脉畸形等。

卵圆孔未闭（patent foramen ovale，PFO）是指出生后卵圆孔瓣未能与继发隔粘连、融合而充分闭合卵圆孔，左、右心房间存在先天没有关闭的孔道，从而导致心房水平分流的一种常见先天性心脏病。PFO 与隐匿性脑卒中密切相关，在成人中 PFO 的发生率为 17% ~ 35%，其中有 20% ~ 40% 的 PFO 可发生缺血性脑卒中。PFO 导致脑卒中的机制普遍公认的是"反常栓塞"学说。如合并持续性（如肺动脉高压）或短暂性（如 Valsalva 动作）右心房内压力升高时，血液可经未闭的卵圆孔出现心房水平的右向左分流，使右心或静脉系统栓子进入脑动脉系统，形成 PE，导致缺血性脑卒中。PFO 的诊断方法中，经常使用的是 TCD 发泡试验和经食管超声心电图，其中经食管超声心动图（TEE）是诊断 PFO 的金标准，但 TCD 发泡试验更敏感，二者可以相互补充。关于 PFO 的治疗，中国 2014 版指南建议：伴有 PFO 的缺血性脑卒中或 TIA 患者，应常规给予抗血小板治疗（Ⅰ级推荐，B 级证据）；抗血小板治疗过程中仍有脑卒中复发者，可以给予抗凝治疗；经过内科治疗仍有脑卒中复发者，可以采用经皮卵圆孔封堵术。然而2017年的Gore REDUCE研究、CLOSE研究和RESPECT研究都证明了：对于合并卵圆孔未闭的隐源性脑卒中患者，进行卵圆孔封堵治疗优于内科药物治疗。

房间隔瘤（atrial septal aneurysm，ASA）是指房间隔局部或整体呈现一种瘤状凸向任何一侧心房的心脏结构畸形，当存在肺动脉、右心室、右心房压力升高时，ASA易发生心房内右向左分流，形成PE，也是隐源性脑卒中的病因之一。诊断ASA的金标准仍是TEE。

肺动静脉畸形（pulmonary arteriovenous malformation，PAVM）是指一支或多支肺动脉与肺静脉直接相通，形成瘘管或瘤样病变，而不经过毛细血管滤过，直接进入肺静脉、回至左心，并进入体循环，形成右向左分流，从而提供PE的反流通道致缺血性脑卒中。肺动脉造影是诊断PAVM的金标准。

10. 卒中后抑郁（post-stroke depression，PSD）是指发生于脑卒中后，表现出脑卒中症状以外的一系列以情绪低落、兴趣缺失为主要特征的情感障碍综合征，常伴有躯体症状。PSD可以发生在脑卒中后急性期（＜1个月）、中期（1~6个月）和恢复期（＞6个月），发生率分别为33%、33%和34%。PSD的临床表现一般分为核心症状和非核心症状。

PSD的核心症状：①大部分时间内总是感到不开心、闷闷不乐，甚至痛苦。②兴趣及愉快感减退或丧失，对平时所爱好有兴趣的活动或事情不能像以往一样愿意去做并从中获得愉悦。③易疲劳或精力减退，每天大部分时间都感到生活枯燥无意义，感到度日如年；经常想到活在世上没有什么意义、甚至生不如死；严重者有自杀的倾向。

PSD的非核心症状：①生理症状，如体重减轻、入睡困难、眠浅多梦、易惊醒和早醒、不明原因疼痛、食欲减退或亢进、性欲减退等；②可伴紧张不安、焦虑和运动性激越等；③其他症状，如犹豫不决、自我评价降低，自责，自罪，无价值感，自杀和自伤，注意力下降。

PSD发生的可能机制和学说包括：①遗传机制。②生物学机制。PSD的神经生物学基础主要是因为5-HT、去甲肾上腺素（NE）和多巴胺（DA）系统的失衡。③社会心理学说。PSD的致病机制中，生物—心理—社会模式被广泛接受。④其他因素：高龄和女性是脑卒中及其预后的重要预测因素。

11.脑卒中患者推荐使用一些简便易行的问卷以筛选可能的抑郁患者，如采用"90秒四问题提问法"（表1-19）。筛查阳性的脑卒中患者，需进一步进行抑郁量表的评估，以判断抑郁症状的严重程度，指导临床诊断和治疗。抑郁症状评估量表分他评和自评，他评量表包括汉密尔顿抑郁评分量表［HDRS，＜7分提示正常，7～17分提示可能有抑郁（轻度抑郁），17～24分提示肯定有抑郁（中度抑郁），＞24分提示严重抑郁（重度抑郁）］、蒙哥马利抑郁评定量表（MADRS，＜12分提示无抑郁症状，12分≤MADRS＜22分提示轻度抑郁，22分≤MADRS＜30分提示中度抑郁，MADRS≥30分提示重度抑郁）等。自评量表包括Zung抑郁自评量表（SDS，标准分在50分以下为无抑郁，50～59分提示轻度抑郁，60～69分提示中度抑郁，70分以上提示重度抑郁）、Beck抑郁自评量表（BDI）等。

12. PSD诊断标准

（1）至少出现以下3项症状（同时必须符合第1项或第2项症状中的一项），且持续1周以上。

① 经常发生的情绪低落（自我表达或者被观察到）；

② 对日常活动丧失兴趣，无愉快感；

③ 精力明显减退，无原因的持续疲乏感；

④ 精神运动性迟滞或激越；

⑤ 自我评价过低，或自责，或有内疚感，可达妄想程度；

⑥ 缺乏决断力，联想困难，或自觉思考能力显著下降；

⑦ 反复出现想死的念头，或有自杀企图/行为；

⑧ 失眠，或早醒，或睡眠过多；

⑨ 食欲缺乏，或体重明显减轻。

（2）症状引起有临床意义的痛苦，或导致社交、职业或者其他重要功能方面的损害。

（3）既往有脑卒中病史，且多数发生在脑卒中后1年内。

（4）排除某种物质（如服药、吸毒、酗酒）或其他躯体疾病引起的精神障碍（例如适应障碍伴抑郁心境，其应激源是一种严重的躯体疾病）。

（5）排除其他重大生活事件引起精神障碍（例如离婚、丧偶）。

备注：同时满足以上条件的患者，诊断为 PSD；如果（1）项中，患者出现了 5 个以上的症状，且持续时间超过 2 周，考虑为重度 PSD。

13. **PSD 的治疗**　应综合运用心理治疗、药物治疗和康复训练等多种治疗手段，以期达到最佳的治疗效果。PSD 患者如出现以下情况之一，建议请精神科医师会诊或转诊精神科治疗：①重度 PSD；②伴有自杀风险 [自杀想法和（或）自杀行为]；③治疗效果不明显如复发性抑郁、难治性抑郁或抑郁症状迁延难治等；④伴有精神病性症状。药物治疗以缓解症状、提高生活质量和预防复发为目标。治疗剂量应个体化，初始剂量为最小推荐初始剂量的 1/4 ～ 1/2，缓慢增减；药物治疗要足量足疗程，在抑郁症状缓解后至少应维持治疗 4 ～ 6 个月以上，以预防复发。药物正规治疗后 4 ～ 6 周抑郁症状无明显改善，考虑请精神科医师会诊。

14. **PSD 的药物治疗**

（1）选择性 5- 羟色胺再吸收抑制剂：为一线抗抑郁药，临床代表性的药物包括舍曲林、艾司西酞普兰、西酞普兰、氟西汀、氟伏沙明、帕罗西汀。循证医学证据显示舍曲林和艾司西酞普兰的疗效和安全性均优于其他 SSRI 药物，且舍曲林在老年脑卒中患者中的配伍禁忌较少，故推荐为首选的 SSRI 类抗抑郁药。推荐舍曲林常规剂量：50 ～ 100mg/d；艾司西酞普兰常规剂量：10mg；西酞普兰常规剂量：10 ～ 20mg；氟西汀常规剂量：20 ～ 40mg/d；帕罗西汀常规剂量：20 ～ 40mg/d；氟伏沙明常规剂量 100 ～ 200mg。初始剂量建议为最小常规剂量的 1/4 ～ 1/2，缓慢加量。SSRIs 的常见不良反应包括恶心、呕吐、便秘或腹泻较常见，但多数可耐受，且治疗数周后逐渐减轻或消失；少数患者会出现口干、食欲减退或食欲增加、失眠或嗜睡、出汗、头晕、性欲减退等。禁忌证：所有的 SSRIs 过敏，或正在服用单胺氧化酶抑制剂（MAOIs）。有癫痫症的患者和活动性颅内出血患者慎用。

（2）5- 羟色胺去甲肾上腺素再摄取抑制剂（SNRI）：具有 5-HT 和 NE 双重再摄取抑制作用，代表药物有文拉法辛和度洛西汀。文拉法辛常规剂量：75 ～ 225mg/d；度洛西汀常规剂量：60 ～ 120mg/d。不良反应：心率增加甚至心律失常、Q-T 延长。一般不良反应：消化道症状、口干、性欲减退、便秘、恶心、失眠、头晕焦虑、多汗等。禁忌证：过敏，有癫痫症的患者慎用，或服用 MAOIs。

（3）NE 及特异性 5-HT 能抗抑郁剂（NaSSA）类：通过增强 NE、5-HT 递质并特异阻滞 5-HT2、5-HT3 受体，拮抗中枢 NE 能神经元突触前膜 α2 受体及相关异质受体发挥作用，代表药物为米氮平，常规剂量 15 ~ 45mg/d。推荐初始剂量为 7.5mg/d，缓慢加量。常见不良反应：口干、镇静、食欲减退或食欲增加。

（4）三环类抗抑郁药：三环类药物是紧接 MAOIs 之后的另一类抗抑郁药，药理学机制是通过抑制 5-HT 和 NE 的再摄取，也有M1、α1 和 H1 受体阻断作用，起效较快。TCA 药物以阿米替林、丙咪嗪、氯米帕明、多塞平为代表药物，剂量应个体化，初始剂量为最小推荐剂量的 1/4 ~ 1/2，缓慢加量，剂量较大时，需分次服。但TCA 的不良反应较其他新型抗抑郁药更为明显，使用时需注意以下不良反应：口干、视物模糊、便秘、直立性低血压、心动过速，以及嗜睡、增加体重、锥体外系症状、性功能减退、自主神经紊乱等。不良反应较重者，宜减量、停药或换用其他药物。

（5）其他可用于 PSD 的药物：曲唑酮具有 5-HT2A 受体拮抗和选择性 5-HT 去甲肾上腺素再摄取抑制作用，此外还有相对较强的组胺 H1、肾上腺素 α2 受体拮抗作用，常规剂量 50 ~ 100g/d，不良反应较三环类抗抑郁药少，常见有嗜睡、头昏、头痛、视物模糊、口干、便秘、直立性低血压等。黛力新是氟哌噻吨和美利曲辛复方制剂，常用于抑郁合并焦虑的治疗，常用剂量 1 ~ 2 片/d（每片含氟哌噻吨 0.5mg 和美利曲辛 10mg），常见不良反应为睡眠障碍、头晕、震颤和胃肠道不适。

（6）中药制剂代表药物有乌灵胶囊和舒肝解郁胶囊。乌灵胶囊具有镇静、安神、抗焦虑抑郁作用，轻度抑郁可以单用乌灵胶囊，中重度抑郁可以使用乌灵胶囊联合抗抑郁药（西酞普兰、舍曲林、帕罗西汀等）治疗。舒肝解郁胶囊治疗轻中度 PSD 患者有较好疗效，且不良反应较少。另外，伴有严重焦虑的 PSD 患者，通常可联用 NaSSA 类抗抑郁药（如米氮平）或抗焦虑药物（如坦度螺酮）；伴有睡眠障碍的 PSD 患者，可适当增加镇静安眠药（如苯二氮䓬类或佐匹克隆等非苯二氮䓬类镇静安眠药）治疗；伴有严重精神病性症状的患者，可联用非典型抗精神病药物（如奥氮平、阿立哌唑、喹硫平等）；伴有躯体化症状的患者，可酌情考虑对症治疗。

表 1-19　90s 四问题提问法

问题	阳性
过去几周（或几个月）是否感到无精打采、伤感，或对生活的乐趣少了？	是
除了不开心之外，是否比平时更悲观或想哭？	是
经常有早醒吗（事实上并不需要那么早醒来）？	是（每月超过 1 次以上为阳性）
近来是否经常想到活着没意思？	经常或"是"

注：如果回答均为阳性，则需要进一步的量表评估。

第三节　脑出血

长期医嘱	临时医嘱
神经内科护理常规	血常规
一级护理	尿常规
卧床休息	粪常规＋隐血试验
低盐低脂饮食或糖尿病饮食或鼻饲流质饮食	血清生化全套（肝肾功能、电解质、血糖、血脂等）、前白蛋白
病重通知或病危通知❶	凝血象、D- 二聚体
持续低流量吸氧	血沉、C 反应蛋白（CRP）
心电监护❶	血气分析
监测生命体征（BP、R、P、T）	糖化血红蛋白
保留导尿　prn	B 型钠酸肽（BNP）
超声雾化吸入　q6h prn	血液传染病学检查（包括乙肝、丙肝、梅毒、艾滋病等）
出入量监测	

续表

长期医嘱	临时医嘱
颅内压检测、神经电生理检测、血流动力学检测　prn	胸部正侧位 X 线片
卡托普利　12.5 ～ 25mg po q8h[2]	心电图、超声心动图
	24h 动态血压测定
20% 甘露醇　125 ～ 250ml iv gtt q8h[3] 或 甘油果糖　250ml iv gtt q12h prn[3]	肾动脉超声[7]
	周围血管超声、下肢静脉系统超声
0.9% 氯化钠液　500ml ┃ iv gtt 15% 氯化钾液　10ml ┃ qd	双侧颈动脉 + 锁骨下动脉 + 椎动脉彩超
丙戊酸钠　500mg po bid prn[4]	经颅多普勒超声（TCD）
法莫替丁　20mg 入壶 q12h[5] 或 0.9% 氯化钠液 100ml ┃ iv gtt 奥美拉唑 40mg ┃ q12h[5]	头颅 CT 平扫 +CTA+CTP+ CTV[7] 或 头颅 MRI+MRA+MRV+SWI
	NIHSS/GCS 评分、脑出血预后评分（ICH score）[8]
低分子肝素　0.4ml H q12h prn[6]	深静脉血栓的评估及预防
	肢体、语言、吞咽功能评价、神经心理评价
	神经外科会诊[9]
	康复科会诊
	根据病因不同完善以下相关检查： 抗"O"、类风湿因子、免疫全套、甲状腺功能、抗甲状腺球蛋白抗体、抗甲状腺过氧化物酶抗体、抗中性粒细胞胞浆抗体（ANCA）、肿瘤标记物、血清同型半胱氨酸、抗心磷脂抗体、抗凝血酶Ⅲ、蛋白 S/C 等易栓症抗体等

续表

长期医嘱	临时医嘱
	血浆醛固酮（Ald）、肾素活性（PRA）、血管紧张素Ⅱ（AngⅡ）测定、皮质醇浓度测定等
	动态心电图（心电 Holter）
	脑电图检测　prn
	骨髓穿刺检查　prn
	毒物筛查（如可卡因等）　prn
	数字减影脑血管造影（DSA）　prn

❶ 确诊脑出血患者，在有条件的情况下尽早收入神经专科病房或神经重症监护病房。脑出血后数小时内常出现血肿扩大，加重神经功能损伤，应密切监测。脑出血发病后的最初数天病情往往不稳定，且早期神经功能的恶化和远期转归不良密切相关，建议常规予以持续生命体征监测、神经系统评估、持续心肺监护，包括袖带血压监测、心电图监测、氧饱和度监测等，特别对于大量脑出血者、出血部分靠近中线或幕下出血或合并有意识障碍者，应密切观察生命体征的变化，并书面告知家属病重或病危。

❷ 脑出血患者常常出现血压明显升高，并与死亡、残疾、血肿扩大、神经功能恶化等风险增加相关。应综合管理脑出血患者的血压，分析血压升高的原因，再根据血压情况决定是否进行降压治疗；当急性脑出血患者收缩压＞220mmHg时，密切监测血压的情况下，使用静脉降压药物积极降压是合理的；当患者收缩压＞180mmHg时，可使用静脉降压药物控制血压，根据患者临床表现调整降压速度，160/90mmHg 可作为参考的降压目标值。2015 AHA/ASA 自发性脑出血诊疗指南指出对于收缩压 150～220mmHg 的住院患者，在没有急性降压禁忌证的情况下，快速降压至 140mmHg 可能是安全的并可改善患者的功能预后。

❸ 脑出血患者颅内压的高变异性与其不良预后相关，脑出血患者早期的颅内压控制在合适的水平，可以改善患者的功能预后。有

条件情况下，对重症患者可以进行颅内压和脑灌注压进行监测。排除低血容量的情况，可通过将床头适度抬高，以增加颈静脉回流，降低颅内压；对有明显的躁动或谵妄患者，适当应用镇痛药和镇静药（咪达唑仑、吗啡、阿芬太尼等）；需要脱水除颅压时，应给予甘露醇静脉滴注（大约 8g 甘露醇可带出 100ml 水分），但应注意监测心功能、肾功能及电解质情况。必要时，也可用呋塞米、甘油果糖和（或）白蛋白。国外有高渗盐水降颅压的临床研究，在我国仍缺乏临床应用经验。如脑出血患者出现严重脑积水（脑室扩大），且药物脱水治疗无明显效果的情况下，可考虑行脑室引流，以挽救生命。

❹ 脑出血，尤其脑叶出血，易引起痫性发作。出血后 2 周内发生率在 2.7% ~ 17.0%。迟发型痫性发作（脑卒中后 2 ~ 3 个月）是脑卒中后癫痫的预测因子。脑出血后痫性发作与较高的 NIHSS 评分、较大的脑出血体积、既往癫痫病史、中线移位相关。有癫痫发作者应给予抗癫痫药物治疗；疑拟为癫痫发作者，应考虑持续脑电图监测，如监测到痫样放电，应给予抗癫痫药物治疗，不推荐预防性应用抗癫痫药物，脑卒中后 2 ~ 3 个月再次出现痫性发作的患者应接受长期、规律的抗癫痫药物治疗。

❺ 脑出血患者，特别是出血量较大或出血部位位于丘脑或脑干等中线部位时，容易并发上消化道出血，而合并上消化道出血者预后较差，病死率较高，因此可使用法莫替丁等 H2 受体阻滞药预防。而一旦发生上消化道出血，则需采取紧急措施，如应用质子泵抑制药奥美拉唑等，或肌注注射用血凝酶（立止血）等，必要时可应用冰盐水 100 ~ 200ml 加入去甲肾上腺素 1 ~ 2mg 胃内灌洗，或冰盐水加入凝血酶 1000 ~ 2000U 口服或鼻饲。如有循环衰竭表现，应补充血容量防治休克；如血红蛋白低于 70g/L，血细胞比容小于30%，心率大于 120 次/min，收缩压低于 90mmHg，可静脉输新鲜全血或红细胞成分输血。对于上述多种治疗无效情况下，可在胃镜下进行高频电凝止血，对于胃镜下止血仍无效时，因过多过久地大量出血危及生命时，可考虑手术止血。

❻ 脑出血卧床患者应注意预防深静脉血栓形成（DVT）和肺栓塞（PE）。脑卒中后 2 周内是 VTE 形成的高危时期。如疑似患者，

可进行 D- 二聚体检测及多普勒超声检查，并鼓励患者尽早活动、腿抬高；尽可能避免下肢静脉输液，特别是瘫痪侧肢体。可联合使用弹力袜加间歇性空气压缩装置预防深静脉血栓及相关栓塞事件。对易发生深静脉血栓的高危患者（排除凝血功能障碍所致的脑出血患者），证实出血停止后可考虑皮下注射小剂量低分子肝素（LMWH）或普通肝素预防深静脉血栓形成（脑出血患者在 24 ～ 48h 内经 CT 扫描确认血肿未扩大的情况下可以开始应用 LMWH 预防 VTE 可能是安全有效的；小剂量 LMWH（＜ 6000IU/d）不仅可预防 DVT 和 PE，而且不会增高出血风险；通常患者使用 LMWH 的抗凝预防时间为 7 ～ 10d，高危患者可延长至 30d 左右）。对于症状性 DVT 或 PE（肺栓塞）的 ICH 患者，或可考虑全身性给予抗凝药物或 IVC（下腔静脉）滤器放置；到底选择哪一种方法进行治疗需考虑很多因素，包括发病时间、血肿稳定性、出血的原因以及患者总体状况。

❼ 对于既往无确切高血压病史，血压持续升高的患者应积极寻找继发性高血压原因，排除因肾脏血管病变、原发性醛固酮增多症、嗜铬细胞瘤、皮质醇增多症等引起的高血压。对疑似脑卒中患者（急诊患者出现突发严重头痛、呕吐、血压升高、昏迷或意识水平下降以及在数分钟内到数小时内出现病情进展均提示脑出血）应尽快行 CT 或 MRI 检查以明确诊断。CT 平扫可迅速、准确地显示脑出血的部位、出血量、占位效应、是否破入脑室或蛛网膜下隙及周围脑组织受损的情况，是疑似脑卒中患者首选的影像学检查方法，并可使用多田氏公式估算血肿的大小 [血肿量 =0.5× 最大面积长轴（cm）× 最大面积短轴（cm）× 层面数，扫描层厚 1cm]。CTA 和增强 CT 的"点样征"（spot sign）有助于预测血肿扩大风险。灌注 CT 能够反映脑出血后脑组织的血流动力学变化，可了解血肿周边血流灌注情况。标准 MRI 在慢性出血及发现血管畸形方面优于 CT，在急性期脑出血诊断应用上有其局限性。多模式 MRI 包括 DWI、PWI、FLAIR 和 GRE 等，其有助于提供脑出血更多的信息，但不作为急诊检查手段。磁敏感加权成像（SWI）对少或微量脑出血十分敏感。怀疑瘤卒中者待血肿吸收后可行增强检查。脑血管检查有助于了解导致脑出血病变的血管及病因，指导选择治疗方案。常用检查包括 DSA、CTA、MRA、TCD 等。如果血肿部位、组织

水肿程度，或颅内静脉窦内异常信号提示静脉血栓形成，应该考虑行 MRV 或 CTV 检查。

❽ 脑出血患者可应用 GCS 或 NIHSS 量表等评估病情严重程度。格拉斯哥昏迷评分（GCS）用于意识障碍患者的评估，具体内容见表 1-20。2011 年 Claude 教授推荐根据脑出血评分（ICH score）判断预后，该评分系统总计 6 分，得分越高，预后越差。2007 年 Ruiz-Sandova 教授又在此基础上设计了新的脑出血评分（intracerebralhemorrhage grading scale，ICH-GS）以评定预后。见表 1-21。

表 1-20 格拉斯哥昏迷评分（GCS）的标准

运动反应	语言反应	睁眼反应
6 分—按指令动作 5 分—能定位疼痛的部位 4 分—疼痛时逃避反应 3 分—疼痛时去皮质反应 2 分—疼痛时去大脑反应 1 分—无运动反应	5 分—正常对话 4 分—交谈错乱 3 分—用词错乱 2 分—语义不明 1 分—不能言语	4 分—自发睁眼 3 分—呼叫时睁眼 2 分—疼痛刺激时睁眼 1 分—任何刺激不睁眼

表 1-21 原发性脑出血预后预测评分表

内容	ICH-GS		ICH Score	
年龄	＜ 45 岁	1 分	＜ 80 岁	0 分
	45 ～ 64 岁	2 分	≥ 80 岁	1 分
	＞ 65 岁	3 分		
入院时 GCS 评分	13 ～ 15	1 分	13 ～ 15	0 分
	9 ～ 12	2 分	5 ～ 12	1 分
	3 ～ 8	3 分	3 ～ 4	2 分
脑出血部位	幕上	1 分	幕上	0 分
	幕下	2 分	幕下	1 分

续表

内容	ICH-GS			ICH Score	
脑出血体积	幕上	＜40ml	1分	＜30ml	0分
		40～70ml	2分		
		＞70ml	3分		
	幕下	＜10ml	1分	≥30ml	1分
		10～20ml	2分		
		＞20ml	3分		
是否破入脑室	否		1分	否	0分
	是		2分	是	1分
总计	13分			6分	

❾ 外科手术以其快速清除血肿、缓解颅高压、解除机械压迫的优势成为高血压脑出血治疗的重要方法。中国脑出血诊治指南（2014年）推荐应有选择的使用外科及微创手术。对于出现神经功能恶化或脑干受压的小脑出血者，无论有无脑室梗阻致脑积水的表现，都应尽快手术清除血肿；不推荐单纯脑室引流而不进行血肿清除；对于脑叶出血超过30ml且距皮质表面1cm范围内的患者，可考虑标准开颅术清除幕上血肿或微创手术清除血肿；发病72h内、血肿体积20～40ml、GCS≥9分的幕上高血压脑出血患者，在有条件的医院，经严格选择后可应用微创手术联合或不联合溶栓药物液化引流清除血肿；40ml以上重症脑出血患者由于血肿占位效应导致意识障碍恶化者，可考虑微创手术清除血肿；病因未明确的脑出血患者行微创手术前应行血管相关检查（CTA/MRA/DSA）排除血管病变，规避和降低再出血风险。

注：1. 脑出血（intracerebral hemorrhage，ICH）是指原发性非外伤性脑实质内出血。高血压是脑出血最常见的原因。绝大多数为高血压病伴脑小动脉病变在血压骤升时破裂所致，称高血压性脑出血。其他病因包括脑淀粉样血管病变、动脉瘤、动静脉畸形、Moyamoya病、脑动脉炎等。具体可参见表1-22。

表 1-22　脑出血的病因

脑出血		病因
单发性	高血压性	高血压合并细、小动脉硬化，梗死后出血等
	非高血压性	脑淀粉样血管病、血管畸形（动静脉畸形、海绵状血管瘤、静脉血管瘤）、动脉瘤、Moyamoya 病、口服抗凝药或溶栓治疗后、脑肿瘤、药物和毒品（安非他命、苯丙醇胺和可卡因）、血管炎等
多发性	局灶性疾病	淀粉样血管病、脑血管炎、肿瘤出血、头部外伤等
	全身性疾病	白血病、弥散性血管内凝血（DIC）、脑静脉窦血栓形成、血小板减少症、凝血障碍如血友病等

2. 脑出血患者合并严重凝血因子缺乏或严重血小板减少应该适当补充凝血因子或血小板；使用抗栓药物发生脑出血时，应立即停药。2015 AHA/ASA 自发性脑出血诊疗指南推荐：

（1）由于服用维生素 K 拮抗剂（VKA）而导致 INR 升高的脑出血患者，应停用 VKA，补充维生素 K 依赖的凝血因子，纠正 INR 值，并静脉应用维生素 K，使用 PCCs（凝血酶原复合物）比使用 FFP（冰冻新鲜血浆）并发症更少，纠正 INR 更为迅速，作为首选考虑。rFⅦa 并不能纠正全部凝血异常，不推荐常规应用 rFⅦa。

（2）对于服用达比加群、利伐沙班或阿哌沙班的脑出血患者，可给予患者个体化考虑采用 FEIBA（FⅧ抑制物旁路活性）、其他 PCCs 或者 rFⅦa 治疗。如果患者在发病前 2h 内服用过达比加群、利伐沙班或阿哌沙班，可考虑使用药用炭（活性炭）。服用达比加群的患者可考虑血液透析。

（3）对于服用肝素的急性脑出血患者可考虑采用鱼精蛋白治疗（剂量是 1mg/100U 肝素，需要根据最后一次肝素注射量和时间进行调整。如用肝素后 30～60min，需 0.50～0.75mg 和 1mg 肝素，2h 后只需 0.250～0.375mg）；曾经应用抗血小板药物治疗的脑出血患者，血小板输注的有效性并不确定。另外，对溶栓药物（rt-PA）

相关脑出血，可选择输入血小板（6～8个单位）和包含凝血因子Ⅷ的冷沉淀物，以快速纠正rt-PA造成的系统性纤溶状态。

3. 关于脑出血患者的止血治疗，研究结果显示，对于凝血机制正常的脑出血患者，重组活化凝血因子Ⅶ（rFⅦa）可以限制血肿扩大，但对未经筛选的患者，应用rFⅦa会增加血栓形成风险，且缺乏临床获益证据，因此，不推荐应用rFⅦa。其他止血药物如氨基己酸和氨甲环酸（止血环酸）是氨基酸衍生物具有抗纤溶的作用，治疗上消化道出血、凝血机制障碍或血小板减少患者黏膜出血时有良好效果，但由于其增加了迟发脑缺血及其他血栓事件的危险，总体上并不能改善患者的预后，亦不推荐常规使用。

4. 脑出血复发风险应考虑以下因素：①初发ICH的出血部位；②高龄；③MRI GRE序列显示微出血病灶及其数量；④正在口服抗凝药物；⑤载脂蛋白Eε2或ε4等位基因的携带者。所有ICH患者均应控制血压，长期血压控制目标为130/80mmHg是合理的；生活方式的改变，包括避免每天超过2次的饮酒，避免吸烟和药物滥用，以及治疗阻塞性睡眠呼吸暂停等可能对预防ICH复发是有益的。非瓣膜性房颤患者建议避免长期服用抗凝药物以防增加自发性脑叶ICH患者复发风险。非脑叶性ICH患者可以应用抗凝药物，所有ICH患者都可应用抗血小板药物，尤其是有应用这些药物的明显指征时；抗凝药物相关性ICH患者重新开始口服抗凝药物的最佳时间尚不明确。在非机械性瓣膜患者中，至少在4周内避免口服抗凝药物。如果有使用指征，ICH发生后数天可开始阿司匹林单药治疗，尽管其最佳使用时间尚不清楚。

5. 关于脑出血的核磁表现见表1-23。

6. 脑出血后早期血肿扩大提示预后不良，不仅与死亡相关，也显著降低了患者恢复功能独立的可能。关于血肿扩大，根据Brott标准，CT与基线时的CT比较，血肿体积扩大超过33%，即定义为早期血肿扩大，此时在CT上血肿直径可扩大10%，肉眼可以明辨；而根据Kazui标准，血肿体积差≥12.5mL，或血肿体积比值≥1.4时，则判定为血肿扩大。对于血肿扩大的发生机制，Mayer认为血肿扩大是由于血肿周围多个出血部位的再出血造成的。Fisher等人则提出"雪崩"模型，即血肿牵拉周围脑组织导致周围多个小血管

表 1-23　不同时期脑出血的核磁表现

阶段	时间	血肿的成分	T1	T2
超急性期	< 24h	细胞内，氧合血红蛋白	低信号（黑）	高信号（白）
急性期	1～3d	细胞内，脱氧血红蛋白	低信号（黑）	低信号（黑）
亚急性早期	3～7d	细胞内，正铁血红蛋白	高信号（白）	低信号（黑）
亚急性晚期	7～14d	细胞外，正铁血红蛋白	高信号（白）	高信号（白）
慢性期	> 14d	细胞外，含铁血黄素	低信号（黑）	低信号（黑）

破裂出血，血肿随之扩大，而后扩大的血肿压迫破裂小血管，出血终止。

7. 影响血肿扩大的因素，包括发病到首次 CT 扫描的时间（活动性出血多发生在发病 6h 以内）、血压（最高收缩压是血肿扩大的独立危险因素，收缩压≥ 160mmHg 时与血肿扩大独立相关，同时，强化降压可以减少血肿体积和血肿扩大风险）、凝血功能（酗酒和慢性肝病的人往往有较高的脑出血发病率，且较易表现为出血后的继续出血）、出血部位（靠近外囊部的出血不易扩大，而丘脑出血有较高的活动性出血发生率）、血肿体积（血肿扩大的发生率随第一次 CT 血肿体积的增加而增加，另外类圆形的血肿更稳定，预后更好，而不规则血肿常常提示多支动脉的活动性出血）等。此外纤维蛋白原水平的下降可能导致血肿扩大。影像学方面，国际上承认的血肿扩大预测因素为"点状征"（CTA 原始图像血肿里小的增强点），以及 CT 血肿形态不规则、血肿密度不均。有研究显示基线CT 上表现为混杂征（blend sign）的患者提示早期血肿扩大的可能（特异性为 95.5%）。混杂征的核心定义为：血肿由 2 种密度的组成部分构成；两种成分界限明显，肉眼可以轻易分辨；2 种密度的成分间 CT 测量值至少相差 18HU。黑洞征（Black Hole Sign）可以预测脑血肿的扩大（预测早期血肿扩大特异性为 94.1%）。CT 黑洞征的定义需同时满足下述四项：高密度血肿内包含的低密度区域（黑洞）；黑洞区域形状可以呈圆形、椭圆形或棒状，并与邻近脑组织不相连；低密度区域需带有明显的边界；血肿内两区域的 CT 值须有至少 28HU 的差异。2018 国际卒中大会报道，"低密度征"为血肿扩大的独立预测因素（敏感性 63.2%，特异性 92%）。脑室出血与早期血肿扩大的关系仍然有争议。早期 CT 发现脑出血破入脑室不能预测早期血肿扩大，而随访中的 CT 脑室出血在血肿扩大组明显增多。

8. 酌情应用通便药物及镇静、镇痛药物。

第四节　蛛网膜下腔出血

长期医嘱	临时医嘱
神经内科护理常规	血常规
一级护理❶	尿常规
卧床休息	粪常规+隐血试验
低脂低盐饮食或鼻饲流质饮食	血清生化全套（肝肾功能、电解质、血糖、血脂等）、前白蛋白
病重或病危	
心电监护	
监测生命体征（T、P、R、BP）	凝血象
保留导尿　prn	血沉、C 反应蛋白（CRP）
出入量监测	血气分析
持续低流量吸氧	糖化血红蛋白
超声雾化吸入　q6h prn	脑利钠肽（BNP）
颅内压检测、神经电生理检测、血流动力学检测　prn	血液传染病学检查（包括乙肝、丙肝、梅毒、艾滋病等）
20% 甘露醇　125～250ml iv gtt q8h❷	胸部正侧位 X 线片
	心电图、超声心动图
或（和）甘油果糖　250ml iv gtt q12h	周围血管超声、下肢静脉系统超声

续表

长期医嘱	临时医嘱
尼莫地平　60mg po q4h❸ 或 尼莫地平　10mg 微量泵 　　q12h～q8h	经颅多普勒超声（TCD）
	腰穿检查　prn❻
0.9% 氯化钠液　500ml ┐ iv gtt 15% 氯化钾注射液　10ml ┤ qd 门冬氨酸钾镁注射液　20ml ┘	头颅 CT 平扫 +CTA+CTP❼ 或 头颅 MRI+MRA+SWI
	数字减影脑血管造影（DSA）
0.9% 氯化钠液　250ml ┐ iv gtt❹ 氨甲环酸　0.5g ┘ q8h prn	脑电图检测　prn
法莫替丁　20mg 入壶 q12h	GCS 评分和 Hunt-Hess 或 WFNS 分级，Fisher 分级❽
丙戊酸钠缓释片　0.5g po bid❺	深静脉血栓的评估❾
氨酚羟考酮　1 片 po tid	神经心理评价
乳果糖口服液　15ml po tid prn	神经外科和神经介入科会诊❿

❶ 蛛网膜下腔出血（SAH）为神经科急症重症，发病后应收入年治疗 SAH 例数＞35 例的医疗机构，书面向家属交待病情，并由多学科小组——包括神经外科、神经重症医学科和脑血管病介入科医师等组成的医疗团队进行管理和救治。为避免动脉瘤再次破裂出血，应绝对卧床休息，避免声光刺激，避免情绪激动和用力，适当给予镇痛和通便药物，烦躁失眠者给予安定类药物。密切监测生命体征变化，保持呼吸道通畅，保持收缩压＜160mmHg 和平均动脉压＞90mmHg，重视心电监护，保护心功能，注意诊治低钠血症，空腹血糖需控制在 10mmol/L 以下，同时治疗发热。但是亚低温（33℃）治疗存在争议。

❷ 蛛网膜下腔出血多伴有颅内压增高，可以使用甘露醇、高渗盐水、甘油果糖等渗透性脱水剂治疗，血渗透压应维持在 300～320mOsm/kg。用法：20% 甘露醇 250ml 静脉快速滴注，每天 2～4 次。与呋塞米（速尿）合用，可增加疗效。甘油果糖 250ml 缓慢静脉滴注，每日 2 次或 23.4% 高渗盐水 30ml 团注。如果颅内压仍高于 20mmHg，可以使用止痛和镇静治疗，或者使用神经肌肉阻滞治疗。

❸ 动脉瘤性 SAH 发生后，血管造影可发现 30%～70% 患者出现血管痉挛。血管痉挛多在出血后的 3～5d 内开始出现，5～14d 达到高峰，2～4 周后逐渐缓解；新发的局灶性神经功能缺损，难以用脑积水或再出血解释时，应首先考虑为症状性血管痉挛；平均动脉压增高可能间接提示血管痉挛的发生。DSA 判断血管痉挛的标准是：大脑中动脉主干或大脑前动脉 A1 段直径小于 1mm，或大脑中动脉和大脑前动脉的远端支直径小于 0.5mm；TCD 判断标准为：TCD 平均流速超过 120cm/s 或 2 次检查增加 20cm/s 与血管痉挛相关。推荐头颅 CT 或 MRI 灌注成像明确脑缺血的范围。血管痉挛可造成迟发性缺血性神经功能缺损。常规口服或静脉滴注尼莫地平（60mg 每 4h 口服 1 次，持续 3 周），可有效防止动脉痉挛；维持有效的循环血容量可预防迟发性缺血；不推荐预防性应用高容量治疗和球囊扩张。动脉瘤治疗后，如发生动脉痉挛性脑缺血，可以诱导血压升高，但若血压已经很高或心脏情况不允许时则不能进行；如动脉痉挛对高血压治疗没有反应，可酌情选择脑血管成形术和（或）动脉内注射血管扩张药治疗。

❹ 蛛网膜下腔出血预防再出血的最根本的措施是针对病因治疗（去除动脉瘤），卧床休息，控制血压也是防止再出血的重要措施（一般情况下，收缩压低于 160mmHg 是合理的治疗目标，但要注意保持脑灌注压）。早期、短疗程抗纤溶药物如氨基己酸或氨甲环酸治疗可减少再出血的发生。有研究对发病 48h 内的 SAH 患者，首先给予 1g 的氨甲环酸，随后每 6h 给予 1g，直到动脉瘤得到治疗，最长治疗时间不超过 72h。结果发现这种早期、短疗程、足量的止血治疗能够使患者早期再出血率从 10.8% 降至 2.4%，且病死率也下降 80% 之多。

❺ SAH 后癫痫样发作与动脉瘤破裂有关，大多数发作发生于就诊之前，其发生率为 6%～26% 有时表现为无阵挛性癫痫。早期癫痫发作主要是引起急性血压升高和动脉瘤破裂再出血。迟发性癫痫约占 7%。血管内弹簧圈治疗的患者癫痫发作率更低。有明确癫痫发作的患者必须用药治疗，若癫痫无复发，应在 3～6 个月后停用抗癫痫药物。不主张预防性应用抗癫痫药（但有资料显示，开颅手术患者预防性应用抗癫痫药物有益）；不推荐长期使用抗癫痫药

物。但对既往有癫痫、脑出血、脑梗死、大脑中动脉动脉瘤破裂的癫痫样发作的高风险人群，可考虑长期使用抗癫痫药物。

❻ 对于头颅 CT 已经确诊的蛛网膜下腔出血，腰椎穿刺不作为常规检查。但如果出血量少或距起病时间较长，CT 检查无阳性发现，而临床又怀疑蛛网膜下腔出血且病情允许时，则需行腰椎穿刺检查脑脊液。最好于发病 12h 后进行腰椎穿刺，以便与穿刺误伤鉴别。蛛网膜下腔出血时脑脊液呈均匀一致的血性，压力增高，初期红、白细胞比例为 700 ∶ 1，与外周血相似，数天后白细胞数可增加，蛋白含量可增高，糖和氯化物无明显变化。而穿刺伤常表现为不均匀的血性脑脊液，上清液为无色。发病 1 周后，脑脊液黄变，显微镜下见大量皱缩红细胞，并可见吞噬了血红蛋白或含铁血黄素的巨噬细胞。

❼ 突发剧烈头痛伴脑膜刺激征阳性的患者应高度怀疑 SAH 诊断。对可疑 SAH 患者应首选 CT 检查。CT 结果阴性时，腰椎穿刺检查有助于进一步提供诊断信息。在 SAH 发病后 12h 内，CT 的敏感度高达 98% ～ 100%，24h 内逐渐降至 93%，6d 内降至 57% ～ 85%。CT 可发现脑池和脑沟内的高密度影，有时脑室也有高密度出血影。但出血 10d 后或出血量较少时，CT 检查可阴性。MRI 在急性期的敏感度与 CT 相近，但随着病程的发展，其敏感度优于 CT。CTA 诊断动脉瘤的敏感度为 77% ～ 100%，特异度为 79% ～ 100%。当动脉瘤直径 ≥ 5mm 时，CTA 的敏感度可达 95% ～ 100%，若动脉瘤直径 < 5mm，则敏感度仅为 64% ～ 83%。凭 CTA 结果施行常规手术的做法是合理的。MRA 诊断颅内动脉瘤的敏感度可达 55% ～ 93%。若动脉瘤直径 ≥ 5mm，敏感度可达 85% ～ 100%；而若 < 5mm，则敏感度降至 56%。在 DSA 不能及时实施时，建议予 CTA 检查。高成像质量的 CTA 除对微小动脉瘤（< 3mm）的检出率尚不及 3D DSA 外，大多数情况下可替代 DSA。如果 CTA 未能查出，建议尽快行 DSA 检查。DSA 是明确 SAH 病因、诊断颅内动脉瘤的"金标准"，可清楚地显示动脉瘤的位置、大小、与载瘤动脉的关系、有无血管痉挛等，血管畸形和 Moyamoya 病也能清楚显示。造影时机应在出血 72h 内，若发现破裂的动脉瘤应立刻进行弹簧圈填塞或显微外科夹闭。首次 DSA 阴性的患者占 20% ～ 25%，

1周后再行 DSA，有 1%～2% 患者发现之前未发现的动脉瘤。部分蛛网膜下腔出血是由于脑静脉系统血栓形成所继发，此类患者需行 CTV 或 MRV 检查。

❽ SAH 评分有助于判断预后及采取不同的治疗手段。SAH 早期应该使用格拉斯哥昏迷评分（GCS）等工具进行评价。GCS 通过3个要素衡量神经功能：睁眼反应、语言反应和运动反应，GCS 与 aSAH 患者生存质量的关联性最强。可应用 Hunt-Hess 分级（表 1-24）或神经外科联盟分级（WFNS）分级对病情严重程度予以评估，Hunt-Hess 分级≥Ⅲ级的患者宜收入 NICU 予以观察治疗。Hunt-Hess 量表临床也常用于选择手术时的参考（一般 Hunt 和 Hess 分级≤Ⅲ级时，多早期行手术夹闭动脉瘤或者介入栓塞）。在预后评估方面，动脉瘤性 SAH 入院患者预后（PAASH）量表比 WFNS 量表的效能更好（表 1-25）。改良 Fisher 量表主要评估血管痉挛的风险（表 1-26）。

表 1-24 Hunt-Hess 量表

分数 / 分	临床表现
1	无症状，或轻度头痛，轻度颈项强直
2	中等至重度头痛，颈项强直，或颅神经瘫痪
3	嗜睡或混乱，轻度局灶神经功能损害
4	昏迷，中等至重度偏瘫
5	深昏迷，去脑强直，濒死状态

注：对于严重的全身性疾病（例如高血压肾病、糖尿病、严重动脉硬化、慢性阻塞性肺病）或血管造影发现严重血管痉挛者，评分加 1 分。

❾ 深静脉血栓形成和肺栓塞是 SAH 尤其是有意识障碍的危重患者的常见并发症。可以使用弹力袜。高危患者可使用间断的充气压力装置进行预防。未处理的动脉瘤或者需要外科手术者，禁止使用低分子肝素或者普通肝素。预防血栓需要使用低分子肝素的时间应控制在动脉瘤手术或栓塞 12h 以后。

❿ 蛛网膜下腔出血应迅速启动急诊绿色通道，完成影像学相关检查，明确出血病因。若发现动脉瘤，治疗方案应由经验丰富的神经外科与神经介入医师根据患者病情与动脉瘤情况共同商讨后决

表 1-25　WFNS 和 PAASH 量表

量表	等级/级	标准	预后不良的比例 /%	OR 值
WFNS	I	GCS 15	14.8	—
	II	GCS 13～14 且没有神经功能缺失	29.4	2.3
	III	GCS 13～14 伴有神经功能缺失	52.6	6.1
	IV	GCS 7～12	58.3	7.7
	V	GCS 3～6	92.7	69.0
PAASH	I	GCS 15	14.8	—
	II	GCS 11～14	41.3	3.9
	III	GCS 8～10	74.4	16.0
	IV	GCS 4～7	84.7	30.0
	V	GCS 3	93.9	84.0

表 1-26　改良 Fisher 量表

分数 / 分	CT 表现	血管痉挛风险 /%
0	未见出血或仅脑室内出血或实质内出血	3
1	仅见基底池出血	14
2	仅见周边脑池或侧裂池出血	38
3	广泛蛛网膜下腔出血伴脑实质出血	57
4	基底池和周边脑池、侧裂池较厚积血	57

定。外科手术夹闭或弹簧圈栓塞均可降低动脉瘤再破裂出血的风险。对于同时适用于介入栓塞及外科手术的动脉瘤患者，应首先考虑介入栓塞。应尽可能选择完全栓塞治疗动脉瘤。支持手术夹闭的因素：年轻、合并血肿且有占位效应以及动脉瘤的因素（位置：大脑中动脉和胼胝体周围血管的动脉瘤；宽颈动脉瘤；动脉分支直接从动脉瘤囊发出）；支持栓塞的因素：年龄超过 70 岁，无具有占位效应的血肿存在，动脉瘤因素（后循环、窄颈动脉瘤、单叶型动脉

瘤），WFNS 量表评分为Ⅳ级和Ⅴ级的危重患者。早期治疗（72h内）可降低再出血风险，球囊辅助栓塞、支架辅助栓塞和血流导向装置等新技术可提高早期动脉瘤治疗的有效性。此外，伴第三、四脑室积血的急性脑积水患者可请神经外科行脑室引流，而伴有症状的慢性脑积水患者可行临时或永久的脑脊液分流术。

注：1. 颅内血管破裂后，血液流入蛛网膜下隙称为蛛网膜下腔出血（subarachnoid hemorrhage，SAH），临床上将 SAH 分为外伤性与非外伤性两大类。非外伤性 SAH 又称为自发性 SAH，病因主要是动脉瘤，约占全部病例的 85%，其他病因包括中脑周围非动脉瘤性出血（PNSH）、血管畸形、硬脑膜动 - 静脉瘘（DAVF）、凝血功能障碍、吸食可卡因和垂体卒中等。患者常在体力劳动或激动时发病，主要表现为突然剧烈头痛，可伴恶心、呕吐、癫痫和脑膜刺激征，严重者可有意识障碍甚至很快死亡。少数表现不典型且头痛不严重的病例，容易导致延误诊断。头痛、脑膜刺激征阳性及头颅 CT 提示蛛网膜下隙呈高密度影是经典的诊断标准。动脉瘤、高血压、吸烟、酗酒等为 SAH 的独立危险因素，滥用多种药物，如可卡因和苯丙醇胺与 SAH 的发病相关。如果一级亲属中有 2 例以上动脉瘤性 SAH 者，建议做 CTA 或 MRA 进行动脉瘤筛查。

2. 动脉瘤的危险因素分为 3 类：动脉瘤发生的危险因素、动脉瘤增大和形态改变的危险因素、动脉瘤破裂的危险因素。动脉瘤发生的危险因素包括不可调节和可调节两种。不可调节的因素包括高龄、女性、动脉瘤或 SAH 家族史和合并有相关疾病的高危人群。高危人群包括常染色体显性多囊肾病、Ⅳ型 Ehlers-Danlos 综合征、马方综合征、主动脉狭窄、遗传性出血性毛细血管扩张症、肌纤维发育不良、动静脉畸形等。多变量模型研究发现高血压、吸烟、酗酒均为 SAH 的独立危险因素。拟交感神经药包括可卡因和苯丙醇胺与 SAH 的发病相关。而这些 SAH 的危险因素恰巧也是多发性动脉瘤的危险因素（如吸烟、女性、高血压、脑血管病家族史及绝经期后）。

3. 中脑周围非动脉瘤性蛛网膜下腔出血（PNSH）的主要症状是突然发作的头痛，呈渐进性，在几分钟内逐渐增强而不是几秒钟，此点不同于动脉瘤性 SAH 所致的突发剧烈头痛。无意识丧失及局灶性神经症状，不以癫痫发作起病。可有恶心、畏光、颈强直，但 Hunt 和 Hess 分级均为Ⅰ级或Ⅱ级。实际上大多数患者入院时除头痛外无其他症状。1991 年，Rinkel 描述了 PNSH 的标准定义："出血的中心紧邻中脑的前方，伴有或不伴有出血向环池的基底部扩展。未完全充满纵裂池的前部，一般不向侧裂池外侧扩展，无明显的脑室内血肿。"另外，PNSH 常包含脑桥前池出血，并可能是唯一的出血部位。磁共振检查出血还向尾侧的延髓前池蔓延。也可有少量的出血沉积于侧脑室枕角。四叠体池出血也是 PNSH 的一种类型，构成了 PNSH 总数的 1/5。出血来源可能是静脉性或毛细血管渗血。PNSH 的诊断要点：

（1）无严重的高血压及滥用可卡因，无先兆性头痛，发作时无意识丧失，无神经系统定位体征。

（2）头颅 CT 平扫检查必须在发病后 3d 内完成，大于 3d，基底池的出血可能会被脑脊液稀释。

（3）出血位于特定的解剖部位，出血只位于脚间池或脑桥前池基本可诊断。若出血越过 Liliequist 膜（脚间池前后壁），进入视交叉池、侧裂池或纵裂池，除非少量，否则诊断要小心。

（4）技术充分的 4 条血管的脑血管造影，多个角度投照。以往脑血管造影阴性的 SAH 患者需绝对卧床休息 6 周，给予镇静、镇痛、抗纤溶、3H（高血容量——hypervolemia、升高血压——hypertension 和血液稀释——hemodilution）治疗等措施以防再出血和脑血管痉挛。

PNSH 患者不需强制性卧床和限制活动，无需过分控制血压，不用钙通道阻滞药。住普通病房，一般对症治疗，同时告知患者所患疾病预后良好，能重新进行病前活动，远期生活质量很高。

4. 自发性大脑凸面蛛网膜下腔出血（convexal subarachnoid hemorrhage，cSAH）是指大脑凸面的非创伤性出血，位于 1 个或几个相邻脑沟内，不累及相邻的脑实质，不进入纵裂、侧裂、基底池或脑室。cSAH 是一类不同于动脉瘤性蛛网膜下腔出血的脑血管疾病，临床上比较少见，在 CT 上表现为大脑凸面脑沟内的高密度，在头颅 MRI 上表现为大脑凸面脑沟内的异常信号，T1 加权序列为高信号，T2 加权序列为低信号。病因包括可逆性脑血管收缩综合征（RCVS）、脑淀粉样血管病（CAA）、血管炎、烟雾病、颅内静脉系统血栓、脑动脉狭窄或闭塞、脑动脉夹层、硬脑膜动静脉瘘、动静脉畸形、海绵状血管瘤、凝血障碍、脑脓肿、颅内肿瘤等。颅内外大血管狭窄或闭塞时，软脑膜动脉代偿性扩张。在血流量增大或压力升高时，这些小的代偿血管由于管壁薄弱而破碎或者血管通透性增高从而导致 cSAH。

5. 关于蛛网膜下腔出血患者的血压控制问题分为动脉瘤处理前和处理后两个阶段。在处理动脉瘤前，控制血压的目的是：降低高血压相关再出血的风险，减少低血压造成的缺血性损害。在处理动脉瘤后，再破裂出血的风险显著降低，而脑水肿、颅内压（ICP）增高及脑血管痉挛（CVS）为临床主要问题，血压管理则要以保持脑组织灌注，防止缺血性损伤为目标。目前尚无最佳的血压控制目标值，动脉瘤处理前可将收缩压控制在 140～160mmHg，处理动脉瘤后，应参考患者的基础血压，合理调整目标值，如高于基础血压的 20% 左右，避免低血压造成的脑缺血。国内常用的静脉降压药物如乌拉地尔、尼卡地平等可以用于 SAH 后急性高血压的控制。

6. 低钠血症是 aSAH 患者最常见的电解质紊乱类型，其发生率为 30%～50%，脑盐耗综合征（CSW）和抗利尿激素分泌异常综合征（SIADH）均可能发生，甚至并存。前者导致低血容量，而后者常为等血容量或轻度高血容量。CSW 时尿钠增多，血容量降低和血钠缺乏。鉴别 CSW 和 SIADH 最重要的特征是血容量状态。CSW 更常见，治疗方法是使用高渗高钠液体。首要的是补充足够的水和钠，维持正常血容量和正常血钠水平。尿钠增多可通过使用盐皮质激素，如醋酸氟氢可的松治疗。SIADH 治疗的主要方法是限制液体入量。

7. 重症蛛网膜下腔出血常伴颅内压（ICP）增高，ICP 增高后颅内压力梯度差易造成脑疝，或导致继发性脑灌注压（CPP）下降，发生脑缺血损害，因此有条件的医院应行 ICP 检测。ICP 监测适应证：① GCS 评分＜ 9 分；② Hunt-Hess 分级为Ⅳ～Ⅴ级患者；③Ⅲ级患者合并脑积水。CPP 维持在 70～90mmHg 是理想的。处理动脉瘤前，ICP 应维持在＜ 20mmHg，避免过度降低 ICP，以引起动脉瘤再破裂。处理动脉瘤后，可调整 ICP 目标值为 5～10mmHg。ICP 增高的治疗方法：

根据患者病情及 ICP 增高的程度，采取依次递进的三级控制方法。

一级：床头抬高 20°～30°，头颈部中立位；导尿，防止尿潴留；保持气道通畅；镇痛，镇静；保持大便通畅；控制性脑室外引流。

二级：以药物治疗为主降颅压方法。可以应用甘露醇0.5～1.0g/kg、呋塞米、白蛋白。若以上药物无效，可使用高渗盐水。

三级：轻度中度的短时程过度换气，过度换气的目标值为 PCO_2 28～32mmHg；亚低温疗法（核心温度：32～35℃），去骨瓣减压手术。

8. 颅内未破裂动脉瘤（UIA）患病率为7%，多数动脉瘤的直径小于5mm。UIA 的管理依据 AHA/ASA 最新版指南，要点如下：

（1）吸烟可能增加 UIA 形成风险，因此应告知 UIA 患者戒烟的重要性。

（2）高血压可能会促进颅内动脉瘤（IA）的进展及破裂，UIA 患者应监测血压并进行高血压治疗。

（3）动脉瘤的生长可增加其破裂风险，接受保守治疗的 UIA 患者应定期随访影像学检查。

（4）所有动脉瘤性蛛网膜下腔出血（aSAH）患者均应仔细评估以明确是否同时存在 UIA。

（5）UIA 导致的脑神经麻痹是早期治疗的指征。

（6）CTA 和 MRA 有助于 UIA 的排查和随访。

（7）如果考虑对患者进行外科手术或血管内治疗，与无创性影像学检查相比，DSA 检查更有助于识别和评估 IA。

（8）对已治疗的动脉瘤患者进行随访，MRA 也可作为合理的选择之一；当决定进行治疗时，必须进行 DSA 检查。

（9）对于已行弹簧圈栓塞的动脉瘤，尤其是宽颈、瘤颈或瘤体直径较大者以及未完全栓塞者，应随访评估。

（10）≥2位家庭成员患有 IA 或 SAH 的患者，应行 CTA 或 MRA 筛查动脉瘤。此类家庭中，高血压、吸烟和女性是罹患动脉瘤的高危因素。

（11）常染色体显性遗传性疾病，如多囊肾病史患者，尤其同时有 IA 家族史时，应行 CTA 或 MRA 筛查；对合并主动脉缩窄的患者和小头畸形骨发育不全型先天性侏儒症的患者，须行 CTA 或 MRA 筛查。

（12）既往动脉瘤性蛛网膜下腔出血（aSAH）病史可作为一个

独立的危险因素，预测继发于不同部位的小的 UIA 的破裂出血。

（13）在没有禁忌证的情况下，随访期间增大的动脉瘤均应治疗；有 IA 家族史的患者，即使 UIA 较小，亦需考虑治疗。

（14）推荐在手术量较大的医疗中心（每年＞20 例）进行 UIA 手术治疗。

（15）在选择手术夹闭时，需要考虑患者年龄、动脉瘤大小及位置等因素；由于动脉瘤夹闭与不完全夹闭存在不同的复发和出血风险，术后应行影像学检查以了解动脉瘤夹闭满意度；鉴于术后动脉瘤复发及新发动脉瘤的双重风险，术后长期随访值得考虑，这对于首次治疗后动脉瘤夹闭不全的患者尤为重要；在 UIA 手术过程中，可考虑使用专业术中设备或技术，以避免血管受损或动脉瘤残留。

（16）手术夹闭与弹簧圈栓塞均为有效的治疗方式，手术夹闭可更长久地防止动脉瘤复发，弹簧圈栓塞可能减少并发症及病死率，特别适用于基底动脉尖动脉瘤或老年高危患者，但总体复发风险较高。

（17）保守治疗的 UIA 患者（未行手术夹闭或血管内治疗），应定期 MRA 或 CTA 随访，可在首次发病后 6～12 个月进行首次随访，后续可每年或每隔一年随访一次；若无 MRI 禁忌证，在长期随访时考虑使用 TOFMRA 而非 CTA 检查。

9. 蛛网膜下腔出血是神经科急症之一，需要迅速、正确的诊断和处理。流程见图 1-5。

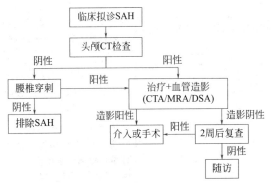

图 1-5　蛛网膜下腔出血（SAH）的诊断和处理流程

第五节　颅内静脉系统血栓形成

长期医嘱	临时医嘱
神经内科护理常规	血常规
一级护理	尿常规
低脂低盐饮食或鼻饲流质饮食	粪常规 + 隐血试验
病重或病危　prn	血清生化全套（肝肾功能、电解质、血糖、血脂等）、前白蛋白和血清同型半胱氨酸
持续低流量吸氧　prn	
监测生命体征（BP、R、P、T）	
心电监护　prn	凝血象
0.9% 氯化钠液　100ml｜iv gtt ❶ 头孢曲松钠　1.0g　｜q12h prn	血沉、C 反应蛋白（CRP）
	D- 二聚体 ❺
低分子肝素　0.4ml H q12h❷	血气分析　prn
华法林　3mg po qd（根据 INR 调整剂量）	糖化血红蛋白
	肿瘤标记物
氨酚羟考酮　1 片 po tid	尿妊娠试验　prn
丙戊酸钠缓释片　500mg po bid prn❸	腰椎穿刺（测颅压、查脑脊液常规、生化、脑脊液细胞病理学及革兰 / 抗酸 / 墨汁染色、脑脊液培养 + 药物敏感试验等）❻
20% 甘露醇　125 ～ 250ml iv gtt q8h❹	
0.9% 氯化钠液　500ml｜iv gtt 15% 氯化钾液　10ml　｜qd	血栓形成倾向筛查（包括 V 因子 Leiden 突变、凝血酶 G20210A 突变、蛋白 C、蛋白 S 或抗凝血酶Ⅲ缺陷等）
	抗"O"、类风湿因子、免疫全套、甲状腺功能、抗甲状腺球蛋白抗体、抗甲状腺过氧化物酶抗体、抗中性粒细胞胞浆抗体（ANCA）、抗心磷脂抗体等

续表

长期医嘱	临时医嘱
	血液传染病学检查（包括乙肝、丙肝、梅毒、艾滋病等）
	骨髓穿刺 prn
	胸部正侧位 X 线片
	心电图、超声心动图
	周围血管超声、下肢静脉系统超声
	经颅多普勒超声（TCD）
	鼻窦 CT 或耳 CT 或乳突 CT
	头颅 CT+CTV❼
	头颅 MRI+MRV+SWI❽
	数字减影脑血管造影（DSA）❾
	脑电图检测 prn
	妇产科、血液科、内分泌科、风湿免疫科、皮肤科、血管外科、肿瘤外科等相关科室会诊
	神经外科会诊或神经介入科会诊❿

❶ 颅内静脉系统血栓形成（cerebral venous sinus thrombosis，CVST）如为感染性（如脑膜炎、耳炎、乳突炎、鼻窦炎、颈部、面部和嘴部感染、系统性感染）所致，应及早、足量使用敏感抗生素治疗，在未查明致病菌前宜多种抗生素联合或使用广谱易透过血脑屏障的高效抗生素治疗（如头孢曲松钠）。疗程宜长，一般 2～3 个月，或在局部和全身症状消失后再继续用药 2～4 周，以有效控制感染、防止复发。在抗生素应用的基础上，可行外科治疗彻底清除原发部位化脓性病灶。

❷ 对于无抗凝禁忌的 CVST 应及早进行抗凝治疗，建议急性期使用低分子肝素代替普通肝素，成人常用剂量为 0.4ml，每日 2 次皮下注射（如使用普通肝素，初始治疗应使部分凝血活酶时间延长至少 1 倍），疗程可持续 1～4 周。除非有显著的颅内压增高和脑

出血，对伴发于 CVST 的少量颅内出血和颅内压增高并不是抗凝治疗的绝对禁忌证；低分子肝素的安全性和有效性略优于普通肝素；急性期过后应继续口服抗凝药物（维生素 K 拮抗剂华法林，目标 INR 值保持在 2～3）3～12 个月以预防 CVST 复发和其他静脉血栓栓塞事件。原则上，华法林与肝素重复使用 3～5d，在凝血酶原时间 - 国际标准化比值（PT-INR）达到 2～3 后撤销肝素使用，并定期根据监测指标调整华法林用量。口服抗凝药物治疗持续时间应根据个体遗传因素、诱发因素、复发和随访情况，以及可能的出血风险等综合考虑。对于原发性或轻度遗传性血栓形成倾向的 CVST，口服抗凝药物治疗应持续 6～12 个月；对于发作 2 次以上或有严重遗传性血栓形成倾向的 CVST，可考虑长期抗凝治疗；而对于有可迅速控制危险因素的 CVST，如妊娠、口服激素类避孕药物，抗凝治疗可在 3 个月内。新型口服抗凝药物，包括直接凝血酶抑制剂达比加群酯和 Xa 因子抑制剂利伐沙班、阿哌沙班、依度沙班等在 CVST 治疗中的临床经验有限，因此 CVST 尤其急性期不推荐应用。但有研究显示 Xa 因子抑制剂可取得与华法林相近的治疗效果。

❸ CVST 患者合并癫痫的比率在 30%～40%，建议在首次发作后尽早使用抗癫痫药物（如丙戊酸钠、卡马西平等）并尽快达到有效血药浓度以控制发作。急性期过后可逐渐减量，一般不需要长期抗癫痫治疗。不建议常规使用抗癫痫药物，预防性抗癫痫治疗适用于存在局灶性神经功能缺损以及影像学提示有脑实质损害的患者，在这些患者中早期发生痫性发作的可能性较高，此类患者抗癫痫治疗可达 1 年左右。

❹ 由于静脉（窦）闭塞和脑组织肿胀，40% 以上的 CVST 可出现孤立性的颅内高压，但大多数伴发于 CVST 的轻度脑水肿无需特殊处理，抗凝治疗对静脉回流的改善可有效降低颅内压，应避免过度限制液体入量，以免血液黏稠度增高。严重颅内压增高可给予头高脚低位、过度换气、甘露醇、呋塞米等降颅压治疗，但应注意在静脉回流未改善的情况下大量使用渗透性药物可能加重局部损害。不建议常规使用糖皮质激素，因其可能加重血栓形成的倾向。进展性视力丧失常提示预后不良，采取有效措施积极降低颅压，是保护视神经最有效的治疗手段。对于颅压持续升高、视力进行性下

降、短期内无法降低颅压的患者，建议尽早施行微创视神经鞘减压术（术前停用肝素12h，术后即可恢复抗凝治疗）。严重颅内压增高内科治疗无效或出现脑疝早期者可考虑去骨瓣减压手术治疗。

❺ D-二聚体增高（大于500μg/L）有助于CVST的诊断，但正常并不能除外CVST，尤其在最近才出现孤立性头痛的CVST中。研究表明D-二聚体增高对CVST诊断的平均敏感度为93.9%，特异度为89.7%。因此，D-二聚体可作为CVST辅助诊断的重要指标之一，且对鉴别血栓与非血栓性局部静脉窦狭窄也有帮助。

❻ 腰椎穿刺检查对于测定颅内压、排除肿瘤及感染性病因是很有必要的，但对于伴有头痛、呕吐和视盘水肿等严重颅内高压的患者应注意其安全性。CVST患者脑脊液压力大多增高，可伴不同程度的细胞数和蛋白量增高，这种改变对CVST诊断虽无特异性，但在部分由于炎症或感染而引起的CVST中，脑脊液检查可帮助了解CVST的可能病因并指导治疗。

❼ CT/CTV和MRI/MRV都可作为疑似CVST首选的检查方法。静脉窦血栓患者CT平扫的直接征象是与静脉窦位置一致的高密度条带征，单纯皮质静脉血栓患者CT扫描直接征象为位于脑表面蛛网膜下隙的条状或三角形密度增高影。CT平扫间接征象包括：弥漫的脑组织肿胀（脑回肿胀、脑沟变浅和脑室受压）、静脉性梗死和特征性的脑出血（位于皮质和皮质下脑组织之间、常双侧对称）。增强CT呈现典型的δ征（中间低密度，周边高密度）。CTV具有较高的敏感度和特异度，可同时显示静脉窦闭塞和窦内血栓。CT结合CTV可作为CVST疑似患者的首选影像学方法，其敏感度可达75%～100%，特异度可达81%～100%。

❽ MRI/MRV是诊断和随访CVST的最佳手段。可直接显示颅内静脉和静脉窦血栓以及继发于血栓形成的各种脑实质损害［额叶、顶叶和枕叶的脑实质变化通常对应上矢状窦血栓的形成。颞叶脑实质变化对应侧面（横向）及乙状窦血栓形成。深层实质异常，包括丘脑出血、水肿或脑室出血，对应Galen或直窦血栓形成］，较CT更为敏感和准确，但血栓表现随发病时间不同而变化（表1-27），其中以亚急性期的血栓高信号对CVST诊断较为可靠。磁敏感加权成像（SWI）或梯度回波等序列显示脑内出血更加敏感，对皮质静

脉血栓的诊断符合率可达到 97%，即使是在 MRV 没有阳性发现时。头颅 MRV 可发现相应的静脉窦主干闭塞，皮质静脉显影不良，侧裂静脉等侧支静脉扩张，板障静脉和头皮静脉显像等征象。对比增强 MRV（CE MRV）由于消除了血管内湍流，使颅内静脉和静脉窦显示更为清晰，因而比 TOF MRV 诊断 CVST 更为可靠。

表 1-27　颅内静脉系统血栓形成不同时期的 MRI 表现

血栓形成时期	T1WI	T2WI
急性期（1 ～ 5d）	等信号	低信号
亚急性期（6 ～ 15d）	高信号	高信号
慢性期（≥ 16d）	低信号	低信号

❾ DSA 是 CVST 诊断的金标准（形成血栓的脑静脉 / 静脉窦内存在充盈缺损而不显影；静脉淤滞伴皮质、头皮或面部静脉扩张；侧支引流微小静脉的扩张及静脉逆流），但不是常规和首选的检查手段。经动脉顺行性造影既可直接显示静脉窦血栓累积的部位、范围、程度和侧支代偿循环状况，还可以通过计算动静脉循环时间，分析脑血流动力学障碍的程度（正常情况下，全脑循环时间共 7.5 ～ 9s，脑动脉期、毛细血管期和静脉期各为 2.5 ～ 3s，而静脉窦血栓形成的患者全脑循环时间一般都长达 11s 以上，甚至超过 20s。动静脉循环之间超过 23s 提示预后不良）。经股静脉逆行静脉窦造影可进一步证实血栓的存在、累积范围、血栓的松软程度和窦内各段压力变化，为是否需要进行接触性血栓干预提供详细资料。同时，可以发现并存的微小动静脉瘘，指导临床有效治疗和预防复发。在某些情况下，横窦等静脉窦可由于先天发育异常所致一侧或双侧显影不良，在影像学上与 CVST 表现相似，应注意鉴别。通常，从上矢状窦到颈内静脉球的窦内压力梯度差值不超过 5 ～ 6mmHg（1mmHg=0.133kPa），经静脉逆行颅内静脉窦造影时，若压力梯度改变超过 10 ～ 12mmHg 支持静脉窦狭窄或闭塞。

❿ 对于大面积静脉梗死引起显著颅内压增高，应及时请神经外科会诊考虑行去骨瓣减压术；对于已有颅内出血或其他方法治疗无效的急性或亚急性 CVST（发病 30d 内）患者，在有神经介入治

疗条件的医院，经导管机械取栓术可以作为一种可供选择的治疗方法；对于伴有静脉窦狭窄的颅内高压患者，有条件的医院可行逆行静脉造影测压，如发现狭窄远近端压力梯度超过 12mmHg 时，可考虑行狭窄部位静脉窦内支架植入术。

注：1. 颅内静脉系统血栓形成（cerebral venous sinus thrombosis, CVST）是指由于多种病因引起的以脑静脉回流受阻、常伴有脑脊液吸收障碍导致颅内高压为特征的特殊类型脑血管病，在脑血管病中占 0.5%～1%。多见于孕妇、服用口服避孕药的女性以及 < 45 岁的年轻人群。病变部位可原发于脑内浅静脉、深静脉或静脉窦，其中单纯浅静脉血栓形成罕见，多由于脑静脉窦血栓延伸而来；深静脉血栓形成则以大脑内静脉和大脑大静脉多见。60% 以上患者病变累及多个脑窦，其中以上矢状窦发生率居首位。由于脑静脉与静脉窦之间、静脉窦与静脉窦之间，以及静脉窦与颅外静脉在解剖上存在吻合、彼此沟通，当静脉（窦）血栓形成时，血栓累积范围、侧支循环的差异等因素导致临床表现复杂多样，可从无临床症状到病情严重甚至死亡。

2. CVST 的病因或危险因素

（1）遗传性高凝状态：抗凝血酶Ⅲ缺乏症、蛋白 S 和蛋白 C 缺乏症、活化蛋白 C 和 V 因子 Leiden 突变、凝血酶原 G20210A 突变等。

（2）获得性高凝状态：肾病综合征、抗磷脂抗体综合征、高同型半胱氨酸血症、妊娠和产褥期。

（3）感染性因素：脑膜炎、耳部感染、乳突炎、鼻窦炎、颈部、面部感染、脑脓肿、系统性感染、获得性免疫缺陷综合征等。

（4）免疫性疾病：系统性红斑狼疮、韦格纳肉芽肿、Behcet's 病、结节病、炎性肠炎、甲状腺疾病等。

（5）血液系统疾病：红细胞增多症、白血病、血栓性血小板减少性紫癜、血小板增多症、严重贫血和自体免疫溶血性疾病、阵发性夜间血红蛋白尿、肝素诱导血小板减少症等。

（6）药物：口服避孕药、锂剂、雄激素、舒马曲坦、静脉输入免疫球蛋白、激素替代疗法、天冬酰胺酶、类固醇、违禁药品等。

（7）外伤和机械性操作：头外伤、颈部外伤累及颈静脉、颈静脉导管操作等。

（8）肿瘤：神经系统肿瘤、全身恶性肿瘤、神经系统外实体瘤等。

（9）其他：脱水（尤其儿童）、甲状腺毒症、动静脉畸形、硬脑膜动静脉瘘、先天性心脏病、放射治疗后等。

（10）约15%病因未明。

约85%以上的患者存在一种或多种危险因素，多种危险因素促使的血管壁损伤、血流动力学异常以及血液高凝状态是CVST的主要发病机制。不同年龄段患者的危险因素不尽相同，婴幼儿以脱水和围产期并发症多见，儿童以头面部急慢性感染多见，而成年女性则以口服避孕药物和围产期并发症多见。

3. CVST的临床表现：CVST大多为亚急性（48h～30d）或慢性（30d以上）起病，症状体征主要取决于静脉（窦）血栓形成的部位、性质、范围以及继发性脑损害的程度等因素。

（1）颅内高压和其他全脑损害：头痛是CVST的最常见症状，约90%的病例可出现头痛，常伴视力障碍、视盘水肿和搏动性耳鸣等，多由颅内高压或颅内出血引起。20%的患者伴有意识障碍，入院时昏迷是预后不良的强烈预测因素。认知功能障碍可出现于30%的患者，特别是在深部CVST和持续性脑实质受损时。

（2）局灶性脑损害：由于静脉回流受阻，可导致静脉性梗死或出血性脑损害。局灶性神经功能缺损是CVST的常见表现，可单侧或双侧，或左右交替出现，包括中枢性运动障碍、感觉缺失、失语或偏盲等，见于40%～60%的患者。

（3）痫性发作：部分性或全身性痫性发作有时可作为CVST的唯一表现，40%的患者可有痫性发作，围产期患者甚至高达76%，较动脉性脑卒中多见。

（4）硬脑膜动静脉瘘的临床表现：CVST常与硬脑膜动静脉瘘同时存在，其发生率可达39%，出现头痛、搏动性耳鸣、颅内出血等表现，而在静脉（窦）血管再通后，瘘常可闭合。一般认为，CVST所致的静脉（窦）高压可促使硬脑膜生理性动静脉分流开放，形成病理性动静脉短路，并通过局部大量生成的血管生成因子促使新生血管生成，进而形成动静脉瘘。

4. CVT的发病形式和临床表现多样，没有特异性，主要取决于血栓形成部位、范围、进展速度、静脉侧支循环情况以及继发的脑实质损害的范围和程度。CVST患者可以表现为单纯性头痛，可以表现为头痛伴视盘水肿，可以表现为头痛伴展神经麻痹（颅高压表现），临床上若遇到脑叶出血而且原因不明者，或梗死病灶不符合脑动脉供血区分布者，临床拟诊原发性颅内压增高的患者以及非典型头痛患者，推荐行脑静脉系统的影像学检查，以排除 CVST。单靠临床表现不能诊断 CVST，确诊必须建立在影像学基础上。

5. 海绵窦血栓形成：多为炎性，常继发于鼻窦炎、鼻旁及上面部皮肤的化脓性感染。急性起病，临床表现具有一定特异性。由于眶内静脉回流受阻可出现眶内软组织、眼睑、眼结膜、前额部皮肤水肿，眼球突出；因动眼神经、滑车神经、展神经和三叉神经眼支行于海绵窦内，当其受累时可出现相应的症状，表现为患侧眼睑下垂、眼球各向活动受限或固定、瞳孔散大、对光反射消失、三叉神经眼支分布区感觉减退、角膜反射消失等。视神经也可受累而引起视力障碍，眼底可见瘀血、水肿、出血等改变。如炎症由一侧海绵窦波及对侧，则可出现双侧症状。常见并发症有脑膜炎、脑脓肿、颈内动脉病变、垂体和下丘脑功能病变等。

6. 脑静脉血栓形成（cerebral venous thrombosis，CVT）包括脑静脉窦血栓形成、皮质静脉血栓形成和脑深静脉血栓形成三种形式。临床上常说的脑静脉血栓通常是指脑静脉窦血栓，单纯皮质静脉血栓则相对少见。颅内静脉系统由脑静脉和硬膜窦构成，大脑静脉的管壁菲薄，没有肌纤维，缺乏弹性，无收缩力，且无瓣膜。以上特点导致脑静脉窦和皮质静脉容易出现血液逆流和血流淤滞，单是这种状态还是不至于导致血栓形成，一般还有血黏稠度增高及静脉内皮细胞损伤的病理基础。一般来说，系统性疾病通常容易导致静脉窦血栓，而局限性尤其是局部脑膜病变更倾向于引起皮质静脉血栓。皮质静脉血栓常见表现为局灶性神经系统损害，包括运动和感觉缺失、失语、偏瘫和阅读障碍以及局灶性癫痫发作。其影像学改变往往多种多样、缺乏特异性，可以表现为脑梗死、脑出血、脑水肿及蛛网膜下腔出血，影像诊断主要依靠看到阻塞静脉的"线样征"，其次是看到与静脉阻塞相关的脑出血或脑梗死，以及 DSA 检查看到的阻塞静脉的不显影。对皮质静脉血栓，主要予以抗凝治疗，有癫痫发作的患者应给予抗癫痫治疗，对伴有脑水肿甚至颅内高压患者应积极行脱水降颅压治疗。

7. 妊娠期和产褥期的急性 CVST 患者，推荐皮下注射低分子肝素治疗。应告知生育期女性和既往有 CVST 的女性口服避孕药的风险，并建议避免使用。对于既往有 CVST 病史的女性，建议告知其妊娠中的静脉血栓形成和流产的风险，且不能因为既往 CVST 的病史而禁止妊娠。如果既往有 CVST 病史的女性无应用治疗剂量抗凝药物的禁忌，建议在妊娠期或产褥期预防性皮下注射低分子肝素。

8. 经足量抗凝治疗无效且无颅内严重出血的重症患者，尤其是昏迷和深静脉系统血栓形成时，可在严密监护下慎重实施局部溶栓治疗，但全身静脉溶栓治疗 CVST 并无支持证据。与抗凝治疗相比，局部溶栓能迅速实现血管再通，但出血性并发症风险较高，特别是治疗前存在颅内出血的患者。大的出血性梗死和即将发生脑疝的 CVST 患者并不能从溶栓中获益。

9. 脑静脉系统血栓形成的诊治流程见图 1-6。

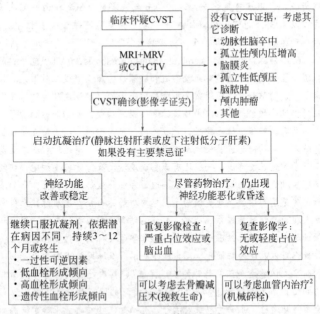

图 1-6 CVST 的处理流程

1. 脑出血作为 CVST 的结果，不是抗凝治疗的禁忌证
2. 血管内治疗指征：存在抗凝禁忌证或足量抗凝效果不佳

第六节 烟雾病和烟雾综合征

长期医嘱	临时医嘱
神经内科护理常规	血常规
一级护理	尿常规
低脂低盐饮食 　或 糖尿病饮食	粪常规＋隐血试验
	血清生化全套（电解质、肝肾功能、血糖、血脂等）
阿司匹林　100mg po qd ❶	
尼莫地平　30mg po tid	凝血象
	糖化血红蛋白
	血沉、C 反应蛋白（CRP）
	血清同型半胱氨酸、抗心磷脂抗体
	肿瘤标记物
	抗"O"、类风湿因子、免疫全套、甲状腺功能、甲状腺球蛋白抗体、甲状腺过氧化物酶抗体、钩端螺旋体抗体、结核抗体、抗中性粒细胞胞浆抗体（ANCA）❷
	血液传染病学检查（包括乙肝、丙肝、梅毒、艾滋病等）
	胸部正侧位 X 线摄片
	心电图、超声心动图 ❸
	肾脏血管超声 ❸
	经颅多普勒超声检查（TCD）
	双侧颈动脉＋锁骨下动脉＋椎动脉彩超
	头颅 CT+CTA+CTP ❹
	头颅 MRI 检查（MRI+MRA+DWI+SWI）❺

续表

长期医嘱	临时医嘱
	数字减影脑血管造影（DSA）[6]
	SPECT 或 PET prn[7]
	基因检测　prn
	血管神经外科会诊[8]

❶ 对烟雾病目前尚无确切有效的药物，但对于处在慢性期患者或烟雾综合征患者，针对卒中危险因素或合并疾病的某些药物治疗可能是有益的，如血管扩张药、抗血小板聚集药物及抗凝药等。日本2012年新指南推荐口服抗血小板聚集药物治疗缺血型烟雾病，但缺乏充分的临床依据，而且值得注意的是，长期服用阿司匹林等抗血小板聚集药物可能导致缺血型向出血型转化，一旦出血后不易止血，对患者预后不利。

❷ 确诊烟雾病需排除动脉粥样硬化、自身免疫性疾病（如系统性红斑狼疮、抗磷脂抗体综合征、结节性周围动脉炎、干燥综合征）、甲状腺功能亢进、结节性硬化症、钩端螺旋体病、梅毒、结核、肌纤维发育不良、多囊肾等多种疾病，因此需进行相应筛查。

❸ 烟雾病患者应积极筛查超声心动图、肾脏血管超声等，排除由先天性心脏病、肾动脉狭窄等所致的 Moyamoya 综合征。此外镰状细胞性贫血也是 Moyamoya 综合征的常见原因，对于有贫血、黄疸、肝脾肿大、骨骼和胸腹疼痛，且有家族史和种族史的患者，要考虑本病可能，进一步查"镰化实验"和 Hb 电泳、珠蛋白指纹分析及氨基酸分析等，并请血液专科会诊。TCD 检查为筛查烟雾病的无创迅捷而价廉的手段。可发现双侧前循环脑动脉狭窄或闭塞，部分患者大脑中动脉供血区可检测到多条低流速、频谱紊乱的血流信号。

❹ 烟雾病患者头颅 CT 平扫可无异常发现，也可表现为脑梗死或脑出血，但烟雾病脑梗死不同于动脉硬化导致的脑梗死，其特点是梗死多为皮质或皮质下，斑点状或蜂窝状低密度灶，并出现不同程度的脑室扩大及蛛网膜下隙增宽和脑萎缩，梗死灶可多发也可单发，其面积大小不一，梗死部位也不一定与大脑的主要动脉供血区

域一致。烟雾病脑出血患者多为中年人，常表现为脑室内或脑室旁出血。CTA 为烟雾病诊断的重要检查手段，不仅能够显示颈内动脉、椎动脉、基底动脉 Willis 环各血管的闭塞和狭窄及闭塞血管附近颅底异常增生血管网，而且能显示椎 - 基底动脉广泛性代偿性供血的增粗、增大、迂曲延长的侧支循环血管，还可通过不同角度旋转，显示病变血管与邻近骨性结构空间关系，为临床诊断提供更多的信息。但 CTA 显示末梢细小血管能力较差，且易受颅底骨质的影响。

❺ 头颅 MRI 能显示 CT 不能显示的小病灶，另外 DWI 有助于发现新鲜的梗死灶，T2 或 SWI 对诊断微出血有特殊优势。MRA 则可利用血管中流动的血液与周围组织间存在显著的信号差异来显示血管情况，其对烟雾病诊断的敏感度、特异度分别为 72% 和 100%。目前头颅 MRI 和 MRA 已成为诊断烟雾病首选的无创性检查手段和有效的随访手段。近年文献报道"常春藤征"在烟雾病中出现率约70%，并提出其对烟雾病的诊断具有特异性。该征是指 MR 增强扫描时沿柔脑膜分布的点状或线状强化信号影，因类似爬行在石头上的常春藤而命名。其形成主要是双侧颈内动脉、大脑前、中动脉狭窄或闭塞后，颈外动脉及椎 - 基底动脉系统参与代偿性供血的侧支循环血管，包括大脑后动脉、脑膜中动脉、颞浅动脉、枕动脉，沿双侧大脑皮质柔脑膜分布。有研究报道 FLAIR 图像亦可观察到常春藤征，表现为柔脑膜弥漫性高信号改变。当 FLAIR 图像上柔脑膜高信号分布范围较小而散在分布时，在 T1W 增强扫描图像上可以见到明显春藤征象，但在后者上较难鉴别正常强化的脑膜血管或烟雾病侧支循环血管。另外，FLAIR 图像能清晰显示脑内缺血灶、梗死灶、脑软化灶等继发性脑实质改变。

❻ 脑血管造影是烟雾病诊断的金标准，其基本表现为双侧颈内动脉末端及大脑前、中动脉起始段狭窄或闭塞，伴颅底烟雾状血管形成，还可发现微小动脉瘤。Suzuki 等根据血管造影的表现将烟雾病的进展分为 6 个阶段，见表 1-28。

❼ 头颅 CT 或 MR 灌注成像、SPECT 及 PET 均能用来检测烟雾病患者脑血流动力学状况，通常表现为脑血流量（CBF）下降，氧摄取分数（OEF）增加，脑血容量（CBV）增加，脑血流平均通过时间（MTT）延长和局部血流储备能力（rVR）下降。PET 还可

表 1-28　烟雾病脑血管造影表现的 Suzuki 分期

Suzuki 分期	脑血管造影表现
Ⅰ：颈内动脉分叉狭窄期（narrowing of carotid fork）	颈内动脉末端狭窄
Ⅱ：烟雾出现期（initiatioin of the moyamoya）	烟雾状侧支循环血管开始形成
Ⅲ：烟雾旺盛期（intensification of the moyamoya）	颈内动脉进行性狭窄 烟雾状侧支循环血管进一步增加
Ⅳ：烟雾衰减期（minimization of the moyamoya）	颈外动脉侧支循环形成
Ⅴ：烟雾减少期（reduction of the moyamoya）	颈外动脉侧支循环进一步增加 烟雾状侧支循环血管减少
Ⅵ：烟雾消失期（disappearance of the moyamoya）	颈内动脉闭塞、烟雾状侧支循环血管消失

见受损脑组织出现不同程度的代谢减低或缺失。脑血流和脑代谢检查可做术前分型、手术时机选择、术后随访与疗效评估的依据。近年来，国内外应用 TCD 技术评估脑血流储备情况。

❸ 颅内外血管重建手术是烟雾病和烟雾综合征的主要治疗方法，可有效防治缺血性脑卒中。一旦确诊应尽早手术，但应避开脑梗死或颅内出血的急性期，时间间隔一般为 1 ～ 3 个月。手术建议选择综合实力较强、经验丰富的大型医学中心（每年手术治疗烟雾病患者＞ 50 例）。

血管重建术式主要包括 3 类：直接血管重建手术、间接血管重建手术及联合手术。直接血管重建手术包括：a. 颞浅动脉 -MCA 分支吻合术，最常用；颞浅动脉 -ACA 或颞浅动脉 -PCA 吻合术可作为补充或替代，当 MCA 动脉分支过于纤细或者缺血区位于 ACA 或 PCA 分布区时选择应用；b. 枕动脉或耳后动脉 -MCA 分支吻合术，在颞浅动脉细小时可以选用；c. 枕动脉 -PCA 吻合术，主要改善 PCA 分布区的血流灌注，较少应用。间接血管重建手术的方式很多，较常用的包括：脑 - 硬脑膜 - 动脉血管融合术（EDAS）、脑 - 肌肉血管融合术（EMS）、脑 - 肌肉 - 动脉血管融合术（EMAS）、脑 - 硬脑膜 - 动脉 - 肌肉血管融合术（EDAMS）、脑 - 硬膜 - 肌肉 - 血管融合术（EDMS）、多点钻孔术（MBH）以及大网膜移植术（OT）等。联合手术是直接和间接血管重建手术的组合。

血管重建术的手术指征如下。

a. Suzuki 分期≥Ⅱ期（Ⅴ～Ⅵ期患者，存在尚未建立自发代偿的颈外动脉分支者）。

b. 有与疾病相关的脑缺血（如 TIA、RIND、脑梗死、认知功能障碍、癫痫及头痛等）临床表现，或陈旧性脑梗死、微小出血灶、脑白质变性及脑萎缩等缺血相关的脑实质损害。

c. 与疾病相关的颅内出血，排除其他原因。

d. 存在脑血流动力学损害的证据。

e. 排除其他手术禁忌证。

脑血管重建手术的主要并发症包括：脑梗死、癫痫及 RIND 等。尤其是后者，直接血管重建术后的过度灌注可能是其主要原因，甚至可能导致颅内出血，故认为降压治疗可能是有效且必要的；但也有学者认为，这是术后重建血流与原有血流竞争所致，在颅内出现"局部高灌注，全脑低灌注"的矛盾状态，贸然大幅度降低血压可能是危险的，尤其是对未经手术治疗的对侧半球，可能增加其脑梗死的风险。此外，有的临床中心在烟雾病术后会使用抗凝、抗聚药物以减少吻合口微血栓形成，其中阿司匹林最为常用，也有临床医师偏向于使用低分子肝素。但围手术期抗凝、抗聚治疗有一定的出血风险，应用与否尚无定论。建议将脑血流动力学评估作为术前检查及术后随访的常规内容，其能为病情评估和治疗决策提供更为客观的指标，作为临床症状和影像资料的重要补充。

注：1. 烟雾病（Moyamoya 病）是一种病因不明的、以双侧颈内动脉末端及大脑前动脉、大脑中动脉起始部慢性进行性狭窄或闭塞为特征，并继发颅底异常血管网形成的一种脑血管疾病。1969 年，由日本学者 Suzuki 和 Takaku 首先报道。由于这种颅底异常血管网在脑血管造影图像上形似"烟雾"，故称为"烟雾病"。烟雾状血管是扩张的穿通动脉，起着侧支循环的代偿作用，是该病的重要特

征。烟雾病在东亚国家高发，且有一定的家族聚集性，遗传因素可能参与发病，在女性多发，有儿童和青壮年2个高峰发病年龄，脑缺血和颅内出血是该病的2种主要危害，总体上儿童和成年患者均以脑缺血为主，而颅内出血多见于成年患者。具有"烟雾"血管病变的患者，如果具有已知的伴随危险因素，则称为Moyamoya综合征。

2. 烟雾病或烟雾综合征诊断依据

（1）数字减影脑血管造影（DSA）的表现：a. 颈内动脉（ICA）末端和（或）大脑前动脉（ACA）和（或）大脑中动脉（MCA）起始段狭窄或闭塞；b. 动脉相出现颅底异常血管网；c. 上述表现为双侧性，但双侧的病变分期可能不同（分期标准参考表1）。

（2）MRI和MRA的表现：a. ICA末端和（或）ACA和（或）MCA起始段狭窄或闭塞；b. 基底节区出现异常血管网（在1个扫描层面上发现基底节区有2个以上明显的血管流空影时，提示存在异常血管网）；c. 上述表现为双侧性，但双侧的病变分期可能不同（分期标准参考表2）。

（3）确诊烟雾病需排除的合并疾病：动脉粥样硬化、自身免疫性疾病（如系统性红斑狼疮、抗磷脂抗体综合征、结节性周围动脉炎、干燥综合征）、脑膜炎、多发性神经纤维瘤病、颅内肿瘤、Down综合征、头部外伤、放射性损伤、甲状腺功能亢进、特纳综合征、Alagille综合征、Williams综合征、努南综合征、马方综合征、结节性硬化症、先天性巨结肠、Ⅰ型糖原贮积症、Prader-Willi综合征、肾母细胞瘤、草酸盐沉积症、镰状细胞性贫血、Fanconi贫血、球形细胞增多症、嗜酸细胞肉芽肿、Ⅱ型纤维蛋白原缺乏症、钩端螺旋体病、丙酮酸激酶缺乏症、蛋白质缺乏症、肌纤维发育不良、成骨不全症、多囊肾、口服避孕药以及药物中毒（如可卡因）等。

（4）对诊断有指导意义的病理学表现：a. 在ICA末端及其附近发现内膜增厚并引起管腔狭窄或闭塞，通常双侧均有；增生的内膜内偶见脂质沉积；b. 构成Willis动脉环的主要分支血管均可见由内膜增厚所致的程度不等的管腔狭窄或闭塞；内弹力层不规则变厚及变薄断裂以及中膜变薄；c. Willis动脉环可发现大量的小血管（开放的穿通支及自发吻合血管）；d. 软脑膜处可发现小血管网状聚集。

3. 诊断标准

（1）烟雾病的诊断标准：a.成人患者具备上述诊断依据中的（1）或（2）+（3）可做出确切诊断；b.儿童患者单侧脑血管病变+（3）可做出确切诊断；c.无脑血管造影的尸检病例可参考诊断依据中的（4）（注：使用 MRI/MRA 做出烟雾病的诊断只推荐应用于儿童及其他无法配合进行脑血管造影检查的患者，在评估自发代偿及制订手术方案等方面更应慎重）。

（2）烟雾综合征的诊断标准：单侧或双侧病变［可同时或单纯累及大脑后动脉（PCA）系统］，伴发上述诊断依据中所列的合并疾病者为烟雾综合征，或称为类烟雾病。

4. 鉴别诊断

（1）单侧烟雾病：定义为成人单侧病变而无上述诊断依据（3）所列合并疾病者，可向烟雾病进展。

（2）疑似烟雾病：定义为单侧或双侧病变而无法确切排除诊断依据（3）中所列合并疾病者。

5. 疾病分期：建议采用广泛接受的 Suzuki 分期，根据脑血管造影表现将烟雾病分为 6 期（表 1-29），双侧的病变分期可能不同。对于采用 MRI/MRA 进行诊断的患者，可参考表 1-30。在该评估系统中，对 MRA 结果进行简单评分后统计总分，总分 0～1 分定义为 1 期，相当于 DSA 分期的Ⅰ和Ⅱ期；2～4 分为 2 期，相当于 DSA 分期的Ⅲ期；5～7 分为 3 期，相当于 DSA 分期的Ⅳ期；8～10 分为 4 期，对应于 DSA 分期的Ⅴ期和Ⅵ期。

表 1-29 烟雾病或烟雾综合征患者的脑血管造影表现分期

分期/期	脑血管造影表现
Ⅰ	颈内动脉末端狭窄，通常累及双侧
Ⅱ	脑内主要动脉扩张，脑底产生特征性异常血管网（烟雾状血管）
Ⅲ	颈内动脉进一步狭窄或闭塞，逐步累及大脑中动脉及大脑前动脉；烟雾状血管更加明显

续表

分期 / 期	脑血管造影表现
Ⅳ	整个 Willis 环甚至大脑后动脉闭塞，颅外侧支循环开始出现；烟雾状血管开始减少
Ⅴ	Ⅳ期的进一步发展
Ⅵ	颈内动脉及其分支完全闭塞，烟雾状血管消失；脑的血供完全依赖于颈外动脉和椎 - 基底动脉系统的侧支循环

表 1-30　烟雾病或烟雾综合征患者的磁共振血管成像分期系统

磁共振血管成像结果	分数 / 分
颈内动脉	
正常	0
C1 段狭窄	1
C1 段信号中断	2
颈内动脉消失	3
大脑中动脉	
正常	0
M1 段正常	1
M1 段信号中断	2
大脑中动脉消失	3
大脑前动脉	
A2 段及其远端正常	0
A2 段及其远端信号减少	1
大脑前动脉消失	2
大脑后动脉	
P2 段及其远端正常	0
P2 段及其远端信号减少	1
大脑后动脉消失	2

注：大脑半球左侧和右侧单独计算总分、独立评价。

第七节 脑小血管病

长期医嘱	临时医嘱
神经内科护理常规	血常规
一级护理	尿常规
低脂低盐饮食或糖尿病饮食	粪常规 + 隐血试验
肠溶阿司匹林　100mg po qd❶ 　或 氯吡格雷　75mg po qd❶ 　或 西洛他唑　100mg po bid❶	血清生化全套（肝肾功能、电解质、血糖、血脂等）
	凝血功能
阿托伐他汀钙　20mg po qn❷	血沉（ESR）、C 反应蛋白（CRP）
苯磺酸氨氯地平　5mg po qd❸ 　或 缬沙坦　80mg po qd	糖化血红蛋白（GHb）
尼莫地平片 30mg po tid❹	糖耐量试验（OGTT）、C 肽胰岛素释放试验
	血清同型半胱氨酸（Hcy）
	血液传染病学检查（包括乙肝、丙肝、梅毒、艾滋病等）
	肿瘤标记物
	抗 "O"、类风湿因子、免疫全套、甲状腺功能、抗甲状腺球蛋白抗体（TGAb）、抗甲状腺过氧化物酶抗体（TPOAb）、抗中性粒细胞胞浆抗体（ANCA）
	胸部正侧位 X 线片
	心电图（动态心电图）、超声心动图
	动态血压监测
	直立倾斜试验
	肾动脉超声

续表

长期医嘱	临时医嘱
	双侧颈动脉＋锁骨下动脉＋椎动脉彩超
	经颅多普勒超声（TCD）（或＋发泡试验）
	彩色眼底照相 ❺
	头颅 CT 平扫＋CTA
	头颅 MRI 检查（MRI+MRA+DWI+FLAIR+GRE/SWI 或 +PWI）❻
	皮肤活检 ❼
	基因检测［包括 NOTCH3 基因、丝氨酸蛋白酶（HTRA1）基因、COL4A1/A2 基因、TREX1 基因、TTR 基因、CTSA 基因、α- 半乳糖苷酶 A（GLA）基因等］❽
	吞咽功能评价、平衡功能评价、跌倒风险评估
	神经心理评价

❶ 脑小血管病（CSVD）发病机制中有小血管闭塞、血栓形成和血小板活化的参与，因此使用抗血小板药物有一定的理论根据。对于症状性新发皮质下小梗死灶的二级预防建议选用抗血小板药物，包括阿司匹林、氯吡格雷、西洛他唑。因脑小血管病具有易患脑梗死和脑出血的双向性，在使用抗血小板药物前，应该进行脑出血的风险评估。血压控制不好、血压变异性大、严重脑白质病变以及脑微出血数量多的患者应当慎用。淀粉样血管病引发的脑出血复发率较高，需更严格控制血压，减少情绪剧烈波动，尽量避免使用抗血小板药物或抗凝治疗药物。不建议长期联合使用两种抗血小板药物，因会增加脑出血的风险。

❷ 他汀类药物除了能降低胆固醇外，还兼备改善内皮功能、抗

炎或神经保护作用，同样适用于脑小血管病患者。对未合并动脉粥样硬化性病因的 CSVD 患者，中等强度降脂作用的他汀类药物治疗较合适。

❸ 脑小血管病重最常见的为年龄和血管危险因素相关性小血管病，其发生和发展与高血压关系非常密切。升高的动脉收缩压和舒张压均是脑小血管病发生和发展的独立危险因素。血压波动太大也会促进小血管病的发展，血压变异性增大是脑微出血发展的独立危险因素。因此对于年龄和血管危险因素相关性小血管病，无论是一级预防还是二级预防，高血压都是最重要的、可控的危险因素，控制血压可预防脑梗死或脑出血的发生。对新发皮质下小卒中的患者，可以考虑更为积极的降压方案，将收缩压降至 130mmHg 以下。但是，部分脑小血管病与大动脉粥样硬化造成的血管狭窄可同时存在，对此类患者降压程度相对要小，速度要慢。除了要求常规的降压达标以外，建议选用减少血压变异性的药物，如长效钙拮抗剂（CCB）和肾素血管紧张素系统（RAS）阻滞药。而 β 受体阻滞药降低了心率的自动调节能力，会增加血压变异性。建议脑小血管病患者行 24h 动态血压检测。有条件的医院最好能够同时检测患者在直立倾斜过程中的血压变化。过高或过低的血压变化都会加重脑小血管病的临床症状，如头晕、步态不稳或者血管性认知功能下降，甚至可导致脑出血或腔隙性脑梗死的发生。

❹ 脑小血管病多伴有认知功能减退及情感障碍。一项针对小血管病性痴呆的随机双盲试验显示，尼莫地平能有效延缓认知功能的衰退。胆碱酯酶抑制剂和美金刚均能有效改善血管性认知损害患者的抑郁、焦虑、淡漠及精神症状。5- 羟色胺再摄取抑制剂对改善患者的抑郁焦虑症状也可能有效，临床可适当选择应用。

❺ 视网膜中央动脉是颈内动脉颅内分支眼动脉在入眶后发出的分支，是唯一可以直接观察到的脑小动脉。应用直接检眼镜或彩色眼底照相的方法评估视网膜动脉的管径和动脉分叉夹角，帮助了解脑小血管硬化的病变情况。

❻ 目前临床上没有直接显示脑小血管病的检查方法。头颅 MRI 是检查脑小血管病最重要的手段。推荐常规检查序列包括 T1、T2、T2*GRE、T2-FLAIR 和 DWI。这种序列组合可以满足诊断脑

小血管病变引起的腔隙性脑梗死、脑出血、脑微出血和白质病变的需要。增加 SWI 可以更加敏感地反映脑微出血信息。脑小血管病在 MRI 影像学上的表现主要有：新发小的皮质下梗死、可能血管起源的腔隙、可能血管起源的白质高信号、血管周围间隙、脑微出血和脑萎缩。头颅 CT 对急性脑出血的诊断较为敏感，也可以发现发病 12h 以上的急性腔隙性梗死，显示脑白质病变，但对微出血容易漏诊，头颅 CT 血管成像也不能显示脑小血管。因此，除了脑出血，不推荐使用常规 CT 检查脑小血管病。

❼ 一些单基因遗传性小血管病，如伴有皮质下梗死和白质脑病的常染色体显性遗传性脑动脉病（CADASIL）通过皮肤活检，电镜下可见皮肤小血管平滑肌表面颗粒状电致密嗜锇酸物质（GOM）沉积，有助于诊断。

❽ 脑小血管病涉及很多单基因遗传性小动脉病，如伴有皮质下梗死和白质脑病的常染色体显性遗传性脑动脉病（CADASIL，Notch3 基因），伴有皮质下梗死和白质脑病的常染色体隐性遗传性脑动脉病（CARASIL，HTRA1 基因），Ⅳ型胶原蛋白相关脑小血管病（COL4A1/A2 基因），常染色体显性遗传视网膜血管病伴大脑白质脑病（AD-RVLC，TREX1 基因），弥漫性躯体性血管角化瘤（Fabry 病，GLA 基因），以及新近报道的伴卒中和白质脑病的组织蛋白酶 A 相关性动脉病（CARASAL，CTSA 基因）等，通过基因检测可明确诊断。

注：1. 脑小血管病（CSVD）是一组不同病因引起的、临床症状与影像表现相似的、脑小血管异常导致的脑组织局部病变。主要累及的血管为：小动脉（直径 100 ~ 400μm）及其远端分支（< 200μm）、微动脉（直径 < 100μm）、毛细血管和小静脉。其临床表现多种多样，除可引起纯运动性偏瘫、单纯感觉障碍等各种腔隙性综合征外，还可导致头晕、认知功能下降、血管性痴呆、抑郁、步态异常、帕金森样症状、吞咽和排尿障碍等多种非特异性症状。脑小血管病在 MRI 上可表现为新发皮质下小梗死、腔隙、脑白质高信号、扩大的血管周围间隙、脑微出血及脑萎缩。

2. 按照脑小血管病的病因可将其分为 6 大类：①小动脉硬化也称为年龄和血管危险因素相关的小血管病，其最常见的危险因素是年龄、糖尿病以及高血压,其中,高血压的相关性最为明显;②散发性或遗传性脑淀粉样血管病;③其他遗传性小血管病;④炎性或免疫介导性小血管病;⑤静脉胶原病;⑥其他脑小血管病。

3. 脑小血管来自脑表面蛛网膜下隙内由皮质动脉分支构成的软脑膜血管网(软脑膜血管网发出短皮质动脉和长髓质动脉)、脑基底部大血管发出的穿支动脉,两组不同来源的小动脉分别在穿过大脑皮质和深部灰质核团后在皮质下深部白质区汇合。皮质下弓形纤维由短皮质动脉和长髓质动脉分支供血,双重血供使其不易受损,而脑深部白质的血流主要来源于长髓质动脉。脑小血管功能:血液运输通道;脑灌注压调节;血 - 脑屏障;细胞间液生成与回流。脑小血管病发病机制:腔隙性梗死灶 - 血液运输管道闭塞;脑实质出血 - 血液运输管道破裂;脑白质疏松 - 脑血流量调节功能障碍;脑微出血 - 血脑屏障破坏;血管周围间隙扩张 - 组织液回流障碍。

4. 脑小血管病影像学表现为新发皮质下小梗死、腔隙、脑白质高信号、微出血、血管周围间隙异常扩张和脑萎缩。新发皮质下小梗死是指影像发现的近期位于穿动脉分布区的小梗死,直径 < 20mm,在 DWI 为高信号,ADC 为低信号;腔隙,指脑内小梗死组织吸收后的空腔,影像所见为 3 ~ 15mm 大小、由 CSF 样密度 / 信号填充的空腔(慢性晚期的软化灶);脑白质病变指脑室旁、深部白质、皮质下白质高信号的病变,发病机制包括:小动脉硬化导致管腔变窄;慢性低灌注,脑局部 CBF 下降;小血管自动调节能力障碍;BBB 通透性增高,血浆蛋白成分渗漏进入血管壁和周围脑实质。血管周围间隙是与脑脊液信号相同的圆形、线样或点状形、FLAIR 序列被完全抑制、增强扫描偶可见间隙内的动脉血管。典型部位:中脑、前穿质、岛叶皮质下及外囊;脑微出血是一种亚临床的中末微小血管病变导致的含铁血黄素沉积。磁共振 GRE-T2* 或磁敏感序列显示 2 ~ 5mm 圆形无信号病灶,好发于皮质、皮质下白质、基底节、丘脑、脑干和小脑。发病机制包括动脉硬化和血管淀粉样变性等。

5. 几种遗传性脑小血管病的临床特点

(1)CADASIL:多见于青年和中年患者,表现为偏头痛、短暂性脑缺血发作或脑卒中、认知障碍和情感障碍。其他不太常见的临床表现还有癫痫、脑出血、耳聋和帕金森综合征。自然病程如下:

30 岁左右出现有先兆的偏头痛，40 ~ 60 岁出现皮质下缺血事件，50 ~ 60 岁出现痴呆，65 岁左右因行走困难而卧床。男性患者的平均寿命 65 岁，而女性患者平均寿命 71 岁，死亡原因依次为肺炎、猝死及窒息。该病是由于 19 号染色体的 NOTCH3 基因的显性突变所致。皮肤活检电镜下可见小血管平滑肌细胞表面颗粒状嗜锇酸物质沉积。

（2）CARASIL：青年起病伴秃发和腰背痛而无高血压的家族性动脉硬化性脑白质病。临床表现为脑卒中、认知功能障碍、痴呆、假性球麻痹、锥体束征、精神症状（如欣快和情感依赖），以及秃顶、腰背痛、膝关节退行性病变及各种骨性结构异常，如驼背、肘关节畸形和椎间盘突出，椎管内的韧带骨化，头痛症状相对较少。致病基因是丝氨酸蛋白酶（HTRA1）基因，由于 HTRA1 活性降低或缺乏，导致转化生长因子 -β（TGF-β）信号增加，最终导致脑小动脉血管纤维化和细胞外基质合成增多。TGF - β 还可以调控头发毛囊的发育和骨骼形成。

（3）IV 型胶原蛋白是血管、肾小球及眼基底膜的主要组成部分，并且是脑血管内皮细胞基底膜唯一的成分。IV 型胶原蛋白已被确定的有 6 个亚型，分别是 α1 ~ α6。IV 型胶原蛋白 α1（COL4A1）基因突变主要影响紧密结合的甘氨酸残基，并抑制内皮细胞增殖、血管生成及细胞表面蛋白聚糖和内皮细胞 α 蛋白、β 蛋白的整合。临床表现为脑小血管、视网膜动脉迂曲、肾病、动脉瘤、肌肉痉挛综合征，头部 MRI 可见包括脑室周围弥漫性的白质、皮质下梗死灶、脑微出血和血管周围的间隙扩张与深部白质受累的典型影像学表现，病灶以额、顶、枕叶白质为主，尤以半卵圆中心明显。

（4）视网膜血管病变伴有大脑白质脑病（RVCL）：RVCL 是成人发病的常染色体显性遗传性疾病。发病年龄 30 ~ 50 岁，包括脑视网膜血管病（CRV）、遗传性血管视网膜病（HVR）和遗传性内皮细胞病伴视网膜病变、肾病和脑卒中（HERNS）3 种情况。神经系统的临床表现为短暂性脑缺血发作和脑卒中、认知功能障碍、头痛、人格障碍、抑郁和焦虑。当全身血管受累时表现为雷诺现象、轻度肝硬化及肾功能不全。神经影像学显示可被增强的大脑和小脑深部的白质病灶，有明显的水肿占位效应。致病基因为 TREX1，编码细胞中的 3′, 5′- 脱氧核糖核酸（DNA）特异性核酸外切酶。

（5）弥漫性躯体性血管角化瘤病（Fabry 病）为逐渐进展的 X 染色体连锁的遗传的鞘糖脂类代谢性疾病，由于 α- 半乳糖苷酶 A（GLA）活性明显下降或完全消失，导致血管内皮细胞和平滑肌细胞内糖鞘脂类代谢产物堆积。经典的 Fabry 病患者，为男性，血浆中不能检测到 GLA 的活性，其临床表现是血管角质瘤、少汗、肢端感觉异常、儿童或青年的角膜混浊和逐渐进展的心脏、肾脏及中枢神经系统血管病。轻型的 Fabry 病患者，为女性，GLA 活性部分下降，其临床表现往往局限于心脏和肾脏或无症状。

（6）CARASAL 为新近报道的遗传性脑小血管病，临床上表现为顽固性高血压、缺血和出血性脑卒中以及晚期认知功能减退三联征，有相对特征性的 MRI 和神经病理改变，基因检测提示 CTSA 突变。T2/FLARI 序列上多表现为脑室旁和深部白质的信号改变，主要位于额顶叶，年轻患者病变呈局灶分布，多不累及颞叶白质和额极。

6. 脑小血管病可为炎性或免疫介导性。如 Susac 综合征（SS）是一种少见的获得性的自身免疫相关的脑、视网膜、耳蜗微血管选择性受累的炎性微血管病。典型影像学表现是胼胝体受累和内囊的串珠样的腔隙性梗死，胼胝体病灶呈冰锥样、轮辐样或雪球样病灶在 T2FLAIR 及 DWI 上病灶最为明显。

7. 脑小血管病和大血管病区别见表 1-31。

表 1-31 脑小血管病和大血管病区别

项目	小血管病	大血管病
危险因素	年龄、高血压、糖尿病和单基因因素	年龄、高血压、糖尿病、高血脂、吸烟
病理改变	脂质玻璃样变、纤维素样坏死、淀粉样物质沉积	动脉粥样硬化斑块、大动脉炎、动脉纤维肌肉发育不良等
临床表现	腔隙性脑梗死、脑白质疏松、微出血、VR 间隙扩张	脑梗死

第八节　血管性痴呆

长期医嘱	临时医嘱
神经内科护理常规	血常规
一级护理	尿常规
低脂低盐饮食或糖尿病饮食或 鼻饲流质饮食	粪常规＋隐血试验
	血清生化全套
吸氧　prn	凝血象
超声雾化吸入　q6h prn	糖化血红蛋白
肠溶阿司匹林　100 po qd prn❶或 氯吡格雷　75mg po qd	血清同型半胱氨酸
	抗磷脂抗体、心磷脂抗体
阿托伐他汀钙　20mg po qn	血沉、C反应蛋白（CRP）
尼莫地平　30mg po tid❷	血浆维生素 B_{12}、叶酸水平 ❹
尼麦角林　10mg po tid	肿瘤标记物
多奈哌齐　5～10mg po qd❸	毒物筛查（重金属和有机化合物）
美金刚　5～20mg po qd	
西酞普兰　20mg po qd	甲状腺功能、抗甲状腺球蛋白抗体、抗甲状腺过氧化物酶抗体
	抗"O"、类风湿因子、免疫全套、抗中性粒细胞胞浆抗体（ANCA）prn
	血液传染病学检查（包括乙肝、丙肝、梅毒、艾滋病等）
	胸部正侧位X线摄片
	心电图、超声心动图
	双侧颈动脉＋锁骨下动脉＋椎动脉彩超

续表

长期医嘱	临时医嘱
	经颅多普勒超声（TCD）
	腹部电脑超声、泌尿系电脑超声
	下肢静脉系统超声
	头颅 CT+CTA 或头颅 MRI+FLAIR+ DWI+SWI+MRA❺
	脑电图、诱发电位、事件相关电位（ERP）和 P300❻
	脑脊液中总 tau（T-tau）、过度磷酸化 tau（P-tau）❼
	Aβ 淀粉样蛋白（β amyloid）42❼
	PET 或 SPECT prn
	韦氏成人智力检查、简易精神状态检查（MMSE）、蒙特利尔认知评估量表（MoCA）、临床记忆量表、临床痴呆量表（CDR）评测、Hachinski 缺血量表❽
	汉密尔顿焦虑、抑郁量表（HAMD/ HAMA）
	阿尔茨海默病评估量表（ADAS）
	日常生活能力量表（ADL）
	肢体、语言、吞咽功能测评
	深静脉血栓评估
	康复科会诊

❶ 血管性痴呆（VD）的治疗主要从两方面着手：一是积极控制危险因素，减少脑卒中的复发，延缓脑卒中的进展。对于缺血性脑卒中适当给予抗栓药和他汀类药物；二是药物改善认知功能。如果患者伴有抑郁，推荐予以选择性 5- 羟色胺再摄取抑制剂。

❷ 尼麦角林、尼莫地平、丁苯酞对改善脑卒中后认知障碍可能有效。钙离子拮抗药尼莫地平不仅可减轻缺血半暗带区钙超载，还能扩张脑血管改善脑循环，据研究有改善智能作用。尼麦角林可作用于多种神经递质通路，包括乙酰胆碱、去甲肾上腺素和多巴胺等，因此对于脑卒中后认知障碍患者可能有效。有研究发现，丁苯酞能够改善皮质下非痴呆性血管性认知障碍患者的认知功能和整体功能，并具有良好的安全性和耐受性。

❸ 胆碱酯酶抑制剂（多奈哌齐、加兰他敏、卡巴拉汀等）和非竞争性 N- 甲基 -D- 天冬氨酸受体拮抗剂（美金刚）可用于脑卒中后认知障碍的治疗。中枢胆碱能神经系统是学习记忆的主要通路。VaD 患者脑内乙酰胆碱通路受到破坏，乙酰胆碱的水平降低，为胆碱酯酶抑制剂治疗 VaD 提供了神经生化基础。胆碱酯酶抑制剂可用于治疗轻中度 VaD。

❹ 引起痴呆的原因很多（参见阿尔茨海默病章节），应进行全面的检查和评估，排除其他原因所致的痴呆，最后可考虑为血管性痴呆。

❺ 血管性痴呆的辅助检查与其他类型脑卒中的常规检查相同，主要包括脑结构影像学（头颅 CT/MRI）和脑血管的相关检查（CTA/MRA，TCD，颈部血管 B 超）。首次就诊的患者均应进行脑结构影像检查，首选头 MRI，序列包括 T1WI、T2WI、DWI、FLAIR、海马相和磁敏感加权成像（SWI）。意义如下：

a. 提供支持 VCI 病变的影像学证据：包括脑卒中的部位、病灶的体积、白质病变的程度、海马体积及脑内微出血等。

b. 有助于对 VCI 进行分型诊断：血管危险因素相关性 VCI 患者脑内一般无明显的病灶；对于缺血性 VCI，小血管病变可见多发腔隙性脑梗死及脑白质病变，大血管病变可见责任病灶。

c. 排除其他原因导致的认知功能障碍：包括脑肿瘤、颅内感染及正常颅压脑积水等。脑结构影像学检查通常可见脑皮质和脑白质内多发的大小不等的低密度灶，多为双侧不对称，病灶周围可见脑萎缩。

❻ 血管性痴呆的脑电图多不正常，表现为 α 波频率减慢，并有弥漫性 θ 和 δ 活动，双侧不对称为其主要表现。脑电图对 VD 临床

程度的判定有一定意义。事件相关电位主要用于研究认知过程中大脑的神经电生理改变，其中应用最广泛的是 P300 电位。

❼ 当怀疑神经变性疾病 AD 或需与 AD 鉴别时，可检测脑脊液中总 tau（total tau，T-tau）、过度磷酸化 tau（phosphrelated tau，P-tau）和 β 淀粉样蛋白（β amyloid，A β）42 的水平。脑血管病合并 AD 时，脑脊液 tau 蛋白和异常磷酸化 tau 蛋白增高，A β42 降低。

❽ 血管性痴呆进行神经心理学检查有助于了解患者认知功能损害的程度以及与其他类型的痴呆相鉴别。常用的有简易精神状态量表（MMSE）、蒙特利尔认知评估量表（MoCA）、长谷川痴呆量表（HDS）、Blessed 痴呆量表（BDS）、日常生活功能量表（ADL）、临床痴呆评定量表（CDR）、Hachinski 缺血量表（≥ 7 分支持血管性痴呆）等。Hachinski 缺血指数量表是目前使用较多的 VD 简易检查量表见表 1-32，该评分标准把临床体征与脑血管病的危险因素结合起来，用于 VD 和 AD 病的鉴别，具有较好的特异性。

表 1-32　Hachinski 缺血量表

症状	评分 / 分
突然发病	2
阶梯样加重	1
病程波动	2
夜间谵妄	1
人格保持良好	1
抑郁	1
诉说躯体症状	1
情感失控	1
高血压史	2
脑卒中史	2
合并其他脏器动脉硬化	1
局灶性神经系统症状	2
局灶性神经系统体征	2

注：1. 血管性痴呆（Vascular Dementia, VD）是由一系列脑血管因素（缺血或出血或急慢性缺氧性脑血管病等）导致脑组织损害引起的以认知功能障碍为特征的痴呆综合征，是老年期痴呆的主要类型之一，被认为是导致痴呆的第二位原因，发病仅次于Alzheimer病。血管性认知障碍（vascular cognitive impairment, VCI）是指由血管危险因素（血管病变如动脉粥样硬化、脑淀粉样血管病、免疫等血管炎病变，既往脑卒中事件，脑卒中危险因素如高血压、糖尿病、高脂血症等）导致和（或）血管因素相关的认知功能损害，包括从轻度认知功能损害到痴呆的整个过程。VCI 涵盖所有与血管因素相关的认知损害，可单独发生或与 AD 合并存在。

2. VCI 的发生和发展是一个连续的过程，包括了血管源性因素导致的认知功能障碍由轻至重的发展过程，包括非痴呆性 VCI（VCI not dementia, VCIND）和血管性痴呆（vascular dementia, VaD）。VCIND 指患者基本的日常生活能力没有受损，复杂的工具性日常生活能力可轻微受损，但未达到痴呆的诊断标准。此外，认知功能障碍多为局限性，而全脑性认知功能障碍少和轻；VaD 指患者的认知功能障碍明显损害其日常生活能力、职业或社交能力，符合痴呆的诊断标准。另外尚存在混合性痴呆（MD），也称作 Alzheimer 病伴有血管成分。实际上临床上见到的痴呆患者多是混合性痴呆，但从防治角度讲，最应受到重视的是 VCIND。

3. 造成 VCI 的病变类型

① 多发梗死型：皮质和皮质下多发大小不一的梗死灶，主要是由大 - 中等管径的动脉粥样硬化导致的血栓 - 栓塞或心源性栓塞造成，以突然起病、波动或阶梯样病程、局灶神经功能缺失（运动、感觉、视觉缺损和皮质高级功能损害）为主，认知障碍常表现为斑片状（某一功能明显受累而另一功能相对保留）。

② 关键部位梗死型：以重要功能脑区的单发或多发梗死为特点，如丘脑、额叶皮质、基底前脑、内侧颞叶和海马、尾状核和角回的梗死，临床表现与损伤的功能区有关，大小血管均可受累。

③ 脑小动脉闭塞型（脑小血管病）：脑卒中以急性腔隙综合征为表现，有穿支动脉供血区域近期梗死神经影像证据，常伴有多发的陈旧性梗死灶和不同程度白质病变，认知表现以注意执行功能的

突出受损为特点。

④ 脑出血：认知障碍与脑实质出血的部位和血肿大小相关，也与发病年龄有关；此外，脑小血管病变导致的多发微出血灶也可能与认知障碍相关。

⑤ 混合型：以上几种血管病变的混合。此外，如果患者伴有AD等退行病变，也可合并相应的影像学表现。

4. 血管性痴呆的诊断标准很多，常用的有美国精神疾病统计和诊断手册第4版（DSM-Ⅳ）、WHO疾病分类第10修订版（ICD-10）、美国加州AD诊断和治疗中心（ADDTC）标准以及美国国立神经病与卒中研究所/瑞士神经科学研究国际会议（NINDS-AIREN）诊断标准等。

（1）VD的DSM-Ⅳ诊断标准

① 记忆损害。

② 下列一项或多项认知障碍：a.失语；b.失用；c.失认；d.执行功能障碍。

③ ①或②的任何一项认知缺陷引起了明显的社会或职业损害（较以前的功能水平有明显的衰退）。

④ 与上述病变有关的病因学因素：a.神经系统的局部症状与体征（腱反射活跃、病理征、假性延髓麻痹、步态异常、肢体无力）；b.实验室检查提示脑血管的证据（如：皮质或皮质下白质的多发性梗死）。

⑤ 认知障碍不只发生在谵妄时期。

（2）VD的ICD-10诊断标准

① 痴呆：a.记忆障碍；b.其他认知功能障碍；c.以上功能缺损影响了患者的社会功能；d.出现上述功能障碍时，没有意识障碍，且不发生于谵妄时；e.可伴有情感、社会行为和主动性障碍；f.上述功能缺损持续6个月及以上。

② 血管性：a.高级认知功能缺陷非均衡分布，部分功能受损，其他功能相对保留；b.神经系统局灶体征（至少下列之一），如单侧肢体的痉挛性瘫痪、单侧腱反射增高、病理反射、假性延髓麻痹；c.病史、体检或检查提示有脑血管病的证据（如脑卒史，脑梗死证据），而且被认为是痴呆的病因。

（3）VD的ADDTC诊断标准：很可能的缺血性血管性痴呆

（Probable VD）。

① 很可能缺血性血管性痴呆的临床诊断标准包括以下 3 项：a. 痴呆（无明确要求）；b.2 次或多次的缺血性卒中［依据病史、神经系统体征和（或）神经系统影像检查证据］；或 1 次脑卒中伴有与痴呆发生时间明显相关的资料；c.l 处或多处的小脑以外梗死的证据（CT 或 MLU）。② 支持很可能缺血性血管性痴呆诊断的证据：a. 有已知能够影响认知功能的脑区的多发性梗死；b. 多次发作的 TIA 病史；c. 脑血管病危险因素的病史（如高血压、心脏病、糖尿病）；d. Hachinski 缺血程度评分 > 7 分。③ 与缺血性血管性痴呆有关，但需进一步研究的临床表现包括：a. 早期出现步态障碍和尿失禁；b. 与年龄不符的脑室周围及深部白质的病变（MRI）；c. 脑电图显示的局灶性改变。④ 其他既不支持很可能缺血性血管性痴呆诊断也不与此诊断相矛盾的临床表现：a. 症状进展缓慢；b. 错觉、精神病、幻觉、妄想；c. 癫痫发作。⑤ 不支持很可能缺血性血管性痴呆的临床表现，包括：a. 经皮质性感觉性失语不伴神经系统影像学检查的相应局灶性损害；b. 认知障碍但无明确的神经系统症状与体征。

（4）VD 的 NINDS/AIREN 的诊断标准

① 很可能的血管性痴呆标准

A. 痴呆：a. 记忆和另外至少 2 种认知域损害（定向、注意、语言、视空间、计算、执行、运动控制、运用、抽象、判断）；b. 记忆和智能损害妨碍日常生活能力；c. 排除意识障碍、谵妄、精神病、严重失语、运动障碍影响智能测查等因素，排除全身性疾病或其他脑部病变（如 AD）等所引起的记忆和智能障碍；d. 最好由临床或神经心理检查证实。

B. 有脑血管病的证据：a. 临床有脑血管病所引起的局灶体征，如偏瘫、中枢性面瘫、感觉障碍、病理征、偏身失认、构音障碍等（有或无脑卒中病史）；b. 脑部影像学检查（CT 或 MRI）有脑血管病的证据，包括多发性脑梗死，重要部位单一的脑梗死，腔隙性脑梗死，以及广泛性脑室周围缺血性白质损害，或上述病变共存。

C. 上述 2 种损害有明显的因果关系。至少有下列 1 项：a. 痴呆发生在明确的卒中后 3 个月内；b. 突发的认知功能衰退；c. 波动样、阶梯样进展的认知功能缺损。

② 临床支持很可能的血管性痴呆标准

A. 早期的步态异常（小碎步、共济失调步态或帕金森综合征步态等）；

B. 不能用其他原因解释的多次摔倒病史；

C. 早期出现尿频、尿急和其他尿路症状，且不能用泌尿系统疾病解释的；

D. 假性延髓麻痹；

E. 人格及精神状态改变：意志缺乏、抑郁、情感失禁及其他皮质下功能损害，如精神运动迟缓和执行功能异常。

③ 不支持血管性痴呆诊断标准

A. 早期出现记忆缺损，进行性加重的记忆和其他认知功能损害如语言（经皮质感觉性失语）、运动技巧（失用）、感知觉（失认），但脑影像学检查没有相应的局灶性损害；

B. 除认知功能损害外，没有局灶性神经体征；

C. 头颅 CT 或 MRI 上无血管病损害的表现；

D. 血管性痴呆的诊断通常分四步：

a. 神经心理学检查证实的认知功能明显减退，并有显著的社会功能下降，符合痴呆诊断标准；

b. 通过病史、临床以及影像学检查，证实有与痴呆发病有关的脑血管病依据；

c. 两者必须有明确的相关性，痴呆发生在脑血管病后 3～6 个月以内，痴呆症状可突然发生或缓慢进展，病程呈波动性或阶梯样加重；

d. 除外其他痴呆的病因以及意识障碍、精神疾患。

第九节　可逆性后部白质脑病

长期医嘱	临时医嘱
神经内科护理常规	血常规
一级护理❶	尿常规
病重或病危　prn	粪常规＋隐血试验

续表

长期医嘱	临时医嘱
持续低流量吸氧　prn	血清生化全套（肝肾功能、电解质、血糖、血脂等）
监测生命体征（BP、R、P、T）	
心电监护　prn	凝血功能
低盐饮食或鼻饲流质饮食	血沉、C反应蛋白（CRP）
盐酸乌拉地尔 200mg 0.9% 氯化钠液 10ml｜微量泵 4ml/h❷（根据血压调整泵速）	D-二聚体
	血气分析（必要时）
	糖化血红蛋白
或 硝苯地平缓释片　20mg po bid	血液传染病学检查（包括乙肝、丙肝、梅毒、艾滋病等）
卡托普利　25mg po q8h	胸部正侧位 X 线片
丙戊酸钠缓释片　500mg po bid❸	心电图、超声心动图
20% 甘露醇　250ml iv gtt q8h❹	肾动脉超声、肾上腺 CT
	双侧颈动脉 + 锁骨下动脉 + 椎动脉彩超
	经颅多普勒超声（TCD）
	脑电图检测
	头颅 CT 和 MRI（T1+T2+DWI+FLAIR MRA+MRV+SWI）❺
	头颅 MRI 增强扫描　prn
	脊髓 MRI prn
	头颈部 CTA 和（或）DSA prn❻
	肾内科、风湿免疫科、肿瘤科等相关科室会诊
	根据病因不同完善以下相关检查：

续表

长期医嘱	临时医嘱
	腰椎穿刺（测颅压、查脑脊液常规、生化、免疫及细胞学等）
	肿瘤标记物、尿妊娠试验prn、抗"O"、类风湿因子、免疫全套、甲状腺功能、抗甲状腺球蛋白抗体、抗甲状腺过氧化物酶抗体、血浆醛固酮（Ald）、肾素活性（PRA）、血管紧张素Ⅱ（Ang Ⅱ）测定、皮质醇浓度测定等❼

❶ 可逆性后部白质脑病综合征（RPLS）的临床表现多种多样，常见的临床症状有头痛、恶心、呕吐、视觉障碍、精神行为异常、癫痫发作，局灶性神经功能缺损等。严重患者可能存在意识障碍或精神症状以及癫痫持续状态等，危及生命，因此应予一级护理，心电监护，生命体征监测，吸氧，并书面向家属告病重或病危。

❷ RPLS 的最常见病因为恶性高血压，因此治疗的重要环节是迅速降低血压，阻止或减少靶器官损伤，同时应遵循治疗的个体化原则。降压治疗时应注意以下原则：

a. 尽量选用静脉给药方法，特别是危重患者，血压控制后，改口服制剂维持。

b. 用药过程中严密观察血压变化、做到平稳降压，以防血压骤然下降，甚至发生休克。否则可能导致心、脑、肾等重要器官缺血或功能障碍；在安全的情况下尽快控制血压，数分钟至 1h 内使血压下降，但 2h 内平均动脉压（舒张压 +1/3 脉压）下降不应超过 20% ～ 25%。以后的 2 ～ 6h 使血压降至 160/100mmHg；也有建议静脉用药的近期目标是在 30 ～ 60min 以内使舒张压下降10% ～ 15% 或是降至 110mmHg 以下（原有高血压）、80mmHg 或以下（原血压正常）即可，并口服降压药维持 1 ～ 2 周，使脑血管自动调节恢复正常。

　　c. 由于采用的降压药大多是血管扩张药，为防止水钠滞留，影响疗效，在抢救治疗一开始及治疗过程中，应合用应用排钠利尿药，如呋塞米静脉滴注。通常首剂之后可改口服利尿药维持。

　　d. 凡使用可引起交感神经兴奋的血管扩张药（如氯苯噻嗪、肼苯哒嗪等）时，宜加用普萘洛尔对抗。总之，控制血压的要求是快速、安全、可控。常用静脉降压药物如乌拉地尔、硝普钠、硝酸甘油。乌拉地尔是一种选择性的 α 受体阻滞药，具有外周和中枢双重降压作用。在外周主要通过阻断突触后 $α_1$ 受体。扩张周围血管、降低外周血管阻力。而且它对静脉的舒张作用大于对动脉的作用，在降压时并不影响颅内血压；在中枢主要通过激活 5- 羟色胺 -1A 受体，降低延髓心血管调节中枢的交感反馈而起降压作用。有学者认为乌拉地尔可抑制压力感受器反射，在降低外周血管阻力的同时不引起反射性心率增加。用药方法：首先用乌拉地尔 12.5 ～ 25mg 加 10ml 液体稀释后 3 ～ 5min 内推注，继以 4μg/（kg·min）速度，静脉微泵给药，如果血压仍较高，可酌情增加给药速度。

　　❸ RPLS 患者容易合并癫痫发作，此类患者推荐早期给予抗癫痫药物。对于频繁抽搐或癫痫持续状态者，可用地西泮 10 ～ 20mg 缓慢静脉注射，注射时应严密观察有无呼吸抑制。抽搐控制后用地西泮 100mg，静脉微泵持续给药，注意呼吸情况。也可用 10% 水合氯醛 15ml 保留灌肠，抽搐停止后，应鼻饲或口服丙戊酸钠，以控制抽搐发作。对烦躁不安者可适当应用苯巴比妥钠（肌内注射）或地西泮等药物。抗癫痫药物在患者好转后可以停用，无需长期维持。

　　❹ 由于 RPLS 发作时多伴有脑水肿，甚至发展到脑疝，为防止发生不可逆性脑损害，多主张在降压的同时，应使用利尿药，以减轻脑水肿、降低颅内压。可选择甘露醇或呋塞米等。

　　❺ 头颅影像学检查有助于排除诊断或明确 RPLS 诊断。CT 上典型表现为顶枕叶低密度灶，与常规 CT 检查相比，MRI-FLAIR 像可更敏感地检测到水肿。通常可在双侧顶枕叶观察到血管源性水肿，皮质下白质和皮质也经常受累，水肿通常为双侧，但两侧不对称。约 70% 的患者影像学上可表现为三种主要类型：顶枕叶为主型、半球分水岭型（额顶叶和颞叶分水岭区）以及额上沟型。除了典型的顶枕叶受累之外，其他可能累及的部位还包括额颞叶、基底节、脑

干、丘脑以及小脑（变异型）等。另外，15% ～ 30% 的患者 MRI 可观察到弥散受限，通常表现为在较大的血管源性水肿区域内小面积的弥散受限；极少数情况下会出现较大面积弥散受限，与脑梗死难以鉴别。弥散受限通常意味着不可逆性的结构性损伤以及临床不能完全恢复。20% 的患者在增强 MRI 像上可见强化，可能反映了由于脑血管自我调节功能障碍或毒性因子对毛细血管内皮的损伤从而引起血脑屏障破坏。10% ～ 25% 的患者伴发颅内出血，磁敏感成像（SWI）可清晰地显示颅内出血情况。通常可表现为微出血（＜ 5mm）、蛛网膜下腔出血和脑实质出血（＞ 5mm），但微出血可能并非急性期病变，很有可能为慢性高血压微出血的结果。变异型 RPLS 中部分会累及脊髓，必要时需行脊髓磁共振检查。

❻ RPLS 患者血管造影检查（CTA、MRA、DSA）通常无明显血管狭窄，但 15% ～ 30% 患者存在血管收缩，有研究报道 17% ～ 38% 的可逆性脑血管收缩综合征（RCVS）患者伴发 RPLS，可见脑血管不规则伴局部血管收缩。

❼ RPLS 病因很多，包括恶性高血压、严重肾脏疾病、妊娠子痫、自身免疫性疾病、使用化疗细胞毒性药物、器官移植等，还有一些少见的原因如输血、低血压、脑血管造影或支架成形术后、外科手术后、酒精中毒等。因此应进行病因方面的筛查。

注：1. 可逆性后部白质脑病（reversible posterior leukoencephalopathy syndrome，RPLS）或称为可逆性后部脑病综合征（Posterior reversible encephalopathy syndrome，PRES），是一种可逆性、皮质下、血管源性脑水肿病，伴各种急性神经系统症状，包括癫痫（60% ～ 75%）、脑病（50% ～ 80%）、头痛（50%）以及视力障碍（33%）等，部分患者可出现局灶性神经功能缺损（10% ～ 15%），其影像学和临床病程通常是可逆性的，故一般预后良好。但 PRES 并不一定总是可逆，脑出血和脑梗死是最常见的不能完全恢复的原因，该病的明确定义尚在研究之中。

2. PRES 的病因如下：高血压，妊娠产褥期疾病（子痫、子痫前期、HELLP 综合征），器官移植（异源性骨髓移植、实体器官移植），应用免疫抑制药或细胞毒性药物（环孢素、他克莫司、干扰素 -α、顺铂、甲泼尼龙、CHOP 联合化疗、阿糖胞苷、6- 巯嘌呤等），急性或慢性肾脏病（肾小球肾炎、肾功能不全或肾衰竭、肾病综合征、透析平衡失调综合征等），内分泌疾病（嗜铬细胞瘤、原发性醛固酮增多症、甲亢），感染/败血症/休克，自身免疫性疾病（系统性红斑狼疮、结节性多动脉炎、贝赫切特综合征及韦格纳肉芽肿），其他（低镁血症、高钙血症、腹膜炎、AIDS、静脉输注免疫球蛋白、血栓性血小板减少性紫癜、急性间歇性卟啉病、静脉输血、应用促红细胞生成素、非格司亭）等。

3. PRES 的发病机制目前主要有以下几项：

脑灌注压突破学说、血管痉挛学说和血管内皮细胞受损学说三种。

（1）脑灌注压突破学说认为在血压急性升高（如高血压脑病）时，由于增高的血压超过脑血管自身调节上限，脑血管自动调节能力短暂丧失导致过度灌注、血脑屏障破坏和血管源性水肿。影像学上病灶更容易累及脑白质支持这一点。此外，高血压除了导致血管内皮功能障碍之外，还会促使过度的细胞因子释放，这些细胞因子进一步激活血管内皮细胞分泌血管收缩因子，增加血管通透性，导致间质性脑水肿。

（2）血管痉挛学说认为各种原因所致的脑血管自身调节机制过度反应，脑内小血管痉挛而使毛细血管血流量减少，从而导致脑组织缺血或水肿。部分患者血管造影和脑灌注造影检查的结果，发现脑血管收缩、脑血流量减少，而且血压高的患者比血压正常的患者脑水肿的程度要轻，提示高血压在部分 PRES 患者中起保护作用，以上两点均支持这一学说。

（3）血管内皮损伤学说认为对毛细血管内皮细胞产生毒性反应的各种因素都可直接或间接导致血脑屏障结构和功能破坏，引发脑水肿。这可以用于解释血压正常或有轻度高血压的子痫、应用免疫抑制药或自身免疫疾病所引起的 PRES。

4. PRES 的诊断依据

（1）急性神经系统症状（≥1项）：癫痫、脑病或意识模糊、头痛、视觉障碍。

（2）危险因素（≥1项）：严重高血压或血压波动、肾衰竭、免疫抑制药治疗或化疗、子痫、自身免疫性疾病。

（3）头颅影像学检查：双侧血管源性水肿、与 PRES 影像学类型一致的细胞毒性水肿、正常。

（4）排除其他诊断。

具备上述 4 项，可诊断可逆性后部白质脑病综合征。PRES 经过及时正确的治疗后影像学病灶大致恢复至发病前的状态，临床症状大多有改善或消失。

5. PRES 应与可逆性脑血管收缩综合征（RCVS）鉴别：RCVS 是一组以剧烈头痛（典型者为雷击样痛）为特征性临床表现，伴或不伴有局灶性神经功能缺损或癫痫发作的临床综合征，通常发生于 20 ~ 50 岁的年轻女性，诱因包括血管活性药物、产后间期、高钙血症、运动、性行为等，CT 或 MRI 表现可以是正常的，但也可表现为出血或梗死；血管检查（CTA/ MRA/ DSA）显示 Willis 环或其分支多灶性狭窄且有狭窄后扩张，即呈串珠样或香肠串样；可给予钙离子拮抗剂（尼莫地平）治疗，预后良好，多于发病后 1 ~ 3 个月恢复。PRES 也需与后部白质受累的肾上腺脑白质营养不良鉴别：肾上腺脑白质营养不良为 X 染色体连锁隐性遗传病，由过氧化物酶缺乏导致。组织中饱和极长链脂肪酸（VLCFA）病理性堆积引起脑白质进行性脱髓鞘及肾上腺皮质功能低下。好发于儿童，也可见于成年人；几乎均为男性；影像学典型表现：T2 及 FLAIR 像见双侧侧脑室三角区周围白质对称性高信号，通过胼胝体压部，两侧连续的呈"蝴蝶翼"状；增强扫描可见病变中间区域花环样强化，也可无强化。预后差，一般在出现神经系统症状 1 ~ 3 年后死亡。

6. PRES 治疗的重点是早期诊断、早期治疗。治疗措施主要包括降压、减量或停用免疫抑制药和细胞毒性药物、控制癫痫等。一般在给予降压治疗或停用免疫抑制药及细胞毒性药物后，临床症状和脑部影像学改变很快恢复。PRES 患者大多在数周内获得临床症状和影像学的恢复，但可逆并不是其自然病程，是指经过积极、正确的治疗后，病情可迅速缓解，而延误诊断和治疗可导致永久性损伤。另外，某些特殊类型 PRES 预后并不好，可以有后遗症，严重者甚至可以死亡。

第二章 神经系统感染性疾病

第一节 单纯疱疹病毒性脑炎

长期医嘱	临时医嘱
神经内科护理常规	血常规
一级护理❶	尿常规
普通饮食 或 鼻饲流质饮食	粪常规＋隐血试验
病重或病危通知　prn	血清生化全套（肝肾功能、电解质、血糖、血脂等）、前白蛋白
吸氧　prn	
心电监护　prn	凝血象
监测生命体征（T、P、R、BP、瞳孔）	血沉、C反应蛋白（CRP）
	血气分析
丙戊酸钠　500mg po q12h❷ 或（和）卡马西平　200mg 　　po q12h	血液传染病学检查（包括乙肝、丙肝、梅毒、艾滋病等）
	胸部正侧位X线片
喹硫平　25mg po bid prn❸ 或 奥氮平　5mg po qd	心电图
20%甘露醇　125～250ml iv gtt q8h prn❹	腰椎穿刺（脑脊液常规、生化、免疫学，脑脊液细胞学，脑脊液革兰、抗酸、墨汁染色，脑脊液/血TORCH检查，脑脊液/血培养＋药敏，脑脊液/血抗NMDAR等抗体）❼
0.9%氯化钠液　250ml ｜ iv gtt❺ 阿昔洛韦　500mg ｜ q8h 或 0.9%氯化钠液 　　250ml 　　更昔洛韦 　　250mg ｜ iv gtt q12h	
	头颅CT
	头颅MRI平扫＋增强❽

续表

长期医嘱	临时医嘱
0.9% 氯化钠液　500ml ｜ iv gtt prn 甲泼尼龙　500mg ｜ qd❻ 或 0.9% 氯化钠液 　　500ml ｜ 地塞米松 ｜ iv gtt qd 　　10 ～ 15mg	脑电图
	脑组织活检（prn）❾
	精神科会诊
	神经康复科会诊
法莫替丁　20mg 入壶 q12h	
氯化钾缓释片　500mg po tid（与激素联用）	
碳酸钙　1.5g po bid（与激素联用）	

❶ 单纯疱疹病毒性脑炎（HSE）严重者出现意识障碍及精神行为异常，部分患者也可出现癫痫持续状态，此类患者建议入住重症监护病房（ICU），监测生命体征，给予吸氧及心电监护，鼻饲流质饮食保证营养，并书面告知家属病重或病危。当患者出现呼吸功能不全时，应及时气管插管或气管切开，并人工辅助呼吸。

❷ 约有 1/3 的 HSE 患者出现癫痫发作，多为全面性强直阵挛性发作，严重者呈癫痫持续状态。未加控制的癫痫可导致代谢活动增加、酸中毒和血管舒张，从而进一步增高颅压，甚至造成严重脑水肿和脑疝。此类患者首选广谱抗癫痫药物如丙戊酸钠。若患者仅出现较轻的部分性癫痫发作，也可给予卡马西平。

❸ HSE 主要受累部位为额叶眶部、颞叶内侧和边缘系统，因此患者常出现精神和行为异常，此时可给予抗精神病药物奋乃静或奥氮平、喹硫平等。奋乃静为吩噻嗪类的哌嗪衍生物，药理作用与氯丙嗪相似，抗精神病作用主要与其阻断与情绪思维的中脑边缘系统及中脑 - 皮质通路的多巴胺受体（DA2）有关，对幻觉妄想、思维障碍、淡漠木僵及焦虑激动等症状有较好的疗效。因镇静作用较弱，对血压的影响较小。奋乃静口服从小剂量开始，1 次 2 ～ 4mg，一日 2 ～ 3 次。以后每隔 1 ～ 2 日增加 6mg，逐渐增至常用治疗剂量一日 20 ～ 60mg。维持剂量一日 10 ～ 20mg。抗精神异常药物

的不良反应主要有锥体外系反应，如：震颤、僵直、流涎、运动迟缓、静坐不能、急性肌张力障碍等。长期大量服药可引起迟发性运动障碍。

❹ HSE 患者因脑组织炎症水肿，或癫痫发作，大多伴有颅内压升高。标准的控制颅内压增高的措施包括：患者头部高于足部30°；保持患者头部正直，避免静脉回流梗阻；保持动脉二氧化碳分压处于较低水平；渗透性利尿药可以短时间降低颅内压。可适当给予甘露醇等脱水降颅压药物。

❺ 对于临床确诊或疑诊 HSE 且免疫功能正常的患者，应尽早给予抗病毒治疗。阿昔洛韦是治疗 HSE 的首选药物。该药为一种鸟嘌呤衍生物，能抑制病毒 DNA 的合成，对 HSV-1 和 HSV-2 均有强烈的抑制作用，对水痘 - 带状疱疹病毒也有抑制作用，对巨细胞病毒的抑制作用相对较弱。阿昔洛韦可透过血脑屏障，脑脊液中的血药浓度为血浓度的 50%，常用剂量为 10mg/kg，静脉滴注，每 8h 1 次，连用 14 ～ 21d。有的专家建议，疗程临近结束时，重复腰穿检查，如果 PCR 仍可检测出单纯疱疹病毒，则继续阿昔洛韦治疗。由于存在肾功能损害的风险，应保证足够的液体入量并检测肾功能。个别患者出现骨髓抑制、肝功能损伤。更昔洛韦与阿昔洛韦相似，但在侧链上多 1 个羟基，增强了抑制病毒 DNA 合成的作用，临床主要用于阿昔洛韦治疗无效的 HSE 以及巨细胞病毒感染。常用剂量为 5mg/kg，静脉滴注，每 12h 1 次，每次滴注 1h 以上，疗程 14 ～ 21d。主要不良反应为肾功能损害和骨髓抑制，与剂量相关，停药后可恢复。

❻ 肾上腺皮质激素能控制 HSE 炎症反应和减轻水肿，对病情危重、头颅 CT 见出血性坏死灶以及脑脊液白细胞和红细胞明显增多者可酌情使用，多采用早期、大量和短程给药原则。有研究证实，即使对于没有明显脑水肿的患者，皮质激素仍然可能使患者受益；推荐使用甲泼尼龙大剂量冲击疗法，500 ～ 1000mg 加入 500mL 糖盐水中静脉滴注，1 次 /d，连用 3 ～ 5d 随后改用泼尼松口服，每日 60mg 清晨顿服，以后逐渐减量。也可选用地塞米松 10 ～ 15mg，静脉滴注，每日 1 次，10 ～ 14d 后改为口服泼尼松 30 ～ 50mg，每日 1 次，病情稳定后每 3d 减 5 ～ 10mg，直至停止。应用激素的同

时，应同时给予抑酸、补钾、补钙治疗。注意长程应用激素可引起以下不良反应：医源性库欣综合征面容和体态、体重增加、下肢水肿、紫纹、易出血倾向、创口愈合不良、痤疮、月经紊乱、肱或股骨头缺血性坏死、骨质疏松或骨折（包括脊椎压缩性骨折、长骨病理性骨折）、肌无力、肌萎缩、低血钾综合征、胃肠道刺激（恶心、呕吐）、胰腺炎、消化性溃疡或肠穿孔、青光眼、白内障、良性颅内压升高综合征、糖耐量减退和糖尿病加重。另外患者可出现精神症状：欣快感、激动、不安、谵妄、定向力障碍等。临床上应密切观察并尽可能避免。

❼ 腰穿检查的价值在于：通过脑脊液的检测可以提示是否存在中枢神经系统感染，继而可以区分是细菌感染还是病毒感染，并以此为基础确定抗感染策略。但应注意：存在占位性体征、明显的脑肿胀或脑疝的患者，腰穿检查可能加重病情。对于怀疑存在以上情况的患者，应首先进行 CT 检查。如果 CT 检查迅速完成且没有禁忌证，腰穿要尽量在 1 ～ 2h 完成。如果患者仅存在轻度意识水平下降而没有局灶性神经功能缺损，可直接行腰穿检查而不要耽误时间去做 CT 检查。如果 CT 检查要耽误几个小时，则即刻同时给予抗细菌及抗病毒治疗。

HSE 颅压正常或轻至中度增高，白细胞数轻度增多，多在 50 ～ 100/µl，以淋巴细胞或单核细胞为主，偶尔在感染的早期多形核粒细胞可能占优势；由于 HSE 有出血性坏死，脑脊液可有红细胞增多。蛋白质含量轻至中度增高，多低于 1.5g/L，糖和氯化物多数正常。应用实时定量 PCR 技术可检测脑脊液中 HSV DNA，灵敏度可高达 95%，用于早期快速诊断，但应注意假阳性结果。采用 ELISA 法可检测 HSV 的 IgG 和 IgM 抗体。通过采用双份血清和双份脑脊液做 HSV 抗体的动态监测，符合以下三者之一均提示中枢神经系统近期感染 HSV：脑脊液 HSV IgM 型抗体阳性；血与脑脊液 HSV IgG 抗体滴度比值 < 40；双份脑脊液 HSV IgG 抗体滴度比值大于 4 倍。注意，抗 NMDAR 脑炎偶尔可以发生于单纯疱疹病毒性脑炎等 CNS 病毒感染之后。

❽ 部分 HSE 患者行头颅 CT 检查时可发现一侧或双侧颞叶和（或）额叶低密度灶，病灶边界不清楚，部分甚至有占位效应，若

在低密度灶中有点状高密度灶，提示有出血。病灶可呈不规则线状增强。头颅 MRI 对早期诊断 HSE 和显示病变区域帮助较大，典型表现为颞叶内侧、额叶眶面、岛叶皮质和扣带回出现局灶性水肿，T1 加权像上为低信号，T2 加权像上为高信号，在 FLAIR 像上更为明显。HSE 早期即出现脑电波异常，常表现为弥漫性高波幅慢波，以单侧或双侧颞、额区异常更明显，甚至可出现颞区的尖波与棘波。

❾ 脑组织活检为诊断单纯疱疹病毒性脑炎的金标准。组织病理学特点为：血管周围单核细胞浸润、小胶质细胞增生、核内包涵体。单纯疱疹病毒性脑炎的诊断是发现神经元核内嗜酸性包涵体。电镜下发现 HSV 病毒颗粒。因脑活检为有创性检查，且耗时长，对早期临床诊断意义不大。

注：1. 单纯疱疹病毒性脑炎（HSE）是有单纯疱疹病毒（HSV）引起的急性中枢神经系统感染，病变主要侵犯颞叶、额叶和边缘叶脑组织，引起脑组织出血坏死性病变，故又称急性坏死性脑炎或出血性脑炎，亦称急性包涵体脑炎。临床表现为发热、头痛、精神行为异常、认知功能减退、抽搐及意识障碍等。一项基于 93 例单纯疱疹病毒脑炎患者的研究表明：91% 的患者入院时发热、76% 的患者出现定向力障碍、59% 的患者出现语言功能障碍、41% 的患者出现行为改变、33% 的患者出现癫痫。任何伴随发热的癫痫患者，均应考虑中枢神经系统感染的可能。

2. 单纯疱疹病毒为嗜神经 DNA 病毒，有两种血清型，即 HSV-1 和 HSV-2。患者和健康带毒者是主要传染源，HSV-1 主要通过密切接触或飞沫传播，HSV-2 主要通过性接触和母婴传播。HSV-1 感染后多潜伏在三叉神经节或脊神经节内，当机体免疫功能下降时，潜伏病毒再激活（再度活化在发病机制中发挥很大作用），并经三叉神经或嗅神经进入中枢神经系统，因此脑炎损主要见于颞叶和额叶的眶面，而患者早期表现也多以精神症状和智能损害为首发症状。HSV-2 原发感染主要在生殖系统，为性传播疾病。在成人病毒可通过骶神经上行感染脑实质或通过性传播经血行播散进入脑内。而新生儿感染 HSV-2 多因分娩时接触母亲产道内的含病毒分泌物，使得病毒经血行传入脑内而感染。单纯疱疹病毒的致病机制包括：

病毒对细胞的直接损害以及感染后免疫反应，脑实质和神经元细胞首选受累，部分血管出现严重的血管炎，感染后脱髓鞘也参与损伤机制。

3. 单纯疱疹病毒性脑炎的临床诊断的主要依据

（1）有口唇或生殖道疱疹史，或此次发病有皮肤、黏膜疱疹。

（2）起病急，病情重，有上呼吸道感染前驱症状，如发热、咳嗽等。

（3）脑实质损害的表现，如精神行为异常、癫痫、意识障碍和肢体瘫痪等。

（4）脑脊液检查白细胞轻度增多，糖和氯化物基本正常。

（5）脑电图提示以颞、额叶损害为主的局灶性慢波及癫痫样放电。

（6）头颅 CT 或 MRI 显示额、颞叶皮质病灶。

（7）特异性抗病毒药物治疗有效可间接支持诊断。

确诊尚需如下检查。

（1）脑脊液 PCR 检测发现该病毒 DNA。

（2）双份脑脊液检查发现 HSV 特异性抗体有显著变化趋势。

（3）脑组织活检发现组织细胞核内嗜酸性包涵体，或脑组织 PCR 检测发现该病毒 DNA。

4. HSE 的早期诊断和治疗是降低本病病死率的关键。预后取决于是否及时抗病毒治疗和疾病的严重程度。本病未经抗病毒治疗、治疗不及时或不充分以及病情严重者预后不良，病死率高达60% ~ 80%。2/3 的存活患者遗留神经精神后遗症，包括：记忆力缺陷（69%）、性格或行为改变（45%）、言语障碍（41%）和癫痫（25%）。如果发病数日内及时给予足量的抗病毒药物治疗，多数患者可治愈。

第二节 化脓性脑膜炎

长期医嘱	临时医嘱
神经内科护理常规	血常规
一级护理	尿常规

续表

长期医嘱	临时医嘱
普通饮食或鼻饲流质饮食	粪常规 + 隐血试验
病重 　　或 病危通知　prn	血清生化全套
	凝血象
吸氧　prn	血沉、C 反应蛋白（CRP）
心电监护　prn	血气分析
测生命体征（T、P、R、BP、瞳孔）	血培养 + 药敏
20% 甘露醇　125 ～ 250ml iv gtt 　　q8h prn	血液传染病学检查（包括乙肝、丙肝、梅毒、艾滋病等）
0.9% 氯化钠液　100ml ┃ iv gtt❶ 头孢曲松钠　2.0g　┃ q12h	心电图
或 0.9% 氯化钠液　┃ iv gtt 　　250ml　　　　┃ q8h 　　美罗培南　1.0g┃	胸部正侧位 X 线摄片
	血 TB-SPOT prn
0.9% 氯化钠液　250ml ┃ iv gtt prn❷ 万古霉素　1.0g　　 ┃ q12h	腰椎穿刺（脑脊液常规、生化、脑脊液革兰、抗酸、墨汁染色，脑脊液 / 血 TORCH 检查，脑脊液培养 + 药敏、脑脊液结核菌特异性抗体测定、脑脊液乳酸及乳酸脱氢酶、腺苷脱氨酶含量）❸
	头颅 CT 平扫 + 骨窗 + 增强❹
	头颅 MRI 平扫 + 增强扫描
	脑电图
	神经外科会诊　prn
	传染科会诊

❶ 治疗化脓性脑膜炎应掌握的原则是及早使用抗生素，通常在确定病原菌之前使用广谱抗生素，第三代头孢菌素如头孢曲松或头孢噻肟常作为化脓性脑膜炎的首选用药，对脑膜炎双球菌、肺炎球菌、流感嗜血杆菌及 B 型链球菌引起的化脓性脑膜炎疗效比较肯定。

美罗培南抗菌谱广，能通过血脑屏障进入脑脊液，并且较少引起癫痫，临床效果与头孢噻肟或头孢曲松相似，可作为替代药物治疗细菌性脑膜炎。当确定病原菌后，应针对病原菌选取足量敏感的抗生素治疗。如肺炎球菌，对青霉素敏感者可用大剂量青霉素，成人每天 2000 万～2400 万 U，对青霉素耐药者，可考虑用头孢曲松或头孢噻肟，必要时联合万古霉素治疗；脑膜炎双球菌首选青霉素或氨苄西林，耐药者选用头孢曲松或头孢噻肟，也可选用氯霉素、氟喹诺酮类、美罗培南；流感嗜血杆菌，抗生素选择与 β- 内酰胺酶有关，此酶阴性者应选氨苄西林，阳性者选用第三代头孢菌素；金黄色葡萄球菌，甲氧西林敏感株可选用萘夫西林或苯唑西林，耐甲氧西林株及表皮葡萄球菌应选用万古霉素，可考虑联合利福平；革兰阴性杆菌，若铜绿假单胞菌引起者可选用头孢吡肟或头孢他啶，且应联合氨基糖苷类，其他革兰阴性菌脑膜炎可用头孢曲松或头孢噻肟或头孢他啶。

❷ 万古霉素是一种糖肽类窄谱抗生素，通过抑制细菌细胞壁糖肽的合成而发挥速效杀菌作用。主要对革兰阳性菌有效，如金黄色葡萄球菌和表皮葡萄球菌（包括耐甲氧西林株）以及链球菌（包括化脓性链球菌、肺炎链球菌、无乳链球菌、草绿色链球菌）、棒状杆菌、梭状芽孢杆菌（对难辨梭状芽孢杆菌高度敏感）、放线菌、链球菌属、牛链球菌、肠球菌、类白喉菌等。对革兰阴性杆菌、分枝杆菌或真菌等无效。如果致病菌对其它药物敏感（如青霉素、头孢菌素等），则不推荐应用万古霉素。即使对青霉素和头孢菌素高度耐药的细菌，应用万古霉素时要联合一个第三代头孢菌素类，不能单独应用万古霉素。使用万古霉素，偶有过敏反应，药物热、寒战、恶心、嗜酸粒细胞增多、皮疹等，对本品过敏者，严重肝、肾功能不全者、孕妇及哺乳期妇女禁用。如果静脉给药效果不好，可考虑使用万古霉素鞘内注射。

❸ 腰穿脑脊液检查是诊断化脓性脑膜炎的重要手段，阳性率可达 80%～90%。检查可发现颅内压增高，脑脊液外观浑浊或呈脓性，脑脊液白细胞数明显增多，常在（1000～10000）×10⁶/L，中性粒细胞占绝对优势，脑脊液蛋白含量增高，糖含量下降明显，脑脊液糖 / 血清糖比值少于 0.4，氯化物降低，乳酸多高于 0.3g/L，细

菌涂片或细菌培养可检出病原菌。细菌性脑膜炎时脑脊液的乳酸脱氢酶含量明显增高，治疗效果欠佳的化脓性脑膜炎脑脊液乳酸脱氢酶无明显降低甚至进一步增高，因此测定脑脊液乳酸脱氢酶的变化可作为判断化脓性脑膜炎疗效和预后的指标。腺苷脱氨酶（ADA）是一种与机体细胞免疫有关的核酸代谢酶，主要由T淋巴细胞分泌。脑脊液中ADA可作为结核性脑膜炎早期诊断与鉴别诊断的一个重要辅助指标，对其进行动态监测可指导临床治疗，并对治疗效果进行评估。

❹ 头颅CT检查在病变早期多无阳性发现，进展期可出现基底池、脉络膜丛、半球沟裂等部位密度增高，增强可见脑膜呈带状或脑回状强化。后期由于蛛网膜粘连，出现继发性脑室扩大和阻塞性脑积水，并发硬膜下积液。CT骨窗对发现颅底骨折有帮助。头颅MRI在发现病变、明确病变范围及受累程度明显优于CT检查。但在疾病早期也可正常，随着病情进展，T1加权像显示蛛网膜下隙高信号，可不规则强化，T2加权像示脑膜和脑皮质信号增高，后期可显示弥漫性脑膜强化，脑水肿等。化脓性脑膜炎脑电图无特征性改变，可表现为弥漫性慢波。

注：1. 化脓性脑膜炎是由中枢神经系统化脓性细菌感染引起的急性脑和脊髓的软脑膜、软脊膜、蛛网膜及脑脊液的炎症，常合并化脓性脑炎或脑脓肿。化脓性脑膜炎最常见的致病菌是脑膜炎双球菌、肺炎球菌和流感嗜血杆菌B型，这三种细菌引起的脑膜炎占化脓性脑膜炎的80%以上。其次为金黄色葡萄球菌、链球菌、大肠杆菌、变形杆菌、厌氧杆菌、沙门菌、铜绿假单孢菌等。肺炎链球菌好发于有邻近及远隔部位感染者、免疫力低下或缺陷者及脑外伤颅骨骨折合并脑脊液漏者；脑膜炎双球菌所致的流行性脑膜炎好发于儿童及青年人；流感嗜血杆菌脑膜炎好发于6岁以下婴幼儿；大肠杆菌、B组链球菌是新生儿脑膜炎最常见的致病菌；革兰阴性杆菌（克雷伯杆菌、大肠杆菌、铜绿假单孢菌等）、金黄色葡萄糖菌脑膜炎往往继发于脑外伤、脑脊液引流和脑外科手术后。

2. 引起化脓性脑膜炎的途径

（1）血行感染：继发于菌血症或身体其他部位化脓性病灶。

（2）邻近病灶直接侵犯：如中耳炎或鼻窦炎、颅骨骨髓炎、开放性脑外伤、颅骨骨折或先天性窦道如神经管闭合不全。

（3）颅内病灶直接蔓延：如脑脓肿破入蛛网膜下隙或脑室。

（4）医源性感染：见于脑脊液引流、脑外科术后、腰椎穿刺理论上可引起颅内感染，但概率较小。细菌侵入中枢神经系统后，血管内皮细胞炎性激活，大量中性粒细胞侵入，释放炎症介质，血脑屏障破坏。化脓性脑膜炎的基本病理改变是软脑膜炎、脑膜血管充血和炎性细胞浸润。

3. 化脓性脑膜炎的诊断依据：急性起病，高热、头痛、呕吐、抽搐、意识障碍，以及脑膜刺激征阳性，腰穿示颅内压增高，脑脊液以中性粒细胞为主的白细胞明显升高即可考虑本病。脑脊液糖/血清糖比值少于0.4、脑脊液乳酸高于0.3g/L支持化脓性脑膜炎诊断，影像学可见幕上沟回表面软脑膜及蛛网膜弥漫性线状或条索状明显强化。脑脊液细菌涂片检出病原菌和细菌培养阳性可确诊。

4. 化脓性脑膜炎在病原学检查结果回报之前，可给予经验用药。经验用药原则：选择透过血脑屏障好的抗生素；选用抗菌力强的抗生素；选用毒副作用小的抗生素等；抗生素要足量，疗程要充分。第三代头孢菌素如头孢曲松或头孢噻肟首选。抗生素透入血脑屏障的情况见表2-1。

表2-1　抗生素透入血脑屏障情况

项目	药物
易透入	氯霉素、磺胺药、甲硝唑、异烟肼、利福平、乙胺丁醇、吡嗪酰胺、氟康唑、氟胞嘧啶
炎症时达有效浓度	青霉素、头孢呋辛、氨苄西林、头孢噻肟、哌拉西林、头孢曲松、培氟沙星、头孢他啶、氧氟沙星、头孢唑肟、环丙沙星、头孢吡肟、亚胺培南、头孢匹罗、帕尼培南、氨曲南、美罗培南、磷霉素
炎症时达一定浓度	氨基糖苷类、耐酶青霉素类、第一代头孢菌素、万古霉素、头孢哌酮、酮康唑＞800mg
不易透入	二性霉素B、多黏菌素类、林可霉素、克林霉素、酮康唑＜800mg

5.成年患者革兰染色确定可能致病菌后，推荐抗菌治疗方法见表2-2。

表2-2 成年细菌性脑膜炎抗生素选择

致病菌	推荐治疗方案	备选方案
肺炎链球菌	万古霉素＋第三代头孢菌素类	美罗培南、氟喹诺酮类
脑膜炎奈瑟菌	第三代头孢菌素类	青霉素、氨苄西林、氯霉素、氟喹诺酮类、氨曲南
李斯特菌	氨苄西林或青霉素	复方磺胺甲噁唑（新诺明）、美罗培南
无乳链球菌	氨苄西林或青霉素	第三代头孢菌素类
流感嗜血杆菌	第三代头孢菌素类	氯霉素、头孢吡肟、美罗培南、氟喹诺酮类
肠杆菌	第三代头孢菌素类	头孢吡肟、美罗培南、氨曲南、氟喹诺酮类

注：第三代头孢菌素首选头孢曲松或头孢噻肟 细菌性脑膜炎经验治疗见表2-3（来自霍普金斯医院）。

表2-3 细菌性脑膜炎经验性治疗

人群	病原体	推荐方案	对青霉素过敏可选
脑手术或者穿通伤引流后感染	肺炎球菌、流感嗜血杆菌、葡萄球菌、革兰阳性杆菌 金黄葡萄球菌、凝固酶阴性葡萄球菌、革兰阴性杆菌	万古霉素＋头孢吡肟 万古霉素＋头孢吡肟	万古霉素＋环丙沙星 万古霉素＋环丙沙星
免疫力低下患者	肺炎球菌、脑膜炎奈瑟菌、流感嗜血杆菌、李斯特菌	万古霉素＋头孢吡肟＋氨苄西林	万古霉素＋复方新诺明＋环丙沙星

续表

人群	病原体	推荐方案	对青霉素过敏可选
≤ 50 岁	肺炎球菌、脑膜炎奈瑟菌、流感嗜血杆菌	万古霉素 + 头孢曲松	莫西沙星 + 万古霉素
> 50 岁	肺炎球菌、脑膜炎奈瑟菌、流感嗜血杆菌、李斯特菌、B 群链球菌	万古霉素 + 头孢曲松 + 氨苄西林	莫西沙星 + 万古霉素 + 复方新诺明

6. 细菌性脑膜炎不同致病菌的抗菌疗程见表 2-4。

表 2-4　不同致病菌的抗菌疗程

致病菌	疗程 /d
脑膜炎奈瑟菌	7
流感嗜血杆菌	7
肺炎链球菌	10 ～ 14
无乳链球菌	14 ～ 21
需氧革兰阴性杆菌	21
单核细胞增生李斯特菌	≥ 21

7. 脑脓肿可由细菌、分枝杆菌、真菌、寄生虫（原生动物和蠕虫）等引起，在大多数患者中，脑脓肿是由于易感因素所致，比如基础疾病（如 HIV 感染病史），免疫抑制药物治疗，脑周围天然保护屏障破坏（如手术所致创伤、外伤、乳突炎、鼻窦炎，或口腔感染等）或系统性感染（如心内膜炎或菌血症）等。一半的患者中，细菌是通过邻近组织的扩散进入脑内，1/3 的病例是通过血行传播。脑脓肿最常见的临床表现是头痛，少见发热和意识水平的改变。神经系统的体征取决于脓肿病灶的部位。额叶或右侧颞叶的脑脓肿患者可能会表现为行为改变。脑干和小脑部位的脑脓肿可能会出现脑神经麻痹、步态障碍、头痛（由于脑积水所致）或意识状态改变。25% 的患者可表现为癫痫发作。血行传播的脑脓肿患者会出现原始

病灶感染的表现。对所有疑似脑脓肿的患者都应该进行头颅成像检查。磁共振成像DWI像及增强对脑脓肿诊断有重要价值。如果脑脓肿患者病原体未知，可进行神经外科手术或立体定向术以明确病原体，同时减少脓肿病灶的大小。一旦临床怀疑是脑脓肿就应该立即进行抗生素治疗。器官移植术后的患者应该接受经验性抗生素治疗，如第三代头孢菌素（头孢曲松或头孢噻肟）加甲硝唑治疗细菌脑脓肿，复方磺胺甲噁唑（新诺明）或磺胺嘧啶治疗诺卡氏菌属感染，伏立康唑治疗真菌感染，尤其是曲霉菌感染；对于HIV感染者初始治疗，推荐加用针对弓形虫的治疗药物（乙胺嘧啶＋磺胺嘧啶），但仅仅只用于弓形虫IgG抗体阳性的患者。对于HIV感染患者或去过结核病流行地区和国家的患者，或者有已知结核危险因素的患者，应考虑使用针对肺结核的药物治疗（异烟肼、利福平、吡嗪酰胺和乙胺丁醇）；对于神经外科术后或头颅外伤，骨折的患者，其经验性治疗药物包括万古霉素加第三或第四代头孢菌素（即头孢吡肟）和甲硝唑。如果是颅外病灶来源且没有神经外科手术治疗病史的患者，应采用头孢曲松或头孢噻肟联合甲硝唑治疗；如果怀疑葡萄球菌感染，可加用万古霉素。对头孢菌素或甲硝唑治疗有禁忌证的患者可使用美罗培南。一项回顾性研究显示，头孢噻肟＋甲硝唑治疗的患者和采用美罗培南治疗的患者预后相似；对于血行传播的脑脓肿患者，治疗药物包括第三代头孢菌素联合甲硝唑治疗覆盖厌氧菌，加用万古霉素治疗可能的葡萄球菌感染，根据微生物检测结果以及体外敏感性测试结果而定。霍普金斯医院推荐的脑脓肿经验治疗方案见表2-5。

表2-5 脑脓肿的经验治疗方案

感染源	病原体	推荐方案	对青霉素过敏可选
不明	金黄葡萄球菌、链球菌、革兰阴性、厌氧菌	万古霉素＋头孢曲松＋甲硝唑	万古霉素＋环丙沙星＋甲硝唑
鼻窦炎	链球菌、厌氧菌	青霉素或头孢曲松＋甲硝唑	万古霉素＋甲硝唑

续表

感染源	病原体	推荐方案	对青霉素过敏可选
慢性中耳炎	革兰阴性、链球菌、厌氧菌	头孢吡肟+甲硝唑	氨曲南+万古霉素+甲硝唑
脑手术后	葡萄球菌、革兰阴性	万古霉素+头孢吡肟	万古霉素+环丙沙星
心脏	链球菌	青霉素或头孢曲松	万古霉素

第三节　结核性脑膜炎

长期医嘱	临时医嘱
神经内科护理常规	血常规（动态监测）
一级护理❶	尿常规
普通饮食或鼻饲流质饮食	粪常规+隐血试验
病重通知 　或 病危通知　prn	血清生化全套（动态监测肝肾功能）
吸氧　prn	凝血功能
心电监护　prn	血沉、C 反应蛋白（CRP）、结核抗体
监测生命体征（P、R、BP、瞳孔）	
0.9% 氯化钠液　250ml | iv gtt❷ 异烟肼（H）　600mg | qd	肿瘤五项（CEA、AFP、CA125、CA199、CA724）
利福平（R）　450mg po qd	血培养+药敏
吡嗪酰胺（Z）　500mg po tid	痰培养+药敏
乙胺丁醇（E）　750mg po qd	痰结核菌培养
左氧氟沙星　600mg po qd ❸	结核菌素试验（PPD）
维生素 B₆　10mg po qn	T 细胞斑点试验❺

续表

长期医嘱	临时医嘱
20% 甘露醇　125ml iv gtt q8h prn[4]	血液传染病学检查（包括乙肝、丙肝、梅毒、艾滋病等）
奥美拉唑　40mg po qd	血气分析
0.9% 氯化钠液　250ml ⎫ 地塞米松　10mg　　⎭ iv gtt	心电图
	胸部 CT（或胸部 DR）
氯化钾缓释片　500mg po tid（与激素联用）	脑电图
碳酸钙　1.5g po bid（与激素联用）	腰椎穿刺［脑脊液常规、生化、脑脊液革兰 / 改良抗酸 / 墨汁染色 / 隐球菌夹膜多糖抗原检测，脑脊液培养 + 药敏、脑脊液结核菌特异性抗体测定（ELISA 法）、脑脊液结核杆菌 DNA 测定（PCR 法）、脑脊液腺苷脱氨酶（ADA）含量][6]
	腹部超声 / 泌尿系超声 / 心脏超声 / 浅表淋巴结超声 / 妇科多系统超声[7]
	支气管检查（合并肺结核时完善）
	头颅 CT 平扫 + 骨窗 + 增强
	头颅 MRI 平扫 + 增强扫描[8]（必要时加做脊髓）
	神经外科会诊（prn）[9]
	传染科会诊[10]

❶ 结核性脑膜炎若未得到及时有效的治疗，可能会出现意识障碍甚至危及生命，此类患者应予以心电监护、吸氧、监测生命体征等，并书面告知家属病重或病危。

❷ 一旦临床怀疑患者为结核性脑膜炎，则应立即开始抗结核治

疗。异烟肼（H）、利福平（R）、吡嗪酰胺（Z）、链霉素（S）、乙胺丁醇（E）为最有效的抗结核一线药物。WHO建议应至少选择3种药物联合治疗，常用异烟肼、利福平和吡嗪酰胺，轻症患者治疗3个月后可停用吡嗪酰胺，再继续用异烟肼和利福平7个月。经典的四联用药还要加上链霉素或者乙胺丁醇，二者选一，构成四联抗结核治疗。喹诺酮类药物是最近尝试的另外一种抗结核药。利福平不耐药菌株，总疗程9个月已够；利福平耐药菌株需连续治疗18～24个月。治疗期间应检测肝酶水平，同时予以保肝治疗。为预防大量异烟肼所致的多发性周围神经病，应同时合用维生素B_6。对于结核性脑膜炎，在应用足量抗结核药物的基础上，应用糖皮质激素可降低结核性脑膜炎患者粘连性蛛网膜炎和椎管梗阻等并发症的发生率，并减轻脑水肿。至于什么时机加用激素，目前尚无定论。如果合并全身结核，可抗结核治疗3～5d后开始加用激素，如果重症结核性脑膜炎，可早期联用。

❸ 喹诺酮类药物是最近尝试的另外一种抗结核药，具有抑制结核杆菌活性作用，且与现有的抗结核药物之间无交叉耐药性，有研究表明早期应用氟喹诺酮药物可以改善结核性脑膜炎患者的预后，尤其是在出现意识障碍之前使用。

❹ 结核性脑膜炎若存在颅内压增高或合并脑积水，可适当应用渗透性利尿药如甘露醇、甘油果糖等，同时注意及时补充水、电解质和保护肾脏。

❺ 结核病的免疫应答反应是由T细胞介导的细胞免疫，因此特异性T细胞测定对结核性脑膜炎的诊断具有重大意义。结核杆菌感染患者外周血或体液特异性CD4+、CD8+、γδT细胞均明显增殖。近年来，酶联免疫斑点试验（ELISPOT）在临床推广，并作为一种新型结核杆菌免疫学检测方法广泛应用于临床。

❻ 结核性脑膜炎典型脑脊液改变为三高两低，即压力高、白细胞较高、蛋白高，糖和氯化物降低。当脑脊液糖含量< 2.5mmol/L、蛋白含量> 1.0g/L、氯化物含量< 120.0mmol/L、脑脊液糖和血糖比值< 0.50时应高度疑诊为结核性脑膜炎。脑脊液的另一个较为特征性的改变是其细胞学呈混合性细胞反应。在疾病的早期以中性粒细胞为主，随着疾病的发展则逐渐转为以淋巴细胞为主的混合性

细胞反应。通过脑脊液（CSF）结核分枝杆菌涂片及培养找到结核分枝杆菌是确诊结核性脑膜炎的金标准。但 CSF 涂片镜检抗酸杆菌阳性率不高，而结核杆菌培养时对于培养基要求高，耗时，不能及时指导临床。近年来，采用粟氏 FMMU-6 型玻片离心沉淀仪对患者脑脊液进行改良抗酸杆菌 Ziehl-Neelsen 玻片染色，证实这种方法不仅操作简便、快速、准确，且灵敏度高达 82.90%，远高于传统法方法的 3.30%，特异度达 85%，既可为结核性脑膜炎的早期诊断提供病原学依据，亦对疗效评价具有极高的临床价值。腺苷脱氨酶（ADA）是与细胞免疫有密切关系的核酸代谢酶，与 T 淋巴细胞增殖、分化等密切相关。结核分枝杆菌感染后，引起一系列的免疫反应。结核性脑膜炎患者的脑脊液大多数腺苷脱氨酶的活性高于正常，该试验的敏感性很高，简单易行，可作为结核性脑膜炎早期诊断的辅助方法。

❼ 怀疑结核性脑膜炎的患者，应通过相关检查积极寻找可能存在的外周结核，重点关注肺结核、腹腔结核、浅表淋巴结、泌尿系统结核和女性生殖系统结核等。

❽ CT 和 MRI 检查对于结核性脑膜炎的诊断有很大的参考意义。结核性脑膜炎的特征性 CT 表现是脑膜炎性渗出物累及脑膜表面和脑脊液间隙，并可累及相关血管和神经结构。CT 表现为局部明显强化，呈绒毛、斑片、团块和环行强化。MRI 主要表现为脑膜增厚，强化的脑膜炎症和伴有脑实质内粟粒性结节的特殊信号改变，病灶主要在颅底。有学者指出脑底池狭窄、闭塞以及脑膜强化是结核性脑膜炎的 MRI 特征性表现，可为临床早期诊断及治疗提供可靠依据。但确诊仍有赖于 CSF 中检出结核分枝杆菌。

❾ 治疗期间，根据病情需要，复查腰穿及头颅磁共振平扫＋增强扫描。若影像学检查发现脑积水及颅内结核瘤，可请神经外科会诊协助治疗。

❿ 结核病属于传染性疾病，治疗期间，应做好防护及隔离工作，请专科医师会诊，有条件可转至专科医院治疗。

注：1. 结核性脑膜炎是由于肺、泌尿系统、消化系统、淋巴结、脊柱等结构或组织结核病灶中的结核分枝杆菌（结核杆菌）经血行播散，少数因脑内结核球或脊柱结核的干酪样病灶破裂，结核

杆菌进入蛛网膜下隙，感染软脑膜所引起的一种弥漫性非化脓性炎症性疾病，也可侵及脑实质和颅内血管。据英国医学研究委员会的分类方法，结核性脑膜炎可分为以下3期，Ⅰ期：Glasgow昏迷量表评分15分，无特异性症状和体征、无意识模糊、无神经系统功能受损；Ⅱ期：Glasgow昏迷量表评分11～14分，脑膜刺激征、轻度神经系统功能受损（如脑神经麻痹）、运动功能异常；Ⅲ期：Glasgow昏迷量表评分10分或以下，惊厥或抽搐、昏睡或昏迷、严重神经系统功能受损（如轻瘫或全身麻痹）。结核性脑膜炎患者如果用药不及时，则病死率很高。因此，早期和彻底治疗是争取良好预后的关键。

2. 结核性脑膜炎根据既往结核病病史或接触史，亚急性起病，慢性迁延性病程，出现头痛、呕吐等颅内压增高症状和脑膜刺激征，结合腰椎穿刺压力明显增高，CSF淋巴细胞增多及氯化物和糖含量减低等特征性改变，可考虑结核性脑膜炎的临床诊断；CSF的ADA增高和PCR检查阳性等有助于确定诊断。

3. 结核性脑膜炎的病原学检查

① 细胞涂片和细菌培养：脑脊液细胞涂片和细菌培养发现结核杆菌生长是诊断"金标准"，但阳性检出率极低。脑脊液高速离心后沉渣涂片或静置24h后采集纤维蛋白膜涂片可提高阳性检出率。传统的结核杆菌培养对培养基要求极高，培养周期为4～6周，早期明确诊断十分困难，不能及时指导临床制定治疗方案。

② 聚合酶链反应（PCR）。近年来，采用PCR技术即体外基因扩增法检测脑脊液结核杆菌标志性基因成为一种快速、简单、敏感、特异的方法，但假阳性率和假阴性率较高。因此，PCR技术对结核性脑膜炎的诊断价值需慎重对待。

③ Xpert MTB/RIF系统：该系统为全自动核酸扩增技术，以半巢式荧光定量PCR为基础，以结核杆菌对利福平耐药相关基因ropB为靶基因，根据其片段长度为81bp的核心区域设计5条相互重叠的分子探针，以及1条内参照探针，采用六重定量PCR技术对结核杆菌进行检测。该方法操作简便，2h内即可读取结果，且可检测痰液、尿液、粪便等标本中的结核杆菌DNA和利福平耐药相关基因位点，阳性结果不仅可以显示结核杆菌生长，而且能够提示对利福

平耐药，对肺结核和肺外结核的诊断与治疗具有重要价值，目前已获得世界卫生组织的推广。

4. Thwaites 提出结核性脑膜炎的诊断

（1）确诊（Definite）：CSF 中发现结核分枝杆菌。

（2）疑诊（Probable）：满足下列 3 条中的 1 条或以上。

① CSF 以外发现结核分枝杆菌；

② X 线发现活动性肺结核；

③ 其他肺外结核的临床证据。

（3）可能（Possible）：满足下列 7 条中的 4 条或以上。

① 有结核病史；

② CSF 中以淋巴细胞为主；

③ 病史超过 5d；

④ CSF 与血浆葡萄糖比值低于 0.5；

⑤ 神志改变；

⑥ CSF 黄色外观；

⑦ 有神经系统定位体征。

5. 抗结核治疗不必等待确诊之后再开始，只要有典型的临床表现和脑脊液改变，有明显的脑膜刺激征或有其他部位结核病的证据而不能排除结脑，即使暂时尚未查到病原菌也应先作出结核性脑膜炎的临床诊断，尽早抗结核治疗。抗结核治疗原则：一方面要遵循早期、联合、足量、规律、全程的化疗原则；另一方面要选择具有杀菌作用且能透过血脑屏障，在脑脊液中有较高浓度的药物。抗结核药物早期应用，会使结核杆菌对药物敏感性增高，药物容易渗入病灶。三种以上的联合用药可增强疗效并防止和延缓细菌产生耐药性。而足量用药则能使血液和病灶中有较高的药物浓度。坚持长期规律性用药可保证和巩固抗结核治疗效果。

6. 异烟肼（H）、利福平（R）、吡嗪酰胺（Z）、链霉素（S）、乙胺丁醇（E）为抗结核一线药物。因乙胺丁醇对儿童视神经易产生毒性作用，故儿童尽量不选择乙胺丁醇。因链霉素易对胎儿的前庭听神经产生不良影响，故孕妇不选用链霉素。异烟肼（H）可抑制结核杆菌 DNA 合成，破坏菌体内酶活性，对细胞内外、静止期或生长期的结核杆菌均有杀灭作用，且容易通过血脑屏障，为治疗结核病的首选药物。由于中国人多为异烟肼快代谢型，因此治疗结核性脑膜炎时，异烟肼每日用量可达900mg以保证脑脊液中有效的药物浓度（可静脉用600mg，口服300mg）。异烟肼单用易产生耐药性，联合用药可延缓耐药性产生，并增强疗效。异烟肼与其他抗结核药无交叉耐药性。该药主要不良反应有末梢神经炎、肝损害等。利福平（R）与细菌的RNA多聚酶结合，干扰mRNA的合成，抑制细菌的生长繁殖，导致细菌死亡，对细胞内外结核杆菌均有杀灭作用，但利福平不能透过正常的脑膜，只部分透过炎性脑膜。该药一般成人口服每日0.45～0.6g，空腹顿服。主要不良反应为消化道反应和肝毒性及过敏反应。吡嗪酰胺（Z）能自由通过血脑屏障，对处于酸性环境中缓慢生长的吞噬细胞内的结核杆菌来说，是目前最佳杀菌药物，特别对半休眠状态的菌群更有效，对细胞外细菌无效。该药成人每日30～35mg/kg，体重50kg以下者，每日1.5g；50kg以上者，每日2g；主要不良反应为肝脏损害、关节痛、胃肠道反应等。链霉素（S）对碱性环境下细胞外结核菌有杀灭作用，不易透过血脑屏障，脑膜炎时CSF是血中浓度的20%。成人0.75～1.0g/d，肌内注射。主要不良反应为听神经及肾脏损害。乙胺丁醇（E）能抑制细菌RNA合成而抑制结核杆菌的生长，对生长繁殖状态的结核杆菌有作用，对静止状态的细菌几无影响。该药常与其他抗结核药联合应用，以增强疗效并延缓细菌耐药性的产生。一般口服按体重15mg/kg，一日1次。主要不良反应为视神经损害、末梢神经炎和过敏反应等。临床常用的抗结核药物见表2-6。

表2-6　临床常用的抗结核药物分类

组别	组名	药物
第1组	一线口服抗结核药物	异烟肼（H）；利福平（R）；乙胺丁醇（E）；吡嗪酰胺（Z）；利福布汀（Rfb）
第2组	注射用抗结核药物	链霉素（S）；卡那霉素（Km）；丁胺卡那霉素（Am）；卷曲霉素（Cm）

续表

组别	组名	药物
第3组	氟喹诺酮类药物	环丙沙星（Cfx）；氧氟沙星（Ofx）；左氧氟沙星（Lfx）；莫西沙星（Mfx）；加替沙星（Gfx）
第4组	口服抑菌二线抗结核药物	乙硫异烟胺（Eto）；丙硫异烟胺（Pto）；环丝氨酸（Cs）；特立齐酮（Trd），对氨水杨酸（PAS）
第5组	疗效不确切的抗结核药物	氯苯吩嗪（Cfz）；阿莫西林/克拉维酸（Amx/Clv）；克拉霉素（Clr）；利奈唑胺（Lzd）；亚胺培南（Lpm）；氨硫脲（Th）；大剂量异烟肼［$16 \sim 20mg/(kg \cdot d)$］

7. 目前对于结核性脑膜炎抗结核药物研究最为热点的是对氟喹诺酮类药物的研究，包括莫西沙星、左氧氟沙星、环丙沙星和加替沙星等。最新的两个临床研究都是证明了喹诺酮类药物的有效性，其中一个是对61名结核性脑膜炎患者在传统四联抗结核治疗的同时，使用环丙沙星（750mg/12h），左氧氟沙星（500mg/12h），或加替沙星（400mg/12h）。其中左氧氟沙星穿过血脑屏障的能力最强，因此更为推荐。而环丙沙星透过血脑屏障能力最弱，应避免使用。另外一个来自印度尼西亚的研究，对于在强化治疗期，使用莫西沙星对结核性脑膜炎预后的影响，也充分证实了氟喹诺酮类药物的有效性。

8. 关于抗结核方案的选择：目前WHO推荐的标准化疗方案为2EHRZ/4HR。美国胸科（ATS）和疾病控制中心（CDC）推荐结脑疗程最少12个月，如果CSF结核杆菌培养阳性，或症状缓解较慢，疗程应延长至18个月。国内主张总疗程为 $12 \sim 18$ 个月，强化期多主张不少于3个月，有不少学者主张应延长至 $4 \sim 6$ 个月，个别提出可延长至9个月。

9. 糖皮质激素主要通过抑制患者脑脊液过度的炎症反应和减轻患者蛛网膜下隙的粘连。临床使用糖皮质激素的指征尚未完全统一，但是普遍认为，对于轻症患者，是否使用糖皮质激素对预后无明显影响，且糖皮质激素会产生骨质疏松、高血糖、应激性溃疡等并发症，因此不推荐使用。只有当出现以下一种或多种情况时，考虑在充分抗结核治疗的前提下，使用糖皮质激素：①意识障碍；②严重中毒症状者；③颅内压增高或交通性脑积水；④椎管阻塞者。糖皮质激素具有抑制炎症反应、减轻渗出和水肿的作用。在结核性脑膜炎中，糖皮质激素能减少结核性渗出物，降低脑神经受损及梗阻性脑积水的发生率，减轻继发性脑血管炎，促进脑膜和脑实质炎症的消散和吸收，防止纤维组织增生和粘连，并能缓解中毒症状，恢复受损的血脑屏障。糖皮质激素还可减轻抗结核药物副作用，提高患者对抗结核药物的耐受性，减少抗结核方案的变更。目前 WHO 及 CDC 对于激素治疗结脑的效果是肯定的。推荐在抗结核治疗初期使用泼尼松龙 1mg/（kg·d）2～4 周，在激素减量过程中，必须仔细观察病情变化，尽量避免减量过早、过快，防止临床症状的复出和颅内压增高的反弹现象。也有专家建议选用生理作用强、对下丘脑 - 垂体 - 肾上腺轴抑制作用小，对脑水肿有显著疗效的地塞米松。临床上一般 10mg/d，采用晨间静脉 1 次给药为好。一般首剂 3～5 周开始减量，总疗程 8～12 周。应用激素的同时应补充钙剂，并给予补钾、抑酸等治疗。

10. CSF 置换及鞘内注药的应用：CSF 置换及鞘内注药是治疗结核性脑膜炎的一种有效方法，对有颅压增高现象的患者，适当"放液"，可以降低颅内压，引流出含高浓度蛋白质的脑脊液，可缓解头痛、呕吐等症状达 36h 左右。放出病变的脑脊液而置换温生理盐水，起"清洗"作用，可继续有效降低脑脊液内的蛋白浓度。同时灌洗的过程可促进脑脊液循环，减轻脑底蛛网膜的粘连。鞘内注入异烟肼、地塞米松等，有助于药物直接作用于脑室内膜及软脑膜，使脑池、蛛网膜下隙中走行的脑神经和血管局部药物浓度增高，能有效地控制结核性脑膜炎的炎性反应。但对颅内压极高及脑疝患者，脑脊液置换法应列为禁忌。具体方法为常规腰穿成功后，先测脑脊液压力，然后放出脑脊液 4～5ml 后，注入等量生理盐水作为置换液，如此重复置换 3～4 次，每次间隔 10min，置换后缓慢注入异烟肼 50mg 和地塞米松 1～2mg，每周 2～3 次，直至脑脊液检测结果正常或接近正常并稳定 2 周以上。

11. 颅内高压和脑积水的处理

（1）药物脱水降低颅内压：主要药物包括甘露醇、甘油果糖、各种利尿药等。可以改善脑水肿并降低脑脊液容量，从而降低颅内压，应用过程中需注意电解质紊乱和肾功能损害。乙酰唑胺可使脑脊液生成减少，继而达到降低颅内压之目的。

（2）脑室外引流术：急性脑积水患者其他降低颅内压措施无效或可疑脑疝形成时，可施行脑室外引流术，对慢性梗阻性脑积水药物治疗效果欠佳者，亦可考虑脑室 - 腹腔分流术。

12. 耐药结核性脑膜炎的治疗：耐多药结核病（MDR-TB）指的是结核菌至少同时耐异烟肼和利福平或者结核杆菌同时对一线抗结核药中的 3 种或 3 种以上药物产生耐药性。贫困、健康水平低下、不规则或不合理化疗、疾病监测和公共卫生监督力度的削弱是引起结核杆菌耐药产生的主要原因。WHO 耐多药结核病治疗指南规定：根据既往用药史及耐药性测定结果，最好选用 4 ～ 5 种药物，其中至少选用 3 种从未用过的药物，如卷曲霉素（CPM）、氟喹诺酮类药、对氨基水杨酸异烟肼（Pa）等。可在有效的化疗基础上加用各种免疫治疗以提高疗效，如 IFN、IL-2、沙利度胺等。

13. 结核瘤的治疗：颅内结核瘤多继发于身体其他部位结核病，是结核杆菌血行播散于脑实质、脑室及脑膜而形成的慢性肉芽肿，以单发多见。临床上，在接受正规抗结核治疗时并发颅内结核瘤非常罕见。有学者认为颅内结核瘤经过有效抗结核治疗，病灶可在 1 ～ 4 个月内缩小，3 ～ 12 个月内消失，大部分预后良好，很少遗留后遗症。化疗方案以选用透过血脑屏障较好的药物为主，如 H、R、Z 等，疗程不应低于 1.5 年，以免复发。

以下情况为外科手术治疗指征：

（1）体积较大的孤立、局限病灶，占位效应明显者。

（2）引起梗阻性脑积水，内科治疗无效，且进行性加重者。

（3）有严重的脑神经损害，如失明、听力障碍或病灶靠近脑干、影响呼吸循环中枢者。

（4）顽固性癫痫者。

（5）难以和其他肿瘤相鉴别者。

在结核瘤的手术中要注意以下几点：

（1）尽量完整摘除病灶，防止结核播散，术中可用 1∶1000 链霉素冲洗术野。

（2）多发性结核瘤只切除引起颅高压的主要病灶。

（3）由于结核瘤术后脑水肿一般比较重，手术减压要充分。

（4）术前、术后均应行抗结核治疗。

（5）由于脑皮质的炎性刺激和手术中炎症的扩散形成瘢痕粘连容易诱发癫痫，术后应给予抗癫痫治疗。

第四节 隐球菌性脑膜炎

长期医嘱	临时医嘱
神经内科护理常规	血常规
一级护理❶	尿常规（动态监测）
普通饮食 　或 鼻饲流质饮食	粪常规＋隐血试验
病重 　或 病危通知　prn	血清生化全套（动态监测肝肾功能、电解质）
吸氧　prn	凝血功能
心电监护　prn	血气分析
监测生命体征（T、P、R、BP、瞳孔）	血沉、C反应蛋白（CRP）
20% 甘露醇　250ml iv gtt q8h prn❷	血培养＋药敏
	痰培养＋药敏
5% 葡萄糖　500ml 地塞米松　5mg 两性霉素 B　1～2mg　　iv gtt❸ qd（6～8h滴完）	血液传染病学检查（包括乙肝、丙肝、梅毒、艾滋病等）
	心电图
	胸部 CT（或胸部 DR）❹
5-氟胞嘧啶　1.5g po qid❸	腰椎穿刺（测颅内压，脑脊液常规、生化、脑脊液革兰/抗酸/墨汁染色/阿利新蓝染色/MGG染色，脑脊液真菌培养、隐球菌荚膜多糖抗原检测）❺❻

长期医嘱	临时医嘱
氟康唑　400mg po qd prn［两性霉素 B 加至 0.5 ～ 0.75mg/（kg·d）后予以停用］❸	血清隐球菌荚膜多糖抗原检测❼
	脑电图
0.9% 氯化钠液　500ml 维生素 C　2.0g　｜ iv gtt qd 15% 氯化钾液　10ml ｜	腹部超声 / 泌尿系超声 / 心脏超声 / 浅表淋巴结超声 / 妇科多系统超声
氯化钾缓释片　1g po tid	支气管检查（合并肺隐球病时完善）
碳酸钙　1.5g po bid（与激素联用时）	头颅 CT 平扫 + 骨窗 + 增强
	头颅 MRI 平扫 + 增强扫描❽
	神经外科会诊　prn❾
	传染科会诊❿

　　❶ 隐球菌性脑膜炎多病情较重，病死率较高，此类患者应予以心电监护、吸氧、监测生命体征等，并书面告知家属病重或病危。

　　❷ 隐球菌性脑膜炎多伴有颅内压增高或合并脑积水，应给予脱水降颅压治疗，防止脑疝发生。应用脱水剂需注意及时补充水、电解质和保护肾脏。

　　❸ 隐球菌性脑膜炎急性期推荐两性霉素 B 联合 5- 氟胞嘧啶治疗。两性霉素 B 可破坏隐球菌的细胞膜，有利于 5- 氟胞嘧啶的渗入，继而抑制隐球菌的核酸合成，达到杀灭隐球菌的目的，两药合用有协同杀菌的作用，可减少两性霉素 B 的用量以减少其严重的毒副作用，防止 5- 氟胞嘧啶耐药菌株的产生。

　　美国国立变态反应和感染病研究院真菌病研究组根据循证医学和个人经验制订了隐球菌病的处理指南，该指南对人类免疫缺陷病毒（HIV）感染者及非 HIV 感染者提出了相应的治疗建议。非 HIV 感染者发生中枢神经系统感染时，推荐有两种方案：

　　方案 1：两性霉素 B 0.7 ～ 1.0mg/（kg·d）联合 5- 氟胞嘧啶100mg/（kg·d），疗程 6 ～ 10 周。

方案 2：两性霉素 B 0.7 ～ 1.0mg/（kg·d）联合 5- 氟胞嘧啶 100mg/（kg·d），疗程 2 周，后以氟康唑 400mg/d，疗程至少 10 周，根据患者的临床状况氟康唑可能需维持 5 ～ 12 个月。

HIV 感染者，分为诱导 / 巩固治疗期及维持治疗期，在诱导 / 巩固治疗期联合用药方案常用的有两种，

方案 1：两性霉素 B 0.7 ～ 1.0mg/（kg·d）联合 5- 氟胞嘧啶 100mg/（kg·d），疗程 6 ～ 10 周。

方案 2：两性霉素 B 0.7 ～ 1.0mg/（kg·d）联合 5- 氟胞嘧啶 100mg/（kg·d），疗程 2 周，后以氟康唑 400mg/d，疗程至少 10 周。

维持治疗期需维持终生：氟康唑 200 ～ 400mg/d 口服，或伊曲康唑 200mg，口服，2 次 / 天，或两性霉素 B 1mg/kg，静脉滴注，每周 1 ～ 3 次。指南推荐的两性霉素 B 脂质体的剂量为 4mg/（kg·d）（HIV 感染者及非感染者）。

❹ 胸部 X 线摄片可见隐球菌性脑膜炎呈类肺结核样病灶或肺炎样改变，少数表现为肺不张、胸膜增厚或占位影像。

❺ 脑脊液检查在颅内感染的诊断和鉴别诊断具有重要价值。隐球菌性脑膜炎脑脊液可呈"三高一低"，即压力增高（＞ 200mmH₂O）、以淋巴细胞增高为主的细胞数增多（一般 10 ～ 500/µl）、蛋白增高而糖减低，但非特异性，隐球菌性脑膜炎的颅内压增高和脑脊液糖含量降低较其他中枢神经感染更明显。

❻ 脑脊液涂片墨汁染色镜检，是诊断隐球菌性脑膜炎直接而快速的诊断方法。新型隐球菌在镜下可见圆形或椭圆形的双层厚壁孢子，外有一层宽阔荚膜，边缘清楚完整。墨汁染色的阳性率为 30% ～ 50%，可取脑脊液离心沉淀物涂片行墨汁染色反复多次检查，以提高阳性率。

脑脊液真菌培养（将标本接种于葡萄糖蛋白琼脂培养基上，室温 25℃或 37℃培养）是诊断隐球菌性脑膜炎的另外一种方法，脑脊液培养 5d 左右可有新型隐球菌生长，该方法特异性较高，但敏感性不高，较为费时。

❼ 乳胶凝集试验是以高效价的隐球菌多糖抗体直接检测荚膜多糖抗原，当滴度＞ 1：8 时有效，其特异性及准确性均较高，且抗原滴度与疾病转归呈正相关，可指导治疗与判断预后。但存在假阳

性、系统性红斑狼疮和结节病等免疫性疾病可出现假阳性。

❽ 头颅 MRI 检查可见基底节区假性囊肿、弥漫性脑膜强化、脑水肿脑实质低密度病灶、脑积水等，不少患者脑积水为隐球菌性脑膜炎的唯一表现，但 25%～50% 的患者 MRI 无变化。

❾ 隐球菌性脑膜炎多伴有显著颅内压增高，有时表现为脑积水，此时可请神经外科会诊行脑室穿刺引流或分流术，必要时也可行骨片减压术。

❿ 隐球菌感染，多见于免疫缺陷患者，如肾上腺糖皮质激素的长期应用、肿瘤化疗、放疗和器官移植后长期应用免疫抑制药，以及 HIV 感染。治疗期间，应尽可能详细询问病史并行相关检查，发现可能存在的免疫缺陷的原因。同时应关注引发免疫缺陷的原发性疾病的治疗，必要时请相关科室会诊。若患者 HIV 抗体阳性，则应尽快上报疾病控制机构，并做好防护及隔离工作。

注：1. 隐球菌性脑膜炎是由新型隐球菌感染脑膜和脑实质所致的中枢神经系统的亚急性或慢性炎性疾病，是中枢神经系统最常见的真菌感染。隐球菌为条件致病菌，接触鸽子排泄物是发生新型隐球菌病的主要原因。该病虽可发生于正常人，但更常见于全身性免疫缺陷性疾病、慢性衰竭性疾病，如获得性免疫缺陷综合征（AIDS）、淋巴肉瘤、网状细胞肉瘤、白血病、霍奇金病、多发性骨髓瘤、结节病、结核病、糖尿病、肾病及红斑狼疮等。

2. 隐球菌性脑膜炎的诊断依据

（1）有机体免疫力低下或缺陷等基础疾病。

（2）亚急性或慢性起病，头痛伴有低热、恶心、呕吐和脑膜刺激征表现。

（3）腰椎穿刺检查提示有颅内压增高、淋巴细胞轻到中度增高、糖明显降低。脑脊液隐球菌特异染色（墨汁染色、阿利新蓝染色、MGG 染色）及或真菌培养找到隐球菌是诊断隐球菌性脑膜炎的金标准。

（4）影像学检查发现有脑膜增强反应和脑实质内的局限性炎性病灶。

3. 本病在临床表现、脑脊液常规生化检验上与结核性脑膜炎有较多相似处，临床上易误诊为结核性脑膜炎，因此对诊断为结核性脑膜炎的患者经正规抗结核治疗后疗效不佳时，应考虑到隐球菌性脑膜炎的可能性，并行相关特异性检查。

4. 对于确诊的中枢神经系统隐球菌感染的治疗原则包括：①早期、足疗程；②综合治疗。即抗真菌、基础病治疗（如系统性红斑狼疮、血液病等）、对症支持等治疗。其中以抗真菌治疗为主，在治疗过程中辅以降颅压、纠正电解质紊乱等对症治疗，以及注意营养支持、病因治疗等。

（1）目前临床常用的抗真菌药物包括以下几类：

① 多稀类：两性霉素 B（AmB）为广谱多烯类抗真菌药物，对多种真菌具有杀菌作用，是治疗中枢神经系统隐球菌感染首选的抗真菌药物。其作用机制是与真菌细胞膜中的麦角固醇结合，干扰细胞代谢、增加细胞膜通透性，导致细胞死亡。AmB 具有最好的早期杀菌活力。

AmB 容易与人类胆固醇细胞膜结合，因此副作用也更严重。AmB 具有高毒性，尤其是肝、肾毒性。肾毒性最常见，可引起肾小球滤过率降低和电解质紊乱。早期终止使用 AmB 或者换用两性霉素 B 脂质体可恢复肾功能。另外，一些研究表明在中、低收入国家可通过预水化处理和补充电解质来有效减轻毒性作用。贫血是两性霉素 B 另一常见的副作用，主要是由于抑制骨髓合成红细胞生成素。

由于两性霉素 B 毒性作用大，国外最近开发了 3 种脂质体剂型的两性霉素 B：包括两性霉素 B 脂质体、两性霉素 B 脂质体复合物（ABLC）和两性霉素 B 胶体分散剂（ABCD）等剂型。多项研究资料表明，这 3 种剂型的药品在提高抗真菌的疗效的同时，显著地减轻了毒副反应，使患者的耐受性提高，有利于在治疗初期就可以快速达到有效剂量。我国主要应用两性霉素 B 和两性霉素 B 脂质体剂型。

② 氟胞嘧啶：是一种嘧啶类似物，可干扰真菌 DNA 的合成，从而抑制细胞分裂。单独使用时活性低且易产生耐药，临床多与两性霉素 B 联合应用，两性霉素 B 使细胞膜通透性增加，氟胞嘧啶更易进入菌体，协同发挥杀菌作用，二者联合应用效果明显优于两性霉素 B 联合氟康唑。诱导期不使用氟胞嘧啶会导致病死率升高，治疗失败或复发。氟胞嘧啶易通过血脑屏障且副作用较小，可出现胃肠道反

应、皮疹、红细胞减少及轻微的肝肾功能受损等,停药即可恢复。

③ 三唑类

氟康唑:为三唑类抗真菌药物,通过抑制细胞色素 P450 活性,从而抑制真菌细胞膜麦角固醇的合成,破坏细胞膜,达到抑制真菌的效果。氟康唑极易透过血 - 脑屏障,在脑脊液中浓度较高,但由于氟康唑属于抑菌药,其杀菌作用弱于两性霉素 B,因此适用于两性霉 B 诱导后的序贯治疗。新的药物如伏立康唑和泊沙康唑在体外也具有明显的抗隐球菌活性。氟康唑的不良反应发生率较低,主要有胃肠道反应及皮疹等,一过性肝肾损害,大多停药后可恢复正常。

伊曲康唑:三唑类抗真菌药物,阻止真菌主要成分——麦角固醇的生物合成。体外药敏试验显示其具有良好的抗隐球菌活性。伊曲康唑难以通过血脑屏障,在脑脊液中的浓度较低,但是在脑膜、脑实质病灶内有较高的药物浓度,联合两性霉素 B、氟胞嘧啶治疗隐球菌肉芽肿取得良好的疗效。伊曲康唑常见不良反应有胃肠道不适,如厌食、恶心、腹痛和便秘。较少见的副作用包括头痛、可逆性氨基转移酶升高、月经紊乱、头晕和过敏反应(如瘙痒、红斑、风团和血管性水肿)。

伏立康唑:是较新的三唑类抗真菌药物,可以很好地透过血脑屏障,进入中枢神经系统的病灶部位。伏立康唑的副作用最为常见的为视觉障碍、发热、皮疹、恶心、呕吐、腹泻、头痛、周围性水肿、腹痛以及呼吸功能紊乱。肝毒性,以转氨酶异常最常见,黄疸等严重的肝毒性很少发生,肝炎和致死性的肝衰竭更为罕见。与治疗有关的,导致停药的最常见不良事件包括肝功能检验值增高、皮疹和视觉障碍。

5. 隐球菌性脑膜炎治疗方案(以下方案主要对于免疫功能正常患者):确诊的隐球菌性脑膜炎患者立即开始抗真菌的诱导期治疗。

(1)诱导期

① AmB(每日 0.7 ~ 1.0mg/kg,静脉给药)+氟胞嘧啶(每日 100mg/kg,分 4 次口服)2 ~ 6 周。

② AmB 脂质体(每日 1 ~ 3mg/kg,静脉给药)+氟胞嘧啶(每日 100mg/kg,分 4 次口服)2 ~ 6 周。

③ 资源有限的地区也可使用 AmB(每日 0.7 ~ 1.0mg/kg,静

脉给药）+ 氟康唑（每日 400 ~ 800mg 口服）2 ~ 6 周。

④ 重症感染患者诱导期可以使用 AmB 脂质体（每日 1 ~ 3mg/kg，静脉给药）+ 氟胞嘧啶（每日 100mg/kg，分 4 次口服）+ 氟康唑（每日 400mg）2 ~ 6 周。

⑤ 肾功能障碍或者不耐受 AmB 或其脂质体的患者，可以使用氟康唑 400 ~ 800mg。

⑥ 对于无法耐受 AmB 和氟胞嘧啶或者药物获取困难的患者可采用氟康唑 / 伏立康唑单药治疗。

对于治疗失败风险低的患者（即确诊较早、没有未控制的基础疾病或重度免疫抑制，初始 2 周的抗真菌联合治疗的临床疗效很好的患者），AmB 联合氟胞嘧啶诱导治疗 2 周即可。无神经系统并发症，无明显基础疾病或免疫抑制以及治疗 2 周后脑脊液酵母菌培养阴性的患者诱导治疗 4 周。对于合并神经系统并发症的患者，考虑延长诱导治疗时间至 6 周。单用 AmB（不能耐受或者未曾使用 5-FU）或治疗中断，考虑延长 AmB 或 LFAmB 诱导治疗至少 2 周。不能耐受 AmB 的、有条件的患者，推荐直接应用 AmB 脂质体。

（2）巩固期：氟康唑每日 400 ~ 800mg（6 ~ 12mg/kg），口服治疗 8 周。如使用了 2 周的诱导治疗且肾功能正常，推荐使用较大剂量氟康唑（每日 800mg）。对于不能耐受氟康唑或效果不佳的患者可选用伊曲康唑 200 ~ 400mg/d，口服至少 12 周。

（3）维持期：氟康唑每日 200mg（3mg/kg），口服治疗 6 ~ 12 个月。

6. 两性霉素 B 是治疗隐球菌性脑膜炎的重要药物，自从应用于临床以来，耐药较少，但其不良反应较多，建议成人首剂一般为 1 ~ 2mg/d 加入 5% 葡萄糖液 500ml 内避光缓慢滴注（静滴前可同时给予地塞米松 2 ~ 5mg，以减轻副作用），滴注时间要求大于 6 ~ 8h，稀释药品不宜用 0.9% 氯化钠溶液等其他溶剂，以免发生沉淀，由于该药性质不稳定，易氧化，故应用时需新鲜配制，24h 内使用，避光避热保存。首剂用后可视患者情况逐日加量，一般第 2 天和第 3 天分别为 2mg 和 5mg，若无严重反应，第 4 天起可每日增加 5mg，逐渐达到每日 0.7 ~ 1.0mg/kg 的治疗量，疗程视病情而定，可长达 3 ~ 6 个月，总剂量达到 2.0 ~ 3.0g。

7. 对于不能耐受大剂量静脉应用两性霉素 B $0.7 \sim 1mg/(kg \cdot d)$ 的隐球菌性脑膜炎患者，同时采用两性霉素 B 鞘内注射也是常用的辅助治疗方案。诱导期联合鞘内注射 AmB 的首次剂量为 $0.05 \sim 0.1mg$，鞘内给药前宜添加 5mg 地塞米松。每周进行 $2 \sim 3$ 次，依据患者耐受情况逐渐加大 AmB 剂量至 0.5mg，最高剂量不超过 1mg，用药总量 $\leqslant 15mg$。具体配制方法严格按照说明书进行。鞘内注射两性霉素 B 可以提高抗真菌治疗的疗效，但需要注意避免并发症的发生。注意事项：①影像学检查无腰穿绝对禁忌证者方可进行鞘注治疗；②鞘注前静滴 20% 甘露醇 250ml；③注射前释放等量的脑脊液（半梗阻状态缓慢流出），注射时用 CSF 反复稀释，推注速度要均匀缓慢；④注射两性霉素 B 前鞘注地塞米松减少副作用。

8. 静脉滴注或鞘内注射给药时，均先以灭菌注射用水 10ml 配制本品 50mg，或 5ml 配制 25mg，然后用 5% 葡萄糖注射液稀释（不可用氯化钠注射液，因可产生沉淀），滴注液浓度不超过 10mg/100ml，避光缓慢静滴，每次滴注时间需 6h 以上，稀释用葡萄糖注射液的 pH 应在 4.2 以上。鞘内注射时可取 5mg/ml 浓度的药液 1ml，加 5% 葡萄糖注射液 19ml 稀释，使最终浓度成 $25\mu g/ml$。注射时取所需药液量以脑脊液 $5 \sim 30ml$ 反复稀释，并缓慢注入。鞘内注射液药物浓度不可高于 25mg/100ml，pH 应在 4.2 以上。

9. 两性霉素 B 的不良反应。尤需关注以下几点。

（1）静滴过程中或静滴后数小时发生寒战、高热、严重头痛、恶心和呕吐，有时可出现血压下降、眩晕等。

（2）几乎所有患者均可出现不同程度的肾功能损害，尿中可出现红、白细胞、蛋白和管型，血尿素氮及肌酐升高，肌酐清除率降低，也可引起肾小管性酸中毒。定期检查发现尿素氮>和肌酐升高，应采取措施，停药或降低剂量。

（3）由于大量钾离子排出所致的低钾血症。应高度重视，及时补钾。

（4）血液系统毒性反应，可发生正常红细胞性贫血，血小板减少也偶可发生。

（5）肝毒性较为少见，由本品所致的肝细胞坏死、急性肝功能衰竭亦有发生。

（6）心血管系统反应，静滴过快时可引起心室颤动或心脏骤停。本品所致的电解质紊乱亦可导致心律失常的发生。两性霉素B刺激性大，注射部位可发生血栓性静脉炎。

（7）神经系统毒性，鞘内注射本品可引起严重头痛、发热、呕吐、颈项强直、下肢疼痛、尿潴留等，严重者下肢截瘫。

（8）偶有过敏性休克、皮疹等发生。

（9）尚有白细胞下降、贫血、血压下降或升高、复视、周围神经炎等反应。

10. 高颅压的处理：超过50%的隐球菌性脑膜炎的患者有颅内压增高，高颅压是造成隐脑死亡及发生并发症的最主要原因，因此，有效控制颅内压，改善临床症状，为抗真菌治疗的成功赢得足够的时间，是治疗过程中至关重要的一环节。无论是否为HIV患者，积极治疗颅高压都是至关重要的。常用的降颅压方式有以下几种：

（1）药物治疗：如甘露醇、甘油果糖、糖皮质激素、乙酰唑胺等，但长期效果不明确。

（2）腰穿放脑脊液：对颅内压＞2.4kPa的患者，一般采用定期腰穿放脑脊液维持正常颅内压。开始腰穿放脑脊液每天10～30ml，当颅内压和症状连续维持正常超过2d，可停止放脑脊液。该方法是目前最为有效、快速的降颅压方法。

（3）腰大池引流：由于腰穿放脑脊液需频繁腰穿，为避免增加患者的痛苦，诱导期可考虑腰大池引流。而且对颅内压＞3.9kPa、频繁腰穿放脑脊液不能有效控制颅高压症状的患者，行腰大池引流是一种较好的方法。引流出足量脑脊液使开放性脑压下降至原来的50%。调控每24h引流量为300～400ml，患者单次引流时间原则上不超过15d，以防穿刺点脑脊液漏及继发感染。

（4）Ommaya（贮液囊）：留置Ommaya囊常作为脑积水、颅高压、治疗效果欠佳者诱导期以及巩固期减轻颅高压症状的外科方法之一。抗真菌药物可通过此囊直接注入脑室达到有效浓度而不经过血脑屏障。然而，反复经皮穿刺可损害贮液囊或继发感染。

（5）脑室-腹腔分流术：对颅高压控制不理想，反复发生脑疝或出现持续性或进行性加重的脑神经缺损，应考虑脑室-腹腔分流术，同时给予抗真菌治疗可避免继发性细菌感染。

（6）侧脑室引流：如脑脊液压力持续升高，而上述措施不能满意降低颅内压，且有脑室扩大者，应及时行侧脑室引流术。

11.隐球菌性脑膜炎常呈进行性加重，预后不良，病死率较高。未经治疗者常在数月内死亡，平均病程为6个月。影响预后的关键在于治疗要及时，疗程要足，总剂量要够，停药要慎重。脑脊液涂片、培养及生化指标的变化是判断是否可以停药的重要参考指标，此外，还应包括临床症状的消失、常规生化检查指标的恢复正常等情况。脑脊液压力的恢复不作为停药的重要指标。隐球菌性脑膜炎的治愈标准（若脑脊液蛋白仍超过正常值依旧可作为临床治愈）：①每月1次脑脊液常规、生化检查显示脑脊液中的细胞数、糖和氯化物连续3次正常；②脑脊液隐球菌乳胶凝集试验结果显示滴度进行性下降；③脑脊液的隐球菌涂片计数连续3次阴性。一般停药后1～3个月做脑脊液复查，以后可根据患者情况每半年复查1次。

第五节　脑囊虫病

长期医嘱	临时医嘱
神经内科护理常规	血常规
一级护理❶	尿常规
普通饮食　或 鼻饲流质饮食	粪常规+隐血试验+找绦虫卵❺
	血清生化全套
病重通知　或 病危通知　prn	凝血象
	血沉、C反应蛋白（CRP）
吸氧　prn	血液传染病学检查（包括乙肝、丙肝、梅毒、艾滋病等）
心电监护　prn	
监测生命体征（T、P、R、BP、瞳孔）	心电图
吡喹酮　200mg po tid❷	胸部正侧位X线摄片
或 阿苯达唑　400mg po bid❷	双侧胫腓骨正侧位X线摄片❻
20%甘露醇　250ml iv gtt q12h❸	

续表

长期医嘱	临时医嘱
5% 葡萄糖氯化钠液 500ml｜iv gtt 地塞米松　10mg｜qd	腰椎穿刺（测颅内压，脑脊液常规、生化、脑脊液革兰、抗酸、墨汁染色，脑脊液 / 血囊虫抗体检测）❼
卡马西平　0.2g po bid 或 丙戊酸钠　500mg po bid prn❹	脑电图
	头颅 CT 或头颅 MRI 平扫 + 增强扫描❽
	眼科会诊❾
	神经外科会诊❿

❶ 脑囊虫病在驱虫治疗过程中，由于囊尾蚴大量死亡会引起剧烈的炎症反应，导致患者症状加剧，出现频繁的癫痫发作、颅内压增高，甚至出现脑疝而危及生命，因此，驱虫治疗患者必须住院，驱虫治疗过程中应予以心电监护、吸氧、检测生命体征等，并书面告知家属病重或病危。

❷ 驱虫治疗的常用药物为吡喹酮和阿苯达唑。

吡喹酮主要是增加囊虫细胞膜对钙离子的通透性，导致头节结构破坏，从而使虫体死亡，临床常用于脑实质型囊虫的治疗。该药难以通过血脑屏障进入脑脊液，对脑室型和蛛网膜下腔型疗效较差。通常吡喹酮总剂量为 120 ~ 180mg/kg，分 3 ~ 4d 服用，间隔 3 ~ 4 个月进行下 1 个疗程，共 2 ~ 3 个疗程。如脑囊虫为多发性、病情重者、合并颅内压增高或精神障碍，宜采用小剂量长疗程疗法。

阿苯哒唑（丙硫咪唑）为一高效低毒的广谱驱虫药，在体内代谢为亚砜类或砜类后，通过抑制虫体对葡萄糖的吸收，导致虫体糖原耗竭，或抑制延胡索酸还原酶，从而抑制 ATP 生成，使寄生虫无法存活和繁殖。有研究证实阿苯达唑对于脑实质型脑囊虫作用优于吡喹酮。此外，该药可通过血脑屏障并渗透到脑脊液中杀灭蛛网膜下隙和脑室囊虫，因此可用于治疗蛛网膜下腔型或脑室型囊虫。通常，阿苯达唑用法为 15 ~ 20mg/（kg·d），分 2 次口服，10 天为 1

个疗程，1 个月后再服第 2 个疗程，通常 3 ～ 5 个疗程。

❸ 驱虫治疗过程中，囊尾蚴大量死亡后大量异体蛋白释放可导致剧烈的炎性反应，引起所谓囊虫性脑炎，主要表现为弥漫性脑水肿、颅内压增高、意识障碍等，此时需应用甘露醇和皮质激素等减轻脑水肿，抑制炎症反应。美国神经病学会发布的循证指南推荐脑实质型脑囊虫病患者使用阿苯达唑联合糖皮质激素为首选治疗方案。

❹ 脑囊虫病患者大部分以癫痫为首发或主要表现，对于存在癫痫发作患者，建议给予抗癫痫治疗。另外，驱虫治疗过程中，癫痫发作机会也大大增加，可预防性应用抗癫痫药物。药物可选用卡马西平、丙戊酸钠、苯妥英钠等。其中以卡马西平最为常用及有效，抗癫痫时间一般为囊虫治愈后缓慢减药并停用，并注意监测脑电图情况。因卡马西平和苯妥英钠能降低吡喹酮的生物利用度，故也经常选用广谱抗癫痫药如丙戊酸钠等。

❺ 脑囊虫病患者血常规检查有时可出现嗜酸粒细胞增高。大便检查发现绦虫卵提示存在绦虫病，是脑囊虫诊断的间接证据。

❻ 脑囊虫病患者常伴有皮下或肌肉（特别是腓肠肌）囊尾蚴结节，因此，对于临床疑诊脑囊虫的患者应拍双侧胫腓骨正侧位 X 线片，胫腓骨 X 线片能显示已经钙化的囊尾蚴结节。

❼ 腰穿及脑脊液的检查很重要，可监测颅内压及脑脊液变化情况，给诊断及治疗提供依据。脑囊虫患者颅内压力可正常或升高，有核细胞数正常或轻度增高，一般为（10 ～ 100）×10^6/L，以淋巴细胞为主，嗜酸粒细胞可增高，蛋白含量正常或轻度增高，糖含量一般正常或轻度降低，氯化物正常，脑室型和蛛网膜型脑脊液变化一般较脑实质型明显。脑脊液免疫学检查对脑囊虫病的诊断有重要意义，ELISA 法对脑脊液囊尾蚴的特异性抗体进行检测，其阳性率达 90%，特异性 95%，脑脊液囊虫抗体阳性提示患有该病并处于活动期。

❽ 头颅影像学检查对于脑囊虫病的诊断是必需的。囊虫在脑寄生可分为三个时期：存活期、变性死亡期、钙化期。CT 可显示囊虫的各期表现，多发性小点状钙化是 CT 检查突出的优势之一。有研究显示，脑囊虫病 CT 的诊断率为 84.6%，头颅 MRI 的诊断率则

为 100%。头颅 MRI 可显示囊虫的存活期、死亡早期、死亡中期、死亡后期及吸收钙化期。存活期囊液在 MRI T1 及 T2 表现均为长信号，囊壁边界光滑，无周围水肿，而偏小头节为等信号，头节强化，囊壁呈薄壁环状或开环状稍强化；死亡早期为囊周指状或脑回状水肿病灶，头节仍可见，无强化，而囊壁呈厚壁明显强化；中期囊内出现混杂信号，头节消失，厚壁强化；后期囊壁塌陷萎缩，水肿明显消退；钙化期则多表现为长 T1，而 T2 信号可长可短，此期 CT 表现更具特征。FLAIR 像对囊泡、头节、水肿病灶及正常脑组织均能更清晰显示。在 DWI 像上囊液为低信号，ADC 像上为高信号，头节为等信号，水肿带在 DWI 像上为稍高信号，在 ADC 上明显高信号，提示囊虫异体蛋白所致的炎性水肿为血管源性。同时脑囊虫各期共存，且多寄生于白质与灰质的交界处亦是其特征之一。

❾ 眼部亦是囊虫的常见寄生部位，眼科会诊检查目的在于发现眼内囊虫体，如眼内有囊虫务必先行眼科手术治疗摘除囊虫体，因杀虫治疗过程中囊虫死亡所致的眼内激烈炎症反应可致失明。

❿ 对于有明显占位症状、蛛网膜下腔型脑囊虫病、囊虫位于脑室或脑池中并阻断了脑脊液的循环通路等患者，或因为囊虫坏死诱发脑室炎或蛛网膜炎症合并脑积水的患者建议请神经外科会诊协助进行手术治疗。手术方式主要根据囊虫的寄生部位及所致的病变情况确定。因占位症状明显的可开颅显微手术切除脑实质型脑囊虫，脑室囊虫可行脑室镜手术摘除，对于合并脑积水而不能摘除囊虫者可行脑室 - 腹腔分流手术等。术后均应常规给予药物驱虫治疗。神经外科手术适应证：脑内直径 > 4cm 的单发大囊泡型；脑内直径 < 4cm 单发或有限多发囊虫，伴局灶性神经损害症状，切除病变不影响重要神经功能者；弥漫性多发脑囊虫病引起广泛脑水肿及颅高压，非手术治疗无效者；梗阻性脑积水；交通性脑积水。

注：1. 脑囊虫病（cerebral cysticercosis）是猪绦虫的幼虫（囊尾蚴）寄生于脑组织形成包囊所致，是最常见的 CNS 寄生虫感染。主要流行于东北、西北、华北、内蒙古、河南、云南等地。是由于口服了猪肉绦虫卵，发育成囊尾蚴，经消化道穿出肠壁进入肠系膜小静脉，再经体循环而到达脑膜、脑实质以及脑室内。囊尾蚴引起脑病变的发病机理主要有：①囊尾蚴对周围脑组织的压迫和破坏；

②作为异种蛋白引起的脑组织变态反应与炎症；③囊尾蚴阻塞脑脊液循环环路引起颅内压增高。

2. 脑囊虫病多见于青壮年。根据包囊存在的位置不同，临床分为脑实质型、脑室型、蛛网膜下腔型、脊髓型、混合型。依据患者症状，可以分为：癫痫型、高颅压型、精神障碍型、脑炎脑膜炎型、混合型。各型表现如下：

（1）脑实质型：临床表现与包囊的位置有关。皮质的包囊引起全身性和部分性痫性发作，可突然或缓慢出现偏瘫、感觉缺失、偏盲和失语；小脑的包囊引起共济失调；血管受损后可引发脑卒中，出现肢体无力、瘫痪、病理反射阳性。极少数患者包囊的数目很多，并分布于额叶或颞叶等部位可发生精神症状和智能障碍。罕见的情况是，在感染初期发生急性弥漫性脑炎，引起意识障碍直至昏迷。

（2）蛛网膜型：脑膜的包囊破裂或死亡可引起脑膜刺激症状、交通性脑积水和脑膜炎等表现；包囊在基底池内转化为葡萄状后不断扩大，引起阻塞性脑积水。

（3）脊髓蛛网膜受累出现蛛网膜炎和蛛网膜下腔完全阻塞。

（4）脑室型：在第三和第四脑室内的包囊可阻断循环，导致阻塞性脑积水。包囊可在脑室腔内移动，并产生一种球状活瓣作用，可突然阻塞第四脑室正中孔，导致颅内压突然急骤增高，引起眩晕、呕吐、意识障碍和跌倒，甚至死亡，即布龙征（Brun sign）发作，少数患者可在没有任何前驱症状的情况下突然死亡。

（5）脊髓型：由于囊虫侵入脊髓产生的脊髓受压症状，临床表现为截瘫、感觉障碍、大小便失禁等。

3. 脑囊虫病感染方式有三种，具体见表2-7。

表2-7　脑囊虫病感染方式

感染方式	简介
内在自身感染	绦虫病患者呕吐或肠道逆蠕动使绦虫妊娠节片回流到胃内，虫卵在十二指肠内孵化逸出六钩蚴，钻过肠壁进入肠系膜小静脉与淋巴循环而输送至全身，发育成囊尾蚴
外源自身感染	绦虫病患者的手沾染了绦虫卵，经口感染

续表

感染方式	简介
外源异体感染	患者自身无绦虫病，因吃了生或半生的感染了绦虫的肉类，或被绦虫卵污染的水果、蔬菜而感染囊虫

4. 脑囊虫病的诊断标准

（1）有相应的临床症状和体征，如癫痫发作、颅内压增高、精神障碍等脑部症状和体征，基本上排除了需与之鉴别的其他疾病。

（2）免疫学检查阳性［血清和（或）脑脊液囊虫 IgG 抗体］；脑脊液常规生化正常，或有炎性改变，白细胞增高，特别是嗜酸粒细胞增多。

（3）头颅 CT 或 MRI 显示囊虫影像改变。

（4）皮下、肌肉或眼内囊虫结节，经活检病理学检查证实为囊虫者。

（5）患者来自绦虫囊虫病流行区，粪便有排绦虫节片或食"米猪肉"史，可作为诊断的参考依据。

凡具备 4 条以上者即可确诊；或者具备（1）、（2）、（3）或（1）、（2）、（5）或（1）、（3）、（5）条者亦可确诊。

5. 对于颅内多发病灶患者，驱虫治疗过程中可能出现严重的脑水肿，严重者甚至可能出现脑疝，危及生命，对于这类患者，治疗应遵循以下原则：①驱虫药从小剂量开始，根据患者对药物的反应，逐步增加每日用量；②可给予甘露醇静脉滴注，脱水降颅压；③可经静脉给予糖皮质激素，抑制由囊尾蚴死亡引起的免疫反应。常用地塞米松，每日 10 ~ 20mg，疗程 5 ~ 7 日，之后换用泼尼松50mg 口服，递减用量。应用激素的同时，给予抑酸、补钾及补钙治疗；若药物控制脑水肿无效，尽快请神经外科会诊，行去骨瓣减压术。

6. 对肠道仍有绦虫寄生者，为防止自身再次感染，应行驱绦虫治疗。肠道驱虫治疗方案：生南瓜子 120g，去皮顿服，1h 后口服槟榔 120g 煎剂，1h 后口服 50% 硫酸镁溶液 60ml 导泻，观察是否排出绦虫，特别注意是否排出头节。

第六节　莱姆病

长期医嘱	临时医嘱
神经内科护理常规	血常规
一级护理	尿常规
普通饮食 　或 鼻饲流质饮食	粪常规 + 隐血试验
	血清生化全套
0.9% 氯化钠液　100ml ｜ iv gtt ❶ 头孢曲松钠　1.0g　　｜ q12h 　或 0.9% 氯化钠液 　　　100ml　　　｜ iv gtt 　青霉素 G　　　　｜ q12h 　　1000 万 IU　　｜	凝血象
	血沉、C 反应蛋白（CRP）
	血液传染病学检查（包括乙肝、丙肝、梅毒、艾滋病等）
	心电图或心电 Holter ❷
	超声心动图
	胸部 X 线正侧位摄片
	腰椎穿刺［脑脊液常规、生化、脑脊液革兰、抗酸、墨汁染色，脑脊液 / 血莱姆抗体检测（ELISA 法）］❸
	针极肌电图、神经传导速度、诱发电位
	脑电图
	头颅 CT 或 MRI 平扫 + 增强扫描
	青霉素皮试
	皮肤科会诊
	眼科会诊

❶ 莱姆病为伯氏疏螺旋体感染导致的一种虫媒传染病，治疗主要是使用抗生素，对伯氏疏螺旋体敏感的抗菌素有四环素、氨苄西

林、头孢曲松、亚胺培南、青霉素 G 和氯霉素等。首选药物头孢菌素类、青霉素类，其次是红霉素和四环素。对于神经莱姆病，可应用青霉素 G 每日 2000 万 U，分次静脉输注，疗程 10d，也可用头孢曲松 2g/d，静脉滴注，2 周为 1 个疗程。应用抗生素治疗 24h 内部分患者可出现赫克斯 - 亚里希海默反应（赫氏反应），表现为患者症状反应加重，出现寒战、高热、头痛、呕吐、全身不适、多汗，甚至休克，这是由于抗生素杀死了大量螺旋体而释放大量异性蛋白以及内毒素导致机体的过敏反应。在应用抗生素之前先使用皮质激素能减少赫氏反应的发生，具体方法为：在青霉素等药物治疗前 3d，口服泼尼松，每次 20mg，每日 1 次，连续 3 日。

❷ 莱姆病约 10% 的患者有心脏受累，主要表现为胸闷、心悸、气短，也可出现心肌炎和心包炎等，故应行心脏相关检查，包括心肌酶、心电图、超声心动图等。通常心动图改变为窦性心动过速、室性期前收缩和房室传导阻滞等。

❸ 莱姆病腰穿压力多正常或轻度升高，脑脊液常规检查可见淋巴细胞增多，为 100 ～ 200 个 /μl，蛋白质轻度增高，糖氯化物正常。采用 ELISA 或免疫荧光抗体试验测定患者血、脑脊液中的抗伯氏疏螺旋体抗体，对诊断有重要意义。IgG 和 IgM 滴度 1 ：64 以上为阳性，在发病 3 ～ 6 周时，90% 以上的患者高于 1 ：128，早期以 IgM 升高为主，后期以 IgG 升高为主，效价升高可以维持数年。

注：1. 莱姆病（Lyme disease，LD）是由伯氏疏螺旋体引起的，由中间媒介蜱传播的自然疫源性疾病。人体被带菌蜱叮咬时，伯氏包柔螺旋体随唾液进入皮肤，经过 3 ～ 30d 的潜伏期后进入血液，此时机体产生针对螺旋体鞭毛蛋白的 IgG 和 IgM 抗体，进而诱发机体的特异性免疫反应，并对人体神经、心脏、皮肤、关节等多系统造成损害。

2. 莱姆病的临床分为三期。

第Ⅰ期（全身感染期）：通常为蜱叮咬后 3 ～ 20d 发病，以游走性皮肤环形红斑为主要表现，可有发热、头痛、全身肌肉酸痛等。

第Ⅱ期（心脏、神经系统并发症期）：蜱叮咬后数周至数月发生。

第Ⅲ期（关节炎期）：蜱叮咬后数月至数年后发生。

3. 莱姆病神经系统受累表现为中枢神经系统和周围神经系统损

害，其中以脑膜、脑神经、神经根和周围神经表现最常见。脑膜炎表现为发热、头痛、呕吐、脑膜刺激征等。面神经麻痹是莱姆病最常见的神经系统表现，多数为双侧受累，面瘫多数能恢复。周围神经表现为神经根病、多发性单神经炎、多发神经炎、腕管综合征等，常为慢性发病过程，出现肢体无力、根性疼痛、感觉运动障碍、腱反射减低等。此外，还可出现急性、亚急性脑炎及脑脊髓炎症状（如偏瘫、截瘫、抽搐、共济失调、木僵、精神症状等）。

4.莱姆病的诊断标准

（1）国际诊断莱姆病标准：①有流行区生活及蜱叮咬史；②有皮肤环形红斑或游走性红斑；③有关节、神经系统损害；④间接免疫法测定抗莱姆病抗体IgG ≥ 128。

（2）我国莱姆病临床诊断标准：①在流行区作业，近数日到数月有蜱叮咬史；②有典型的皮肤损伤；③有单关节炎或多关节炎；④有神经系统损伤、面瘫或脑膜炎者；⑤间接免疫荧光抗体血清效价不低于1：128，或双份血清呈4倍增长。病人具备①、⑤项加②~④项中的任何一项即可诊断。

5.对莱姆病的各种临床症状，抗生素治疗都有效，越早应用效果越好。对抗生素的选择，通常情况下Ⅰ期患者口服抗生素即可，如β-内酰胺类（阿莫西林）、四环素类（多西环素）和大环内酯类（红霉素），疗程一般为10 ~ 21d。Ⅱ期、Ⅲ期患者应静脉注射抗生素进行治疗，推荐用头孢曲松、青霉素G，疗程14 ~ 21d。糖皮质激素主要用于两类患者，一是出现赫氏反应者，二是存在心脏和（或）神经系统损害的患者，可以短期内应用激素，常用方法：地塞米松5 ~ 15mg/d，5 ~ 7d症状好转后口服泼尼松片，并逐渐减量，激素的用量及使用时间具体根据病情而定。

第七节　神经梅毒

长期医嘱	临时医嘱
神经内科护理常规	血常规
一级护理	尿常规

续表

长期医嘱	临时医嘱
普通饮食 　或 鼻饲流质饮食	粪常规＋隐血试验
	血清生化全套
监测生命体征（P、R、BP、瞳孔）	凝血象
0.9% 氯化钠液　100ml ｜iv gtt ❶ 注射用青霉素钠　400U ｜q4h 　或 0.9% 氯化钠液 　　100ml　｜iv gtt 　头孢曲松钠　1g ｜q12h	血气分析
	血沉、C 反应蛋白（CRP）
	血液传染病学检查（包括乙肝、丙肝、梅毒、艾滋病等）
泼尼松片　20mg po qd ❷	梅毒血清特异性抗体测定 ❸
	快速梅毒血清反应素试验（RPR）
	心电图或心电 Holter、超声心动图
	胸部 X 线正侧位摄片或肺 CT 检查
	腹部电脑超声、泌尿系电脑超声（男性）、妇科多系统超声（女性）
	腰椎穿刺（脑脊液常规、生化，脑脊液革兰、抗酸、墨汁染色，脑脊液 RPR 试验）❹
	脑电图
	针极机电图、神经传导速度、诱发电位
	脊髓 MRI+ 增强和（或）头颅 MRI+MRA+ 增强
	青霉素皮试
	皮肤科会诊
	眼科会诊

❶ 神经梅毒的治疗首选大剂量青霉素，应及时、足量、足疗程。驱梅治疗方案为：水剂青霉素 G 1800 万～ 2400 万 U 静脉滴注（300 万～ 400 万 U，每 4h 1 次），连续 10 ～ 14d。必要时，继以苄星青霉素 G 240 万 U，每周 1 次肌内注射，共 3 次。或普鲁卡因青霉素 G，240 万 U/d，1 次肌内注射，同时口服丙磺舒，每次 0.5g，每日 4 次，共 10 ～ 14d。必要时，继以苄星青霉素 G 240 万 U，每周 1 次肌内注射，共 3 次。替代方案：头孢曲松 2g，每日 1 次静脉给药，连续 10 ～ 14d。对青霉素过敏者用以下药物：多西环素 100mg，每日 2 次，连服 30d；或盐酸四环素 500mg，每日 4 次，连服 30d（肝、肾功能不全者禁用）。在治疗后的第 1、第 3、第 6、第 12、第 18 和第 24 个月，复查血和脑脊液。2 年后每年复查 1 次，若出现阳性结果，仍需重复治疗，直至连续 2 次脑脊液常规、生化检查正常，梅毒试验阴性。

❷ 为预防赫氏反应（Herxheimer reaction），在应用抗生素之前先使用糖皮质激素，能减少赫氏反应的发生，一般在驱梅治疗的前 3d，口服泼尼松 20mg/d，连服 3d。

❸ 梅毒血清学检查包括非梅毒螺旋体试验和梅毒螺旋体试验。非螺旋体试验包括快速血浆反应素试验（RPR）或性病研究实验室试验（VDRL）；螺旋体试验包括荧光螺旋体抗体吸附试验（FTA-ABS）、梅毒螺旋体血球凝集试验（TPHA）、梅毒螺旋体明胶凝集试验（TPPA）等。血清试验阳性只表明以前接触过梅毒螺旋体，而脑脊液试验阳性，则提示可能为神经梅毒。脑脊液 VDRL 用于诊断神经梅毒的特异性为 100%，但敏感性低，目前基本上被 RPR 取代，脑脊液 RPR 阳性则神经梅毒诊断成立。TPPA 敏感性高，但有假阳性，因此脑脊液 TPPA 阳性（滴度大于 1：80）对诊断神经梅毒有帮助，脑脊液 TPPA 阴性基本可排除神经梅毒。非螺旋体试验抗体滴度与梅毒活动期相关，可以用于评价疗效。治疗后抗体滴度可以下降甚至转阴，有些患者规范治疗后抗体可以持续存在，称为"血清固定"。大部分梅毒患者螺旋体试验可以终生持续阳性。螺旋体试验抗体滴度与疗效无关。部分临床实验室将螺旋体试验用做梅毒初筛试验。梅毒初筛试验阳性的患者需进行标准的非梅毒螺

旋体试验。

❹ 诊断神经梅毒主要靠脑脊液检查来判断。只要脑脊液 VDRL 阳性即可诊断神经梅毒，但是如果 FTA-ABS 阳性，则脑脊液必须有炎症反应的提示：①脑脊液细胞数增高；②脑脊液蛋白增高才能诊断神经梅毒。但如果对仅累及眼／听力系统的患者，只要有快速血浆反应素试验（RPR）≥ 1 ：32 阳性即可诊断。

注：1. 梅毒（syphilis）是由苍白密螺旋体感染引起的一种慢性、系统性的性传播疾病。主要通过性行为传播，也可通过胎盘垂直传播。可分为后天获得性梅毒和胎传梅毒（先天梅毒）。获得性梅毒又分为早期和晚期梅毒。早期梅毒指感染梅毒螺旋体在 2 年内，包括一期、二期和早期隐性梅毒，一、二期梅毒也可重叠出现。晚期梅毒的病程在 2 年以上，包括三期梅毒、心血管梅毒、晚期隐性梅毒等。梅毒在《中华人民共和国传染病防治法》中列为乙类防治管理的病种。

2. 梅毒螺旋体感染中枢神经系统，称为神经梅毒（neurosyphilis）。既往将神经梅毒归于晚期梅毒，但现代调查表明可以发生在梅毒感染的任何阶段，即神经梅毒在梅毒早晚期均可发生。未经治疗或治疗不彻底的梅毒患者，约 30% 会出现神经梅毒，20% 发展为无症状神经梅毒，4% ～ 9% 发展为有症状的神经梅毒，无症状神经梅毒也可能发展为有症状神经梅毒。

3. 根据梅毒螺旋体侵犯的部位不同，神经梅毒可分为 5 种主要类型，即无症状神经梅毒、脑脊膜梅毒（梅毒性脑膜炎和梅毒性硬脊膜炎）、脑膜脑血管梅毒、实质性神经梅毒（麻痹性痴呆和脊髓痨）、树胶肿型神经梅毒。神经梅毒可侵犯脑膜、脊髓膜、血管和脑、脊髓实质等，其临床表现多种多样，首发症状包括痴呆、精神异常、脑梗死、癫痫等，极易被误诊。

4. 神经梅毒的诊断标准

（1）流行病学史：有不安全性行为，多性伴或性伴感染史，或有输血史。

（2）临床表现如下：

① 无症状神经梅毒：无明显的神经系统症状和体征。

② 脑膜神经梅毒：表现为发热、头痛、恶心、呕吐、颈项强直、视盘水肿等。

③ 脑膜血管梅毒：为闭塞性脑血管综合征的表现，如偏瘫、截瘫、失语、癫痫样发作等。

④ 脑实质梅毒：可出现精神症状，表现为麻痹性痴呆，可出现注意力不集中、情绪变化、妄想，以及智力减退、判断力与记忆力、人格改变等；可出现神经系统症状，表现为震颤、言语与书写障碍、共济失调、肌无力、癫痫发作、四肢瘫痪及大小便失禁等。若梅毒螺旋体引起脊髓损伤，即为脊髓痨。可发生闪电样痛，感觉异常，触痛觉及温度觉障碍；深感觉减退及消失；位置觉和振动觉障碍等。

（3）实验室检查

① 非梅毒螺旋体血清学试验阳性，极少数晚期患者可阴性。

② 梅毒螺旋体血清学试验阳性。

③ 脑脊液检查：白细胞计数 $\geqslant 5 \times 10^6/L$，蛋白量 $> 500mg/L$，且无引起异常的其他原因。脑脊液荧光螺旋体抗体吸收试验（FTA-ABS）和（或）性病研究实验室（VDRL）试验阳性。在没有条件做 FTA-ABS 和 VDRL 的情况下，可以用梅毒螺旋体明胶凝集试验（TPPA）和快速血浆反应素环状卡片试验（RPR）/甲苯胺红不加热血清学试验（TRUST）替代。

（4）诊断分类

① 疑似病例：应同时符合临床表现及实验室检查的①、②、③中的脑脊液常规检查异常（排除引起异常的其他原因），可有或无流行病学史。

② 确诊病例：应同时符合疑似病例的要求和实验室检查的③中的脑脊液梅毒血清学试验阳性。

5. 神经梅毒诊断流程可参照加拿大指南进行，见图 2-1。

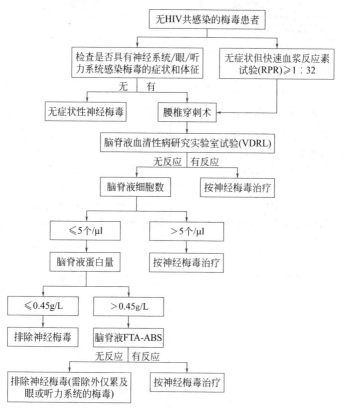

图 2-1 神经梅毒诊断流程的加拿大指南

第八节 神经型布氏菌病

长期医嘱	临时医嘱
神经内科护理常规	血常规
一级护理	尿常规
高蛋白饮食	粪常规
持续低流量吸氧 prn	血清生化全套（肝肾功能、电解质、血糖、血脂等）
多西环素 100mg po bid	
利福平 600mg po qd	凝血四项
左氧氟沙星 200mg po bid❶ 或 0.9% 氯化钠液 　　　100ml ｝ iv gtt qd 　　头孢曲松钠 2g	血液传染病学检查（包括乙肝、丙肝、梅毒、艾滋病等）
	血清肥达试验
20% 甘露醇 125ml iv gtt q8h prn❷	风湿全套（类风湿因子、C反应蛋白、血沉、抗链球菌溶血素"O"）
	布氏杆菌虎红试验 ❸
	血清莱姆、囊虫抗体
	血液细菌培养
	脑脊液常规、生化、免疫、细胞学检查，脑脊液革兰、抗酸、墨汁染色、脑脊液培养 ❹
	心电图、超声心动图、腹部超声检查
	头颅 MRI+MRA+ 增强和(或)脊髓 MRI+ 增强 ❺
	针极肌电图、神经传导速度、诱发电位 ❻
	胸部正侧位 X 线片

续表

长期医嘱	临时医嘱
	耳科会诊
	眼科会诊

❶ 神经型布氏菌病抗菌治疗应坚持早期、联合、足量、长疗程或多疗程系统治疗原则。一线药物可选择多西环素合用利福平或链霉素，急性期治疗方案为多西环素 100mg，每日 2 次，联合利福平 600 ~ 900mg，每日一次口服，疗程建议 6 周。不能使用一线药物或效果不佳的病例可酌情选用以下方案：多西环素合用复方磺胺甲噁唑或妥布霉素；利福平合用氟喹诺酮类。难治性病例可加用氟喹诺酮类或第三代头孢菌素。具体应用可参考表 2-8。

❷ 布氏杆菌脑炎可导致视盘水肿、脑神经病变、颅内压增高。可给予甘露醇降低颅压治疗，随病情好转减量，注意预防电解质失衡。类固醇药物可减轻炎症反应，减轻水肿，可在抗生素治疗基础上加用。

❸ 布氏菌病实验室特异检查包括免疫学和病原学检查，初筛可采用平板凝集实验，如虎红平板（RBPT）和平板凝集实验（PAT）；试管凝集实验（SAT）为国内最常用化验，多于发病两周后出现阳性反应，血清效价在 1 : 100 以上为阳性，1 : 50（++）为可疑，1 : 50 以下为阴性，出现阴性结果也可以是新发感染患者，也可以是慢性感染患者或者免疫受损者；补体结合实验（CFT）滴度 1:10 以上为阳性；布病抗 - 人免疫球蛋白试验（coomb's）实验滴度 1 : 400 以上为阳性。从血液、脑脊液、骨髓、关节液、尿液、淋巴组织中分离培养出布氏杆菌是诊断布氏菌病的金标准，但体外培养生长繁殖缓慢（约需 6 周），且阳性率低，所以不是诊断的最佳选择。目前诊断更多依赖血清标记物检测（血凝集试验等）。近年来随着分子生物学技术的发展，聚合酶链反应（PCR）被认为是有效且快速的一种检测手段。

❹ 神经型布氏菌病（NB），需行腰穿检查。早期脑脊液表现与病毒性脑膜炎类似，脑脊液细胞数及蛋白轻度升高，糖和氯化物正

表 2-8 布氏菌病抗菌治疗推荐方案一览表

	类别	抗菌治疗方案	备注
急性期	一线药物	① 多西环素 100mg/ 次，2 次 /d，6 周 + 利福平 600 ～ 900mg/ 次，1 次 /d，6 周	可适当延长疗程
		② 多西环素 100mg/ 次，2 次 /d，6 周 + 链霉素肌注 15mg/kg，1 次 /d，2 ～ 3 周	
	二线药物	① 多西环素 100mg/ 次，2 次 /d，6 周 + 复方新诺明，2 片 / 次，2 次 /d，6 周	
		② 多西环素 100mg/ 次，2 次 /d，6 周 + 妥布霉素肌注 1 ～ 1.5mg/kg，8h 1 次，1 ～ 2 周	
		③ 利福平 600 ～ 900mg/ 次，1 次 /d，6 周 + 左氧氟沙星 200mg/ 次，2 次 /d，6 周；	
		④ 利福平 600 ～ 900mg/ 次，1 次 /d，6 周 + 环丙沙星 750mg/ 次，2 次 /d，6 周	
	难治性病例	一线药物 + 氟喹诺酮类或第三代头孢菌素	
慢性期		同急性期	可治疗 2 ～ 3 个疗程

续表

类别		抗菌治疗方案	备注
并发症	合并睾丸炎	抗菌治疗同急性期	短期加用小剂量糖皮质激素
	合并脑膜炎、心内膜炎、血管炎、脊椎炎等	上述治疗基础上联合第三代头孢菌素	对症治疗
特殊人群	儿童	利福平 $10\sim20$mg/(kg·d)，1次/d，6周＋复方磺胺甲噁唑儿科悬液（6周～5个月）120mg，（6个月至5岁）240mg，（6～8岁）480mg，2次/d，6周	适当延长疗程。8岁以上儿童治疗同成年人
	孕妇	①妊娠12周内：利福平 $600\sim900$mg/次，1次/d，6周＋第三代头孢菌素，2～3周　②妊娠12周以上：利福平 $600\sim900$mg/次，1次/d，6周＋复方磺胺甲噁唑，2片/次，2次/d，6周	复方磺胺甲噁唑有致畸或核黄疸的危险

常。典型者表现为颅压升高，脑脊液蛋白浓度升高，细胞数轻 - 中度增多，葡萄糖降低，氯化物也可降低，与结核性脑膜炎的脑脊液表现类似，常被误诊，可同时行布氏杆菌免疫学检查鉴别。

❺ 神经型布氏菌病的影像学表现无特异性，主要表现为炎症反应、白质损害、血管损伤等。炎症反应表现为肉芽肿形成，脑脊髓膜或神经根强化。白质病变有三种表现形式，分别是影响弓状纤维的弥散性表现、脑室旁病变及局灶性脱髓鞘表现。白质病变的性质和病因不明，可能是自身免疫反应所致。有时头颅 MRA 或 CTA 检查有烟雾病样表现，推测可能与布氏杆菌感染引发的变态反应性脑血管炎有关。脊髓检查可发现脊髓肿胀，或髓内异常信号。

❻ 周围神经病（或神经根病）多为布氏杆菌病的慢性期表现，症状包括背痛、肢体麻木和反射消失。多以脊神经（正中神经、胫神经及腓浅神经）受损为主；另外基底部脑膜炎可致一个或多个脑神经受累，其中位听神经受累最常见，一般认为是中枢听通路受累所致；其次是展神经，可能由于其颅内走行最长，易于受到直接和间接损伤；第 3 位是面神经；NB 还可引起视神经损害。NB 脑神经损害表现与结核性或真菌性脑膜炎有时不易鉴别，其 CSF 表现也相似，所以 NB 误诊为结核性脑膜炎并不少见。

注：1. 布氏菌病（简称布病）是由布鲁氏菌感染引起的一种人畜共患疾病，该病主要流行于内蒙古自治区、吉林省、黑龙江省和新疆维吾尔自治区等地。患病的羊、牛等家畜是布氏菌病的主要传染源，布鲁氏菌可以通过破损的皮肤黏膜、消化道和呼吸道等途径传播。人类感染布氏菌病的典型途径是食用流行地区未高温消毒的牛奶或者奶制品，在发展中国家主要是职业接触，饲养牲畜、屠夫、畜牧及兽医等。布氏杆菌可侵犯全身器官，常累及肝、脾、骨髓、淋巴结，还可累及骨、关节、血管、神经、内分泌和生殖系统等。临床表现复杂，急性期病例以发热、乏力、多汗、肌肉、关节疼痛和肝、脾、淋巴结肿大为主要表现。慢性期病例多表现为关节损害等。布氏菌病是我国《传染病防治法》规定的乙类传染病。

2. 神经型布氏菌病（Neurobrucellosis，NB）是布氏菌病少见的并发症，可发生在布氏杆菌感染的任何时期（急性期、亚急性期、慢性期），病程小于 3 个月为急性期，3～6 个月为亚急性期，大于

6个月为慢性期。布氏杆菌侵犯中枢神经系统的机制尚不清楚，一般认为病原菌进入机体后先侵入网状内皮系统，随后进入血流引起菌血症，然后到达脑膜，当宿主的免疫力下降时，布氏杆菌开始增殖并侵入其他神经系统结构。NB可以是布氏菌病的唯一表现，也可以是慢性布氏菌病的系统症状之一。最常见表现为脑膜炎、脑膜脑炎或脑脊髓膜炎，在疾病早期即可出现；其他常见神经系统损伤包括多脑神经病、多发神经根神经炎、脊髓炎等，另外可表现为脑脓肿、硬脑膜外脓肿、短暂性脑缺血发作、脑梗死、蛛网膜下腔出血、颅内静脉血栓、单纯颅高压综合征、吉兰-巴雷综合征、神经型尿崩症、垂体脓肿、不可逆性视神经乳头炎、认知和情感障碍等。脑神经受累是最常见的神经系统并发症，听神经和展神经最易累及，其次为面神经。有研究者将NB分为5种形式：脑膜脑炎、脑膜血管受累、中枢神经系统脱髓鞘、周围神经病和颅内压升高。

3. 布氏菌病的诊断标准

（1）具备流行病学接触史，密切接触家畜、野生动物（包括观赏动物）、畜产品、布氏杆菌培养物等或生活在疫区的居民。

（2）临床表现为发热、乏力、多汗、肌肉和关节疼痛，或伴有肝、脾、淋巴结和睾丸肿大等表现，排除其他疑似疾病。

（3）实验室检查病原分离、布氏杆菌血清凝集试验、补体结合试验、抗人球蛋白试验阳性。凡同时具备第（1）项和第（2）项，以及第（3）项中的任何一项检查阳性即可确诊为布氏菌病。

4. 神经型布氏菌病的诊断标准

（1）流行病学接触史。

（2）神经系统的相关临床表现。

（3）脑脊液改变早期类似病毒性脑膜炎，蛋白和细胞数轻度升高，以淋巴细胞为主，葡萄糖和氯化物正常，后期细胞数中度升高，以淋巴细胞为主，葡萄糖和氯化物降低，类似于结核性脑膜炎。

（4）从患者血、骨髓或脑脊液中分离出布氏杆菌，或者血清学凝集试验效价＞1∶160，或者脑脊液布氏杆菌抗体阳性。

（5）针对布氏杆菌治疗有效、病情好转。

（6）排除其他类似疾病。

5. 慢性布氏杆菌脑膜炎的诊断标准

（1）临床神经症状的表现超过 4 周。

（2）典型的脑脊液改变（蛋白浓度超过 50mg/dL、脑脊液细胞数超过 10×10^6/L、以单核细胞增多为主、脑脊液葡萄糖与血清葡萄糖比值小于 0.5）。

（3）在脑脊液或血液（布氏杆菌血清学凝集试验效价＞1：160）或血、骨髓或脑脊液中分离出布氏杆菌。

（4）排除其他疾病。

6. 布氏杆菌主要在细胞内生存繁殖，普通药物很难进入细胞内杀死细菌，故布氏菌病很难根治且易复发，应选择有较强的细胞内和中枢神经系统渗透作用的抗生素联合应用，以长疗程或多疗程治疗。目前国内外多以多西环素（100mg，每日 2 次，持续 6 周）和利福平（600 ～ 900mg/d，持续 6 周）基础用药，联合氨基糖苷类或者头孢三嗪或者喹诺酮类中的 1 种，3 种抗生素联合治疗，根据治疗反应治疗几个月可取得较好效果。

7. 布氏菌病的临床治愈标准

（1）体温恢复正常，其他临床症状消失。

（2）体力和劳动力恢复。

（3）原布氏杆菌培养阳性患者，2 次细菌培养均转阴，临床化验检查均正常。

第三章 中枢神经系统脱髓鞘疾病

第一节 多发性硬化

长期医嘱	临时医嘱
神经内科护理常规	血常规
一级护理	尿常规
普通饮食❶ 或 鼻饲流质饮食❶	粪常规＋隐血试验
病重通知 或 病危通知　prn	血清生化全套（肝肾功能、电解质、血糖、血脂等）、前白蛋白
吸氧　prn	凝血象
心电监护　prn	血气分析（必要时）
监测生命体征（T、P、R、BP、瞳孔）	血沉、C反应蛋白（CRP）
维生素 B_1　100mg im qd	免疫全套、抗"O"、类风湿因子、甲状腺功能、抗甲状腺球蛋白抗体、抗甲状腺过氧化物酶抗体、抗中性粒细胞胞浆抗体谱（ANCA）
甲钴胺注射液　0.5mg im qd	
0.9% 氯化钠液　500ml　iv gtt❷ 甲泼尼龙　1000mg　　　　qd	
0.9% 氯化钠液　100ml　iv gtt 奥美拉唑　40mg　　　　qd	血液传染病学检查（包括乙肝、丙肝、梅毒、艾滋病等）
碳酸钙D3片　600g po qd	胸部正侧位X线片
氯化钾缓释片　500mg po tid	心电图
加巴喷丁　300mg po bid prn❸	超声心动图
巴氯芬　5mg po tid prn	下肢静脉系统超声

续表

长期医嘱	临时医嘱
金刚烷胺　100mg po bid prn 文拉法辛　75mg po qd prn	腰椎穿刺（脑脊液常规、生化、细胞学、免疫学 - 包括 24h 鞘内 IgG 合成率、脑脊液寡克隆区带 -OB、血清或脑脊液抗 NMO-IgG/AQP4 检测等）❹
	神经电生理检查（包括针极肌电图、视觉、听觉及体感诱发电位、瞬目反射、脑电图等）
	头颅或脊髓 MRI 平扫 + 增强 ❺
	EDSS 评分 ❻
	眼科会诊（视力、视野、眼底、OCT）
	神经心理评价
	康复科会诊
	神经外科会诊

❶ 多发性硬化（MS）严重病例，需给予吸氧及心电监护，监测生命体征，鼻饲流质饮食保证营养，并书面告知家属病重或病危。

❷ 多发性硬化急性期治疗首选糖皮质激素。激素能促进急性发病的 MS 患者神经功能恢复，但延长糖皮质激素用药对神经功能恢复无长期获益，因此建议大剂量，短疗程应用。推荐大剂量甲泼尼龙冲击治疗，临床常用 2 种方案：a. 病情较轻者从 1g/d 开始，静脉滴注 3 ～ 4h，共 3 ～ 5d，如临床神经功能缺损明显恢复可直接停用，如疾病仍进展则转为阶梯减量方法。b. 病情严重者从 1g/d 开始，静脉滴注 3 ～ 4h，共 3 ～ 5d，此后剂量阶梯依次减半，每个剂量用 2 ～ 3d，至 120mg 以下，可改为口服 60 ～ 80mg，1 次 /d，每个剂量 2 ～ 3d，继续阶梯依次减半，直至减停，原则上总疗程不超过 3 ～ 4 周。c. 若在减量的过程中病情明确再次加重或出现新的体征和（或）出现新的 MRI 病变，可再次甲泼尼龙冲击治疗或给予静脉

大剂量免疫球蛋白治疗（IVIG）。激素治疗过程中需预防激素副作用，适当给予补钾、补钙及抑酸保胃等药物。

❸ 多发性硬化对症治疗有助于改善患者生活质量。a. 痛性痉挛：可应用卡马西平、加巴喷汀、巴氯芬等药物。b. 慢性疼痛、感觉异常等：可用阿米替林、普瑞巴林、选择性 5- 羟色胺及去甲肾上腺素再摄取抑制剂（SNRI）及去甲肾上腺素能与特异性 5- 羟色胺能抗抑郁药物（NaSSA）类药物。c. 抑郁焦虑：可应用选择性 5- 羟色胺再摄取抑制剂、SNRI、NaSSA 类药物以及心理辅导治疗。d. 乏力、疲劳（MS 患者较明显的症状）：可用莫达非尼、金刚烷胺。

❹ 腰穿脑脊液检查可提供有关炎症和免疫紊乱的信息，当临床表现不典型或影像学表现不符合诊断标准时有助于诊断和鉴别诊断。多发性硬化腰穿压力多正常，细胞数正常或轻度升高，一般不超过 15 ～ 50 个 /μl（如超过 50 个 /μl，则 MS 的可能性很小）。蛋白含量正常或轻度升高，以免疫球蛋白增高为主。细胞病理学检查可发现免疫活性细胞，急性期常以小淋巴细胞为主，伴有激活型淋巴细胞和浆细胞，偶见多核细胞，是疾病活动的标志，缓解期主要为激活的单核细胞和巨噬细胞。脑脊液免疫学检查可见 IgG 指数或鞘内 IgG24h 合成率升高，脑脊液存在寡克隆 IgG 带（OB），OB 阳性率可达 95% 以上，应同时检测血清和脑脊液，只有 CSF 中存在 OB 而血清中缺如时才支持 MS 诊断。为了与视神经脊髓炎谱系疾病相鉴别，建议有条件的单位行血清或脑脊液抗 NMO-IgG/AQP4 检测。

❺ 2001 年国际 MS 专家委员会正式将 MRI 纳入 MS 诊断标准。MS 的特征性 MRI 表现为白质内多发长 T1、长 T2 异常信号，散在分布于脑室周围、胼胝体、脑干与小脑，少数在灰白质交界处，急性期病灶可强化。脑室旁病灶呈椭圆形或线条形，垂直于脑室长轴，与病理上病灶沿脑室周围的小静脉放射状分布相符合。脊髓 MS 病灶以颈胸段多见，多为散在小点状、斑块状、圆形或椭圆形，多分布在脊髓外周的白质部分，长度一般不超过 2 个椎体节段，脊髓肿胀不明显。

❻ EDSS（Expanded disability status scale, EDSS）评分系统是目前在国际上通用于 MS 治疗评价的评估系统，该系统可以对神经各系统（锥体、小脑、脑干、感觉、直肠及膀胱、大脑）进行定量

分析，有助于对病情变化和治疗效果进行评估是临床应用最普遍的多发性硬化的评估量表，也是临床试验中广泛采用的评价指标。MS治疗期间，应定期复查EDSS评分，评价疗效。

注：1. 多发性硬化（MS）是一种以中枢神经系统（CNS）白质炎症性脱髓鞘病变为主要特点的免疫介导性疾病。其病因尚不明确，可能与遗传、环境、病毒感染等多种因素相关，最终导致中枢神经系统髓鞘脱失、少突胶质细胞损伤，部分可有轴突及神经细胞受损。MS好发于青壮年，女性更多见，CNS各个部位均可受累，因侵犯部位不同而临床表现多样，常见症状包括：视力下降、复视、肢体感觉障碍、肢体运动障碍、共济失调、膀胱或直肠功能障碍等。MS病变具有时间多发和空间多发的特点。

2. MS的临床分型通常分为4型。

复发缓解型MS（RRMS）：疾病表现为明显的复发和缓解过程，每次发作后均基本恢复，不留或仅留下轻微后遗症。80%～85%MS患者最初为本类型。

继发进展型MS（SPMS）：约50%的RRMS患者在患病10～15年后疾病不再有复发缓解，呈缓慢进行性加重过程。

原发进展型MS（PPMS）：病程大于1年，疾病呈缓慢进行性加重，无缓解复发过程。约10%的MS患者表现为本类型。2017年国际多发性硬化诊断小组更新的PPMS诊断标准：独立于临床复发的1年残疾进展（回顾性或前瞻性确定），加上以下3项标准中的2项：①在以下1个或多个区域，具有1个或多个多发性硬化的特征性T2高信号病灶（与2010年标准不同，不需要区分症状和无症状MRI病灶）：脑室周围、皮质或近皮质、幕下脑区、脊髓；②脊髓中有2个或2个以上T2高信号病灶；③存在脑脊液特异性寡克隆带。

进展复发型MS（PRMS）：疾病最初呈缓慢进行性加重，病程中偶尔出现较明显的复发及部分缓解过程，约5%的MS患者表现为本类型。

3. MS的诊断应以客观病史和临床体征为基本依据，并充分结合辅助检查特别是MRI特点，寻找病变的时间多发性及空间多发性证据，同时还需排除其他可能疾病。除满足以上条件外，应尽可能寻找电生理、免疫学等辅助证据。国际上多发性硬化的诊断标准普遍采用 2010 年版 McDonald 标准（见表 3-1）。在此基础上，国内 MS 专家建议参考 2016 年 MAGNIMS 标准诊断 MS 的时间多发性和空间多发性。

表 3-1　McDonald 标准 -2010 年版

临床表现	诊断多发性硬化需要的附加证据
≥2 次发作； ≥2 处中枢神经系统损伤的客观临床证据；或 1 处中枢神经系统损伤的客观临床证据加可靠病史证实的 1 次前期发作	不需要
≥2 次发作； 1 处中枢神经系统损伤的客观临床证据	空间多发性，证明点： 在多发性硬化的 4 个典型部位（脑室旁、近皮质、天幕下、脊髓）中至少有 2 个部位存在病灶，而且每个部位都有≥1 个的 T2 高信号病灶 或等待 1 次不同的中枢神经系统部位的远期临床发作
1 次发作； ≥2 处中枢神经系统损伤的客观临床证据	时间的多发性，证明点： 无症状钆增强病灶与非增强病灶同时存在； 不必考虑基线 MRI 的检查时间，只要与基线 MRI 相比，随访的 MRI 有新的 T2 高信号病灶或钆增强病灶
1 次发作； 1 处中枢神经系统损伤的客观临床证据 （临床孤立综合征）	病变空间、时间的多发性，证明点： （1）空间多发性证据 在多发性硬化的 4 个典型部位（脑室旁、近皮质、天幕下、脊髓）中至少有 2 个部位存在病灶，而且每个部位都有≥1 个的 T2 高信号病灶 或等待再 1 次不同中枢神经系统部位的远期临床发作

续表

临床表现	诊断多发性硬化需要的附加证据
1 次发作； 1 处中枢神经系统损伤的客观临床证据 （临床孤立综合征）	（2）时间多发性证据 无症状钆增强病灶与非增强病灶同时存在； 不必考虑基线 MRI 的检查时间，只要与基线 MRI 相比，随访的 MRI 有新的 T2 高信号病灶或钆增强病灶； 或等待再 1 次临床发作
提示多发性硬化的隐袭进展性神经系统病变（原发进展型多发性硬化）	病程进展 1 年（回顾性或前瞻性确认）加以下 3 项标准中的 2 项： （1）脑部病变空间多发性证据：在多发性硬化的典型部位发现 1 个以上 T2 高信号病灶（脑室旁、近皮质区、幕下） （2）脊髓病变空间多发性证据：脊髓 2 处以上 T2 高信号病灶 （3）脑脊液阳性证据 [寡克隆条带和（或）IgG 系数提高]

说明：

（1）如果满足诊断标准且没有对于临床表现更好的解释，则确诊为"多发性硬化"；如果症状可疑，但没有完全达到诊断标准，则诊断为"可能多发性硬化"；如果在病程进展中出现可以更好地解释临床表现的其他诊断，则诊断为"非多发性硬化"。

（2）发作（复发、恶化）的定义：患者告知的或客观出现的中枢神经系统急性炎性脱髓鞘病变，同时具备以下条件：近期出现的或病史中存在的；症状至少持续 24h；不伴随感染或发热。应记录同期神经系统检查结果。一些缺乏客观神经科学发现的既往病史中的发作，因具有典型的多发性硬化的特征，也可以作为前期脱髓鞘病变的证据。在确诊多发性硬化之前，1 次发作必须得到神经科检查的确认，视觉诱发电位可以确认早期出现的视觉障碍，或 MRI 显示与患者神经系统症状相符合的中枢神经系统局灶性脱髓鞘改变。基于 2

次客观临床发作的诊断最为可靠。具有可信的病史证据，但缺乏有记录的客观神经病学发现的 1 次既往发作，可以纳入伴有典型炎性脱髓鞘病变的症状与病程特点的既往发作，但至少有 1 次发作应具备客观发现。不要求其他附加检查。然而，在诊断过程中，符合诊断标准的患者应行相关影像学检查。如果影像学检查和脑脊液等其他检查呈阴性结果，在作出多发性硬化诊断之前，要非常谨慎。应考虑是否需要改变诊断。必须在没有其他可以更好地解释临床表现且具有客观证据的情况下，才可以诊断多发性硬化。钆增强病灶不是必需的；在考虑脑干和脊髓综合征的同时，应排除症状性病变。

（1）空间多发性标准需满足 CNS 以下 5 个区域中的 2 个区域：①3 个以上脑室旁病灶；②1 个以上幕下病灶；③1 个以上脊髓病灶；④1 个以上视神经病灶；⑤1 个以上皮质/近皮质病灶。

（2）时间多发性的诊断标准：①与基线 MRI 比较，在随访中出现 1 个以上新的 T2 或增强病灶；②在任何时间同时存在强化和非强化病灶。在时间多发性和空间多发性的标准中，均不需要区分症状性和无症状性 MRI 病灶。近年来，有学者研究中央静脉征对 MS 诊断的临床价值。2017 年国际多发性硬化诊断小组对 McDonald 诊断标准重新进行了修订（见表 3-2）。

表 3-2　多发性硬化 2017 年 McDonald 诊断标准

临床发作次数	有客观临床证据的病变数目	诊断为多发性硬化需要的额外数据
≥2 次临床发作	≥2 次	无[2]
≥2 次临床发作	1 个（并且有明确的历史证据证明以往的发作涉及特定解剖部位的一个病灶[1]）	无[2]
≥2 次临床发作	1 个	通过不同中枢神经系统部位的临床发作或 MRI 检查证明了空间多发性

续表

临床发作次数	有客观临床证据的病变数目	诊断为多发性硬化需要的额外数据
1 次临床发作	≥ 2	通过额外的临床发作或 MRI 证明了时间多发性或具有脑脊液特异性寡克隆带的证据
1 次临床发作	1 个	通过不同中枢神经系统部位的临床发作或 MRI 检查证明了空间多发性并且通过额外的临床发作或 MRI 证明了时间多发性或具有脑脊液特异性寡克隆带的证据[3]

1. 不需要额外的测试来证明空间和时间的多发性。然而除非 MRI 不可用,否则所有考虑诊断为多发性硬化的患者均应接受头颅 MRI 检查。此外,临床证据不足而 MRI 提示多发性硬化,表现为典型临床孤立综合征以外或具有非典型特征的患者,应考虑脊髓 MRI 或脑脊液检查。如果完成影像学或其它检查(如脑脊液)且结果为阴性,则在做出多发性硬化症诊断之前需要谨慎,并且应该考虑替代的诊断。

2. 基于客观的 2 次发作的临床发现做出诊断是最保险的。在没有记录在案的客观神经学发现的情况下,既往 1 次发作的合理历史证据可以包括具有症状的历史事件,以及先前炎性脱髓鞘发作的演变特征;但至少有一次发作必须得到客观结果支持。在没有残余客观证据的情况下,诊断需要谨慎。

3. 脑脊液特异性寡克隆带的存在本身并没有体现出时间多发性,但可以作为这项表现的替代。

注:如果患者满足 2017 年 McDonald 标准,并且临床表现没有更好的解释,则诊断为多发性硬化;如果因临床孤立综合征怀疑多发性硬化,但并不完全满足 2017 年 McDonald 标准,则诊断为可能的多发性硬化;如果评估中出现了另一个可以更好解释临床表现的诊断,则诊断不是多发性硬化。

4.临床孤立综合征（CIS）

（1）CIS 的定义：CIS 系指由单次发作的 CNS 炎性脱髓鞘事件而组成的临床综合征。临床上既可表现为孤立的视神经炎、脑干脑炎、脊髓炎或某个解剖部位受累后导致的临床事件（通常不包括脑干脑炎以外的其他脑炎），亦可出现多部位同时受累的复合临床表现。常见的有视力下降、肢体麻木、肢体无力、尿便障碍等；病变表现为时间上的孤立，并且临床症状持续24h 以上。

（2）CIS 与 MS 的关系：一半以上的 CIS 患者最终发展为 MS。具备如下特点的 CIS 容易演变为 MS：①运动系统受累者；②发病时单侧视神经炎（特别是伴有疼痛者），局灶性脊髓炎（特别是伴有 Lhermitte 征），夸大的疼痛、痛性痉挛、麻木以及束带感等感觉异常者；③局限性脑干、小脑炎，有眼球运动障碍、共济失调者；④ MRI 显示颅内多发病变者。此外，脑脊液寡克隆区带、IgG 合成率、血清髓鞘碱性蛋白抗体和髓鞘少突胶质细胞糖蛋白抗体等指标对 CIS 诊断有一定参考意义。CIS 的临床表现与预后密切相关，预后良好者多表现为：只有感觉症状，临床症状完全缓解，5 年后仍没有活动障碍，MRI 正常。预后较差者往往表现为：多病变，运动系统受累，不完全缓解，有大病变者。2017 年国际多发性硬化诊断小组更新的 CIS 的 MRI 多发性证据见表 3-3。

表 3-3 临床孤立综合征 MRI 的多发性证据

多发性	诊断证据
空间多发性	在中枢神经系统 4 个区域的 2 个中，有 1 个或多个 T2 高信号病灶[1]：脑室周围[2]、皮质或近皮质、幕下脑区、脊髓
时间多发性	在任何时候同时存在钆增强和非增强性病变；或无论基线 MRI 的时间如何，与基线相比，随访 MRI 中新的 T2 高信号或钆增强病变

1. 与 2010 年标准不同，不需要区分症状和无症状 MRI 病灶；

2. 对于某些患者（如50 岁以上或具有血管风险因素），临床医生寻找更多的脑室周围病变可能更谨慎周到。

5. MS 的治疗分为：急性期治疗、疾病修正治疗（disease modifying drug, DMD）、对症治疗及康复治疗。急性期治疗见前文。DMD 的治疗主要为缓解期治疗。迄今美国 FDA 批准上市的治疗 MS 的 DMT 药物有 10 种，包括一线药物倍泰龙（Betaseron）即干扰素 β-1b 和利比（Rebif）即干扰素 β-1a、醋酸格拉默、特立氟胺等，二线药物芬戈莫德、那他珠单抗，三线药物米托蒽醌。目前中国食品药品监督管理局已经批准的 DMT 药物有倍泰龙和利比。

第二节　视神经脊髓炎谱系疾病

长期医嘱	临时医嘱
神经内科护理常规	血常规
一级护理	尿常规
普通饮食 　或 鼻饲流质饮食	粪常规 + 隐血试验
维生素 B_1　100mg im qd	血清生化全套（肝肾功能、电解质、血糖、血脂等）、前白蛋白
维生素 B_{12}　0.5mg im qd	
0.9% 氯化钠液　500ml | iv gtt ❶ 甲泼尼松龙　1000mg | qd 　或 人免疫球蛋白　0.4g/（kg·d）iv gtt　qd×5d	凝血象
	血气分析　prn
	血沉、C 反应蛋白（CRP）
0.9% 氯化钠液　100ml | iv gtt 奥美拉唑　40mg | qd	免疫全套、抗"O"、类风湿因子、甲状腺功能、抗甲状腺球蛋白抗体、抗甲状腺过氧化物酶抗体、抗中性粒细胞胞浆抗体谱（ANCA）❸
碳酸钙　1.5g po bid	
氯化钾缓释片　500mg po tid	
硫唑嘌呤　25mg po bid prn❷	血液传染病学检查（包括乙肝、丙肝、梅毒、艾滋病等）
	肿瘤标记物
	胸部正侧位 X 线片、双侧髋关节 X 线片、骨密度测定

续表

长期医嘱	临时医嘱
	心电图
	超声心动图
	下肢静脉系统超声
	腰椎穿刺（脑脊液常规、生化、细胞学、免疫学）❹
	血/脑脊液抗 AQP4-IgG、抗 MOG 抗体 ❺
	血/脑脊液抗 Hu、Yo、Ri、CV2/CRMP5、Ma、两性蛋白（amphiphysin）等，血/脑脊液抗 NMDAR、AMPAR、GABAR、LGI1、Caspr2、IgLON5、GFAP 等 ❻
	神经电生理检查（包括针极肌电图、视觉、听觉及体感诱发电位、瞬目反射等）❼
	头颅或脊髓 MRI 平扫 + 增强 ❽
	PET-CT prn
	眼科会诊（视力、视野、眼底、OCT）
	神经心理评价
	康复科会诊
	神经外科会诊

❶ 视神经脊髓炎谱系疾病（NMOSD）急性期治疗主张采用糖皮质激素大剂量冲击，缓慢阶梯减量，后续小剂量长期维持。激素治疗短期内能促进 NMOSD 急性期患者神经功能恢复，延长激素用药对预防 NMOSD 的神经功能障碍加重或复发有一定作用。推荐甲泼尼松龙 1g/d 静滴，共 3d；500mg 静滴，1 次/d，共 3d；240mg 静滴，1 次/d，共 3d；120mg 静滴，1 次/d，共 3d；之后泼尼

松 60mg/d 口服，共 7d；50mg/d 口服，共 7d；顺序递减至中等量 30～40mg/d 时，依据序贯治疗免疫抑制药作用时效快慢与之相衔接，逐步放慢减量速度，如每 2 周递减 5mg，至 10～15mg 口服，1 次 /d，长期维持。部分 NMOSD 患者对激素有一定依赖性，在减量过程中病情再次加重，对激素依赖性患者，激素减量过程要慢，可每 1～2 周减 5～10mg，至维持量（每天 5～15mg）与免疫抑制药长期联合应用。应用激素期间，注意补钙、补钾、抑酸保护胃黏膜。对大剂量激素冲击疗法反应差者可血浆置换或静脉应用大剂量免疫球蛋白（IVIG）治疗，免疫球蛋白用量为 0.4g/（kg·d）静滴，连续 5d 为 1 个疗程。

❷ 为预防复发，减少神经功能障碍累积，可采用免疫抑制药序贯治疗。对于 AQP4-IgG 阳性的 NMOSD 以及 AQP4-IgG 阴性的复发型 NMOSD 应早期预防治疗。但对单时相 AQP4-IgG 阴性的 NMOSD 进行过度免疫干预也不必要。一线药物包括硫唑嘌呤、霉酚酸酯（吗替麦考酚酯）、甲氨蝶呤、利妥昔单抗等，二线药物包括环磷酰胺、他克莫司、米托蒽醌，定期 IVIG 也可用于 NMOSD 的预防治疗，特别适用于不宜应用免疫抑制药者，如儿童及妊娠患者。硫唑嘌呤推荐 2.0～3.0mg/（kg·d）单用或联合泼尼松 0.75mg/（kg·d），通常在硫唑嘌呤起效以后（4～5 个月）将泼尼松渐减量至小剂量长期维持。霉酚酸酯推荐 1～1.5g/d 口服，起效比硫唑嘌呤快，白细胞减少和肝功能损害等副作用比硫唑嘌呤少。利妥昔单抗推荐按体表面积 375mg/m^2 静滴，每周一次，连用 4 周，或 1000mg 静滴，连用 2 次（间隔 2 周）。国内治疗经验表明，中等或小剂量应用对预防 NMOSD 仍有效，且副反应小，花费相对较少。用法为：单次 500mg 静脉滴注，6～12 个月后重复应用；或 100mg 静脉滴注，1 次 / 周，连用 4 周，6～12 个月后重复应用。

❸ NMOSD 常与一些自身免疫性疾病，如干燥综合征、系统性红斑狼疮、桥本氏病等发生共病现象，AQP4 抗体阳性的 NMOSD 中 25%～50% 合并其他自身免疫性疾病，因此患者血清常可检出一个或多个自身抗体如抗核抗体、抗 SSA 抗体、抗 SSB 抗体、抗甲状腺抗体等，50% 的患者至少存在上述一种抗体阳性。合并上述抗体阳性者更倾向于支持 NMOSD 的诊断。

❹ NMOSD 腰穿脑脊液压力一般正常，多数患者急性期白细胞 $> 10 \times 10^6$/L，1/3 患者可 $> 50 \times 10^6$/L，但很少超过 500×10^6/L，部分患者 CSF 中性粒细胞增高，甚至可见嗜酸粒细胞。寡克隆区带阳性率 $< 20\%$，CSF 蛋白多明显增高，可 > 1g/L。

❺ AQP4 是水通道蛋白家族成员之一，能特异性通透水分子和某些特定的小分子。AQP4 在中枢神经系统丰富表达，主要分布于大脑皮质、小脑、下丘脑、视神经、脊髓、室管膜细胞以及星形胶质细胞，尤其以邻近血管和软脑膜的星形胶质细胞足突表达最丰富。AQP4-IgG 透过血脑屏障进入 CNS 后与星形胶质细胞足突表面 AQP4 结合，进而激活补体，引起细胞溶解，若损伤少突胶质细胞可导致髓鞘脱失。AQP4-IgG 是 NMOSD 特有的生物免疫标志物，具有高度特异性。目前公认的特异度和灵敏度均较高的方法有细胞转染免疫荧光法（CBA）及流式细胞法，其特异度高达 90% 以上，敏感度高达 70%。有 20% ～ 30% 的 NMOSD 患者 AQP4-IgG 阴性。最近报道 AQP4-IgG 阴性的 NMOSD 患者合并血清髓鞘少突胶质细胞糖蛋白（MOG）抗体阳性较高。这些病例发病更年轻，男性居多，下段胸髓更易受累，视神经受累以视盘和球后段为著，临床过程相对较轻，复发不频繁，预后较好。

❻ NMOSD 有时也伴发肿瘤，平均发生率在 4% ～ 5%，尤其在年龄偏大（平均 48.7 岁）的患者中肿瘤发生率是 15%。见于报道的肿瘤包括胸腺瘤、乳腺癌、肺癌、鼻咽癌、宫颈癌、膀胱癌、胃肠道肿瘤、甲状腺癌、前列腺癌、皮肤肿瘤、垂体腺瘤、类癌和血液恶性肿瘤等。然而，在肿瘤患者中检测到 AQP4-IgG 但无相应的神经系统症状并不能诊断为 NMOSD。近年来也有脑病患者血清中同时存在 AQP4 抗体和抗 NMDA 受体的报道，因此有条件的单位应积极筛查抗 NMDAR 等神经细胞表面抗体。

❼ NMOSD 神经电生理检查均可出现异常，但无特异性。由于该病视神经损害多见，故多数患者视觉诱发电位异常，表现为 P100 波幅降低及潜伏期延长，严重者引不出反应。OCT 检查多出现较明显的视网膜神经纤维层变薄且不易恢复。

❽ NMOSD 的影像学特点

a. 脊髓 MRI，急性期：急性横贯性脊髓炎相关的长节段横贯性病变；矢状位 T2 加权序列高信号，> 3 个椎体节段；脊髓中央为主（70% 病变位于中央灰质）T1 加权序列病变强化（不要求特异性分布或强化形式）。其它可见到的表现：病变向头端延伸至脑干；脊髓增粗或肿胀；T2 信号增高区在 T1 信号降低。

b. 脊髓 MRI，慢性期：长节段的脊髓萎缩（边界清楚，长度 ≥ 3 个完整的连续椎体节段和自马尾至某一脊髓节段），伴或不伴局部或弥漫的 T2 信号改变。

c. 视神经 MRI：单侧或双侧视神经或视交叉 T2 高信号或 T1 强化；病变较长（如累及自眶至视交叉一半以上）；累及视神经后半部或视交叉的病变与 NMO 相关。

d. 脑 MRI：NMOSD 典型脑部病变分布为病变累及延髓背侧（尤其是极后区），病变小且局限，常双侧，或延续至上位颈髓；脑干或小脑的第四脑室管膜周区；病变累及下丘脑、丘脑或第三脑室室管膜周区；大片融合性的单侧皮质下或白质病变；长条状弥散性不均一或水肿的胼胝体病变；单侧或双侧连续性长皮质脊髓束病变，包括内囊或大脑脚；广泛的室管膜周脑部病变，常伴强化。

注：1. 视神经脊髓炎（NMO），是一种免疫介导的以视神经和脊髓受累的中枢神经功能系统炎性脱髓鞘病。NMO 的病因主要与水通道蛋白 4 抗体（AQP4-IgG）相关，是不同于多发性硬化的独立疾病实体。NMO 临床上多以严重的视神经炎（ON）和纵向延伸的长阶段横贯性脊髓炎（LETM）为特征表现，常于青壮年起病（中位数年龄 39 岁），女性居多［女：男 =（9 ～ 11）：1］，复发率及致残率高。随着深入研究发现，NMO 的临床特征更加广泛，包括一些非视神经和脊髓表现，这些病变多分布于室管膜周围 AQP4 高表达区域，如延髓最后区、丘脑、下丘脑、第三和第四脑室周围、脑室旁、胼胝体、大脑半球白质等。临床上有一组尚不能满足 NMO 诊断标准的局限形式的脱髓鞘病，如单发或复发性 ON、单发或复发性 LETM、伴有风湿免疫疾病或风湿免疫相关自身免疫抗体阳性的 ON 或 LETM 等，它们具有 NMO 相似的发病机制及临床特征，部分病例最终演变为 NMO，2007 年 Wingerchuk 等把上述疾病统一命名为视神经脊髓炎谱系疾病（NMOSD），这是一组主要由体液免疫参与的抗原 - 抗体介导的 CNS 炎性脱髓鞘疾病谱。

2. NMOSD 的临床表现有 6 组核心临床症候，其中 ON、急性脊髓炎、延髓最后区综合征的临床及影像表现最具特征性。需要强调的是每组核心临床症候与影像同时对应存在时支持 NMOSD 的诊断特异性最高，如仅单一存在典型临床表现或影像特征，其作为支持诊断的特异性会有所下降（ON 的 MRI 特征可以为阴性，后三组临床症候可以为阴性）。见表 3-4。

3. AQP4-IgG 具有高度的特异性和较高的敏感性，2015 年国际 NMO 诊断小组（IPND）将 NMOSD 分为 AQP4-IgG 阳性组和阴性组。

（1）AQP4-IgG 阳性的 NMOSD 诊断标准：①至少 1 个核心临床症状；②应用可靠方法检测 AQP4-IgG 阳性（强烈推荐 AQP4 转染细胞检测法）；③排除其他诊断。

（2）AQP4-IgG 阴性或未测的 NMOSD 诊断标准：①在 1 次或数次临床发作中至少有 2 个核心临床症状，符合以下要求：a. 至少一个核心临床症状必须是视神经炎、长节段横贯性脊髓炎或极后区综合征；b. 空间播散（≥2 个核心临床症状）c. 符合 MRI 的相应要求（就是临床特征要配得上相应的病灶，比如脊髓炎就要有相应 MRI 病灶）；②应用可靠方法检测 AQP4-IgG 阴性或不能检测；③排除其他诊断。

核心临床症状包括：①视神经炎；②急性脊髓炎；③极后区综合征，不能用其他原因解释的呃逆、恶心、呕吐；④急性脑干综合征；⑤发作性嗜睡或其他急性间脑综合征，且伴 NMOSD 典型间脑病灶；⑥大脑半球临床表现伴 NMOSD 的典型 MRI 病变。

（3）AQP4-IgG 阴性或未测的 NMOSD 的附加 MRI 要求如下：

a. 急性视神经炎：要求脑 MRI 显示正常或仅有非特异性白质病变，或视神经 MRI 有 T2 高信号或 T1 强化，病变超过 1/2 视神经长度或累及视交叉。

b. 急性脊髓炎：要求相应的脊髓 MRI 病变大于 3 个连续椎体节段（长节段横贯性脊髓炎）或与既往脊髓炎病史相应的大于 3 个椎体节段的脊髓萎缩。

c. 极后区综合征：要求有相应的延髓背侧或极后区病变。

d. 急性脑干综合征：要求有相应的室管膜周围脑干病变。

4. 需要注意的是，当患者出现非 NMOSD 的典型表现时，诊断

表 3-4　NMOSD 的临床与影像特征

疾病	临床表现	MRI 影像特征
ON	可为单眼，双眼同时或相继发病。多起病急，进展迅速。视力多显著下降，甚至失明，多伴有眼痛，也可发生严重视野缺损。部分病例治疗效果不佳，残余视力＜0.1	更易累及视神经后段及视交叉，病变节段可大于 1/2 视神经长度。急性期可表现为视神经增粗、强化、部分伴有视神经鞘强化等。慢性期可以表现为视神经萎缩，形成双轨征
急性脊髓炎	多起病急，症状重，急性期多表现为严重的截瘫或四肢瘫，尿便障碍，脊髓损害平面常伴有根性疼痛或 Lhermitte 征，高颈髓病变严重者可累及呼吸肌导致呼吸衰竭，恢复期易发生阵发性强直性或非痛性痉挛，长时期瘙痒、顽固性疼痛等	脊髓病变多较长，纵向延伸的脊髓长节段横贯性损害是 NMOSD 最具特征性的影像表现，其纵向延伸往往在矢状位多表现连续病变，少数病例在超过 3 个椎体节段以上，颈髓病变可向上与延髓病变相连。轴位病变多累及灰质中央和部分白质，呈圆形或 H 型，脊髓肿胀，呈长 T1 长 T2 信号受累。急性期，病变可以出现明显肿胀，增强后部分呈亮斑样或斑片样，线样强化，相应脊膜亦可强化。慢性期脊髓变萎缩、空洞、长节段病变可转变为间断、不连续长 T2 信号。少数脊髓病变首次发作可以小于 2 个椎体节段。急性期多表现为明显肿胀及强化

续表

疾病	临床表现	MRI 影像特征
延髓最后区综合征	可为单一首发症候。表现为顽固性呃逆、恶心、呕吐，不能用其他原因解释	延髓背侧为主，主要累及最后区域，呈片状或线状长 T2 信号，可与颈髓病变相连
急性脑干综合征	头晕、复视、共济失调等，部分病变无明显临床表现	脑干背盖部，四脑室周边，弥漫性病变
急性间脑综合征	嗜睡、发作性睡病样表现、低钠血症、体温调节异常等，部分病变无明显临床表现	位于丘脑，下丘脑，三脑室周边呈弥漫性病变
大脑综合征	意识水平下降、认知语言等高级皮质功能减退、头痛等，部分病变无明显临床表现	不符合典型 MS 影像特征，幕上部分病变体积较大，呈弥漫云雾状，无边界，通常不强化。可以出现散在点状、泼墨状病变。部分病变为弥漫，纵向可大于 1/2 胼胝体长度。部分病变可沿基底节、内囊后支、大脑脚锥体束走行，呈长 T2，高 FLAIR 信号。少部分病变亦可表现为类急性播散性脑脊髓炎、肿瘤样脱髓鞘或可逆性后部脑病样特征

续表

需慎重（Red flags）。

（1）临床表现和实验室检查：病程呈持续进展（与发作无关的神经症状加重；小心 MS）；起病至高峰的时间不典型：小于 4h（小心脊髓缺血或梗死）；自发作开始持续恶化 4 周以上（小心结节病或肿瘤）；部分性横贯性脊髓炎，尤其不符合长节段横贯性脊髓炎的 MRI 表现（小心 MS）；CSF 寡克隆区带（< 20% 的 NMO 阳性，而 MS 则 > 80% 阳性）。

（2）伴一些可以引起 NMOSD 类似症状的其他疾病。

① 结节病：已诊断或临床表现、影像学、实验室高度提示（如纵隔淋巴结病、发热盗汗、血管紧张素转化酶或白介素 -2 受体升高）。

② 肿瘤：已诊断或临床表现、影像学、实验室高度提示；考虑淋巴瘤或副肿瘤病（如脑衰反应调节蛋白 -5 相关的视神经病和脊髓病或抗 Ma 相关的间脑综合征）。

③ 慢性感染：已诊断或临床表现、影像学、实验室高度提示（如 HIV，梅毒）。

另外下列情况提示非 NMOSD：

① 头颅 MRI 出现 MS 典型表现如：病变垂直于侧脑室缘（Dawson 指样征），病变位于颞下回邻近侧脑室，近皮质病变包括皮质下 U 形纤维以及皮质病变或者影像表现提示 MS 和 NMO 以外的疾病，病变持续强化（> 3 月）时。

② 脊髓 MRI 表现为病变在矢状位 T2 序列 < 3 个椎体节段，病变在轴位 T2 序列主要（70%）位于脊髓外周，T2 序列信号弥漫模糊（见于长期或进展 MS）时，诊断提示 MS 而非 NMOSD。

5. NMOSD 与 MS 的鉴别诊断见表 3-5。

表 3-5　NMOSD 与 MS 的鉴别

项目	NMOSD	MS
种族	非白种人	白种人
发病年龄中位数（岁）	39	29
性别（女：男）	（5～11）：1	（1.5～2.0）：1

续表

项目	NMOSD	MS
严重程度	中重度多见	轻度多见
早期功能障碍	早期可致盲或截瘫	早期功能正常
临床病程	＞90%复发型，无继发进展过程	85%为复发—缓解型，最后半数发展成继发进展型，15%为原发进展型
血清	AQP4-IgG阳性70%～80%	＜5%
CSF寡克隆区带阳性	＜20%	＞70%～95%
IgG指数	多正常	多增高
CSF细胞	多数患者白细胞＞10×10^6/L，部分患者白细胞＞50×10^6/L，可见中性粒细胞，甚至可见嗜酸细胞	多数正常，少数轻度增多，白细胞＜10×10^6/L，以淋巴细胞为主
脊髓MRI	脊髓＞3个椎体节段，急性期多明显肿胀、亮斑样强化，轴位呈中央对称横惯性损害；缓解期脊髓萎缩、空洞	＜2个椎体节段，轴位多呈非对称性部分损害，脊髓病变短节段、非横贯、无肿胀、无占位效应
脑MRI	延髓最后区、第三和第四脑室周围、下丘脑、丘脑病变，皮质下或深部较大融合的白质病变，胼胝体病变较长较弥散（＞1/2胼胝体）、沿锥体束走形对称较长病变	脑室旁（直角征）、近皮质、圆形、类圆形病变、小圆形开环样强化

第三节 急性播散性脑脊髓炎

长期医嘱	临时医嘱
神经内科护理常规	血常规、尿常规、粪常规＋隐血试验
一级护理	
普通饮食 或 鼻饲流质饮食❶	血清生化全套（肝肾功能、电解质、血糖、血脂等）、前白蛋白
病重通知 　　或 病危通知　prn	凝血象
	血气分析
吸氧　prn	血沉、C 反应蛋白（CRP）
心电监护　prn	免疫全套、抗"O"、类风湿因子、甲状腺功能、抗甲状腺球蛋白抗体、抗甲状腺过氧化物酶抗体、抗中性粒细胞胞浆抗体谱（ANCA）
监测生命体征（T、P、R、BP、瞳孔）	
0.9% 氯化钠液　500ml ｜ iv gtt❷ 甲泼尼龙　1000mg　｜ qd 　或 0.9% 氯化钠液 　　　500ml ｜ iv gtt qd 　　地塞米松　20mg ｜ 　或 人血免疫球蛋白　20g 　　　iv gtt qd×5d	
	血液传染病学检查（包括乙肝、丙肝、梅毒、艾滋病等）
	胸部正侧位 X 线片
	心电图
	超声心动图
20% 甘露醇　125ml iv gtt q8h　prn	下肢静脉系统超声
0.9% 氯化钠液 　　250ml ｜ iv gtt q8h 阿昔洛韦　｜ prn❸ 　500mg ｜	腰椎穿刺（脑脊液常规、生化、细胞学、免疫学及脑脊液／血 TORCH 等）❹
丙戊酸钠　500mg po bid prn	脑电图
法莫替丁　20mg　入壶　q12h	肌电图及诱发电位
碳酸钙　1.5g po bid	头颅或脊髓 MRI 平扫＋增强❺
氯化钾缓释片　500mg po tid	眼科会诊（视力、视野、眼底）

续表

长期医嘱	临时医嘱
	神经心理评价
	康复科会诊

❶ 急性播散性脑脊髓炎（ADEM）通常有大脑弥漫性损害而病情较重，患者可能有意识障碍和精神异常，此类患者应加强护理，鼻饲饮食保证营养，予以心电监护、吸氧、监测生命体征，并书面告知家属病重或病危。

❷ 早期使用足量糖皮质激素能减轻脑和脊髓的充血和水肿，保护血脑屏障，抑制炎性脱髓鞘过程，因此糖皮质激素被认为是ADEM 的一线治疗药物，有证据显示，静脉滴注甲泼尼龙优于地塞米松。一般用量 20 ～ 30mg/kg（最大量 1g/d）静脉滴注 3 ～ 5d，继之以泼尼松 1 ～ 2mg/（kg·d）口服 1 ～ 2 周，逐渐减量，直至4 ～ 6 周停药；若激素减量时间少于 3 周则增加复发风险。应用激素治疗期间，注意补钾、补钙、抑酸，预防激素副作用。对于不能耐受糖皮质激素治疗、存在禁忌证或治疗效果欠佳的患者，可选择静脉注射丙种球蛋白（IVIG），为二线治疗药物，总剂量 2g/kg，分5d 静脉滴注。血浆置换法主要对体液免疫产生调节作用，可清除病理性抗体、补体和细胞因子，用于对糖皮质激素治疗无反应的急性暴发性中枢神经系统脱髓鞘疾病，隔日行血浆置换疗法，共 5 ～ 7次，不良反应包括贫血、低血压、免疫抑制和感染等。其他免疫抑制药，如环磷酰胺仅适用于对糖皮质激素治疗无反应的成年急性播散性脑脊髓炎患者，500 ～ 1000mg/m²，一次性静脉滴注或分别于治疗第 1、第 2、第 4、第 6 和第 8 天时分次静脉滴注；严重不良反应为继发恶性肿瘤、不孕不育、出血性膀胱炎、充血性心力衰竭、免疫抑制、感染、Stevens-Johnson 综合征和肺间质纤维化等。

❸ ADEM 常发生于病毒感染后，对于起病较急、临床表现与病毒性脑炎鉴别有困难的患者，可适度予以抗病毒治疗，静脉应用阿昔洛韦等抗病毒药治疗 10 ～ 14d。有头痛呕吐等颅内压增高患者给予甘露醇等脱水治疗，并注意维持水盐平衡。有癫痫发作者应用

广谱的抗癫痫药物，及时、足量、规律的抗癫痫治疗，防止癫痫持续状态的出现是减少急性期病死率的关键之一。

❹ ADEM 脑脊液压力增高或正常，细胞数轻度升高，以单个核细胞为主，蛋白轻至中度增高，可发现寡克隆区带，糖和氯化物基本正常。急性出血性脑炎患者压力明显升高，细胞数明显升高，早期以多形核细胞为主，含有数量不等的红细胞（非穿刺伤），蛋白轻至中度升高，可发现寡克隆带。脑电图检查呈广泛中度以上异常，表现为弥漫性慢波，以额叶、颞叶明显，也可见棘波和棘慢综合波。

❺ 头颅 CT 可发现白质内弥漫性多灶性大片状或斑片状低密度区，增强 CT 可出现环形或结节状强化。MRI 是最重要的临床诊断工具，T2WI 和 FLAIR 序列表现为片状边界不清的高信号灶累及范围广泛，包括皮质下、半卵圆中心、双侧大脑半球灰白质交界区、小脑、脑干和脊髓受累；以丘脑和基底节受累，病灶多不对称；胼胝体和脑室旁白质较少累及（这些部位病变更易出现在多发性硬化患者，丘脑常受累而胼胝体常不受累有助于本病与 MS 鉴别），有 11% ～ 30% 的患者可出现强化病灶，由于 ADEM 的多发病灶在同一时间出现，病灶的强化表现为一致性（都强化或不强化）。急性播散性脑脊髓炎的 MRI 表现为 4 种形式：多发小病灶（＜ 5mm）；弥漫性大病灶可类似肿瘤样伴周围组织水肿和占位效应；双侧丘脑病变；出血性病变。这 4 种影像学表现可单独出现，亦可相伴出现。约 80% 有脊髓症状的患者，脊髓 MRI 检查可以发现病灶，呈局灶性或节段性，但多数表现为较长脊髓节段（＞ 3 个节段）甚至为全脊髓受累。

注：1. 急性播散性脑脊髓炎（ADEM）是一种广泛累及中枢神经系统（CNS）白质的急性炎症性脱髓鞘病，以多灶性或弥散性脱髓鞘为其主要病理特点。儿童和青年人多见，通常发生于感染、出疹或疫苗接种后。也可表现为急性出血性白质脑炎，被认为是 ADEM 的爆发型，临床经过极为急骤，病情凶险，病死率高。

2. 急性播散性脑脊髓炎多发生于病毒感染后 2d 至 4 周，少数患者可出现在疫苗接种后，部分患者发病前可无诱发因素。临床主要表现为多灶性神经功能异常，具体表现取决于炎症脱髓鞘累及部位和严重程度。ADEM 的大脑弥漫性损害较为突出，因此 ADEM

患者必须有脑病的表现，即精神异常、认知功能障碍或意识障碍，并可出现单侧或双侧锥体束征、急性偏瘫、共济失调、脑神经麻痹、视神经炎、癫痫发作、脊髓受累、偏侧肢体感觉障碍、言语障碍；发热和脑膜刺激征亦常见，也可出现继发于脑干损害或意识障碍的呼吸衰竭。另外，急性播散性脑脊髓炎较其他中枢神经系统脱髓鞘疾病更易出现周围神经病，以成年患者较为突出。根据不同病灶部位可分为脑炎型、脊髓炎型、脑脊髓炎型、脑脊髓神经根神经炎型、脊髓神经根神经炎型。

3. ADEM 的诊断标准目前尚无统一。ADEM 患者中 1/3 可以表现为单次发作，也可表现为复发的症状与首次发作完全一样的复发型播散性脑脊髓炎（RDEM），还可表现为出现新症状与体征的多相型播散性脑脊髓炎（MDEM）。ADEM 1 次发作的临床病程可长达3个月，而且在 3 个月内病情和症状可以出现波动。1/3 患者可能没有前驱感染史，因此没有前驱感染史不能排除 ADEM。2007 年国际儿童 MS 研究小组提出的 ADEM 诊断要点中必需包括脑病表现和多部位损伤的临床表现。脑病的表现包括行为异常，如过度兴奋和易激怒，与意识改变如意识模糊、昏睡、昏迷；多部位损伤的临床表现，如大脑半球、小脑、脑干和脊髓的症状、体征。ADEM 脑病在 MRI 上表现为多发的、大片状脱髓鞘病灶（直径大于 1 ~ 2cm），不仅病灶位于白质，而且可累及灰质，尤其是基底节的灰质。仅仅根据 MRI 的异常表现诊断 ADEM 是不可靠的，其诊断必须密切结合临床表现与脑脊液的检查结果。ADEM 的脑脊液蛋白和细胞数常常升高，而且 ADEM 的寡克隆带（OB）常常阴性。

4. ADEM 的诊断标准

（1）临床表现：首次发生的急性或亚急性发病的多灶性受累的脱髓鞘疾病，表现为多种症状并伴脑病表现（行为异常或意识改变），糖皮质激素治疗后症状或 MRI 可好转，亦可遗留残留症状；之前无脱髓鞘特征的临床事件发生，并排除其他原因，发病后 3 个月内出现的新症状或原有症状波动应列为本次发病的一部分。

（2）神经影像学表现：以局灶性或多灶性累及脑白质为主，且未提示陈旧性白质损害。头颅 MRI 扫描表现为大的（1 ~ 2cm）、多灶性位于幕上或幕下白质、灰质，尤其是基底节和丘脑的病灶，少数患者表现为单发孤立大病灶,可见弥漫性脊髓内异常信号伴不同程度强化。

5. 复发型播散性脑脊髓炎(RDEM):首次急性播散性脑脊髓炎事件 3 个月后或完整的糖皮质激素治疗 1 个月后,出现的新的急性播散性脑脊髓炎事件,但是新发事件只是时间上的复发,无空间的多发,症状和体征与首次相同,影像学检查仅显示旧病灶的扩大,无新病灶;多相型播散性脑脊髓炎(MDEM),在首次急性播散性脑脊髓炎事件 3 个月后或完整的糖皮质激素治疗 1 个月后出现的新的急性播散性脑脊髓炎事件,且新发事件无论在时间上还是空间上均与首次不同,因此症状、体征及影像学检查均可显示新病灶出现。RDEM 和 MDEM 的发病机制尚不清楚,目前认为可能与以前受损部位的抗原暴露或分子模拟学说有关。

6. ADEM 应与经典型多发性硬化和病毒性脑炎鉴别,见表 3-6 和表 3-7。

表 3-6　ADEM 与 MS 鉴别要点

鉴别要点	ADEM	MS
病理特点	静脉周围脱髓鞘病变	融合性脱髓鞘病变
年龄	儿童(5～8岁)	成年(20～40岁)
发病季节	儿童多见于春冬	无明显季节分布
前驱事件(感染或接种疫苗)	多见	少见
起病方式	急性多见	亚急性多见
病程	单相,复发少见	缓解与复发
病情轻重	多较严重	多不严重
临床表现典型特征	症状广泛多样	时间、空间多发性
发热	多见	罕见
头痛	多见	罕见
脑病	多见	少见

续表

鉴别要点	ADEM	MS
虚拟脑膜炎	多见	罕见
癫痫发作	多见	少见
瘫痪	对称	不对称
共济失调	多见	少见
视神经受累	多双侧	多单侧
周围神经受累	可见	罕见
脑脊液白细胞数	多正常或轻度升高	多正常
脑脊液寡克隆带	阴性	阳性
影像学头部 MRI 典型特征	广泛多灶	单侧为主
大小	偏大（1～2cm）	略小（0.3～1cm）
形态	斑片状	椭圆形或条形
边界	不清	清楚
侧脑室病变	可见	多见
胼胝体	少见	多见
灰质（丘脑、基底节）	多见	罕见
强化	多一致	不一致
脊髓 MRI	大、长、中心	小、短、偏心
头部和脊髓 MRI 检查随访	病灶消失或减轻	新老病灶共存
治疗	疗程相对短，效果好	疗程长，效果差
预后	与发病诱因有关，多预后良好	与临床分型有关，多可反复发作

表 3-7　ADEM 与病毒性脑炎的鉴别要点

鉴别要点	ADEM	病毒性脑炎
病因	中枢神经系统自身免疫反应	病毒直接颅内感染
年龄	多见于儿童（5～8岁）	任何年龄
发病季节	儿童多见于春冬季	乙脑多见于夏秋季
前驱事件	多见	少见
临床表现		
发热	可见	多见
视神经受累	可见	少见
脊髓受累	可见	罕见
受累系统	仅累及神经系统	可累及心、肝、肌肉等其他系统
血常规	多正常，偶见白细胞升高	白细胞升高
脑脊液细胞含量	二者均为以淋巴细胞升高为主的白细胞升高，蛋白升高，糖正常。急性出血性脑脊髓炎和单纯疱疹脑炎可见红细胞	
脑脊液病毒PCR阳性	无	有
头部 MRI		
大小	较小（直径＜5cm）	较大（直径＞5cm）
分布	以白质病变受累为主，可有皮质、基底节灰质和脑干病变	以灰质受累为主，可有白质受累
治疗	有自限性，激素治疗效果好	尽早予以抗病毒治疗
预后	与发病诱因有关，预后多良好	与治疗及病情有关

第四节　渗透性脱髓鞘综合征

长期医嘱	临时医嘱
神经内科护理常规	血常规、尿常规、粪常规
一级护理	血清生化全套（肝肾功能、电解质、血糖、血脂等）、前白蛋白
普通饮食 　或 鼻饲流质饮食	电解质检测 q8h prn
病重通知 　或 病危通知　prn[1]	凝血象
	血气分析　prn
吸氧　prn	血沉、C 反应蛋白（CRP）
心电监护　prn	免疫全套、甲状腺功能及相关抗体、垂体功能、血清皮质醇、24h 尿游离皮质醇
监测生命体征（P、R、BP、瞳孔）	
维生素 B_1　100mg im qd	血液传染病学检查（包括乙肝、丙肝、梅毒、艾滋病等）
维生素 B_{12}　0.5mg im qd	
0.9% 氯化钠液　500ml｜iv gtt[2] 甲泼尼龙　500mg　｜qd 　或 人血免疫球蛋白　0.4g/ 　（kg·d）iv gtt qd×5d	胸部正侧位 X 线片
	心电图、超声心动图
	下肢静脉系统超声
20% 甘露醇　125ml iv gtt q8h prn	腰椎穿刺（脑脊液常规、生化、细胞学、免疫学等，必要时查血/脑脊液病毒全套+自身免疫性脑炎相关抗体）[3]
	神经电生理检查（包括视觉、听觉及体感诱发电位、脑电图等）
	头颅 MRI+MRA+ 增强[4]
	眼科会诊（视力、视野、眼底）
	神经心理评价
	康复科会诊
	高压氧科会诊

❶ 渗透性脱髓鞘综合征以脑桥中央髓鞘溶解症（CPM）最为常见，因脑干受累，且多有严重的基础疾病，因此预后较差，病死率较高，故需加强护理，给予吸氧及心电监护，监测生命体征，鼻饲流质饮食保证营养，并书面告知家属病重或病危。

❷ 本病缺乏特别有效的治疗方法，以对症和支持为主。因病理改变为广泛脱髓鞘病变，报道有四种治疗选择：促甲状腺激素释放激素（TRH，0.6mg/d iv×6 周）、甲泼尼龙（375mg/d iv gtt）、血浆置换和免疫球蛋白 [0.4g/（kg·d）×5d]，但均无随机对照试验进一步研究其有效性。大剂量激素冲击治疗是临床可以采用的方案，应注意补钾、补钙、保护胃黏膜、预防激素副作用。部分病例伴有严重脑水肿，可适当应用甘露醇、呋塞米等脱水剂。

❸ 对于诊断明确的患者，无需行自身抗体、病毒学等检测。对于诊断有困难的患者，需要完善必要检查进行鉴别诊断。CPM 的鉴别诊断包括脑干脑炎。脑干脑炎可以是自身免疫性的，如抗 GQ1b 阳性的 Bickerstaff 脑干脑炎、抗 Ma2 抗体阳性的高位脑干脑炎、抗 AQP-4 抗体阳性的视神经脊髓炎等均可以累及脑干；也可以是病毒感染性的，如水痘带状疱疹病毒（VZV）脑干脑炎。

❹ 脑干听觉诱发电位异常有助于确定脑桥病变，主要表现是 I～V 波或 III～V 波潜伏期延长，反映了脑干听觉通路上的损害。脑电图检查可见弥漫性低波幅慢波。头颅 MRI 对于诊断 CPM 有重要的价值，病灶常呈对称性蝙蝠翼样外观。弥散加权成像（DWI）对早期的脱髓鞘病变更为敏感，弥散张量成像（DTI）则可以早期即发现白质纤维束异常。头颅 MRI 检查同时可以鉴别脑干梗死、脑干胶质瘤等。头颅 MRA 有助于脑干梗死的诊断。

注：1. 透性脱髓鞘综合征（osmotic demyelination syndrome，ODS）是一组罕见的以脑组织脱髓鞘为特征的疾病，根据病变部位不同分为脑桥中央髓鞘溶解症（central pontine myelinolysis，CPM）和脑桥外髓鞘溶解症（extrapontine myelinolysis，EPM）。CPM 是以脑桥基底部对称性脱髓鞘为病理特征的脱髓鞘疾病。EPM 指髓鞘脱失病变累及脑桥外的其它部位，如基底节、丘脑、小脑、皮质下白质等，约占 ODS 的 10%。本病病因不明，绝大多数患者存在严重的基础疾病，首位病因是各种原因导致水、电解质平衡紊乱（特

别是低钠血症)及快速纠正史,其次是慢性酒精中毒,其他包括肝移植术后、肝肾功能衰竭、严重烧伤、败血症、癌症、糖尿病、获得性免疫缺陷综合征、妊娠呕吐、急性卟啉病、放化疗后、垂体危象、肾透析后、脑外伤后、神经性厌食、锂中毒等。

2. 一般认为本病的病理生理机制与脑内渗透压平衡失调有关。血钠浓度降低时,水顺渗透梯度进入脑细胞导致脑水肿发生,此时,脑细胞通过容量调节反应和渗透压调节反应防止脑水肿发生。大脑的这种适应反应持续几小时至数天。慢性低钠血症患者经历了这种适应反应,故可以无脑水肿表现。如果快速纠正慢性低钠血症,由于钾、钠以及有机溶质不能尽快进入脑细胞,可能引起脑细胞急剧缺水,导致髓鞘和少突神经胶质细胞脱失,而脑桥基底部则可能是对代谢紊乱异常敏感的区域。

3. 本病的临床诊断要点

(1)存在基础内科疾病病史,或低钠血症快速纠正血钠病史(24h 上升速度 > 10mmol/L)。

(2)急性起病,CPM 的患者通常在原发病的基础上突然出现中枢性四肢瘫痪、假性球麻痹和不同程度的意识障碍,严重者沉默不语,呈缄默或完全或不完全闭锁综合征,仅能通过眼球活动示意,还可出现眼震、眼球协同运动障碍,多数 CPM 患者的预后差,病死率较高;EPM 的患者可因不同受累部位而产生不同临床表现。小脑受累多表现为对称性的共济失调,基底节、丘脑受累可以出现震颤、肌强直、步态异常等帕金森综合征的表现;锥体束受累的患者可以出现病理反射,少部分患者可以出现继发性肌张力障碍、肌阵挛等表现。EPM 恢复中,部分患者可以发生迟发的运动障碍。

(3)MRI 是确诊 CPM 首选检查方法。CPM 表现为脑桥基底部特征性的蝙蝠翅样病灶,对称分布,T1 低信号,T2 高信号,一般无强化,但也有增强甚至出血的报道。弥散加权像(DWI)对早期脱髓鞘病变更为敏感。但临床症状和 MRI 上出现的病灶并不同步,往往有 1 ~ 2 周的时间差。故对怀疑 CPM 的患者应于临床症状出现 10 ~ 14d 后复查头颅 MRI,以免漏诊。EPM 主要表现丘脑、基底节区(尤其是尾状核和壳核)、小脑半球对称 T1 低信号,T2 高信号病灶。少部分患者可以出现胼胝体对称性受累。急性期 DWI

呈高信号。

4.低血钠的定义：Na^+＜136mmol/L。严重低血钠：Na^+＜120mmol/L。急性低血钠：在小于48h期间内出现低血钠，或低血钠发展速度＞0.5mmol/h。慢性低血钠：在大于48h期间内出现低血钠，或低血钠发展速度＜0.5mmol/h。

5.正确处理低钠血症可以减少ODS的发生。低钠血症患者在纠正低钠状态时，一定要注意补钠速度。对于慢性低钠血症患者，每日血钠升高的速度为4～8mmol/L，24h小于10mmol/L，48h小于18mmol/L，72h小于20mmol/L，直至血钠浓度达到130mmol/L。老年人实际治疗目标更应保守，即血钠升高速度24h小于6～8mmol/L，48h小于12～14mmol/L，72h小于14～16mmol/L。此外，应当注意识别具有潜在渗透性脱髓鞘风险的患者，如果有ODS的高危因素，任意24h血钠纠正不超过5mmol/L。目前主张用生理盐水缓慢纠正低钠血症，并适当限制液体总量。补钠治疗应当遵循以神经系统症状为依据，而非依据单一的血钠数值。无神经系统症状的患者，不应当轻易输注高渗钠溶液。

6.CPM首先应与下列疾病鉴别。

（1）脑干胶质瘤：脑桥胶质瘤多位于脑干中部，但常常引起脑干明显增粗，且范围亦可超出脑桥并累及延脑或中脑，可引起第四脑室及桥前池受压变形。

（2）脑干梗死：不规则形，多位于脑干的一侧。

（3）病毒性脑干脑炎：常位于桥臂，T1WI为片状稍低信号影或等信号影，边缘模糊；T2WI多为片状稍高信号影。增强扫描一般无增强；EPM鉴别诊断包括肝豆状核变性、基底节区中毒性病变、病毒性脑炎、急性播散性脑脊髓炎等。

7.本病与可逆性后部白质脑病综合征（RPLS）的鉴别要点。

（1）病因不同：RPLS的病因主要是高血压脑病、肾功能不全、子痫、应用免疫抑制药或细胞毒性药物等。

（2）病变部位：RPLS主要是大脑半球后部对称性大片状白质水肿病灶，特别是双侧顶枕叶，而CPM主要是在脑桥，且病灶呈特征性蝙蝠翅样。

（3）影像学检查：RPLS发病机制为血管源性水肿，MRI显示

T1WI 上为等或低信号灶，T2WI 上为高信号灶，DWI 为等或略高信号改变，ADC 图为高信号改变，而 CPM 主要为脱髓鞘及细胞水肿，MRI 为长 T1、长 T2 信号，DWI 为高信号改变，ADC 图为低信号改变。

（4）预后：RPLS 为可逆性，多数预后好，而 CPM 预后极差，病死率高。

第四章　脊髓疾病

第一节　急性脊髓炎

长期医嘱	临时医嘱
神经内科护理常规	血常规、尿常规、粪常规
一级护理	血清生化全套
普通饮食 或 鼻饲流质饮食	凝血象
	维生素 B_{12}、叶酸、铁蛋白水平
病重通知　prn [1]	糖化血红蛋白
吸氧　prn	血管紧张素转化酶（ACE）
心电监护　prn	血清铜
监测生命体征（BP、R、P、T）	肿瘤标记物
维生素 B_1　100mg im qd	血沉、C 反应蛋白（CRP）
维生素 B_{12}　500µg im qd	抗"O"、类风湿因子、免疫全套、甲状腺功能、抗甲状腺球蛋白抗体、抗甲状腺过氧化物酶抗体、抗中性粒细胞胞浆抗体谱（ANCA）等
甲泼尼龙　1000mg ⎬ iv gtt [2] 0.9% 氯化钠液　500ml ⎬ qd 　或 地塞米松　20mg 　　0.9% 氯化钠液　⎬ iv gtt qd 　　500ml 　或 人血免疫球蛋白　20g 　　　iv gtt qd	血液传染病学检查（包括乙肝、丙肝、梅毒、艾滋病等）
	血清莱姆抗体 [3]
	心电图
20% 甘露醇　125ml iv gtt q8h prn	胸部正侧位 X 线摄片
法莫替丁　20mg po bid	腰椎穿刺检查（脑脊液常规、生化、免疫、细胞学，革兰/抗酸/墨汁染色，血清及脑脊液病毒学检查、血/脑脊液抗 AQP4、MOG 及血/脑脊液抗 Hu 等） [4]
碳酸钙　0.5g po tid	
氯化钾缓释片　500mg po tid	

续表

长期医嘱	临时医嘱
	脊椎 X 线正侧位摄片
	腹部超声、妇科多系统超声（女性）、泌尿系超声（男性）
	脊髓 MRI+ 增强 ❺
	神经电生理检查（包括肌电图、神经传导速度、视觉诱发电位、体感诱发电位、脑干听觉诱发电位、运动诱发电位等）
	脊髓 CTA-prn
	神经外科会诊
	康复科会诊

❶ 急性脊髓炎部分病例起病急骤，发展迅速，很快累及高颈髓或延髓，感觉障碍平面上升，瘫痪也由下肢迅速波及上肢和呼吸肌，出现吞咽困难，构音不清，呼吸肌麻痹，临床上称为上升性脊髓炎，此类患者需密切观察，悉心护理，给予一级护理，吸氧，心电监护，鼻饲流质饮食，并书面病重通知家属。

❷ 脊髓炎急性期可采用大剂量甲泼尼龙短期冲击治疗，500 ～ 1000mg/d 静脉滴注，连用 3 ～ 5d，继以口服泼尼松 1mg/kg（成人常以 60mg 开始），随病情好转可逐渐减量停药。也可用地塞米松 10 ～ 20mg/d 静脉滴注，10d 左右为 1 个疗程。或应用免疫球蛋白，每日用量 0.4g/kg，静脉滴注，连用 5d 为 1 个疗程。应用激素治疗期间，注意补钾、补钙、保护胃黏膜，注意激素副作用。

❸ 急性脊髓病变应行梅毒、莱姆、HIV 及病毒方面的检查，除外感染性脊髓炎。行免疫全套、抗中性粒细胞胞浆抗体等检查排除结缔组织病相关的脊髓炎。部分急性脊髓炎有可能为视神经脊髓炎的首发表现，或将来演变为视神经脊髓炎，检测血清 AQP4 抗体等有助于早期诊断。脊髓 CTA 有助于脊髓血管畸形的诊断。

❹ 腰穿脑脊液检查可出现脑脊液白细胞数增多，蛋白水平增高，IgG 指数增高，但脑脊液压力多正常，动力学检查显示椎管通畅。

❺ 脊髓核磁共振＋增强是脊髓病变的重要检查，可明确脊髓病变的部位、性质、范围及程度，通常病变脊髓节段水肿增粗，髓内斑片状长 T1、长 T2 异常信号，注药后强化。病变严重者晚期出现脊髓萎缩。

注：1. 急性脊髓炎是指各种感染后变态反应引起的急性横贯性脊髓炎性病变，又称急性横贯性脊髓炎，病变部位以胸段（T3 ～ T5）最常见，其次为颈段和腰段。临床表现以病损平面以下肢体瘫痪、传导束性感觉障碍和尿便障碍为特征。

2. 急性脊髓炎任何年龄均可发病，青壮年居多，半数患者病前 1 ～ 2 周有上呼吸道感染或胃肠道感染的病史，或有疫苗接种史。受凉、劳累、外伤常为发病诱因。该病起病较急，首发症状多为双下肢无力、麻木、病变相应部位的背痛，病变节段有束带感，多在 2 ～ 3 天内症状进展至高峰，同时出现病变水平以下肢体瘫痪、感觉障碍、尿便障碍，呈脊髓完全横贯性损害。早期常为脊髓休克，表现为四肢瘫或双下肢松弛性瘫痪，肌张力低下，腱反射消失，病理征阴性。脊髓休克期可持续 3 ～ 4 周，休克期过后，肌力从远端开始恢复，损伤节段以下锥体束征阳性，肌张力及腱反射逐渐恢复；脊髓炎的感觉障碍表现为脊髓损害平面以下深浅感觉均消失，感觉消失区上缘常有感觉过敏带或束带感；脊髓炎的自主神经功能障碍早期表现为尿潴留，膀胱无充盈感，呈无张力性神经源性膀胱。随着病情好转，膀胱容量减少，脊髓反射逐渐恢复，出现反射性神经源性膀胱。

3. 急性脊髓炎是一种原因未明的炎症性脊髓病变，特点是具有双侧（但不需要对称）症状或体征，明确的感觉平面，脑脊液炎症或 MRI 强化的证据，病情在 4h 至 21d 内逐渐进展。诊断急性脊髓炎需要排除其他脊髓炎性病变如多发性硬化（临床孤立综合征）、视神经脊髓炎谱系疾病、神经结节病、急性播散性脑脊髓炎以及脊髓压迫性，肿瘤性、血管性（脊髓梗死、脊髓硬脊膜动静脉瘘）、营养代谢性和感染性疾病等。2018 年 Zalewski 分析了 226 例初步诊断为特发性横贯性脊髓炎的患者，结果只有 18% 的患者最终诊断符合，而近 70% 的患者诊断为其他疾病，包括炎性脊髓病（多发性硬化、神经结节病、视神经脊髓炎谱系病、抗 MOG 相关疾病、ADEM 及副肿瘤疾病）和非炎性脊髓病（脊髓梗死、肿瘤、脊髓动静脉瘘、脊髓压迫症、营养缺乏及感染）。

4. 急性脊髓炎特别是休克期应与吉兰 - 巴雷综合征相鉴别，因二者均表现为快速进展的四肢感觉和运动丧失，临床极易误诊。鉴别见表 4-1。

表 4-1　急性脊髓炎与吉兰 - 巴雷综合征的鉴别

临床特征	急性脊髓炎	吉兰 - 巴雷综合征
运动功能	截瘫或四肢瘫	上升性肌无力（早期下肢重于上肢）
感觉功能	通常可确定脊髓感觉平面	上升性感觉丧失（早期下肢重于上肢）
自主神经	早期丧失膀胱和直肠功能	心血管系统功能障碍
脑神经	不受累及	眼外肌麻痹或面瘫
电生理检查	EMG/NCV 可正常或 SEP 潜伏期中枢传导延长	EMG/NCV 确定周围神经病变：运动和（或）感觉神经传导速度减慢，远端潜伏期延长，传导阻滞、H 反射减少
MRI	通常为局部脊髓 T2 高信号伴有或无强化	正常
脑脊液	通常脑脊液白细胞增多和（或）IgG 指数增高	通常脑脊液蛋白升高，而白细胞不升高

5. 本病的护理极为重要，应定时翻身，保护皮肤清洁，在骶尾部、足跟及骨隆起处放置气圈，防止压疮；按时翻身、拍背、吸痰，防治坠积性肺炎；排尿障碍者应无菌导尿，留置尿管，定期放尿；尿便失禁者勤换尿布，保持会阴部清洁；上升性脊髓炎有呼

吸肌麻痹者应尽早气管切开或使用呼吸机辅助呼吸，吞咽困难者应予鼻饲。如果出现呼吸道和泌尿道感染，应及时应用敏感的抗生素治疗。

第二节　脊髓压迫症

长期医嘱	临时医嘱
神经内科护理常规	血常规、尿常、粪常规
一级护理 ❶	血清生化全套
普通饮食	凝血象
病重通知　prn	血沉、C反应蛋白（CRP）
维生素 B_1　100mg im qd	肿瘤标记物
维生素 B_{12}　500μg im qd	血液传染病学检查（包括乙肝、丙肝、梅毒、艾滋病等）
氨酚羟考酮　1片 po tid prn ❷	
20% 甘露醇　125ml iv gtt　q8h	心电图
0.9% 氯化钠液　250ml｜iv gtt ❸ 地塞米松　10mg　｜qd	胸部正侧位X线摄片
	腹部超声、妇科多系统超声（女性）、泌尿系统超声（男性）
	脊椎X线正侧位摄片 ❹
	脊髓 MRI+ 增强 ❺
	腰椎穿刺检查（脑脊液常规、生化、细胞学，脑脊液革兰/抗酸/墨汁染色，脑脊液免疫学）❻
	神经外科或骨科会诊或肿瘤科会诊 ❼

❶ 急性脊髓压迫症因起病急，脊髓不能充分发挥代偿功能，多表现为脊髓横贯性损害，甚至脊髓休克，病变平面以下松弛性瘫痪、各种感觉缺失、尿潴留等，此时需悉心护理，给予一级护理，并下书面病重通知。

❷ 脊髓压迫症早期根痛期可出现神经根或脊膜刺激症状，表现为剧烈的疼痛，此时可口服或肌注镇痛药。

❸ 脊髓压迫症若非脊柱结核所致，可适当应用少量激素减轻脊髓水肿，缓解症状。但应注意避免激素副作用，给予补钾、补钙及保护胃黏膜等治疗。

❹ 脊椎 X 线平片可发现脊柱骨折、脱位、错位、结核、骨质破坏及椎管狭窄；椎弓根变形及间距增宽、椎体后缘凹陷或骨质破坏等提示转移癌。

❺ 脊髓 MRI+ 增强能清晰地显示脊髓受压的程度及椎管内病变的性质、部位和边界等，是脊髓压迫症的重要检查。

❻ 腰穿脑脊液常规、生化及动力学变化对确定脊髓压迫症和脊髓受压程度很有价值。压颈试验可证明有无椎管梗阻。如压颈试验时压力上升较快而解除压力后下降较慢，或上升慢下降更慢，提示可能为不完全梗阻。椎管严重梗阻时出现脑脊液蛋白 - 细胞分离，细胞数正常，蛋白含量超过 10g/L，黄色的脑脊液流出后自动凝结称为 Froin 综合征。通常梗阻越完全，时间越长，梗阻平面越低，蛋白含量越高。需注意，在梗阻平面以下腰穿放出脑脊液和压颈试验可能会造成占位性病灶移位使症状加重。

❼ 脊髓压迫症的治疗首先是病因治疗，能手术者及早手术，解除脊髓压迫。急性脊髓压迫尤需抓住时机，力求 6h 内减压。某些恶性肿瘤或转移瘤手术后需进行化疗、放疗等。

注：1. 脊髓压迫症是一组椎骨或椎管内占位性病变引起的脊髓受压综合征，病变成进行性发展，最后导致不同程度的脊髓横贯性损害和椎管梗阻。其病因以肿瘤最为常见，如神经鞘膜瘤、髓内胶质瘤或硬膜外转移瘤。其次为炎症，如结核和寄生虫所致慢性肉芽肿，化脓性炎症血行播散所致硬膜外或硬膜下脓肿。另外，脊柱病变如脊柱骨折、脱位、椎间盘突出等以及寰椎枕化、颈椎融合畸形、颅底凹陷、椎管狭窄、脊膜膨出等也可损伤脊髓。

2. 急性和慢性脊髓压迫症的临床表现不同。急性脊髓压迫症因脊髓无充分代偿时机，脊髓损伤严重，多出现脊髓休克，表现为病变平面以下松弛性瘫痪、各种感觉消失，反射消失，尿潴留等。而慢性脊髓压迫症则进展缓慢，脊髓可充分发挥代偿机制，因此病变相对较轻。临床表现通常可分为三期。

① 早期根痛期：出现神经根痛及脊膜刺激症状。

② 脊髓部分受压期：表现为脊髓半切综合征。

③ 脊髓完全受压期：出现脊髓完全横贯性损害。

3. 脊髓病变需进行纵向定位诊断和横向定位诊断。纵向定位以确定病变脊髓的节段，主要依据为根痛的部位、感觉减退区、腱反射改变和肌萎缩、棘突压痛及叩击痛等，其中感觉平面最具有定位意义。横向定位以确定病变部位处于髓内或髓外硬膜内或硬膜外。

4. 脊髓压迫症的横向定位诊断见表 4-2。

表 4-2 脊髓压迫症的横向定位诊断

项目	髓内病变	髓外硬膜内病变	硬膜外病变
早期症状	多为双侧	一侧进展为双侧	多一侧开始
根痛	少见	早期剧烈，部位明显	早期可有
感觉障碍	分离性	传导束性，一侧开始	多为双侧传导束性
痛温觉障碍	自上向下发展	自下向上发展	双侧自下向上发展
节段性肌无力和萎缩	早期出现明显	少见、局限	少见
锥体束征	不明显	早期出现一侧开始	较早出现，多为双侧
括约肌功能障碍	早期出现	晚期出现	较晚期出现
棘突压痛、叩击痛	无	较常见	常见
椎管梗阻	晚期出现	早期出现	较早期出现
CSF 蛋白增高	不明显	明显	较明显
脊柱 X 线平片改变	无	可有	明显

续表

项目	髓内病变	髓外硬膜内病变	硬膜外病变
脊髓造影完全缺损	脊髓梭形膨大	杯口状	锯齿状
MRI 检查	梭形膨大	髓外占位、脊髓转移	硬膜外占位、脊髓转移

5. 本病需与脊髓蛛网膜炎鉴别，后者可继发于结核性或梅毒性脑脊髓膜炎，或继发于非特异性炎症，如病毒性脑脊髓膜炎，也可因多次椎管内注射药物或多次椎间盘手术、脊髓麻醉所致，病损多不对称，且可有病情波动，感觉障碍多呈根性、节段性或斑片状不规则分布，压颈试验可有梗阻，脑脊液蛋白含量常增高，脊髓造影显示造影剂成油滴状或串珠样分布。

6. 脊髓压迫症的预后取决于压迫的病因、脊髓损害的程度及病因可能解除的程度。髓外硬膜内肿瘤多为良性，手术切除后预后良好；髓内肿瘤则预后较差；髓外硬膜外多为转移性肿瘤，因不能手术只能放疗，预后最差；一般脊髓受压时间越短，脊髓功能损害越小，恢复的可能性越大；急性脊髓压迫因不能发挥其代偿功能，预后较慢性脊髓压迫差。

第三节 脊髓亚急性联合变性

长期医嘱	临时医嘱
神经内科护理常规	血常规＋网织红细胞计数 ❸
一级护理	尿常规、粪常规＋隐血试验
普通饮食	血清生化全套
维生素 B_1　100mg im qd	凝血象
维生素 B_{12}　500μg im bid❶	血沉、C 反应蛋白
琥珀酸亚铁　0.3g po tid❷ 或 枸橼酸铁胺　10ml po tid	血液系统（血清叶酸、维生素 B_{12}、铁蛋白）血清同型半胱氨酸或甲基丙二酸水平❹

续表

长期医嘱	临时医嘱
叶酸　5mg po tid	免疫全套＋胃壁细胞抗体＋内因子抗体❺
	骨髓穿刺＋涂片
	胃液分析
	肿瘤标记物
	血液传染病学检查（包括乙肝、丙肝、梅毒、艾滋病等）
	心电图
	胸部正侧位 X 线摄片
	腹部超声、妇科多系统超声、泌尿系统超声
	脊髓 MRI（或＋头 MRI）❻
	神经电生理检查（包括肌电图、神经传导速度、视觉诱发电位、体感诱发电位、脑干听觉诱发电位、运动诱发电位等）
	腰椎穿刺检查（脑脊液常规、生化、免疫学，脑脊液细胞学，抗 AQP4 抗体，抗 HTLV-1 抗体）
	神经外科会诊
	神经营养科会诊

❶ 脊髓亚急性联合变性（SCD）是由于维生素 B_{12} 缺乏导致的神经系统变性疾病，应及早开始给予大剂量维生素 B_{12} 治疗，否则会造成不可逆性神经损伤。可维生素 B_{12} 500 ～ 1000μg/d，连续 2 周肌内注射，然后每周 1 次，连续 4 周，之后每月 1 次维生素 B_{12} 肌内注射。有些患者（胃壁细胞抗体及内因子抗体阳性者）需终身肌内注射维生素 B_{12}。合用维生素 B_1 对周围神经受损者效果更好。

❷ 贫血患者也可加用琥珀酸亚铁或枸橼酸铁口服。有恶性贫血者，建议加用叶酸 5 ～ 10mg，日 3 次口服与维生素 B_{12} 联合应用。不宜单独使用叶酸，否则会加重神经精神症状。

❸ 维生素 B_{12} 是核蛋白合成及髓鞘形成必需的辅酶，其缺乏引起髓鞘合成障碍导致神经病变；维生素 B_{12} 还参与血红蛋白的合成，其缺乏常引起恶性贫血，血常规检查显示典型的巨幼红细胞性贫血，平均红细胞体积（MCV）大于 100fl，网织红细胞计数或正常或降低。如果血清维生素 B_{12} 含量降低，注射维生素 B_{12} 1mg/d，10 日后网织红细胞增多有助于诊断。

❹ 维生素 B_{12} 缺乏时，同型半胱氨酸和甲基丙二酸水平均升高；而叶酸缺乏时，甲基丙二酸水平正常，同型半胱氨酸水平升高。维生素 B_{12} 缺乏的诊断标准：

a. 在不同时间内，两次血清维生素 B_{12} 水平 < 150pmol/L。

b. 在除外了肾功能不全及维生素 B_6 或叶酸缺乏的基础上，同时血同型半胱氨酸 > 13μmol/L 或者甲基丙二酸 > 0.4μmol/L。

❺ 维生素 B_{12} 在胃液作用下很快与胃黏膜壁细胞分泌的内因子结合成内因子 - 维生素 B_{12} 复合物，运至回肠段，与回肠黏膜受体结合而被吸收入血，并与血液中转钴胺蛋白结合才被利用。内因子抗体、抗胃壁细胞抗体可导致维生素 B_{12} 吸收障碍。内因子抗体有 2 个亚型，一是针对内因子——维生素 B_{12} 结合的场所；二是针对内因子——维生素 B_{12} 复合体，抑制其与回肠的特异受体结合。故内因子抗体通过上述途径导致有效的维生素 B_{12} 不足，而血液中检测到的维生素 B_{12} 水平往往是正常的。文献报道，内因子抗体与维生素 B_{12} 转运蛋白 II（TC II）具高度亲和力和交叉作用，其与维生素 B_{12} 竞争和 TC II 的结合，从而阻碍后者转入细胞内，引起细胞内维生素 B_{12} 低活性，导致 SCD 的发生。抗胃壁细胞抗体其靶抗原位于壁细胞内，此抗体可抑制含有内因子成分胃酸的分泌，并可引起胃黏膜变性加剧内因子分泌的不足，进一步影响维生素 B_{12} 的吸收。因此，对于有后索、侧索、周围神经、认知功能损害不同症状组合的患者，应将 SCD 作为鉴别诊断之一，建议行血清内因子和壁细胞抗体检查。临床症状加内因子和（或）壁细胞抗体阳性，可诊断 SCD。

❻ 亚急性联合变性主要累及脊髓后索及侧索，严重时大脑白质、视神经和周围神经也可受累，因此应常规检查脊髓和头颅核磁共振、肌电图、神经传导速度、视觉诱发电位和体感诱发电位等以判定神经受累的范围及程度。SCD 典型核磁表现为矢状位 T2WI 累及多个脊髓节段的长条状高信号，一般位于颈胸段，横断面可出现圆点征（后索受累为主）、小字征（后索及侧索均受累）、三角征（后索受累为主）、"八"字征或称反兔耳征、倒"V"字征（后索受累为主）。慢性病例则可表现为脊髓萎缩。典型者头颅核磁共振可显示大脑白质和第四脑室周围高信号改变。电生理检查通常可发现神经传导速度减慢，复合肌肉动作电位和感觉神经动作电位波幅降低，肌电图发现失神经电位。视觉诱发电位则可见 P100 延长，体感诱发电位发现深感觉传导通路异常。

注：1. 脊髓亚急性联合变性（subacute combined degeneration of the spinal cord，SCD）多认为是由于体内维生素 B_{12} 缺乏引起的中枢和周围神经系统的变性疾病，病变主要累及脊髓后、侧索和周围神经，临床表现为双下肢或四肢麻木、深感觉异常、共济失调、痉挛性瘫痪等，严重者大脑白质及视神经也可受累。

2. 维生素 B_{12} 缺乏可在其摄取、吸收、结合、转运及遗传因素中的任何环节发生障碍而导致。如长期素食，消化道疾病如慢性胃炎、胃肠大部分切除术后、肠炎以及长期使用 H2 受体阻滞药、质子泵抑制药等。结合障碍多因抗胃壁细胞抗体和抗内因子抗体致内因子缺乏，从而导致极少有内因子与维生素 B_{12} 结合，致维生素 B_{12} 不能被肠道细菌利用。转运及遗传因素如维生素 B_{12} 在血液中需要与转运钴胺蛋白结合，再转运到组织中才会被利用，遗传因素导致转钴胺蛋白缺乏或功能异常时会使得维生素 B_{12} 生物利用度减低。

3. 本病的诊断依据：中年以上起病，亚急性或慢性起病，症状逐渐加重，出现脊髓后索、侧索和周围神经的临床症状和体征，可有精神症状，应考虑本病可能。血清维生素 B_{12} 水平降低，或存在恶性贫血的证据，神经影像学和电生理检查存在典型的脊髓和周围神经病变，可明确诊断。

4. 亚急性联合变性的预后取决于是否能够早期诊断和及时治疗。如能在起病 3 个月内积极治疗，多数可完全恢复；若充分治疗

6个月至1年仍有神经功能障碍，则难以恢复；2～3年后才治疗的，神经功能缺损可逐渐加重，甚至可能死亡。

第四节 脊髓血管病

长期医嘱	临时医嘱
神经内科护理常规	血常规、尿常规、粪常规＋隐血试验
一级护理	
低脂低盐饮食	血清生化全套
肠溶阿司匹林　100mg po qd[1]	糖化血红蛋白
或 氯吡格雷　75mg po qd	凝血象
阿托伐他汀钙　20mg po qn	血沉、C反应蛋白（CRP）
氨酚羟考酮　5mg po bid	血液传染病学检查（包括乙肝、丙肝、梅毒、艾滋病等）
	血清同型半胱氨酸
	抗心磷脂抗体
	抗"O"、类风湿因子、免疫全套、甲状腺功能、甲状腺相关抗体、抗中性粒细胞胞浆抗体谱（ANCA）、肿瘤标记物、抗凝血酶Ⅲ、蛋白S/C等易栓症抗体等[2]
	胸部正侧位X线片
	脊柱X线正侧位摄片
	心电图、超声心动图、动态心电图（心电Holter）、24h动态血压测定
	双侧颈动脉＋锁骨下动脉＋椎动脉彩超
	经颅多普勒超声（TCD）

长期医嘱	临时医嘱
	肾动脉超声
	周围血管超声、下肢静脉系统超声
	腰穿（脑脊液常规、生化、免疫、细胞学等）
	脊髓 CT、MRI 检查 ❸
	主动脉弓 MRA、脊髓 CTA❹
	选择性脊髓血管造影（DSA）
	神经电生理检查（肌电图、诱发电位等） prn
	深静脉血栓的评估
	康复科会诊
	高压氧治疗 prn
	神经外科或介入科会诊 ❺

❶ 脊髓血管病分为缺血性、出血性和血管畸形三类。缺血性脊髓血管病的治疗原则同缺血性脑血管病，给予抗血小板聚集及他汀类降脂药物，低血压者应纠正血压，应用血管扩张药及促进神经功能恢复的药物，疼痛时给予镇静镇痛药。血管炎患者可适当使用糖皮质激素。

❷ 缺血性脊髓血管病的病因很多，包括动脉粥样硬化、主动脉疾病、椎动脉夹层、动脉或心脏栓塞、纤维软骨栓塞、血液高凝状态（如镰状细胞病、抗磷脂综合征、恶性肿瘤）、减压病、脉炎、源自心脏骤停的全身性低血压或大脑半球低灌注，以及源自椎间盘和创伤的根髓动脉受压等。外伤是出血性脊髓血管病最常见的原因，其它原因包括凝血功能障碍、肿瘤、血管畸形等，应进行病因方面的筛查。

❸ CT 平扫对缺血性脊髓血管病无特殊意义。对于出血性脊髓

血管病，CT 可显示出血部位高密度影。对于脊髓血管畸形，CT 可显示脊髓局部增粗、出血等，增强后可发现血管畸形；脊髓 MRI 检查对诊断脊髓血管病有重要价值。脊髓前动脉梗死者，可显示以前角为中心的长 T1 长 T2 信号，DWI 高信号，轴位形状类似"猫头鹰眼"或"蛇眼"，病灶可轻度强化。随着梗死的慢性化，脊髓萎缩和软化也会相继发生。脊髓出血急性期脊髓 MRI 显示病灶呈等 T1 等 T2 信号，亚急性期时呈短 T1 信号，慢性期由于含铁血黄素的沉积呈长 T1 或短 T2 信号；脊髓 MRI 有助于发现椎管内动静脉畸形、海绵状血管瘤以及复合性动静脉畸形等血管畸形。

❹ 脊髓血管 CTA 能初步诊断脊髓血管畸形的亚型，显示脊髓血管畸形的供血动脉和引流静脉；主动脉弓 MRA 或 CTA 有助于发现动脉夹层和动脉瘤。选择性脊髓血管造影（DSA）是目前确诊和分类脊髓血管病的最佳方法，可明确区分脊髓血管畸形的类型，显示畸形血管的大小、范围和与脊髓的关系，有助于指导治疗。

❺ 脊髓出血应请神经外科和神经介入科会诊，协助诊断和治疗。对于脊髓硬膜下和硬膜外出血应紧急手术清除血肿，解除对脊髓的压迫，显微手术切除畸形血管。部分动静脉畸形和动静脉瘘可通过介入手段栓塞治疗。

注：1. 脊髓的血液供应通常来自位于中线部位的脊髓前动脉和位于中线两侧的脊髓后动脉。但脊髓前动脉和脊髓后动脉通常不是简单地纵向连接结构，而是一个经过多层次强化的纵向动脉网络。颈髓通常由一条较大的脊髓前动脉（颈膨大动脉）供血，后者多起源于一侧或两侧椎动脉，因此，椎动脉的损伤、闭塞或夹层，都可能导致颈髓梗死。在胸腰段脊髓，脊髓前动脉通常是由起源于左侧 T9 ～ T12 某一肋间动脉的 Adamkiewicz 动脉供血。除了颈膨大动脉和 Adamkiewicz 动脉以外，许多较小的动脉也会为脊髓前动脉供血。在脊髓动脉造影检查时，可于多个层面（通常可多达 6 ～ 10 个层面）见到配对出现，且起源不一的脊髓后动脉。两条脊髓后动脉通过脊髓表面的血管丛与脊髓前动脉相互联通，这类血管丛在脊髓圆锥水平最为明显。

2. 缺血性脊髓血管病的类型

（1）脊髓短暂性缺血发作：典型表现为脊髓间歇性跛行。

（2）脊髓梗死：包括脊髓前动脉综合征（即脊髓前 2/3 综合征，以中胸段或下胸段多见，首发症状常为突发病变水平根性疼痛或松弛性瘫痪，脊髓休克期后转为痉挛性瘫痪，出现锥体束征，因后索一般不受累而出现传导束型分离性感觉障碍，痛温觉缺失而深感觉保留，尿便障碍较明显）、脊髓后动脉综合征（罕见）、中央动脉综合征（沟动脉闭塞）。

（3）脊髓血管栓塞：脊髓缺血相关神经系统综合征见表 4-3。

表 4-3　脊髓缺血相关神经系统综合征

综合征	临床表现
脊髓前动脉综合征（中央髓质综合征，ASA）	梗死水平松弛性瘫痪，梗死水平以下（痉挛）截瘫或四肢瘫痪，Babinski 征阳性，分离性感觉障碍（疼痛和温度觉消失），膀胱和肠道功能障碍，自主神经功能障碍和 Horner's 征
脊髓沟动脉综合征（spinal sulcal artery, SSA）	梗死水平同侧松弛性瘫痪，梗死水平以下痉挛性瘫（半），对侧分离性感觉障碍
桶人综合征	双侧上肢近端松弛性瘫痪，下肢无运动障碍，无感觉障碍
脊髓后动脉（PSA）综合征	本体感觉（触觉和震动觉）障碍，共济失调步态
Adamkiewicz 动脉综合征	完全（不全）横贯性脊髓综合征：梗死水平松弛性瘫痪，梗死水平以下（痉挛性）截瘫，Babinski 征阳性，完全（不全）感觉障碍，膀胱和肠道功能障碍

3. 出血性脊髓血管病包括脊髓的硬膜下和硬膜外出血，均可出现剧烈的背痛、截瘫、括约肌功能障碍，病变水平以下感觉缺失等急性横贯性脊髓损伤表现。脊髓蛛网膜下腔出血表现为突发背痛、脑膜刺激征和截瘫等；如仅为脊髓表面血管破裂可能只有背痛而无脊髓受压表现。脊髓血管畸形主要包括动静脉畸形（AVM）、海绵

状血管瘤等，以 AVM 多见，可发生于脊髓任何节段，由扩张迂曲的异常血管形成网状血管团及供血动脉和引流静脉组成。临床以突然发病和症状反复出现为特点，多数患者以剧烈根性疼痛起病，有不同程度的截瘫、呈根性或传导束性分布的感觉障碍及尿便障碍，少数以脊髓蛛网膜下腔出血为首发症状。

4. 脊髓短暂性缺血发作典型表现为间歇性跛行和下肢远端发作性无力，表现为行走一段距离后单侧或双侧下肢沉重、无力甚至瘫痪，休息或使用血管扩张药后缓解，间歇期无症状。脊髓短暂性缺血发作应与血管性间歇性跛行和马尾性间歇性跛行相鉴别。血管性间歇性跛行系下肢动脉脉管炎或微栓子反复栓塞所致，表现为下肢间歇性疼痛、无力、苍白、皮温低，足背动脉搏动减弱或消失，超声多普勒检查有助于诊断；马尾性间歇跛行是由腰骶椎管狭窄、椎间盘突出，压迫 L5 ~ S1 神经根，表现为腰骶区疼痛，行走后症状加重，休息后减轻，腰前屈时症状减轻，后仰时加重，感觉症状重于运动症状。

5. 脊髓静脉高压综合征指一组由脊髓及其周围结构的血管性病变，导致脊髓静脉回流受阻、脊髓静脉压力增高而产生的脊髓神经功能缺损综合征。其最常见原因为硬脊膜动静脉瘘（SDAVF），多表现为进行性加重的双下肢无力、感觉障碍、尿便障碍。选择性脊髓动脉造影是诊断本综合征的金标准。SDAVF 的发病机制考虑：瘘→脊髓动静脉压力梯度紊乱，静脉回流障碍→静脉高压、缺氧→毛细血管瘀滞→小动脉缺血→脊髓坏死。注意：SDAVF 的供血动脉多为高阻力血流，故病灶周围组织很少发生"盗血现象"；引流静脉的压力可传递，致使远端压力高于近端，引起临床瘘口部位与脊髓节段障碍不符；根性症状部位常为瘘口位置；病情可呈复发 - 缓解。脊髓 MR 可见脊髓背侧软脊膜表面硬膜囊内串珠状或管状流空影，流空影粗大、集中的部位常为瘘口位置；髓内异常信号病灶（主要为血管源性水肿或静脉性梗死）；可见部分强化，提示 BBB 破坏；瘘口小时 T1 增强可见轻度扩张的静脉。SDAVF 的治疗原则：尽早手术，闭塞瘘口和静脉起始端。手术方法：介入栓塞瘘口（首选）、手术结扎供养动脉、手术切除引流静脉和瘘口电灼阻断术等。一旦瘘口消失，症状可戏剧般在术后第 1d 或几周内明显好转。若瘘口未完全阻断，则可复发。

6. 纤维软骨性栓塞是指脊髓多数血管被间盘髓核突然堵塞造成脊髓卒中。突发颈背部疼痛，数分钟内出现急性脊髓横贯性损伤，全部的运动感觉及括弱肌功能丧失，发病时少数有外伤或进行体育活动、搬运等活动。本病腰穿脑脊液多正常，尸检病例发现脊髓多处小动脉和小静脉被典型的纤维软骨栓塞，脊髓梗死坏死。该病造成脊髓缺血的可能机制是，来自纤维软骨盘的髓核碎片通过小静脉进入了脊髓骨髓和脊髓静脉系统，随后，在静脉系统压力增大的情况下，这些栓塞物质通过不同的接合通路进入了脊髓动脉，并导致栓塞形成。患者发病前往往有Valsalva动作、用力或轻微外伤史等，支持这一观点。

第五章 锥体外系疾病

第一节 帕金森病

长期医嘱	临时医嘱
神经内科护理常规	血常规、尿常规、粪常规
一级护理	血清生化全套（肝肾功能、电解质、血糖、血脂等）、前白蛋白
普通饮食 　或 低蛋白饮食	
测血压（卧立位血压）qd	凝血象
莫沙必利　5mg po tid（服美多巴前半小时）	血沉、C反应蛋白（CRP）
苄丝肼/左旋多巴（美多巴） 62.5mg po tid（餐前1h或餐后1.5h）[1]	血清同型半胱氨酸
	抗心磷脂抗体
普拉克索　0.125mg po tid[2]	甲状腺功能、抗甲状腺球蛋白抗体、抗甲状腺过氧化物酶抗体
苯海索　1mg po bid[3]	
金刚烷胺　100mg po bid[4]	血液传染病学检查（包括乙肝、丙肝、梅毒、艾滋病等）
司来吉兰　2.5mg po bid[5]	
恩托卡朋　100～200mg po tid～qid[6]	肿瘤标记物
	血清铜兰蛋白、铜氧化酶活力
	胸部正侧位X线片
维生素E　100mg po tid	心电图、超声心动图
辅酶Q10　100mg po tid	腹部电脑超声、泌尿系电脑超声
西酞普兰　20mg po qd prn	
罗拉西泮　0.5mg po qn prn	双侧颈动脉＋锁骨下动脉＋椎动脉彩超
	经颅多普勒超声（TCD）

续表

长期医嘱	临时医嘱
	24h 动态血压、动态心电图　prn
	头颅 MRI 检查（MRI+SWI+FLAIR+MRS）❼
	黑质超声
	PET 或 SPECT prn
	神经电生理（肛门括约肌、震颤频率分析）
	统一帕金森病评分量表（UPDRS）评测 ❽
	眼科会诊（视力、视野、眼压、眼底、K-F 环等）❾
	功能神经外科会诊（脑深部电刺激，DBS）❿
	神经心理评定（汉密尔顿焦虑、抑郁量表评分、MMSE、MoCA、临床记忆量表、临床痴呆量表等）
	康复科会诊（运动、平衡、吞咽康复训练）
	基因筛查　prn

❶ 复方左旋多巴 ［苄丝肼 / 左旋多巴（美多巴）、卡比多巴 / 左旋多巴（息宁）］：初始用量为 62.5 ～ 125.0mg，2 ～ 3 次 /d，根据病情而逐渐增加剂量至疗效满意和不出现副作用的适宜剂量维持，餐前 1h 或餐后 1.5h 服药。早期应用小剂量（≤ 400mg/d）并不增加异动症的发生。复方左旋多巴可补充黑质纹状体内左旋多巴的不足，是治疗帕金森病最重要的药物之一，常释剂具有起效快的特点，而控释剂具有维持时间相对长，但起效慢、生物利用度低。左旋多巴类药物之前半小时服用吗丁啉或莫沙必利，能促进左旋多巴类药物的吸收，减轻左旋多巴类药物的外周副作用。活动性消化

道溃疡者慎用，闭角型青光眼、精神病患者禁用。

❷ DR 激动剂可直接刺激突触后膜多巴胺 D1、D2 受体，有 2 种类型：麦角类包括溴隐亭、培高利特等；非麦角类包括普拉克索 - 森福罗、罗匹尼罗、吡贝地尔 - 泰舒达等。麦角类 DR 激动剂可导致心脏瓣膜病变和肺胸膜纤维化，目前不主张使用，而推崇非麦角类 DR 激动剂为首选药物，尤其适用于早发型帕金森病患者的病程初期。这类长半衰期制剂能避免对纹状体突触后膜的 DR 产生"脉冲"样刺激，从而预防或减少运动并发症的发生。激动剂均应从小剂量开始，逐渐增加剂量至获得满意疗效而不出现副作用为止。DR 激动剂的症状波动和异动症发生率低，而直立性低血压、脚踝水肿和精神异常（幻觉、食欲亢进、性欲亢进等）的发生率较高。普拉克索常释剂初始剂量为 0.125mg，每日 2 ~ 3 次，每周增加 0.125mg，每日 3 次，一般有效剂量为 0.50 ~ 0.75mg，每日 3 次，最大剂量不超过 4.5mg/d。缓释剂的剂量与常释剂相同，但为每日 1 次服用。罗匹尼罗初始剂量为 0.25mg，每日 3 次，每周增加 0.75mg 至每日 3mg，一般有效剂量为每日 3 ~ 9mg，分 3 次服用，最大日剂量为 24mg；吡贝地尔缓释剂初始剂量为 50mg，每日 1 次，第 2 周增至 50mg，每日 2 次，有效剂量为 150mg/d，分 3 次口服，最大剂量不超过 250mg/d；溴隐亭：0.625mg，每日 1 次，每隔 5 天增加 0.625mg，有效剂量 3.75 ~ 15.00mg/d，分 3 次口服。

❸ 抗胆碱能药苯海索，主要适用于伴有震颤的患者，而对无震颤的患者不推荐应用。剂量为 1 ~ 2mg，3 次 /d。对 < 60 岁的患者，要告知长期应用本类药物可能会导致其认知功能下降，所以要定期复查认知功能，一旦发现患者的认知功能下降则应立即停用；对 ≥ 60 岁的患者最好不应用抗胆碱能药。闭角型青光眼及前列腺肥大患者禁用。

❹ 金刚烷胺可促进神经末梢释放多巴胺和减少多巴胺的再摄取，对少动、强直、震颤均有改善作用，并且对改善异动症有帮助（C 级证据）。剂量为 50 ~ 100mg，2 ~ 3 次 /d，末次应在 16:00 前服用。肾功能不全、癫痫、严重胃溃疡、肝病患者慎用，哺乳期妇女禁用。

❺ MAO-B 抑制剂可抑制神经元内多巴胺分解，增加脑内多巴

胺含量，与复方左旋多巴合用有协同作用，同时对多巴胺能神经元有保护作用。主要有司来吉兰和雷沙吉兰。司来吉兰（常释剂）的用法为 2.5～5.0mg，每日 2 次，在早晨、中午服用，勿在傍晚或晚上应用，以免引起失眠，或与维生素 E 2000U 合用；雷沙吉兰的用量为 1mg，每日 1 次，早晨服用。胃溃疡者慎用，禁与 5- 羟色胺再摄取抑制剂（SSRI）合用。

❻ COMT 抑制剂恩他卡朋双多巴片为恩他卡朋 / 左旋多巴 / 卡比多巴复合制剂，通过抑制左旋多巴在外周的代谢，维持左旋多巴血浆浓度稳定，加速通过血脑屏障以增加脑内多巴胺含量，不仅可以改善患者症状，而且有可能预防或延迟运动并发症的发生。在疾病中晚期，应用复方左旋多巴疗效减退时可以添加恩托卡朋或托卡朋治疗而达到进一步改善症状的作用。恩托卡朋每次100～200mg，需与复方左旋多巴同服，单用无效，服用次数与复方左旋多巴相同。托卡朋每次用量为100mg，每日 3 次，每日最大剂量为600mg。其药物副作用有腹泻、头痛、多汗、口干、转氨酶升高、腹痛、尿色变黄等。

❼ 帕金森病的影像学检查无特征性改变。头颅 MRI 检查对排除继发性帕金森综合征及帕金森叠加综合征有重要意义。PET 或SPECT 对帕金森病有辅助诊断价值，可显示多巴胺转运体（DAT）功能显著降低。经颅超声可发现大多数 PD 患者的黑质回声增强。肛门括约肌电图检查有助于与多系统萎缩进行鉴别。震颤频率分析可发现震颤的特点，与特发性震颤和肌阵挛鉴别。帕金森病的震颤频率为 4～6Hz，特发性震颤为 6～12Hz，肌阵挛为 6～8Hz。

❽ 统一帕金森病评分量表——Ⅲ部分（UPDRS-Ⅲ）：在服用复方左旋多巴制剂之前，需行急性左旋多巴试验，评测患者的多巴反应性［被试者试验前 72h 停服多巴胺受体激动剂，试验前 12h 停服复方左旋多巴制剂及其他抗 PD 药物。试验药物应采用复方左旋多巴标准片，空腹状态下，先进行 UPDRS-Ⅲ评分作为基线，随后口服多潘立酮 10mg，30min 后服用复方左旋多巴标准片，随后每30min 进行 1 次 UPDRS-Ⅲ评分，至服药后 4h。计算 UPDRS 的最大改善率，最大改善率＝（服药前基线评分－服药后最低评分）/ 服药前基线评分 ×100%。在试验过程中，监测患者心率、血压等，

记录不良反应。改善 ≥ 30% 提示有良好疗效]。根据 UPDRS- Ⅲ 的结果，指导用药剂量、时间及次数。

❾ 帕金森病患者入院后需常规眼科会诊，特别要注意眼压情况，眼压高的患者禁用苯海索和复方左旋多巴。帕金森病患者多有非运动症状，入院后行腹部电脑超声及泌尿系电脑超声与器质性病变鉴别，如发现前列腺肥大，禁用苯海索。

❿ 1997 年美国食品与药物管理局（FDA）批准深部脑刺激术（DBS）治疗 PD。DBS 疗法通过将电极置入患者脑内，运用脉冲发生器刺激大脑深部某些神经核，纠正异常的大脑电环路，从而减轻相应的神经症状。DBS 因具有可逆性，可调节性，非破坏性，不良反应小，并发症少等优点，已成为治疗 PD 最佳的首选外科方法。目前 DBS 的手术靶点主要有 3 个：丘脑腹中间核（ⅥM）、苍白球内侧部（GPi）和丘脑底核（STN），其中丘脑底核是治疗 PD 最理想的靶点。基底节 - 丘脑 - 皮质运动环路在运动调节中发挥重要作用，刺激丘脑底核可以引发或调节大脑皮质的活动，有利于 PD 症状的缓解。丘脑底核的深部脑刺激较苍白球内侧核能获得更大的功能改善。DBS 治疗主要适用于原发性 PD 诊断明确；有震颤或僵直症状；曾经服用多巴胺制剂效果良好；没有痴呆症状；中重度 PD，调整药物治疗剂量效果不佳；运动波动和（或）严重功能障碍的异动症，因药物副作用不能耐受药物的患者。DBS 治疗 PD 的作用包括显著减少轴性运动症状，增加开启时间，减少"关"期时间，减少异动症时间；治疗效果持久，优于持续的药物调整治疗方案，更能显著改善日常生活质量；但对运动波动及异动症以外的 PD 其他并发症收效甚微。

注：1. 帕金森病（Parkinson disease，PD）是一种常见的神经系统退行性疾病，主要病理改变为黑质致密部多巴胺能神经元丢失和路易小体形成，其主要生化改变为纹状体区多巴胺递质降低，临床症状包括静止性震颤、肌强直、运动迟缓和姿势平衡障碍的运动症状及嗅觉减退、快速眼动期睡眠行为异常、便秘和抑郁等非运动症状。PD 并非单一因素所致，而是多因素交互作用。除基因突变导致少数患者发病外，基因易感性可使患病概率增加，在环境因素及衰老的共同作用下，通过氧化应激、线粒体功能衰竭、免疫

炎症反应、钙超载、兴奋性氨基酸毒性、细胞凋亡等机制导致黑质多巴胺能神经元大量变性、丢失，以致发病。多巴胺和乙酰胆碱是纹状体内两种最重要的神经递质，二者功能相互拮抗。帕金森病时由于黑质多巴胺神经元变性、丢失，纹状体多巴胺含量显著降低（当基底节中多巴胺含量减少到80%以上时才出现帕金森病的临床症状），乙酰胆碱功能相对亢进，产生震颤、肌强直、运动减少等临床症状。

2. 中华医学会神经病学分会帕金森病及运动障碍学组在英国UK脑库帕金森病临床诊断标准的基础上，参考了国际运动障碍学会（MDS）2015年推出的帕金森病临床诊断新标准，结合我国的实际，制定中国帕金森病的诊断标准（2016版）如下：

（1）帕金森综合征的诊断标准：帕金森综合征诊断的确立是诊断帕金森病的先决条件。诊断帕金森综合征基于3个核心运动症状，即必备运动迟缓和至少存在静止性震颤或肌强直2项症状的1项。对所有核心运动症状的检查必须按照统一帕金森病评估量表（UPDRS）中所描述的方法进行。

（2）帕金森综合征的核心运动症状

① 运动迟缓：即运动缓慢和在持续运动中运动幅度或速度的下降（或者逐渐出现迟疑、犹豫或暂停）。在可以出现运动迟缓症状的各个部位（包括发声、面部、步态、中轴、四肢）中，肢体运动迟缓是确立帕金森综合征诊断所必需的。

② 肌强直：即当患者处于放松体位时，四肢及颈部主要关节的被动运动缓慢。强直特指"铅样"抵抗，不伴有"铅管样"抵抗而单独出现的"齿轮样"强直是不满足强直的最低判定标准的。

③ 静止性震颤：即肢体处于完全静止状态时出现4～6Hz震颤（运动起始后被抑制）。单独的运动性和姿势性震颤不满足帕金森综合征的诊断标准。

（3）帕金森病的诊断：一旦患者被明确诊断存在帕金森综合征表现，可按照以下标准进行临床诊断。

① 临床确诊的帕金森病需要具备：a. 不存在绝对排除标准；b. 至少存在2条支持标准；c. 没有警示征象（red flags）。

② 临床很可能的帕金森病需要具备：a. 不符合绝对排除标准；

b. 如果出现警示征象则需要通过支持标准来抵消；如果出现 1 条警示征象，必须需要至少 1 条支持标准抵消；如果出现 2 条警示征象，必须需要至少 2 条支持标准抵消；如果出现 2 条以上警示征象，则诊断不能成立。

（4）支持标准、绝对排除标准和警示征象

① 支持标准

a. 患者对多巴胺能药物的治疗明确且显著有效。在初始治疗期间，患者的功能可恢复或接近至正常水平。在没有明确记录的情况下，初始治疗的显著应答可定义为以下两种情况：药物剂量增加时症状显著改善（治疗后 UPDRS- Ⅲ 评分改善超过 30%），剂量减少时症状显著加重；存在明确且显著的开 / 关期症状波动，并在某种程度上包括可预测的剂末现象。

b. 出现左旋多巴诱导的异动症。

c. 临床体检观察到单个肢体的静止性震颤（既往或本次检查）。

d. 以下辅助检测阳性有助于鉴别帕金森病与非典型性帕金森综合征：存在嗅觉减退或丧失，或头颅超声显示黑质异常高回声（> $20mm^2$），或心脏间碘苄胍闪烁显像法显示心脏去交感神经支配。

② 绝对排除标准：出现下列任何 1 项即可排除帕金森病的诊断（但不应将有明确其他原因引起的症状算入其中，如外伤等）。

a. 存在明确的小脑性共济失调，或者小脑性眼动异常（持续的凝视诱发的眼震、巨大方波跳动、超节律扫视）。

b. 出现向下的垂直性核上性凝视麻痹，或者向下的垂直性扫视选择性减慢。

c. 在发病后 5 年内，患者被诊断为高度怀疑的行为变异型额颞叶痴呆或原发性进行性失语。

d. 发病 3 年后仍局限于下肢的帕金森样症状。

e. 多巴胺受体阻滞药或多巴胺耗竭剂治疗诱导的帕金森综合征，其剂量和时程与药物性帕金森综合征相一致。

f. 尽管病情为中等严重程度（即根据 MDS-UPDRS，评定肌强直或运动迟缓的计分大于 2 分），但患者对高剂量（不少于 600mg/d）左旋多巴治疗缺乏显著的治疗应答。

g. 存在明确的皮质复合感觉丧失（如在主要感觉器官完整的情

况下出现皮肤书写觉和实体辨别觉损害），以及存在明确的肢体观念运动性失用或进行性失语。

h. 分子神经影像学检查突触前多巴胺能系统功能正常。

i. 存在明确可导致帕金森综合征或疑似与患者症状相关的其他疾病，或者基于全面诊断评估，由专业医师判断其可能为其他综合征，而非帕金森病。

③ 警示征象

a. 发病后 5 年内出现快速进展的步态障碍，以至于需要经常使用轮椅。

b. 运动症状或体征在发病后 5 年内或 5 年以上完全不进展，除非这种病情的稳定是与治疗相关。

c. 发病后 5 年内出现球麻痹症状，表现为严重的发音困难、构音障碍或吞咽困难（需进食较软的食物，或通过鼻胃管、胃造瘘进食）。

d. 发病后 5 年内出现吸气性呼吸功能障碍，即在白天或夜间出现吸气性喘鸣或者频繁的吸气性叹息。

e. 发病后 5 年内出现严重的自主神经功能障碍，包括：直立性低血压，即在站起后 3min 内，收缩压下降至少 30mmHg 或舒张压下降至少 20mmHg，并排除脱水、药物或其他可能解释自主神经功能障碍的疾病；发病后 5 年内出现严重的尿潴留或尿失禁（不包括女性长期存在的低容量压力性尿失禁），且不是简单的功能性尿失禁（如不能及时如厕）。对于男性患者，尿潴留必须不是由前列腺疾病所致，且伴发勃起障碍。

f. 发病后 3 年内由于平衡障碍导致反复（＞ 1 年）跌倒。

g. 发病后 10 年内出现不成比例的颈部前倾或手足挛缩。

h. 发病后 5 年内不出现任何一种常见的非运动症状，包括嗅觉减退、睡眠障碍（睡眠维持性失眠、日间过度嗜睡、快速眼动期睡眠行为障碍）、自主神经功能障碍（便秘、日间尿急、症状性直立性低血压）、精神障碍（抑郁、焦虑、幻觉）。

i. 出现其他原因不能解释的锥体束征。

j. 起病或病程中表现为双侧对称性的帕金森综合征症状，没有任何侧别优势，且客观体检亦未观察到明显的侧别性。

3.帕金森病的诊断流程见图 5-1。

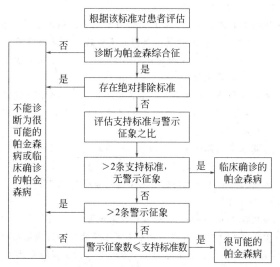

图 5-1 帕金森病的诊断流程

4.中晚期帕金森病,尤其是晚期帕金森病的临床表现极其复杂,其中有疾病本身的进展,也有药物副作用或运动并发症的因素参与其中。运动并发症(症状波动和异动症)是帕金森病中晚期常见的症状,调整药物种类、剂量及服药次数可以改善症状,手术治疗如脑深部电刺激术(DBS)亦有疗效。

(1)症状波动的治疗(图 5-2):症状波动主要包括剂末恶化、开-关现象。

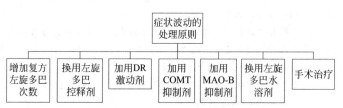

图 5-2 症状波动的处理原则

a. 剂末恶化（每次用药有效时间缩短，症状随血药浓度发生规律性波动）的处理方法为：

• 不增加口服用复方左旋多巴的每日总剂量，而适当增加每日服药次数，减少每次服药剂量（以仍能有效改善运动症状为前提），或适当增加每日总剂量（原有剂量不大的情况下），每次服药剂量不变，而增加服药次数；

• 由常释剂换用控释剂以延长左旋多巴的作用时间，更适宜在早期出现剂末恶化，尤其发生在夜间时为较佳选择，剂量需增加20% ~ 30%；

• 加用长半衰期的 DR 激动剂，如普拉克索、罗匹尼罗，若已用 DR 激动剂而疗效减退可尝试换用另一种 DR 激动剂；

• 加用对纹状体产生持续性 DA 能刺激的 COMT 抑制剂，如恩托卡朋和托卡朋；

• 加用 MAO-B 抑制剂，如雷沙吉兰和司来吉兰；

• 避免饮食（含蛋白质）对左旋多巴吸收及通过血脑屏障的影响，宜在餐前 1h 或餐后 1.5h 服药，调整蛋白饮食可能有效；

• 手术治疗主要为丘脑底核（STN）行 DBS 可获裨益。

b. 开 - 关现象是症状在突然缓解（开期）与加重（关期）间波动，开期常伴异动症，多见于病情较为严重的患者，其发生与患者服药时间、药物血浆浓度无关。对开 - 关现象的处理较为困难，可以选用口服 DR 激动剂，或可采用微泵持续输注左旋多巴甲酯或乙酯或 DR 激动剂（如麦角乙脲等）。

（2）异动症的治疗（图 5-3）：异动症表现为舞蹈症或手足徐动样不自主运动、肌强直或肌阵挛，可累及头面部、四肢和躯干，有时表现为单调刻板的不自主动作或肌张力障碍。主要包括剂峰异动症、双相异动症、肌张力障碍。

a. 剂峰异动症出现在用药 1 ~ 2h 的血药浓度高峰期，与用药过量或多巴胺受体超敏有关，处理方法如下：

• 减少每次复方左旋多巴的剂量；

• 若患者是单用复方左旋多巴，可适当减少剂量，同时加用 DR 激动剂，或加用 COMT 抑制剂；

• 加用金刚烷胺；

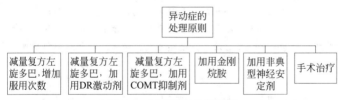

图 5-3 异动症的处理原则

•加用非典型抗精神病药如氯氮平；

•若使用复方左旋多巴控释剂，则应换用常释剂，避免控释剂的累积效应。

b. 对双相异动症（包括剂初异动症和剂末异动症）的处理方法

•若在使用复方左旋多巴控释剂应换用常释剂，最好换用水溶剂，可以有效缓解剂初异动症；

•加用长半衰期的 DR 激动剂或延长左旋多巴血浆清除半衰期的 COMT 抑制剂，可以缓解剂末异动症，也可能有助于改善剂初异动症。微泵持续输注 DR 激动剂或左旋多巴甲酯或乙酯可以同时改善异动症和症状波动。

c. 对晨起肌张力障碍（多发生于清晨服药之前，表现为足或小腿痛性肌痉挛）的处理方法为：睡前加用复方左旋多巴控释片或长效 DR 激动剂，或在起床前服用复方左旋多巴常释剂或水溶剂；对"开"期肌张力障碍的处理方法同剂峰异动症。手术治疗方式主要为 DBS，可获裨益。

5. PD 患者在出现运动症状前可有非运动症状，表现为非运动症状的 PD 患者经常被误诊。非运动症状包括以下几项。

（1）感觉障碍：嗅觉减退可见于 90% 的 PD 患者，嗅觉受损比 PD 诊断早 4 年，但嗅觉受损很少孤立出现。PD 患者的嗅觉障碍常对多巴胺能药物不敏感，丘脑底核深部电刺激可轻度改善患者的嗅觉障碍。疼痛是 PD 最常见的非运动症状，占所有 PD 表现的 15% 以上，疼痛包括与 PD 相关的原发性疼痛和与症状波动相关的疼痛。通过服用多巴胺能药物，缩短"关"期，并辅以康复训练可缓解疼痛，减少疼痛持续时间。抗胆碱能药物、金刚烷胺、巴氯芬及肉毒素局部注射对顽固性肌张力障碍性疼痛也有一定帮助。

（2）睡眠障碍：快速眼动期睡眠行为障碍是 PD 早期症状，氯硝安定是一线药物，褪黑素可在有氯硝安定禁忌的患者中作为一线药物。对于不宁腿综合征，可使用多巴胺受体激动剂或小剂量服用氯硝安定。

（3）自主神经功能障碍：便秘，可早于 PD 运动症状达 12 年，可通过饮食调整，增加运动，停用抗胆碱能药物，使用胃肠动力药物，导泻药物促进排便。部分患者可表现为尿急、唾液分泌过多和流涎（肉毒毒素 A 和肉毒毒素 B 注射可显著改善流涎症状。抗胆碱能药物可能有效，但不适用于认知功能障碍的老年患者）、勃起功能障碍、头晕和多汗等。直立性低血压，可选用米多君和左旋二羟苯基丝氨酸（屈昔多巴）治疗。

（4）神经精神症状，以抑郁和焦虑患病率较高，部分对 D2、D3 受体亲和力较强的多巴胺受体激动剂兼具有抗抑郁的作用，故在同时治疗运动和情绪症状时可选用普拉克索。胆碱能神经元功能紊乱可能与大多数 PD 患者的认知功能损害部分相关。对于幻觉、妄想、冲动控制障碍等症状，氯氮平、奥氮平和喹硫平等非典型抗精神病药物可选择性阻断边缘和皮质的 D3、D4 和 D5 受体，适宜短期小量应用。

6. 帕金森综合征指有帕金森样表现的非 PD 疾病总称，包括继发性帕金森综合征、帕金森叠加综合征和遗传性帕金森综合征。

（1）继发性帕金森综合征

① 药物性：最常见的继发性帕金森综合征原因，有明显的服药史，服用过量的利血平、碳酸锂、氯丙嗪、氟桂利嗪等药物，可出现帕金森症状。

② 血管性（VP）：有脑血管病危险因素，起病隐匿，也可急性或亚急性起病，于多次脑卒中后出现。可有阶段性进展，表现为不典型的帕金森症状，多为双下肢运动障碍，表现为"磁性足反应"，起步困难，僵直性肌张力增高，多无静止性震颤，常伴有锥体束症及痴呆。头颅 MRI 上可见脑白质病变及多发性腔隙灶、腔隙性脑梗死。对左旋多巴及复方制剂治疗效果欠佳。

③ 中毒性：有毒物接触史如一氧化碳、有毒重金属、二硫化碳、甲醇、乙醇等，可出现帕金森症状。

④ 代谢性：甲状腺功能减退、甲状旁腺异常、肝性脑病等。

⑤ 肿瘤：基底节区肿瘤可引起帕金森症状。

⑥ 脑炎后：较少见，病毒性脑炎患者可有帕金森样症状，但有明显感染症状，可伴有脑神经麻痹、肢体瘫痪、抽搐、昏迷等神经系统损害的症状，脑脊液检查提示颅内感染，病情缓解后其帕金森样症状随之改善。

⑦ 脑外伤：少见，个例报道钝性头部外伤致中脑损害，可出现帕金森症状，左旋多巴可改善部分症状。

（2）帕金森叠加综合征

① 多系统萎缩（MSA）：表现为自主神经功能障碍（尿失禁、直立性低血压等）、帕金森症状、小脑症状（共济失调、小脑性构音障碍等）。按突出症状分为帕金森型（MSA-P）、小脑型（MSA-C）。头颅 MRI 横断面示脑桥十字征，矢状位示壳核、脑桥、小脑萎缩。大部分 MSA 患者对左旋多巴治疗反应不敏感，少部分反应灵敏。

② 进行性核上性麻痹（PSP）：多在 40 岁以后发病，进行性加重，垂直性向上或向下核上性凝视麻痹，姿势步态不稳伴反复跌倒，颈部体位异常如颈后仰、帕金森症综合征、认知功能障碍。PSP 患者常常呈对称性运动不能或僵直，近端重于远端。头颅 MRI 在 T1WI 正中矢状位上可见"蜂鸟征"及"鼠耳征"。对左旋多巴反应欠佳或无反应。

③ 路易体痴呆（DLB）：表现为波动性认知功能障碍，形象而细节丰富的复发性视幻觉，自发性帕金森运动特征、晕厥、跌倒、睡眠障碍、抑郁等。FDG-PET 可显示枕叶代谢降低。对抗帕金森药物效果较差。

④ 皮质基底节变性（CBD）：好发于 60 ~ 80 岁，不对称性的帕金森样表现，构音障碍和智能减退、失用、异己手（肢）综合征、肌张力不全、肌阵挛、强握反射等，MRI 表现为非对称性皮质萎缩。左旋多巴多数治疗无效。

（3）遗传性帕金森综合征

① Huntington 病（HD）：大多数有阳性家族史，表现为舞蹈样动作为主的运动障碍、精神异常、认知障碍。帕金森症状主要为肌僵直、运动迟缓。典型的临床表现、常染色体显性遗传家族史及基因分析可确诊。左旋多巴作为对症治疗药物。

② 肝豆状核变性（WD）：可有舞蹈样动作、精神症状，帕金森症状主要表现为运动缓慢、肌张力升高、震颤等，实验室检查示铜蓝蛋白明显降低、尿铜增高、肝功能异常，角膜 K-F 环阳性，头颅 MRI 可见基底节区、脑干等处 T1 低信号、T2 高信号影。左旋多巴作为对症治疗药物。

7. 治疗帕金森病（PD）以药物治疗为首选。且药物治疗是整个治疗过程中的主要手段。用药原则应该以达到有效改善症状、提高工作能力和生活质量为目标。提倡早期诊断、早期治疗，不仅可以更好地改善症状，而且可能会达到延缓疾病进展的效果。应坚持"剂量滴定"以避免产生药物的急性副作用，力求实现"尽可能以小剂量达到满意临床效果"的用药原则，避免或降低运动并发症尤其是异动症的发生率。根据临床症状严重度的不同，可以将帕金森病的病程分为早期和中晚期，即将 Hoehn-Yahr 1 ~ 2.5 级定义为早期，Hoehn-Yahr 3 ~ 5 级定义为中晚期（Hoehn 和 Yahr 分期：0 期 = 无症状；1 期 = 单侧疾病；1.5 期 = 单侧＋躯干受累；2 期 = 双侧疾病，无平衡障碍，2.5 期 = 轻微双侧疾病，后拉试验可恢复；3 期 = 轻 ~ 中度双侧疾病，某种姿势不稳，独立生活；4 期 = 严重残疾，仍可独自行走或站立；5 期 = 无帮助时只能坐轮椅或卧床）。早期药物治疗包括疾病修饰治疗药物和症状性治疗药物。疾病修饰治疗的目的是延缓疾病的进展。目前，临床上可能有疾病修饰作用的药物主要包括单胺氧化酶 B 型（MAO-B）抑制剂如司来吉兰、雷沙吉兰和多巴胺受体（DR）激动剂如普拉克索、罗匹尼罗等。大剂量（1200mg/d）辅酶 Q10 可能也具有疾病修饰的作用。早发型患者，在不伴有智能减退的情况下，可选择：a. 非麦角类 DR 激动剂；b. MAO-B 抑制剂；c. 金刚烷胺；d. 复方左旋多巴；e. 复方左旋多巴＋儿茶酚 -O- 甲基转移酶（COMT）抑制剂如恩托卡朋双多巴片。遵照美国、欧洲的治疗指南应首选方案 a.、b. 或 e.；若患者由于经济原因不能承受高价格的药物，则可首选方案 c.；若因特殊工作之需，力求显著改善运动症状，或出现认知功能减退，则可首选方案 d. 或 e.；也可在小剂量应用方案 a.、b. 或 c. 时，同时小剂量联合应用方案 d.。对于震颤明显而其他抗帕金森病药物疗效欠佳的情况下，可选用抗胆碱能药，如苯海索。晚发型或有伴智能减退的患者，一般首选复方左旋多巴治疗。随着症状的加重，疗效减退时可添加 DR 激动剂、MAO-B 抑制剂或 COMT 抑制剂治疗。尽量不应用抗胆碱能药物，尤其针对老年男性患者，因其具有较多的副作用。

第二节　肝豆状核变性

长期医嘱	临时医嘱
神经内科护理常规	血常规、尿常规
二级护理	粪常规＋隐血试验
低铜、高氨基酸、高蛋白饮食❶	血清生化全套
D- 青霉胺　250mg po tid❷	血清铜蓝蛋白（或铜氧化酶活性）❻
维生素 B_6　10mg po tid	24h 尿铜定量❼
硫酸锌（按锌元素计算）50mg po tid❸	凝血象
10% 葡萄糖液 250ml　二巯丙磺酸钠 0.25g　iv gtt qd❹	血沉、C 反应蛋白（CRP）
	血液传染病学检查（包括乙肝、丙肝、梅毒、艾滋病等）
	心电图
葡醛内酯　100mg po tid	胸部正侧位 X 线摄片
苯海索　2～4mg po tid❺	头颅 CT/MRI❽
美多巴　62.5～250mg po tid（餐前）	腹部电脑超声、泌尿系电脑超声
	眼科会诊（眼压、视力、视野、眼底、K-F 环等）
	肝穿刺（测肝铜含量）（必要时）
	基因检测❾
	消化内科会诊
	中医科会诊❿
	肝胆外科会诊
	神经心理科会诊

❶ 肝豆状核变性（WD）患者宜低铜、高氨基酸或高蛋白饮食，低铜食物如精白米、精面、新鲜青菜、苹果、桃子、梨、鱼类、猪牛肉、鸡鸭鹅肉、牛奶等，勿用铜制的食具及用具，尽量少食含铜量较高的食物如小米、荞麦面、糙米，避免进食含铜量高的食物：豆类、坚果类、薯类、菠菜、茄子、南瓜、蕈类、菌藻类、干菜类、干果类、软体动物、贝类、螺类、虾蟹类、动物的肝和血、巧克力、可可以及某些中药（龙骨、牡蛎、蜈蚣、全蝎）等。

❷ WD驱铜治疗主要有两大类药物，一是螯合剂，能强力促进体内铜离子排出，如青霉胺、二巯丙磺酸钠（DMPS）等；二是阻止肠道对外源性铜的吸收，如锌剂（硫酸锌、葡萄糖酸锌）。青霉胺除严重肢体痉挛、畸形，严重构音障碍的脑型患者及对青霉胺过敏的患者慎用或不用外，其他类型患者均适用。用药前必须行青霉素皮试，阴性方可服用。一般起始剂量250mg/d，分2～4次服用，每3～4d增加250mg，直至1000～2000mg/d，分2～4次服用。待病情改善后给予维持剂量，一般为750～1000mg/d，分2～4次给药。因食物影响青霉胺的吸收，应饭前1h或饭后2h服药，并避免与锌剂或其他药物混服。因青霉胺会干扰维生素B_6的活性，故需常规补充维生素B_6（25～50mg/d）。青霉胺的不良反应较多，约30%的患者因严重不良反应而最终停药。过敏反应主要发生在用药的第1～3周，表现为发热、皮疹、淋巴结肿大，外周血中性粒细胞和血小板减少以及蛋白尿。迟发的不良反应包括中毒性肾损害（通常表现为蛋白尿或尿中出现红细胞和白细胞）、红斑狼疮样综合征、肺出血肾炎综合征以及皮肤毒性反应，常需立即停用青霉胺。不能耐受青霉胺者国外指南推荐曲恩汀，剂量为900～2700mg/d，分2～3次口服，维持治疗900～1500mg/d，建议饭前1h或饭后3h服用。

❸ 锌剂为神经型患者或者无症状患者的一线治疗以及普通患者的维持治疗。硫酸锌用量为150mg/d（按锌元素计），分3次口服，不良反应少见且常轻微，主要有胃肠道刺激、口唇及四肢麻木感、免疫功能降低、血清胆固醇紊乱等。对胎儿无致畸作用。但锌剂起效慢（4～6个月），严重病例不宜首选。为避免螯合剂与锌的抵抗作用，建议两者分别在饭前和饭后服用。

❹ 二巯丙磺酸钠（DMPS）是我国特有的强排铜药，具有水溶性好以及高效低毒等特点，排铜作用是青霉胺的 3 倍，是治疗神经型以及暴发型等重症患者的理想选择。推荐剂量为 5mg/kg 加入 10% 葡萄糖溶液 250ml 中静脉滴注，1 次 /d，6d 为 1 个疗程，休息 2d 后可以进行第 2 个疗程，总疗程 7 ～ 9 周。不良反应包括发热、皮疹、出血倾向以及白细胞和血小板减少，停药后即可恢复。二巯丙磺酸钠可与青霉胺联合应用或用于暂时不适合口服青霉胺的患者的替代治疗。

❺ WD 患者对症治疗可改善生活质量。有震颤时加用苯海索 1mg，每日 2 次开始，逐渐加量至 2 ～ 4mg 每日 3 次，如症状缓解不明显，可加用复方多巴类制剂。以意向性或姿势性震颤为主，尤其是粗大震颤者，首选氯硝西泮，0.5mg 睡前口服，逐渐加量，不超过 2mg，每日 3 次。帕金森综合征表现轻者可以用复方多巴制剂，可单用或合用多巴胺受体激动剂。以扭转痉挛、强直或痉挛性斜颈为主者，可选用苯二氮䓬类药物，如氯硝西泮、硝西泮，也可选用巴氯芬或乙哌立松。舞蹈样动作和手足徐动症，可选用苯二氮䓬类药物。对无明显肌张力增高者也可用小剂量氟哌啶醇，逐渐增量，合用苯海索。伴精神症状可选用奋乃静或利培酮等，配用苯海索。对严重肌张力增高者可选用氯氮平或奥氮平。对淡漠、抑郁的患者可用抗抑郁药物，如有抑郁与兴奋躁动交替者可加用丙戊酸钠或卡马西平。

❻ 血清铜蓝蛋白：正常 200 ～ 500mg/L，肝豆状核变性患者一般 < 200mg/L。血清铜蓝蛋白水平明显降低，对诊断和鉴别诊断肝豆状核变性有重要意义。但是血清铜蓝蛋白水平与病情严重程度和驱铜治疗效果无明显相关性。血清铜氧化酶活性强弱与血清铜蓝蛋白含量呈正比，故测定铜氧化酶活性可间接反映血清铜蓝蛋白含量，其意义与直接测定血清铜蓝蛋白相同。

❼ 24h 尿铜正常 < 100μg，肝豆状核变性患者 ≥ 100μg。24h 尿铜是诊断肝豆状核变性的重要指标之一，并且是监测病情、调整药物剂量的依据。青霉胺或硫酸锌治疗过程中，每 2 ～ 4 周检测 24h 尿铜含量作为调整药物剂量的依据，青霉胺治疗过程中多次检测 24h 尿铜值在 200 ～ 500μg，并且患者病情稳定，可减少青霉

胺用量或转为间歇给药；如患者在服用锌剂，其24h尿铜不应超过75μg。

❽ 头颅CT可显示双侧豆状核对称性低密度影，大脑皮质萎缩。头核磁共振表现为豆状核、丘脑、尾状核、脑干、小脑及额叶皮质对称性长T1长T2异常信号，或壳核和尾状核在T2加权像显示高低混杂信号，还可伴有轻度或中度脑萎缩，表现为脑室扩大、脑沟增宽。腹部电脑超声可发现肝脏弥漫性改变、严重者可见肝硬化及脾大的表现。角膜K-F环为铜沉积于角膜后弹力层形成的暗棕色环，宽约1.3mm，在裂隙灯下观察较清楚，是诊断肝豆状核变性的金标准之一，脑型患者角膜K-F环阳性检出率高于肝型，角膜K-F环的减弱或消失不能作为临床症状改善程度的指标。

❾ 肝豆状核变性（WD）由于ATP7B基因缺陷导致的铜代谢障碍性疾病，属常染色体隐性遗传病。ATP7B基因定位于人染色体13q14.3，全长约80000bp，含有21个外显子和20个内含子，其cDNA编码由1465个氨基酸组成的P型铜转运ATP酶（ATP7Base）。在世界范围内已经发现ATP7B基因插入、缺失、错义、无义突变等650多种突变，我国WD患者的ATP7B基因发现有3个突变热点，分别为Arg778Leu、Pro992Leu和Thr935Met，三者占所有突变的60%左右。

❿ 中西医结合治疗肝豆状核变性可能会提高治疗效果。有报道大黄、黄连、姜黄、金钱草、泽泻、三七等有利尿及排铜作用，故诊断明确的患者建议请中医科会诊协助治疗。肝移植是伴随急性肝衰竭以及对药物治疗反应性差的失代偿性肝病WD患者的惟一有效的治疗措施，此类患者应及时请肝胆外科会诊。另外，对于合并脾肿大、脾功能亢进的患者也应请外科会诊探讨脾切除术的必要性。

注：1.肝豆状核变性（Wilson Disease，WD）是一种常染色体隐性遗传的铜代谢障碍疾病，致病基因ATP7B，编码一种铜转运P型ATP酶。在正常情况下，Cu^{2+}与α2-球蛋白牢固结合成具有氧化酶活性的铜蓝蛋白（CP），此过程需要ATP7B酶的作用。循环中90%的Cu^{2+}与CP结合参与体内的生化反应，还有少部分Cu^{2+}与清蛋白、组氨酸等结合成三元复合体，剩余的Cu^{2+}通过胆汁、尿和汗液排除体外。ATP7B基因突变导致其编码的ATP7B蛋白功能减

弱或丧失，CP 合成减少以及胆管排铜障碍，进而造成铜在肝、脑、肾、角膜等处沉积，引起进行性加重的肝硬化、锥体外系症状、精神症状、肾损害及 K-F 环等典型 WD 表现。

2. 肝豆状核变性通常发生于儿童和青少年期，少数迟至成年期，发病年龄多在 5 ~ 35 岁，经基因诊断证实 3 岁及 72 岁均有。男性稍多于女性。大多数起病缓慢，逐渐加重。临床表现为肝病、神经和精神症状、肾功能受损、角膜 K-F 环、溶血性贫血、骨关节病及肌肉损害等。

3. 肝豆状核变性的临床分型

（1）肝型

a. 持续性血清转氨酶增高。

b. 急性或慢性肝炎。

c. 肝硬化（代偿或失代偿）。

d. 暴发性肝功能衰竭（伴或不伴溶血性贫血）。

（2）脑型

a. 帕金森综合征。

b. 运动障碍：扭转痉挛、手足徐动、舞蹈症状、步态异常、共济失调等。

c. 口 - 下颌肌张力障碍：流涎、讲话困难、声音低沉、吞咽障碍等。

d. 精神症状。

（3）其他类型：以肾损害、骨关节肌肉损害或溶血性贫血为主。

（4）混合型：以上各型的组合。

4. 肝豆状核变性临床诊断主要依据 4 条标准

a. 肝病史或肝病征 / 锥体外系病征。

b. 血清铜蓝蛋白显著降低和 24h 尿铜 > 100μg（或）肝铜增高；

c. 角膜 K-F 环（K-F 环阴性不能排除 WD。K-F 环仅仅是 WD 特征性的表现而非特异性表现，其他慢性胆汁淤积性肝病和新生儿胆汁淤积时也可有 K-F 环阳性）；

d. 阳性家族史。

符合 a、b、c 或 a、b、d 可确诊 WD。符合 a、c、d 很可能为典型 WD；符合 b、c、d 很可能为症状前 WD；如符合 4 条中的 2

条则为可能 WD。

5. 2012 年欧洲肝病学会发布了 WD 的诊断与治疗指南，并推荐下面的评分系统用于 WD 的诊断（见表 5-1）

表 5-1　肝豆状核变性的评分系统

常规指标	分值/分	特殊检查	分值/分
K-F 环		肝铜（无胆汁淤积者）	
有	2	＞ 5× 正常值上限（ULN）	2
		（＞ 4μmol/g）	1
无	0	0.8 ～ 4.0μmol/g	
神经系统症状		正常（＜ 0.8μmol/g）	-1
重度	2	罗丹宁阳性的颗粒	1
轻度	1		
无	0	尿铜（无急性肝炎者）	
		正常	0
铜蓝蛋白		1 ～ 2×ULN	1
正常（＞ 0.2g/L）	0	＞ 2×ULN	2
0.1 ～ 0.2g/L	1	正常，但使用青霉胺	2
＜ 0.1g/L	2	后＞ 5×ULN	
Coombs 阴性溶血性贫血		突变分析	
		两个染色体均有突变	4
有	1	一个染色体有突变	1
无	0	无突变	0

注：≥ 4 分，诊断成立；3 分疑似诊断，需进一步检查；≤ 2 分排除诊断。

第三节　肌张力障碍

长期医嘱	临时医嘱
神经内科护理常规	血常规（＋血细胞涂片）、尿常规、粪常规
二级护理	

续表

长期医嘱	临时医嘱
普通饮食	血清生化全套
留陪一人（避免跌倒、坠床等）	凝血象
苯海索 2mg po tid❶	血沉、C 反应蛋白
氯硝西泮 1～2mg po tid❷	血液传染病学检查（包括乙肝、丙肝、梅毒、艾滋病等）
氟哌啶醇 1mg po tid❸	肿瘤标记物
巴氯芬 5mg po tid❹	甲状旁腺功能
美多巴 62.5mg po tid prn❺	血清铜蓝蛋白、血清铜及尿铜检测
	脑脊液检查（常规、生化、免疫、自免脑抗体等） prn
	心电图、超声心电图
	胸部正侧位 X 线摄片 或 肺部 CT
	头部 CT
	头和（或）颈部 MRI❻
	PET 或 SPECT prn
	肌电图、肌肉超声 prn
	基因检测❼
	眼科会诊（裂隙灯看 K-F 环）
	肉毒杆菌毒素局部注射治疗❽
	神经外科会诊（脑深部电刺激 -DBS 治疗评估）❾
	重复经颅磁刺激
	康复科会诊、神经心理科会诊

❶ 肌张力障碍的治疗方法包括药物治疗、肉毒素（BTX）注射治疗和外科手术治疗。药物对症治疗作用轻微或短暂，加大剂量

时运动症状可有改善，但常出现患者不能耐受的全身毒副作用，如嗜睡、反应迟钝、口干、胃肠道不适、情绪异常等。抗胆碱能药物苯海索可用于全身和节段型肌张力障碍，对儿童和青少年可能更为适宜。对长期应用抗精神病药物所致的迟发性肌张力障碍常有较好疗效。对抗精神病药物、甲氧氯普胺等引起的急性肌张力障碍，主要也使用抗胆碱能制剂。不良反应为口干、幻觉、视物模糊、记忆力减退、焦虑、嗜睡、尿潴留和便秘等。一般第一日 2～4mg，分2～3次服用，以后视需要及耐受情况逐渐增加至 5～10mg，老年患者应酌情减量。最大耐受剂量 20～30mg/d，分 3～4次口服。

❷ 抗癫痫药包括苯二氮䓬类、卡马西平、苯妥英钠等主要对发作性运动性肌张力障碍有效。地西泮 2.5～5mg、硝西泮 5～7.5mg、氯硝西泮 1～2mg，3 次／日，对部分病例有效。不良反应包括记忆力减退、冷漠和嗜睡等。

❸ 多巴胺能拮抗药如氟哌啶醇、硫必利（泰必利）常用于肌张力障碍的治疗，不良反应以锥体外系反应常见且较重，急性肌张力障碍在儿童和青少年更易发生，出现明显的扭转痉挛、吞咽困难、静坐不能及类帕金森病，长期大量使用可出现迟发性运动障碍，故应小剂量开始，缓慢增加剂量。丁苯那嗪通过抑制突触前神经元对单胺的再摄取，从而造成多巴胺的继发性耗竭，对全身性肌张力障碍和面部肌张力障碍，特别是对其它治疗无效的患者能够发挥作用。不良反应为嗜睡、直立性低血压、锥体外系不良反应和抑郁等，常用日剂量为 75～200mg，分次口服。

❹ 巴氯芬为 GABA 受体的激动剂，对痛性痉挛有明显缓解作用，对部分口 - 下颌等局灶型或节段型肌张力障碍可能有效，但有嗜睡、肌无力等副作用。治疗开始时应从 5mg 日 3 次开始，逐渐增加单次剂量，每次增加 5mg，间隔 3 天。平均剂量为 30～75mg/d，根据需要个别患者日剂量最高可达 100mg/d。

❺ 多巴胺能药物包括复方左旋多巴及多巴胺受体激动剂，对多巴反应性肌张力障碍疗效肯定。对儿童期起病，全身及节段型肌张力障碍患者，应行左旋多巴诊断性试验，如诊断多巴反应性肌张力障碍明确，可服用左旋多巴长期治疗。用量可参考帕金森病的用药，根据患者对药物的反应，调整适合剂量。

❻ 原发性肌张力障碍的常规脑结构影像学（如 MRI）检查正常。结构性脑影像学检查对于继发性肌张力障碍的筛选是必需的。CT 检查可区分钙和铁的蓄积。突触前多巴胺能扫描（DAT 或 18F-DOPA）有助于区分多巴反应性肌张力障碍（DRD）和伴肌张力障碍的少年型帕金森病，也有利于区分肌张力障碍引起的震颤与帕金森病的震颤。不推荐神经生理学检查作为肌张力障碍诊断和分类的常规。此外，脑脊液检查有助于排除颅内感染或炎性疾病；血清甲状腺、血清胆红素等代谢筛查排除甲状旁腺功能低下、核黄疸等代谢障碍疾病；肿瘤标志物等相关检查排除肿瘤性疾病；血细胞涂片等检查排除神经 - 棘红细胞增多症；血清铜蓝蛋白、血清铜、尿铜及眼科裂隙灯检查等排除 Wilson 病等。

❼ 遗传学检测应在临床确诊后进行，如果没有临床相关特征，仅有基因检测结果尚不能诊断为肌张力障碍。推荐进行遗传咨询。对于 30 岁之前肢体首发的原发性肌张力障碍推荐进行 *DYT1* 基因检测；对 30 岁后发病且有早发性肌张力障碍亲戚的患者也推荐进行检测；在肌张力障碍患者家族中，对无症状成员不推荐进行 *DYT1* 基因检测。*DYT6* 基因检测推荐用于早发性肌张力障碍、颅颈部症状突出的家族性肌张力障碍及已排除 *DYT1* 基因病变的患者。对于累及上肢或颈部的早发性肌阵挛，尤其是常染色体显性遗传且可被运动诱发，应检测 D*YT11* 基因。对于具有 PNKD 症候群的患者，推荐进行 *PNKD* 基因（DYT8）的诊断性检测。对于发作性运动诱发的运动不良症，尤其是伴降低的 CSF/ 血浆葡萄糖比例、癫痫发作或溶血性贫血等提示与 GLUT1 病变相关的患者，均应进行 GLUT1 基因突变的相关检测。

❽ 肉毒毒素相对分子质量为 150000，由轻链（相对分子质量为 50000）和重链（相对分子质量为 100000）组成。重链识别并与神经末梢突触前膜上的特异性受体结合，影响突触囊泡与突触前膜融合，阻滞乙酰胆碱等神经递质的释放，引起肌肉松弛、腺体分泌障碍等化学性去神经作用。根据抗原性不同，目前已知肉毒毒素有 8 种血清型（A-H），进入商品化运用的是 A 型和 B 型，我国只有 A 型。肉毒素注射后 3 ～ 14 天起效，作用通常持续 3 ～ 6 个月，随神经末梢处的神经芽生，递质传递功能恢复，肉毒毒素的神经阻

滞作用逐渐消失。肉毒毒素为医疗用毒性生物制剂,使用前用0.9%氯化钠溶液进行配制,常用浓度范围为 2.0 ~ 5.0U/0.1ml,配制过程中避免剧烈震荡影响毒素效力,配制后 4h 内使用。注射时要正确定位靶肌肉或腺体组织,国内外常用的定位方法有 4 种:徒手定位、电刺激定位、肌电引导、超声引导。对于深层结构及小肌肉可在徒手定位的基础上联合肌电、电刺激或超声引导精准定位。肉毒毒素的应用已经从运动障碍病扩展到肢体痉挛、疼痛、自主神经功能障碍,并有尝试用于抑郁症、雷诺综合征等。肉毒毒素的治疗适应证和证据级别见表 5-2。肉毒毒素是眼睑痉挛治疗的一线选择,注射部位主要为眼轮匝肌、降眉间肌、皱眉肌,眼轮匝肌通常选择 4 ~ 5 个点,其余每个肌肉 1 ~ 2 个点,每点 1.25 ~ 5U,不良反应包括上睑下垂、视物模糊、复视、睑裂闭合不全、流泪增多、干眼加重、注射部位疼痛、水肿、头痛等;颈部肌张力障碍常选择的注射肌肉包括头夹肌、胸锁乳突肌、斜方肌、肩胛提肌、斜角肌、头最长肌、头下斜肌等,单一靶肌内注射不超过 100U,首次治疗总剂量不超过 300U,不良反应包括口干、吞咽困难、颈肌无力、咽喉痛、声音改变/声嘶、注射部位疼痛、全身疲乏等。流涎症注射部位选择双侧腮腺或下颌下腺,总剂量推荐 50 ~ 100U,其中腮腺 30 ~ 60U,下颌下腺 20 ~ 40U。肉毒毒素中毒常表现为急性、对称性、下行性迟缓性瘫痪,可表现为复视、构音障碍、发音困难和吞咽困难等,因此疑似中毒患者应密切监测生命体征,尽早做好营养和呼吸支持治疗,最好在暴露毒素 24h 内使用抗毒素(马源性七价抗毒素血清,用前需行血清敏感实验),不推荐使用抗生素,胆碱酯酶抑制剂可能有效。

表 5-2　肉毒毒素治疗适应证和证据级别

适应证	证据级别
眼睑痉挛	B 级
偏侧面肌痉挛	B 级
颈部肌张力障碍	A 级
喉肌肌张力障碍	B 级
上肢局灶性肌张力障碍	B 级

续表

适应证	证据级别
原发性手部震颤	B 级
头部震颤	C 级
运动性抽动	C 级
口 - 下颌肌张力障碍	C 级
上运动神经元损害所致上肢 / 下肢痉挛状态	A 级
脑性瘫痪后上肢痉挛状态	A 级
流涎症	B 级
腋窝多汗症	A 级
手掌多汗症	B 级
味汗症	C 级
神经源性膀胱过度活动症	A 级
特发性膀胱过度活动症	A 级
逼尿肌 - 括弱肌协同失调	B 级
慢性偏头痛	A 级

❾ 对于药物和肉毒毒素治疗无效的全身型肌张力障碍患者，应请神经外科会诊，考虑脑深部电刺激（DBS）治疗。苍白球内侧部（GPi）DBS 特别适合于药物或肉毒毒素治疗无效的原发性全身性或节段性肌张力障碍；在使用药物或肉毒毒素治疗后不能获得足够改善的颈肌张力障碍患者，苍白球 DBS 也是一种好的治疗选择；通常，除迟发性肌张力障碍外，苍白球 DBS 对继发性肌张力障碍的疗效欠佳。术后临床症状的改善可能需要数周、数月甚至更长时间，阵发性肌张力障碍、肌阵挛和震颤的改善早于肌强直。经颅磁刺激（rTMS）：是近年新兴的一种物理治疗方法。研究显示，重复经颅磁刺激可使书写痉挛和部分局灶性肌张力障碍临床症状得以改善。

注：1.肌张力障碍是一种不自主、持续性肌肉收缩引起的扭曲、重复运动或姿势异常的综合征。2013 年，新的国际专家共识更新定义为：肌张力障碍是一种运动障碍性疾病，其临床特点为持续性或间断性肌肉收缩导致异常、重复运动或姿势；肌张力障碍性运动呈

模式化和扭曲性，可伴震颤；常因随意动作诱发或加重，伴泛化的肌肉激活。肌张力障碍可依据病因、发病年龄及受累部位三方面进行分类（见表 5-3）。

表 5-3 肌张力障碍的分类

根据病因分类	原发性肌张力障碍	原发性单纯肌张力障碍：如 DYT1 和 DYT6 肌张力障碍
		原发性肌张力障碍叠加综合征：多巴反应性肌张力障碍（DYT5）、肌阵挛 - 肌张力障碍（DYT11），快速起病的肌张力障碍 - 帕金森综合征（RDP，DYT12），常染色隐性遗传的肌张力障碍 - 帕金森综合征（DYT16）。
		原发性阵发性肌张力障碍：发作性运动源性运动不良（PKD，DYT9），发作性锻炼诱发的肌张力障碍，非运动源性（PNKD，DYT8）。也有复杂家族型 PNKD 伴痉挛（DYT10）的报道
	遗传变性性肌张力障碍	肌张力障碍是遗传变性疾病的多种症状之一，如 Wilson 病
	继发性肌张力障碍	肌张力障碍是病因明确的疾病（如脑部局灶病变、接触药物或化学物质）的症状之一，如继发于脑部肿瘤的肌张力障碍、PD 的"关"期肌张力障碍
根据起病年龄	早发型（定义为 ≤ 20 ～ 30 岁）：	常起始于一侧下肢或上肢，并进展至对侧肢体和躯干
	晚发型（≥ 30 岁）	常起始于颈部（包括喉）、面部肌肉或一侧上肢，病变有局限且仅累及邻近肌肉的倾向

续表

根据病变部位	局灶型	单个身体区域（如书写痉挛、眼睑痉挛）
	多灶型	非连续的身体区域（如上肢和下肢、颅和上肢）
	节段型	连续的身体区域（如颅和颈、颈和上肢）
	全身型	双下肢和身体任一部位受累（常为一侧或双侧上肢）
	偏身型	偏身（常继发于对侧基底节的结构性病灶）

注：原发性单纯肌张力障碍以扭转性肌张力障碍为仅有的临床体征（除外震颤症状），无明确的外源性病因或其他遗传性或变性疾病；原发性肌张力障碍叠加综合征以扭转性肌张力障碍为主要体征，但伴肌阵挛或帕金森综合征等其他运动障碍；无神经变性的证据；原发性阵发性肌张力障碍，其扭转性肌张力障碍呈短暂发作，间歇期正常。可分为特发性（常为家族性、偶为散发性）和症状性（继发于多种原因）。依照触发因素不同分为3种主要类型：发作性运动源性运动不良由突然运动诱发；发作性锻炼诱发的肌张力障碍（PED）由行走或游泳诱发；非运动源性由饮酒、咖啡、茶诱发；还有复杂家族型PNKD伴痉挛的报道。

2. 继发性或症状性肌张力障碍是已知其他神经系统疾病或损伤的一种症状，病因多样，如脑外伤后、颅内感染后、接触某些药物或化学毒物等。以下临床线索往往提示为继发性肌张力障碍：①起病突然，病程早期进展迅速；②持续性偏身型肌张力障碍；③早期出现固定的姿势异常；④除肌张力障碍外存在其他神经系统体征；⑤早期出现显著的延髓功能障碍，如构音障碍、口吃和吞咽困难；⑥混合性运动障碍，即肌张力障碍叠加帕金森症、肌强直、肌阵挛、舞蹈动作及其他运动；⑦成人单个肢体的进展性肌张力障碍；⑧成人发病的全身性肌张力障碍。

3. 多巴反应性肌张力障碍（DRD）的临床特点

① 多于儿童期发病，少数成年期发病，个别可晚至60岁起病。

② 女性患者多见，男女比例为1 :（2～4）。

③ 临床表现以肌张力障碍为主，左侧肢体明显，可累及颈部、头面部；可伴有帕金森病样表现；儿童首发症状多为始自足部的肌张力障碍，表现为站立或行走时出现一侧或两侧足关节发紧、僵硬、足部不自主异常扭转、马蹄内翻（外翻）足样改变、足尖步态样改变等，引起行走不稳、易跌倒；成年发病者多为帕金森病样表现。

④ 症状多有明显的晨轻暮重现象，但此种现象随年龄增大变得不明显。

⑤ 口服小剂量的多巴制剂对其有显著持久的疗效，且长期服用无明显副作用。

⑥ 如未经多巴制剂治疗，肌张力障碍在15岁以前进展较快，随后进展减慢，到30岁左右相对稳定。

⑦ 多有阳性家族史，大部分呈常染色体显性遗传，少数呈常染色体隐性遗传，个别可呈散发性。DRD患者头部CT、MRI和PET检查一般无异常表现，其临床诊断主要依据临床病史、症状和体征，特别是对小剂量多巴制剂的反应，是临床诊断的要点。

4. 肌张力障碍的诊断可分为3步：即首先明确是否肌张力障碍，其次肌张力障碍是原发性还是继发性，最后明确肌张力障碍的病因。肌张力障碍是一种具有特殊表现形式的不自主运动，多以异常的表情姿势和不自主的变换动作而引人注目。

下列表现有助于肌张力障碍与其他形式的运动障碍的鉴别，主要有：①肌张力障碍时不自主运动的速度可快可慢，可以不规则或有节律，但在收缩的顶峰状态有短时持续，呈现为一种奇异动作或特殊姿势；②不自主动作易累及头颈部肌肉（如眼轮匝肌、口轮匝肌、胸锁乳突肌、头颈夹肌等），躯干肌，肢体的旋前肌、指腕屈肌、趾伸肌和踝屈肌等；③发作间歇时间不定，但异常运动的方向及模式几乎不变，受累的肌群较为恒定，肌力不受影响；④不自主动作在随意运动时加重，在休息睡眠时减轻或消失，可呈现进行性加重，晚期症状持续，受累肌群广泛，可呈固定扭曲痉挛畸形；⑤病程早期可因某种感觉刺激而使症状意外改善被称为"感觉诡计"

（sensory tricks）；⑥症状常因精神紧张、生气、疲劳而加重。

5. 肌张力障碍症状分布广泛或全身型肌张力障碍，首选口服药物治疗，为避免患者出现不能耐受的全身毒副作用，建议从小剂量开始逐渐增加药物用量。可先后试用左旋多巴、抗胆碱能药物、巴氯酚等药物的治疗。对于药物治疗无效的患者，在严格评估之后，可选用 GPi DBS 治疗。对于成年起病的患者，其病灶分布多是局灶性的，肉毒杆菌毒素局部注射为首选治疗，抗胆碱能等药物可以作为辅助的治疗策略。对于肉毒杆菌毒素和药物治疗无效的患者，可以考虑周围神经离断术及 DBS。在考虑药物和手术治疗的同时，也应重视物理治疗及疼痛，抑郁，焦虑等影响生活质量的心理症状的治疗。具体见图 5-4。

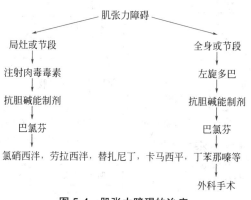

图 5-4 肌张力障碍的治疗

第六章　神经变性病

第一节　阿尔茨海默病

长期医嘱	临时医嘱
神经内科护理常规	血常规、尿常规
一级护理[1]	粪常规+隐血试验
普通饮食 　或 鼻饲流质饮食	血清生化全套
	凝血象
留陪一人	糖化血红蛋白
吸氧　prn	血沉、C 反应蛋白（CRP）
雾化吸入　prn	甲状腺功能、抗甲状腺球蛋白抗体、抗甲状腺过氧化物酶抗体
心电监护　prn	
多奈哌齐　5mg po qn[2] 　或 卡巴拉汀　1.5mg po bid	抗 "O"、类风湿因子、免疫全套、抗中性粒细胞抗体（ANCA）
盐酸美金刚　5mg po qd	
氟西汀　20mg po qd 　或 舍曲林　25～50mg po qd	血清同型半胱氨酸
	血浆维生素 B_{12}、叶酸水平
奥氮平片　2.5～5mg qd 　或 喹硫平　12.5～25mg qd	肿瘤标记物
	重金属、药物、毒物检测　prn
奥拉西坦　0.8g po tid	血液传染病学检查（包括乙肝、丙肝、梅毒、艾滋病等）
劳拉西泮　0.5～1mg po qn	
	腰椎穿刺（脑脊液常规、生化、细胞学，Aβ1-42、T-tau、P-tau）[3]
	胸部正侧位 X 线摄片
	心电图、超声心动图

续表

长期医嘱	临时医嘱
	双侧颈动脉＋锁骨下动脉＋椎动脉彩超
	经颅多普勒超声（TCD）
	腹部电脑超声、泌尿系电脑超声
	下肢静脉系统超声
	胸、腹部及盆腔CT
	头颅MRI＋海马体积定量❹
	PET或SPECT
	脑电图、诱发电位
	神经心理学评估：简易精神状况量表（MMSE）、蒙特利尔认知测验（MoCA）、阿尔茨海默病认知功能评价量表（ADAS-cog）、临床痴呆量表（CDR）汉密尔顿焦虑、抑郁量表（HAMD/HAMA）❺
	日常生活能力量表（ADL）
	肢体、语言、吞咽功能测评
	基因检测❻

❶ 阿尔茨海默病（AD）治疗的基础和关键是社会心理治疗，提高全社会和家庭对痴呆患者的重视。全面系统评估患者，制定合理的护理和治疗计划，对轻症患者加强心理支持和行为指导；重症患者丧失独立生活能力应加强护理，陪护，保证营养，避免并发病和伤害。此类患者需密切观察、悉心护理，防止走失、伤人和受伤，给予一级护理，防止呛咳，必要时予以吸氧、翻身、拍背、吸痰、心电监护，鼻饲流质饮食，并书面告知家属病情演变过程及预后。

❷ AD的药物治疗，主要是是两方面：一是改善认知功能，二是控制精神症状。推荐胆碱酯酶抑制剂（ChEIs）如多奈哌齐、卡

巴拉汀和加兰他敏及谷氨酸 NMDA 受体拮抗剂（美金刚）为 AD 的一线治疗药物。ChEIs 治疗轻度、中度 AD 患者的认知和非认知症状有效，也有研究支持 ChEIs 用于重度 AD 患者的治疗。美金刚治疗中、重度 AD 患者认知和非认知症状有效，非认知症状（激越、妄想）的治疗效果优于其他症状，有研究显示美金刚也可用于轻度 AD 患者的治疗。联合 ChEI 和美金刚治疗比单独应用 ChEI 可让患者更有效获益，两者联合有相互增效的作用。2 种 ChEIs 适当剂量的联合应用也较单独使用 1 种 ChEIs 疗效更好。

5- 羟色胺（5-HT）再摄取抑制剂（SSRIs）能补充 AD 病理所致的 5-HT 降低，改善抑郁相关的神经精神症状，如攻击、焦虑、情感淡漠和精神病症，建议 SSRIs（氟西汀、帕罗西汀、西肽普兰、舍曲林、丁螺环酮等）而不是三环类抗抑郁药治疗 AD 伴发的抑郁、焦虑等精神行为异常。传统三环类抗抑郁药（如阿米替林、丙咪嗪）有抗胆碱能不良反应，应该避免使用。抗精神病药仅用于 AD 患者 ChEIs 治疗无效的中重度精神行为障碍的治疗，但其不良反应大，应在不得不应用时少量短期使用。非典型抗精神病药如阿立哌唑、喹硫平、奥氮平和利哌酮的不良反应包括：增加死亡风险、心脑血管意外、迟发性运动障碍、体重增加、糖尿病、过度镇静、意识模糊和认知功能的恶化，因此，必须谨慎使用这类药物，应予最低有效剂量，还应告知患者和家属抗精神病药潜在的效益和风险，特别是死亡的风险。

苯二氮䓬类药可能对 AD 患者的焦虑症状有一定作用。应该避免长期使用，苯二氮䓬类药物的不良反应包括过度镇静、增加跌倒、呼吸抑制、认知功能恶化、谵妄及增加情绪低落的风险，劳拉西泮和奥沙西泮没有活性代谢产物，其作用优于半衰期较长的药物（地西泮或氯硝西泮）。低剂量的卡马西平对 AD 激惹症状有中度受益，使用抗精神病药物无效时，可以考虑使用卡马西平、丙戊酸盐。曲唑酮、唑吡坦或扎来普隆等非苯二氮䓬类药物治疗 AD 患者睡眠障碍疗效的数据很少，可结合患者的临床效果个体化治疗。

促智药物（脑代谢活化剂二氢麦角碱、尼麦角林等及吡咯烷酮衍生物吡拉西坦、茴拉西坦、奥拉西坦等）治疗 AD 的有效性和安全性还不确定，临床医生可用于有选择的患者或辅助性治疗。

❸ 脑脊液检查一方面可用于排除导致痴呆的其他原因，另一方面因脑脊液直接与脑细胞间隙相连，可以敏感地反映脑细胞的生化变化，是 AD 最理想的生物样本。核心的脑脊液生物标记物有 Aβ1-42、总 tau 蛋白（T-tau）和异常磷酸化 tau 蛋白（P-tau）。Aβ1-42 反映了皮质淀粉样蛋白沉积，T-tau 蛋白反映了神经变性的密度，P-tau 与神经元纤维缠结病理改变相关。Aβ1-42 对 AD 识别的敏感度是 78% ～ 100%，特异度 47% ～ 81%，也见于路易体痴呆、额颞叶痴呆、血管性痴呆、克 - 雅脑病等，其识别 AD 的临界值为 500pg/ml，亦有研究认为 Aβ1-42/Aβ1-40 作为识别 AD 的指标更准确。T-tau 识别 AD 的敏感度为 84%，特异度为 91%，也见于 VaD、额颞叶痴呆、克 - 雅脑病、脑卒中及严重脑外伤。识别 AD 的临界值根据年龄不同分为：51 ～ 70 岁为 450pg/ml，＞ 70 岁为 600pg/ml。若＞3000pg/ml 应考虑为脑损害性克 - 雅脑病。P-tau 识别 AD 的敏感度为 92%，特异度 80%。P-tau 水平增高也见于克雅氏病患者，下降见于帕金森病，其他脑退行性疾病无明显变化。此外，也有将 T-tau、Aβ1-42、Aβ1-42/P-tau 作为联合生物标记物用于临床试验，特异度为 95%，敏感度为 83% ～ 87%，能够更有利于观察和评价抗 AD 药物疗效。脑脊液其他的生物标记物还有 BACE1（β 分泌酶，是 Aβ 生成的限速酶之一）、APP 同工酶、Aβ 单聚体、脑啡肽、半胱氨酸蛋白酶抑制剂、神经调节剂、神经生长因子、IL-1、GABA、神经肽等，其与 AD 发生、发展的关系有待进一步探索。

❹ 影像学显像和分析技术已成为 AD 研究中最有潜力的研究工具，如磁共振显像（MRI）和正电子发射型计算机断层显像（PET）技术，可显示 AD 患者大脑结构、功能和分子病理水平上的特征性改变，成为理想的脑影像生物标记物。结构性磁共振可测定大脑体积和大脑皮质厚度来判断大脑的萎缩速度和程度。AD 的特征性表现：早期以海马和内侧颞叶为主的脑萎缩，晚期广泛脑萎缩，以颞叶、顶叶和额部前部灰质萎缩为主。另外，MRI 可对脑萎缩做定量分析，海马萎缩是鉴别 AD 和正常老化的较好指标，对轻中度 AD 诊断的敏感度及特异度分别为 85% 和 88%。18FDG-PET 测定大脑葡萄糖代谢率来反映 Aβ 斑块形成和 Tau 纤维缠结情况，可用于预

测疾病转归、协助诊断，敏感度为93%，特异度为84%。AD患者表现为海马、颞顶叶、扣带回后部等部位的低代谢。

❺ 神经心理量表用于评估AD的严重程度以及作为药物临床试验中的疗效评价。MMSE由于简单、易操作，具有良好的信度和效度，至今仍是临床评估AD严重程度的主要工具之一，其识别AD痴呆程度的敏感度及特异度分别为89%和90%。但其缺点主要有存在天花板效应，受试者受教育程度高容易造成假阴性，对记忆、语言等的检查内容不足，主要用于有症状的AD疾病状态及严重程度的评估。MOCA强化了各项认知功能评估方法，有显著的敏感度（90.4%），但特异度不高（31.3%）。当分值＜22分时，特异度为63.9%；不同年龄段受试者切分值不同。临床痴呆评定量表（CDR）通过与患者及家属交谈获得有效的信息，完成对痴呆患者认知功能和日常生活功能损害的严重程度临床分级。评估的领域包括记忆、定向力、判断与解决问题的能力、工作和社会交往的能力、家庭生活和个人业余爱好、独立生活能力6项，CDR用于正常老年人群痴呆筛查的敏感性和特异性分别为95%和100%。阿尔茨海默病评估量表-认知分量表（ADAS-cog）是目前AD临床试验中评估认知功能水平的重要工具，可作为评估轻中度AD患者药物临床试验疗效的"金标准"。

❻ 家族性AD呈常染色体显性遗传，最为常见的突变基因是淀粉样前体蛋白（APP）基因，早老素1基因（PSEN1）和早老素2基因（PSEN2）。符合很可能AD痴呆核心临床诊断标准的患者，如果发现其携带AD致病性基因突变（如APP、PSEN1或PSEN2），可以增加痴呆是AD病理所导致的确定性。散发性AD影响其发病的主要风险基因包括载脂蛋白E（APOE）基因、簇集蛋白（CLU）基因、补体受体1（CR1）基因和磷脂结合网格蛋白装配蛋白（PICALM）基因，其中APOEε4等位基因携带者是散发性AD最为明确的高危人群。

注：1. 痴呆是一组以多种认知功能缺陷为特征的获得性临床综合征。其特征：①是后天获得的而非先天的智能损害或精神发育迟滞；②必须具备以下精神活动中的任何3个项目障碍：言语、记忆力、视空间功能、情绪或人格和认知（抽象思维、计算、判断和执

行能力等）；③强调逐渐起病和病情的持续进展，这样可以排除诸如急性脑血管病所引发的暂时性意识障碍、谵妄、抑郁导致的假性痴呆和药物毒物引发的短暂智能下降；④存在社交或职业功能缺陷。

2. 痴呆的病因很多，包括以下几种：

（1）神经变性性痴呆：如阿尔茨海默病（AD）、额颞叶痴呆、Lewy 体痴呆、后皮质痴呆。

（2）神经变性性疾病伴发痴呆：帕金森病、亨廷顿病、皮质基底节变性、肌萎缩侧索硬化痴呆。

（3）血管性痴呆。

（4）继发于其他疾病的痴呆，如正常颅压脑积水、颅脑外伤、肿瘤及副肿瘤综合征、缺血缺氧性脑病、感染性疾病（慢性脑膜炎、结核、真菌、寄生虫、神经梅毒、HIV 感染、莱姆病、克 - 雅脑病等）、内分泌疾病（甲状腺功能低下、甲状旁腺和垂体疾患、胰岛细胞瘤）、营养缺乏（维生素 B_{12} 缺乏、叶酸缺乏、维生素 B_1 缺乏）、代谢性疾病（肝功能衰竭、肾功能衰竭、Wilson 病、透析性脑病、低血糖脑病、电解质紊乱）、免疫性疾病（血管炎、SLE、结节病）、药物（抗癫痫药、镇静安眠药、抗焦虑药）、中毒（CO 中毒、甲苯、铅中毒、汞中毒、有机磷杀虫剂中毒、酒精中毒）、假性痴呆（抑郁症）等。

3. 阿尔茨海默病（Alzheimer's disease, AD）是一种原因未明的神经退行性疾病，以渐进性记忆障碍、认知功能丧失伴日常生活能力下降和行为改变为特征，其发病率随年龄增加而不断增高。AD 是老年期最常见的痴呆类型，占老年期痴呆的 50% ~ 70%。AD 组织病理学上的典型改变包括神经炎性斑（嗜银神经轴突末梢包绕 Aβ 而形成）、神经元纤维缠结（由过度磷酸化的 tau 蛋白于神经元内高度螺旋化形成）、神经元缺失和胶质增生。另外，也可在 AD 的脑组织内观察到大脑皮质 α- 突触蛋白形成的路易小体，海马锥体细胞的颗粒空泡变性和淀粉样脑血管病等。AD 最突出的神经生化改变是大脑皮质和海马区乙酰胆碱水平的降低，这是由于胆碱能神经元及胆碱能投射通路的选择性缺失造成的。

4. AD 的临床诊断程序

（1）筛选诊断：从疑有记忆等认知障碍的患者中筛选出确有认

知功能障碍的部分患者。

（2）痴呆综合征的诊断：确定筛选试验诊断有认知功能障碍的患者是否属于痴呆综合征。

（3）排除诊断：排除可出现痴呆症状的其他神经系统或全身系统疾病，以及药物和中毒引起的痴呆（继发性或可逆性痴呆）。

（4）原发性痴呆类型的鉴别诊断，主要与神经变性病痴呆（如额颞叶痴呆和 Lewy 体痴呆）及神经变性疾病伴发的痴呆（如帕金森病、亨廷顿病、皮质基底节变性和肌萎缩侧索硬化 - 痴呆综合征等）相鉴别。

（5）AD 的诊断，AD 的确诊只有靠脑组织病理学检查，临床诊断的可信度只能达到"可能性 AD"的水平。

5. AD 确诊金标准为脑组织病理学检查，筛选诊断最常用的是简易精神状态量表（MMSE）。临床诊断常用量表为美国精神障碍诊断和统计手册修订第 IV 版（DSM-IV-R）的 AD 诊断标准（表 6-1）和美国国立神经病语言障碍和卒中 - 阿尔茨海默病及相关疾病学会（NINCDS-ADRDA）的 AD 诊断标准（2011 年进行修订），两个量表合并使用会使诊断准确率更高，但可信度只能达到"可能的 AD"水平。按照最新分期，AD 包括两个阶段：痴呆前阶段和痴呆阶段。痴呆前阶段分为：轻度认知功能障碍发生前期（pre-MCI）和轻度认知功能障碍期（MCI），pre-MCI 没有任何认知障碍的临床表现或仅有轻微的记忆力减退主诉，客观的神经心理学检查正常，这个概念目前主要用于临床研究。AD 源性 MCI，主要表现为记忆力轻度受损，学习和保存新知识的能力下降，其他认知阈如注意力、执行能力、语言能力和视空间能力也可出现轻度受损，客观的神经心理学检查有减退，但未达到痴呆的程度，也不影响日常生活能力。痴呆期患者的认知功能损害导致了日常生活能力下降，根据认知损害的程度可分为轻、中、重三期。

6. NINCDS-ADRDA 推荐的 AD 诊断标准：在 AD 诊断前，首先要确定患者是否符合痴呆的诊断标准，符合下列条件可诊断痴呆。

（1）至少以下 2 个认知阈损害，可伴或不伴行为症状：①学习和记忆能力；②语言功能（听说读写）；③推理和判断能力；④执行功能和处理复杂任务的能力，⑤视空间功能，可伴或不伴有；⑥人格、行为改变。

（2）工作能力或日常生活能力受到影响。

（3）无法用谵妄或精神障碍解释。

在确定痴呆后，才可考虑是否符合 AD 的诊断。

AD 的诊断分为以下几种：

（1）很可能的 AD 痴呆

① 核心临床标准：a. 符合痴呆诊断标准；b. 起病隐袭，症状在数月至数年中逐渐出现；c. 有明确的认知损害病史；d. 表现为遗忘综合征（学习和近记忆下降，伴 1 个或 1 个以上其他认知阈损害），或者非遗忘综合征（语言、视空间或执行功能三者之一损害，伴 1 个或 1 个以上其他认知阈损害）。

② 排除标准：a. 伴有与认知障碍发生或恶化相关的病史，或存在多发或广泛脑梗死，或存在严重的白质病变；b. 有路易体痴呆的核心症状；c. 有额颞叶痴呆的显著特征；d. 有原发性进行性失语的显著性特征；e. 有其他引起记忆和认知损害的神经系统疾病，或非神经系统疾病，或药物过量或滥用证据。

③ 支持标准：a. 在以知情人提供和正规神经心理学检查得到的信息为基础的评估中，发现进行性认知下降的证据；b. 找到致病基因（APP、PSEN1 或 PSEN2）突变的证据。

（2）可能的 AD 痴呆：有以下任一情况时，即可诊断。

① 非典型过程：符合很可能的 AD 痴呆核心临床标准中的 "a." 和 "d."，但认知障碍突然发生，或病史不详，或认知进行性下降的客观证据不足。

② 满足 AD 痴呆的所有核心临床标准，但具有以下证据：a. 伴有与认知障碍发生或恶化相关的卒中史，或存在多发或广泛脑梗死，或存在严重的白质病变；b. 有其他疾病引起的痴呆特征，或痴呆症状可用其他疾病和原因解释。

7. AD 的 DSM-IV-R 诊断标准见表 6-1。

表 6-1 AD 的 DSM-IV-R 诊断标准

1. 多种认知功能障碍

（1）记忆障碍（顺行和逆行性记忆障碍）。

（2）至少下列一项认知功能障碍：

① 失语（言语紊乱）；

② 失用（运动功能完整，但不能执行有目的的运动活动）；

③ 失认（感觉功能完整，但不能认识或识别物体）；

④ 操作和执行功能障碍（如计划、组织、程序性推理和抽象思维）；

2. 1 项中（1）和（2）条的认知功能缺损的程度足以影响和干扰社会或职业活动，认知功能缺陷是相对于先前的功能水平显示出的下降而言。

3. 认知功能障碍不是发生在谵妄状态期间。若与谵妄并存，于谵妄恢复和消失后认知功能障碍仍持续存在。

4. 病程特征为隐袭起病，认知功能呈进行性恶化。

5. 认知功能缺陷（1 项）不是由于下列疾患引起：

（1）其他能造成记忆和认知功能进行性减退的中枢神经系统疾患：脑血管病、帕金森病、亨廷顿病、硬膜下血肿、正常颅压脑积水和脑瘤等。

（2）可造成痴呆的系统疾患：甲状腺功能低下、维生素 B_{12} 或叶酸缺乏、烟酸缺乏、高血钙症、神经梅毒、HIV 感染等。

6. 认知功能缺陷（1 项）不能用精神障碍和疾患解释，如抑郁症和精神分裂症

8. AD 应与血管性痴呆（VaD）相鉴别，见表 6-2。

表 6-2　VaD 与 AD 的鉴别要点

项目	AD	VaD
血管危险因素病史	可有，但较血管性痴呆少	常有
认知障碍	隐袭起病	急性或突然起病，Binswanger 病起病则隐袭
	持续缓慢进展，若出现突发加重，常提示脑缺血或梗死可能	处于平台期或波动性恶化

续表

项目	AD	VaD
认知障碍	早期记忆障碍突出,中晚期全面衰退	斑片状损害
自觉症状	少	常见:头痛、眩晕、肢体麻木、无力等
体征	早期无,晚期有步态、张力的异常	早期即有局灶体征
脑卒中史	常无	有,可多次
影像检查	脑萎缩为主,可伴有轻度的白质病变或少量腔隙性梗死灶	脑卒中病灶(关键部位或大面积或多发的)
病理学特征	额颞叶皮质萎缩,老年斑,神经元纤维缠结,神经元减少,颗粒空泡变性及血管β-淀粉样蛋白沉积	脑室旁白质脱髓鞘和萎缩,脑室扩大,伴多发腔隙性脑梗死
Hachinski缺血评分	≤4分	≥7分
临床确诊	组织病理学发现老年斑及神经元纤维缠结	脑卒中史,局灶性神经体征,MRI证实,脑血管病事件3个月内发生痴呆,确诊需病理学检查或活检

9. 目前对 AD 的治疗仍以改善临床症状为主,代表药物为多奈哌齐、加兰他敏、卡巴拉汀以及美金刚。对 AD 具有疾病修饰作用的新药研发已逐步成为抗 AD 的研究热点,这些药物包括抑制 Aβ 斑块形成或促进 Aβ 清除的药物、抑制 Tau 蛋白纤维缠结形成和促进 Tau 蛋白清除的药物(如 β、γ 分泌酶抑制剂或 α 分泌酶促进剂),以及针对 Aβ 和 Tau 蛋白的单/多克隆抗体等。AD 是一个连续的临床生物学实体,从无症状及病理改变的正常状态到无症状有轻度病

理改变的临床前期 AD 阶段，再到出现记忆力下降及中度 AD 病理改变的轻度认知功能损害阶段，最后到重度 AD 病理改变及临床表现的痴呆阶段。有研究认为，临床前期 AD 阶段可能维持 15 ~ 20 年，是防治 AD 的关键时间窗，针对该阶段人群的药物干预或治疗可能有效地延缓 AD 的病理生理过程及认知功能损害的出现，为患者带来最大的获益。随着临床诊断技术和临床研究的进展，AD 治疗策略已从 AD 的治疗阶段前移至 AD 的预防。

第二节　运动神经元病

长期医嘱	临时医嘱
神经内科护理常规	血常规、尿常规
一级护理❶	粪常规＋隐血试验
普通饮食❷	血清生化全套
或 鼻饲流质饮食❷	凝血象
持续低流量吸氧　prn	血沉、C 反应蛋白（CRP）
雾化吸入　prn	血液传染病学检查（包括乙肝、丙肝、梅毒、艾滋病等）
心电监护　prn	
无创双相正压通气（BiPAP）❸	血气分析
气管插管或气管切开　prn❹	血免疫全套及抗中性粒细胞胞浆抗体筛查
或 呼吸机辅助呼吸　prn	
记 24h 出入量	血清、尿液免疫固定电泳
维生素 C　0.2g po tid	肿瘤标志物筛查❽
维生素 E 盐酸酯　200mg po tid❺	血清叶酸、维生素 B_{12} 水平
甲钴胺　500μg po tid	人类嗜 T 淋巴细胞病毒Ⅰ型（HTLV-Ⅰ）抗体
丁苯肽软胶囊　0.2g po tid	
0.9% 氯化钠液　100ml iv gtt❻ 依达拉奉　30mg　bid	甲状腺功能、抗甲状腺球蛋白抗体、抗甲状腺过氧化物酶抗体
利鲁唑　50mg po bid❼	心电图

续表

长期医嘱	临时医嘱
巴氯芬　5mg po tid prn	胸部正侧位 X 线摄片或肺部 CT
舍曲林　50mg po qd	腹部及泌尿系电脑超声或腹部及盆腔 CT
	呼吸功能检查
	神经电生理检查（包括针极肌电图、神经传导速度、F 波、重频电刺激、交感皮肤反应 -SSR、诱发电位、呼吸变异频率等）❾
	头、颈部 MRI
	腰椎穿刺检查（脑脊液常规、生化、细胞学及免疫学及抗 GM1 抗体）
	吞咽功能评价、体重指数（BMI）测定
	认知功能及神经心理检查
	ALS 功能评定量表（ALSFRS-R）测评
	消化科会诊 - 胃造口术　prn
	康复科会诊
	基因检测❿

❶ 运动神经元病（MND）以进行性骨骼肌肌无力、肌萎缩为主要临床表现，随着病情进展，几乎所有病例可因延髓麻痹及呼吸肌受累出现构音及吞咽困难、呼吸肌麻痹，并可由此产生肺部感染、深静脉血栓形成、多脏器功能不全等严重并发症，是致死的主要原因。此类患者需一级护理，密切观察、鼻饲流质饮食（必要时行胃造瘘保证营养），并予以心电监护、低流量吸氧、加强护理，勤翻身、拍背、吸痰等，并书面告知家属病情危重，预后不佳。

❷ 营养管理对 MND 患者尤为重要，营养状态能够独立预测患

者的存活。建议患者：

a. 在能够正常进食时，应采用均衡饮食，吞咽困难时宜采用高蛋白、高热量饮食以保证营养摄入。

b. 对于咀嚼和吞咽困难的患者应改变食谱，进食软食、半流食，少食多餐。对于肢体或颈部无力者，可调整进食姿势和用具。

c. 当患者吞咽明显困难、体重下降、脱水或存在呛咳误吸风险时，应尽早行经皮内镜胃造瘘术（PEG），可以保证营养摄取，稳定体重，延长生存期。快速的体重下降是 PEG 置放的关键指征，通常体重下降超过平时的 10%，BMI < 18.5kg/m² 时要考虑 PEG 置放。对于拒绝或无法行 PEG 者，可采用鼻胃管进食。

❸ 呼吸支持可明显延长 MND 患者的生存期。建议定期检查肺功能，注意患者呼吸肌无力的早期表现，尽早使用双水平正压通气（BiPAP）。开始无创通气的指征包括：端坐呼吸，或用力吸气鼻内压（SNP）< 40cmH₂O（1cmH₂O=0.098kPa），或最大吸气压力（MIP）< 60cmH₂O，或夜间血氧饱和度降低，或 FVC < 70%。当患者咳嗽无力时（咳嗽呼气气流峰值低于 270L/min），应使用吸痰器或人工辅助咳嗽，排除呼吸道分泌物。当 ALS 病情进展，无创通气不能维持血氧饱和度 > 90%，二氧化碳分压 < 50mmHg，或分泌物过多无法排出时，可以选择有创呼吸机辅助呼吸。在采用有创呼吸机辅助呼吸后，通常难以脱机。

❹ MND 患者若出现延髓麻痹可引起误吸、呛咳、吸入性或坠积性肺炎。支配呼吸肌的脊髓前角神经细胞变性，导致肋间肌、膈肌等呼吸肌失神经支配、肌萎缩、肌力减退，最大通气量下降，引起呼吸困难及代偿呼吸所致的呼吸肌疲劳。呼吸肌麻痹合并慢性呼吸衰竭是本病的主要并发症，血气分析表现为低氧血症伴或不伴二氧化碳潴留（PO₂ < 60mmHg，PCO₂ > 50mmHg），最终因呼吸肌麻痹或并发呼吸道感染死亡。本病终末期常常需气管插管或气管切开，加以机械辅助通气。气管切开指征：a. 呼吸困难，呼吸减弱或消失；b. 呼吸衰竭合并严重意识障碍；c. 呼吸频率 > 40 次 / 分或 < 5 次 / 分；d. 血气分析在吸氧 40% 时，PaO₂ < 50mmHg，PaCO₂ > 60mmHg。机械通气指征：气管切开后，患者呼吸困难依然存在，血气分析提示持续低氧血症和高碳酸血症时，即呼吸机机

械通气辅助呼吸。

❺ 神经营养治疗是运动神经元病的基础治疗，如大剂量甲钴胺、维生素 E、辅酶 Q 等。由于氧化应激在神经元损害中发挥重要作用，故维生素 E、维生素 C 等抗氧化剂被用来治疗运动神经元病，特别是维生素 E 与利鲁唑合用有协同提高疗效的作用。丁苯肽软胶囊（恩必普）也许对 MND 有一定治疗作用，目前我国正在进行丁苯肽软胶囊治疗 ALS 的多中心随机对照研究。韩国食品药品管理局（FDA）则批准熊去氧胆酸（500mg 每日 2 次）治疗 ALS，可延缓50% 患者疾病的进展。

❻ 2017 年美国食品和药物管理局（FDA）宣布批准依达拉奉（Radicava，田边三菱制药）治疗 ALS。依达拉奉（吡唑啉酮类化合物）是一种自由基清除剂，可以减轻氧化应激效应，而氧化应激是 ALS 发作和进展的很可能的因素。日本进行的为期 6 个月的临床试验确定依达拉奉的疗效。首个治疗周期为注射 14d，观察 14d（无治疗）。第二个周期为患者在之后的 14d 中接受 10d 的注射，然后再观察 14d（不用药）。值得注意的是肝肾功能异常的患者慎用。

❼ 利鲁唑（riluzole）于 1996 年被美国 FDA 批准用于 ALS 治疗，该药是目前唯一经多项临床研究证实可以在一定程度上延缓病情发展的药物。其作用机制包括稳定电压门控钠通道的非激活状态、抑制突触前谷氨酸释放、激活突触后谷氨酸受体以促进谷氨酸的摄取等。用法为 50mg，每日 2 次口服。常见不良反应为疲乏和恶心，个别患者可出现丙氨酸氨基转移酶升高，需注意监测肝功能。当病程晚期患者已经使用有创呼吸机辅助呼吸时，不建议继续服用。

❽ 运动神经元病为进行性变性疾病，临床诊断应非常慎重。在下诊断之前应尽可能排除其他类似疾病。如进行血清叶酸、维生素 B_{12} 检查鉴别亚急性联合变性，脊髓 MRI 有助于鉴别颈椎病、平山病，血清抗 GM1 抗体有助于诊断多灶性运动神经病，血清免疫固定电泳筛查副蛋白血症，抗人类嗜 T 淋巴细胞病毒 I 型抗体排除热带痉挛性截瘫，肿瘤标志物及胸腹部脏器筛查排除肿瘤及副肿瘤综合征等。

❾ 神经电生理检查可以看作是临床体检的延伸，应该由专业肌电图医生和技师完成。当临床考虑为 ALS 时，需要进行神经电生理

检查，以确认临床受累区域为下运动神经元病变，并发现在临床未受累区域也存在下运动神经元病变，同时排除其他疾病。并依据明确标准进行判断。首先是神经传导测定，主要用来诊断或排除周围神经疾病。运动和感觉神经传导测定至少包括上、下肢各 2 条神经。运动神经传导测定显示远端运动潜伏期和神经传导速度通常正常，无运动神经部分传导阻滞或异常波形离散。随病情发展，复合肌肉动作电位波幅可以明显降低，传导速度也可以有轻度减慢；感觉神经传导测定一般正常。当合并存在嵌压性周围神经病或同时存在其他的周围神经病时，感觉神经传导可以异常。F 波测定通常正常。当肌肉明显萎缩时，相应神经可见 F 波出现率下降，而传导速度相对正常。其次为同芯针肌电图检查。下运动神经元病变的判断主要通过同芯针肌电图检查，肌电图可以证实进行性失神经和慢性失神经的表现。当肌电图显示某一区域存在下运动神经元受累时，其诊断价值与临床发现肌肉无力、萎缩的价值相同。

a. 进行性失神经表现：主要包括纤颤电位、正锐波。当所测定肌肉同时存在慢性失神经的表现时，束颤电位与纤颤电位、正锐波具有同等临床意义。

b. 慢性失神经的表现

- 运动单位电位的时限增宽、波幅增高，通常伴有多相波增多；
- 大力收缩时运动单位募集减少，波幅增高，严重时呈单纯相；
- 大部分 ALS 可见发放不稳定、波形复杂的运动单位电位；

c. 当同一肌肉肌电图检查表现为进行性失神经和慢性失神经共存时，对于诊断 ALS 有更强的支持价值。在某些肌肉可以仅有慢性失神经表现，而无纤颤电位或正锐波。如果所有测定肌肉均无进行性失神经表现，诊断 ALS 需慎重。

d. 肌电图诊断 ALS 时的检测范围：应对 4 个区域均进行肌电图测定。其中脑干区域可选择测定一块肌肉，如胸锁乳突肌、舌肌、面肌或咬肌。胸段可选择胸 6 水平以下的脊旁肌或腹直肌进行测定。在颈段和腰骶段，应至少测定不同神经根和不同周围神经支配的 2 块肌肉。

e. 在 ALS 病程早期，肌电图检查时可仅仅出现 1 个或 2 个区域的下运动神经元损害，此时对于临床怀疑 ALS 的患者，需要间隔 3

个月进行随访复查。

　　f. 肌电图出现 3 个或以上区域下运动神经源性损害时，并非都是 ALS。

　　电生理检查结果应该密切结合临床进行分析，避免孤立的对肌电图结果进行解释。另外运动诱发电位有助于发现 ALS 临床下的上运动神经元病变，但敏感度不高。近年研究也发现某些 ALS 患者神经肌肉接头突触传递障碍，重复神经电刺激（RNS）存在低频递减现象。

　　❿ MND 的病因和发病机制目前有多种假说，包括遗传机制、氧化应激、兴奋性毒性、神经营养因子障碍、自身免疫机制、病毒感染及环境因素等。ALS 大多为散发，5%～10% 的患者有家族史，遗传方式主要为常染色体显性遗传。最常见的致病基因为 SOD1 基因，约 20% 的家族性 ALS 和 0.7%～4% 的散发性 ALS 与此基因突变有关。其它相关基因有 TAR DNA 结合蛋白（TDP-43）、C9orf72 基因和肉瘤融合（FUS）基因等。另外近年研究发现，ALS 与额颞叶痴呆（FTD）、阿尔茨海默病（AD）、帕金森病和包涵体肌病（IBM）等神经变性病在基因、病理学、发病机制、临床表现上有部分重叠。

　　注：1. 运动神经元病（motor neuron disease，MND）是一种病因未明、主要累及大脑皮质、脑干和脊髓运动神经元的神经系统变性疾病，包括肌萎缩侧索硬化（amyotrophic lateral sclerosis，ALS）、进行性肌萎缩（PMA）、进行性延髓麻痹（PBP）和原发性侧索硬化（PLS）4 种临床类型。ALS 是运动神经元病中最常见的类型，一般中老年发病多见，以进行性加重的骨骼肌无力、萎缩、肌束颤动、延髓麻痹和锥体束征为主要临床表现，生存期通常 3～5 年。临床研究发现绝大多数 PMA、PBP、PLS 患者，最终都将发展成为 ALS，三者之间相互重叠，是同一疾病的不同表现。

　　2. 详细的病史、细致的体检和规范的神经电生理检查对于早期诊断具有关键性的作用，影像学等其他辅助检查在鉴别诊断中具有一定价值。通过详细询问病史和体格检查，在脑干、颈段、胸段、腰骶段 4 个区域中寻找上、下运动神经元共同受累的证据，是诊断 ALS 的基础。在同一区域，同时存在上、下运动神经元受累的体征，是诊断 ALS 的要点。下运动神经元受累体征主要包括肌肉无力、萎缩和肌束颤动。通常检查舌肌、面肌、咽喉肌、颈肌、四肢不同肌群、背肌和胸腹肌；上运动神经元受累体征主要包括肌张力增高、腱反射亢进、阵挛、病理征阳性等。通常检查吸吮反射、咽反射、下颌反射、掌颏反射，四肢腱反射、肌张力，Hoffmann 征、下肢病理征、腹壁反射，以及有无强哭强笑等假性延髓麻痹表现；临床体检是发现上运动神经元受累的主要方法。在出现明显肌肉萎缩无力的区域，如果腱反射不低或活跃，即使没有病理征也可以提示锥体束受损。对于在发病早期诊断的 ALS，特别是当临床表现不典型或进展过程不明确时，应定期（3 个月）进行随诊，重新评估诊断。

3. AIS 的诊断标准

（1）ALS 诊断的基本条件

a. 病情进行性发展：通过病史、体检或电生理检查，证实临床症状或体征在一个区域内进行性发展，或从一个区域发展到其他区域。

b. 临床、神经电生理或病理学检查证实有下运动神经元受累的证据。

c. 临床体检证实有上运动神经元受累的证据。

d. 排除其他疾病。

（2）AIS 的诊断分级

a. 临床确诊 ALS：通过临床或神经电生理检查，证实在 4 个区域中至少有 3 个区域存在上、下运动神经元同时受累的证据。

b. 临床拟诊 ALS：通过临床或神经电生理检查，证实在 4 个区域中至少有 2 个区域存在上、下运动神经元同时受累的证据。

c. 临床可能 ALS：通过临床或神经电生理检查，证实仅有 1 个区域存在上、下运动神经元同时受累的证据，或者在 2 或以上区域仅有上运动神经元受累的证据。

4. 在 ALS 的诊断过程中，根据症状和体征的不同，需要与多种疾病进行鉴别，常见的有颈椎病、腰椎病、多灶性运动神经病、平山病、脊髓性肌萎缩、肯尼迪病、遗传性痉挛性截瘫、副肿瘤综合征等。

（1）Kennedy 病：有下运动神经元受损的症状和体征。以下特点可资鉴别：X 连锁遗传方式；姿势性震颤伴乳房肿大；无上运动神经元受损；基因分析有三核苷酸（CAG）重复增多。雄激素受体基因检测，有助于鉴别诊断并减少误诊。

（2）脊髓型颈椎病：可有手部肌肉无力、萎缩伴双下肢强直。舌肌和胸锁乳突肌肌电图检查若发现失神经现象提示 ALS。颈椎病时 MRI 可显示脊髓受压，但并不能排除 ALS，二者可同时存在。

（3）多灶性运动神经病（MMN）：是一种自身免疫性周围神经病，可有明显的肌无力、肌萎缩伴束颤，存在血清及脑脊液的免疫学异常证据（抗 GM1 神经节苷脂抗体等），电生理特征为多灶运动神经传导阻滞，免疫球蛋白（IVIG）治疗有效。

（4）类 ALS 综合征：该组疾病包括副肿瘤综合征、铅等金属中毒、病毒感染、内分泌疾病（特别是甲状腺功能亢进或甲状旁腺功能亢进）。

（5）平山病：又称青年上肢远端肌萎缩，表现为上肢远端肌无力、萎缩及束颤，症状进展缓慢，预后良好。

（6）脊髓灰质炎后综合征：是指脊髓灰质炎患者在患病 20～25 年后出现缓慢进展的肌无力和肌萎缩，多见于肌萎缩后遗症最严重的部位，但进展缓慢及无上运动神经元的体征。

5. 在临床表现上，ALS 不仅存在着以肢体起病，累及上下运动神经元的经典型，也有以球部起病，进展相对迅速的类型，还有更少见的、临床症状在较长时间内局限于上肢和下肢的类型，称为连枷臂综合征（lail arm syndrome，FAS）和连枷腿综合征（flail leg syndrome，FLS）。这两类特殊的 ALS 被大多数学者认为是 ALS 的变异型。

FAS 和 FAL 的判断标准：首先 FAS 和 FAL 患者均先要满足确诊或很可能级别的 ALS 诊断。

FAS 的诊断要点：临床上显著的上肢下运动神经元体征，这种体征符合进行性发展的趋势，并且以上肢近端的肌无力和肌肉萎缩为特征；在病程中允许出现上肢的病理反射或深反射活跃，但不能有上肢的肌张力增高或者肌阵挛；在上肢下运动神经元体征出现 12 个月以内不能出现临床上明显的下肢或者球部的下运动神经元体征；仅有上肢远端的无力或肌萎缩而不具备上肢近端受累的病例不能诊断为 FAS。

FLS 的诊断要点：临床上显著的下肢下运动神经元体征，这种体征有进行性发展的趋势，并以下肢远端的肌无力和肌肉萎缩为特征；在病程中允许出现下肢的病理反射或深反射活跃，但不能有下肢的肌张力增高或者肌阵挛；在下肢下运动神经元体征出现12个月以内不能出现临床上明显的上肢或者球部的下运动神经元体征；仅有下肢近端的无力或肌萎缩而不具备下肢远端受累的病例不能诊断为FLS。

FAS和FAL区别于经典ALS的最大特点是病程进展较慢，北京协和医院的研究发现FAS和FAL的平均生存时间分别达到67个月和66个月，明显高于球部起病ALS的35个月和肢体起病ALS的47个月。而FAS与FAL的5年生存率更是达到经典ALS的2～3倍。

6. 运动神经元病的护理极为重要，应定时翻身，保护皮肤清洁，在骶尾部、足跟及骨隆起处放置气圈，防止压疮；按时翻身、拍背、吸痰，防治坠积性肺炎；排尿障碍者应无菌导尿，留置尿管，定期放尿；尿便失禁者勤换尿布，保持会阴部清洁。鼓励适量运动，避免过劳、受伤及下肢静脉血栓形成。肢体及吞咽等各种康复指导极为重要，应尽早进行。加强心理疏导，防治继发性心理疾病。鉴于MND患者的复杂需求，推荐以多学科团队形式对患者进行管理，以保证及时的诊断和贯穿全程的人文关怀。

第三节　多系统萎缩

长期医嘱	临时医嘱
神经内科护理常规	血常规、尿常规、粪常规
一级护理 ❶	血清生化全套
高盐饮食 或 鼻饲流质饮食	凝血象
	血沉、C反应蛋白（CRP）
留陪一人	血液传染病学检查（包括乙肝、丙肝、梅毒、艾滋病等）
心电监护	
吸氧　prn	心电图、24h 动态血压
雾化吸入　prn	胸部正侧位 X 线摄片

长期医嘱	临时医嘱
美多巴 125mg po tid❷	双肾及肾上腺 B 超
盐酸米多君 2.5mg po tid	卧立位血压及直立倾斜试验 ❸
曲司氯铵 20mg po bid prn	膀胱功能评价
或 奥昔布宁 2.5mg po bid	头部核磁共振（T1、T2、FLAIR、
辅酶 Q10 10mg po tid	DWI、梯度回波）❹
丁苯酞软胶囊 0.2g po tid	PET（prn）❺
	神经电生理检查（重点肛门括约肌肌电图）❻
	统一多系统萎缩评估量表（UMSARS）
	多导睡眠监测
	吞咽功能评价
	康复科会诊

❶ 多系统萎缩（MSA）患者自主神经系统损害较为突出，加强护理尤为重要。注意观察患者睡眠时的呼吸次数、是否出现鼾声增强、喘鸣发作，以及有无睡眠呼吸暂停发生，应高度警惕睡眠中的猝死。直立性症状易在清晨、进食后、排尿时、活动时、发热、服解热药、感染后发生，应特别注意这些时间段的症状观察，避免快速、突然的体位改变。指导患者变换体位时动作缓慢，循序渐进地完成坐起、离床、站立、行走过程，加强保护措施，防止头部和四肢发生外伤、骨折。对帕金森症候群的患者应特别注意患者的身后保护防止站立或行走中身体突然后倾跌倒。同时需要注意患者及家属的心理状态，应鼓励患者，多做心理护理，消除患者的顾虑，取得其信任与配合，为正确的医疗诊断、避免误治提供可靠依据。

❷ 多系统萎缩（MSA）为神经系统变性疾病，目前尚无特异性治疗方法，主要是针对自主神经障碍和帕金森综合征进行对症治疗。MSA-P 型可试用左旋多巴，但疗效欠佳或不持久。多巴胺受体

激动剂和金刚烷胺亦无显著疗效；直立性低血压首选非药物治疗，如弹力袜、高盐饮食、夜间抬高床头等。无效者药物治疗首选米多君（Midodrine），该药是血管 α_1- 肾上腺素能受体激动剂，起始剂量每日早中各服 1 次，每次 2.5mg，可逐渐增量。其他药物有氟氢可的松、屈昔多巴和麻黄碱等；尿频或急迫性尿失禁者，曲司氯铵在治疗逼尿肌反射亢进方面与奥昔布宁同样有效，但前者具有更好的安全性。晚间使用抗利尿药物去氨加压素，可减少患者的夜尿症，并改善其清晨的体位不耐受症状。便秘的治疗可选用聚乙二醇（PEG），胃肠动力药枸橼酸莫沙必利证明有效。西地那非，可缓解 MAS 患者的勃起功能障碍。抑郁患者可加用 5- 羟色胺再摄取抑制剂；吸气性吼鸣可持续气道正压通气。目前已发表的随机对照试验显示重组生长激素、利鲁唑、二甲胺四环素（米诺环素）、锂、利福平和雷沙吉兰等并没有显示出有意义的效果。静脉内输注间充质干细胞似乎可以延迟 MSA-C 患者神经功能缺损的进展。

❸ 测量平卧位和直立位的血压和心率，站立 3min 内血压较平卧位下降 ≥ 30/15mmHg，且心率无明显变化者为阳性（直立性低血压）。

❹ MSA-C 的 MRI 影像学表现包括橄榄、脑桥、小脑中脚和小脑的萎缩，轴位 T2 加权像显示的脑桥十字形异常高信号影，即所谓的"十字征"，是诊断 MSA-C 的较特征性的表现。"十字征"的病理学基础为脑桥核及其发出的通过小脑中脚到达小脑的纤维（桥横纤维）变性和神经胶质增生使其含水量增加，T2WI 信号增高，而锥体束和由齿状核发出的小脑上脚的纤维无变性，未出现异常信号。十字征的演变过程分为 6 期：0 期为正常；Ⅰ期为脑桥开始出现垂直的高信号影；Ⅱ期为出现清晰的垂直高信号影；Ⅲ期为继垂直线后开始出现水平高信号影；Ⅳ期为清晰的垂直线和水平线同时出现；Ⅴ期为水平线前方的脑桥腹侧出现高信号，或脑桥基底部萎缩引起的腹侧脑桥体积缩小，水平线总是无一例外的继垂直线后出现。十字征的出现与脑桥小脑萎缩程度密切相关，十字征越后期对应的脑桥面积越小。需要注意的是有不少累及脑干／小脑的疾病也可呈现典型的十字征，如脊髓小脑性共济失调（SCA1、SCA2、SCA3），也见于进行性多灶性白质脑病、克 - 雅脑病、副肿瘤综合

征（精原细胞瘤）、软脑膜癌病（恶性黑色素瘤）、脑腱黄瘤病及脑血管炎等。壳核裂隙征为 MRI 冠状位 T2 加权像所显示的壳核背外侧面线性高信号影，多见于 MSA-P 型患者。壳核裂隙征改变很可能由于壳核神经细胞丢失、胶质细胞增生造成壳核萎缩，壳核和外囊间的间隙增大，或者由铁沉积和反应性小胶质细胞增生和星形胶质细胞增生导致。在 3.0T MRI 检查中，壳核"间隙征"亦可见于帕金森患者以及健康人。梯度回波序列（T2*WI）比 T2WI 在发现 MSA "十字征"和壳核改变上更为敏感。临床上怀疑 MSA 而普通 MRI 正常的患者，必要时可进一步行 T2*WI 检查。壳核 T2 低信号指壳核背外侧可见等于或低于苍白球信号的异常信号，病理证实是由于铁蛋白丢失、铁沉积引起。1.5T MRI 可发现壳核 T1 高信号，对 MSA-P 也有一定的诊断价值。在 3.0T MRI 上，更容易发现由铁沉积引起的 T2WI 低信号，因而也容易发现正常人由于退变而引起铁沉积。这些征象的诊断价值受到一定的限制。

❺ 使用 18F-FDG-PET 检测 MSA 患者静息脑局部葡萄糖代谢模式的研究，显示其纹状体的葡萄糖代谢减少。多导睡眠检测可见睡眠结构异常、睡眠呼吸暂停和快速眼动睡眠行为异常。

❻ 骶髓前角细胞中的 Onuf 核是调控膀胱和直肠括约肌的自主神经中枢，在 MSA 患者中 Onuf 核有选择性的弥漫性脱失，导致肛门和尿道括约肌失神经支配。怀疑 MSA 时，可作为常规的电生理检查方法，对 MSA 的早期诊断与鉴别诊断有较大临床价值，但对病程较长的患者缺乏敏感性。肛门括约肌肌电图不能单独用于鉴别 MSA 与 PD 及进行性核上性麻痹，需结合临床症状体征和影像学检查鉴别。MSA 肛门括约肌肌电图表现为不同程度的神经源性损害改变：自发电位（纤颤电位、正锐波）、运动单位电位平均时限延长、波幅增高、多相波百分比增加、出现卫星电位，大力收缩时募集电位呈单纯相或单纯 - 混合相。

注：1. 多系统萎缩（multiple system atrophy，MSA）是一种散发性、快速进展的神经系统退行性疾病，少突胶质细胞胞质 α- 共核蛋白阳性包涵体是多系统萎缩的神经病理学特征，因此该病被归于共核蛋白病。临床表现为以自主神经功能障碍、小脑性共济失调、帕金森综合征及锥体束受损为主的组合症状和体征。目前主要

分为两种临床类型：帕金森型（多系统萎缩 -P）和小脑型（多系统萎缩 -C），不同患者可表现为各种症状重叠组合。其中自主神经功能障碍为多系统萎缩各亚型的共同特征，包括直立性低血压、大小便潴留或失禁、排汗异常等；神经影像学检查在多系统萎缩的诊断中具有一定参考价值。常规 MRI 扫描可见壳核、小脑中脚和脑干萎缩，即 T2WI 的脑桥"十字征"、壳核"裂隙征"及壳核背外侧低信号。西方国家多系统萎缩 -P 型患者占 60%，而在亚洲国家如日本则是多系统萎缩 -C 型占多数。本病预后不佳，平均生存期 6～9年，少数患者可存活 10 年以上。有研究指出自主神经症状出现早的患者疾病进展快，生存期短。

2. MSA 的研究经过了三个重要"里程碑"式的飞跃：一是1969 年 Graham 和 Oppenheimer 率先将橄榄脑桥小脑萎缩、纹状体黑质变性和 Shy-Dragger 综合征，统称为 MSA。二是从病理上证实前三个临床诊断都存在同样特征性病理改变，即存在胶质细胞包涵体（glial cytoplasmic inclusions，GCIs）。三是 1998 年又证实GCIs 主要蛋白成分是 α- 共核蛋白（α-synuclein，α-syn）所构成，由此提出"共核蛋白病"之概念。

3. 目前 MSA 的诊断标准仍然是参考 2008 年 Gilman 等提出的诊断标准，根据证据强度分为可能、很可能和确诊（病理证实）的MSA。通过研究发现 MSA 患者存在有一定程度的智能障碍，甚至可以认知障碍为首发，但 Gilman 的诊断标准中有认知障碍是排除标准之一，说明此标准可能存有缺陷，需进一步完善修订。肛门括约肌肌电图结果异常或可较影像学改变出现早，且目前研究表明有较大参考诊断价值。因此，应将电生理检查纳入诊断标准的参考支持条件中。

4. MSA 诊断标准见表 6-3。

表 6-3 2008 年修订的多系统萎缩诊断标准

A. 确诊的 MSA（definite MSA）	病理诊断：中枢神经系统广泛分布 α- 突触共核蛋白阳性少突胶质细胞胞质包涵体，以及黑质、纹状体系统变性，或橄榄脑桥小脑系统神经变性

续表

B. 很可能的 MSA（probable MSA）	成年起病（30 岁以上），散发、进行性发展，同时具有以下表现： 1. 自主神经功能障碍：尿失禁伴男性勃起功能障碍或直立性低血压（站立 3min 内血压较平卧时下降 ≥ 30/15mmHg）。 2. 下列两项之一：（1）左旋多巴反应欠佳的帕金森综合征（运动迟缓伴肌强直、震颤或姿势不稳）；（2）小脑综合征（共济失调步态伴肢体共济失调或小脑性眼球运动障碍）
C. 可疑的 MSA（possible MSA）	30 岁以后起病，散发、进行性发展，同时具有以下表现： 1. 下列两项之一 （1）左旋多巴反应欠佳的帕金森综合征。 （2）小脑综合征。 2. 至少有 1 项自主神经功能障碍症状：无其他原因可以解释的尿频、尿急、膀胱排空障碍、男性阳痿或直立性低血压（但未达到很可能的 MSA 标准）。 3. 至少有 1 项下列表现 （1）可疑的 MSA-P 或 MSA-C：① Babinski 征阳性伴腱反射亢进；②喘鸣。 （2）可疑的 MSA-P 型：①进展迅速的帕金森综合征；②对左旋多巴类药物反应不良；③运动症状之后 3 年内出现姿势反射障碍；④共济失调步态、小脑性构音障碍、肢体共济失调或小脑性眼球运动障碍；⑤运动症状之后 5 年内出现吞咽困难；⑥ MRI 显示壳核、小脑中脚、脑桥或小脑萎缩；⑦ ^{18}F-FDG PET 显示壳核、脑干或小脑低代谢。 （3）可疑的 MSA-C 型：①帕金森综合征（运动迟缓和强直）；② MRI 示壳核、小脑中脚、脑桥萎缩；③ ^{18}F-FDG PET 显示壳核低代谢；④ SPECT 或 PET 显示黑质纹状体突触前多巴胺能纤维失神经改变

D. 支持 MSA 诊断的特征	口面部肌张力障碍、不相称的颈项前屈、脊柱严重前屈或（和）侧弯、手足挛缩、叹气样呼吸、严重的发音障碍、严重的构音障碍、新发或加重的打鼾、手足冰冷、强哭强笑，肌阵挛样姿势性或动作性震颤
E. 不支持 MSA 诊断的特征	经典的"搓丸"样静止性震颤、临床符合周围神经病、非药物所致的幻觉、75 岁以后发病、有共济失调或帕金森综合征家族史、符合 DSM-Ⅳ痴呆诊断标准，提示多发性硬化的白质损害

5. MSA 运动症状主要即以少动、强直的帕金森样症候和以步态不稳、运动协调障碍的小脑共济失调为主的症候，前者为 MSA-P，后者为 MSA-C 型，也可两型同时具有。纹状体、黑质病变均可引起少动、强直及构音障碍，此外纹状体病变还引起执行功能障碍，并对左旋多巴治疗反应差；橄榄、脑桥、小脑病变出现共济失调、眼动障碍和小脑语言；脑桥脚稚病变出现快速眼动，睡眠障碍及姿势不稳；运动皮质传导束受累导致锥体束征。MSA 的非运动症候主要指自主神经功能障碍为主的症候，其不同的症状表现都与受累的解剖结构相关。如延髓腹外侧核和胸髓的中间外侧细胞柱病变导致直立性低血压；Onuf 核和骶髓下部中间外侧核病变引起膀胱、直肠及性功能障碍。疑核受累导致夜间喘鸣和阻塞性睡眠呼吸暂停症状；延髓头端中缝核受累出现皮肤血管舒缩障碍。MSA 患者早期更容易以非运动症候为始发表现，如膀胱功能受累，如尿频、尿潴留、排尿力弱等；直肠功能障碍表现在大便次数减少，便秘等；有的出现周身肢冷、皮温低，出汗增多或减少；还有的有快速眼动睡眠异常、睡眠呼吸暂停、夜间喘鸣；有的性功能减退或勃起功能障碍起病；极个别以大脑认知功能障碍起病。非运动症候既有可能是最初的症候，也可能在相当长的一段时间内是其 MSA 的核心症候，故临床医师应掌握识别。

6. MSA 常见的非运动症候表现及受累结构见表 6-4。

表 6-4　MSA 常见的非运动症候表现及受累结构

主要器官功能障碍	具体表现	受累结构
膀胱功能障碍	尿急、尿不尽、尿频、尿潴留、排尿力弱、尿失禁（有的无感觉或睡眠中发生）、夜尿增多	Onuf 核和骶髓下部中间外侧核
直肠功能障碍	表现为大便次数减少、便秘或便失禁等	Onuf 核和骶髓下部中间外侧核
汗腺分泌障碍	出汗增多、出汗减少、无汗	丘脑下部、脊髓侧角
睡眠异常	快速眼动睡眠异常、睡眠呼吸暂停、夜间喘鸣	疑核
性功能障碍	性功能减退，勃起功能障碍、无欲	Onuf 核和骶髓下部中间外侧核
认知功能障碍	延迟记忆减退、视空间能力下降、执行能力和注意力下降、计算能力减退、抽象思维下降	脑皮质萎缩，额颞叶占优
情感障碍	不同程度的抑郁、焦虑	脑皮质和灰质核团
副交感与交感系统功能障碍（血压、心率、皮肤功能障碍）	直立性低血压、直立性心率调节障碍、周身肢冷、皮温低、Horner 征	延髓腹外侧核核胸髓的中间外侧细胞柱病变、延髓中缝核

7. MSA 应与帕金森病鉴别。帕金森病常见典型的搓丸样震颤，对左旋多巴制剂反应好，且自主神经功能不全较轻。MSA-P 多为双侧对称起病，较少有震颤，典型静止性震颤更少见，较帕金森病进展更快，左旋多巴治疗多无效。MSA-P 尚须与其他帕金森叠加综合征，如进行性核上性麻痹（PSP）、皮质基底节变性（CBGD）、路

易体痴呆等鉴别。PSP 有明显的核上性垂直及水平性眼球运动障碍，特别是下视麻痹，眼球扫视运动变慢，无早期及严重的自主神经功能障碍。CBGD 单侧起病，有突出的皮质功能障碍，如失用、肢体失认、皮质性感觉丧失、皮质反射性肌阵挛等。路易体痴呆与 MSA 不同，可较早出现认知功能障碍，特别是注意力和警觉性波动易变最突出，自发性视幻觉、对抗精神病药物过度敏感，极易出现锥体外系等不良反应。

第四节　路易体痴呆

长期医嘱	临时医嘱
神经内科护理常规	血常规、尿常规
一级护理	粪常规 + 隐血试验
普通饮食 　或 鼻饲流质饮食	血清生化全套
	凝血象
留陪一人	血沉、C 反应蛋白（CRP）
吸氧　prn	血液传染病学检查（包括乙肝、丙肝、梅毒、艾滋病等）
雾化吸入　prn	
心电监护　prn	血浆维生素 B_{12}、叶酸、同型半胱氨酸水平
多奈哌齐　5mg po qn[1] 　或 卡巴拉汀　1.5mg po bid	肿瘤标记物
多巴丝肼　0.125g po tid[2]	甲状腺功能、抗甲状腺球蛋白抗体、抗甲状腺过氧化物酶抗体
喹硫平　12.5mg po qd[3]	
舍曲林　50mg po qd[4]	血清莱姆抗体
	胸部正侧位 X 线摄片
	心电图、超声心动图
	头部 MRI+MRA[5]
	SPECT/PET（prn）[6]
	脑电图、多导睡眠监测（PSG）[7]

续表

长期医嘱	临时医嘱
	神经心理评估（MoCA 测评、MMSE、哈密尔顿焦虑、抑郁量表测评）

❶ 路易体痴呆（DLB）为神经系统变性疾病，尚无特异性治疗方法，用药主要是对症治疗。指南强调药物治疗和非药物治疗（如有氧功能锻炼）相结合的全程管理。由于 DLB 患者的脑内乙酰胆碱浓度下降，因此推荐胆碱酯酶抑制剂（ChEI）为改善患者认知功能的一线药物。盐酸多奈哌齐起始 5mg 每晚睡前口服，1 个月后，可增加至 10mg。卡巴拉汀治疗 DLB 也有一定疗效，起始剂量为 1.5mg，每日 2 次，如果耐受性良好，4 周后可以增至 3mg，每日 2 次，最后可增至 6.0mg，每日 2 次。注意胆碱酯酶抑制剂治疗有效的 DLB 患者不要轻易停药或换用其他胆碱酯酶抑制剂，否则会出现神经、精神症状的反跳现象。治疗后患者的淡漠、焦虑、注意力差、幻觉、妄想、睡眠障碍和认知障碍均会不同程度改善。治疗过程中部分患者类似 PD 的体征可能会一过性加重，一旦出现严重运动症状，应考虑停药。为避免胆碱酯酶抑制剂的胆碱能样不良反应，如恶心、呕吐、食欲减退、腹泻和嗜睡，建议采用药物剂量滴定法或与食物同服。有研究认为美金刚能够改善 DLB 的认知功能和神经精神症状（起始 5mg 每日 2 次，4 周内逐渐加至 10mg 每日 2 次），但美金刚治疗 DLB 的临床资料相对较少，尚未被美国 FDA 批准用于治疗 DLB。

❷ DLB 患者对多巴类药物的反应远较 PD 患者差，大约仅有 50% 的患者会有改善，如果运动症状不影响患者的日常生活或工作，一般不建议使用左旋多巴。多巴胺类药物可引起意识紊乱和精神症状，所以使用时应当小心，最好不用抗胆碱能药物。

❸ DLB 患者视幻觉最常见，也常伴有谵妄、焦虑、抑郁和行为异常。轻度患者无需治疗，如需要药物治疗时，一般应选用胆碱酯酶抑制剂或非典型抗精神病药物。开放药物研究证实，胆碱酯酶抑制剂能改善 DLB 的精神症状。当需要应用非典型抗精神病药物

时，临床上一般选用喹硫平、氯氮平和阿里哌唑等，但应从最小剂量开始，用小到中等剂量。

❹ DLB 抑郁症状很常见，5- 羟色胺再摄取抑制剂（SSRI）和 5- 羟色胺 - 去甲肾上腺素再摄取抑制剂（SNRI）均被推荐用于抑郁症的药物治疗，三环类抗抑郁药和抗胆碱能作用的药物应避免使用。睡眠障碍如快速眼动相关睡眠行为异常者可以睡前服用氯硝西泮 0.25mg 治疗，褪黑激素 3mg 和喹硫平 12.5mg 等，应逐渐加量。有文献报道，褪黑素睡前 3mg 与氯硝西泮联用更有效。胆碱酯酶抑制剂可能对睡眠障碍有帮助。DLB 的患者也常有淡漠表现，一般推荐应用胆碱酯酶抑制剂。

❺ 头颅核磁共振检查用于诊断和排除其他原因导致的痴呆。MRI 内侧颞叶结构相对正常是 DLB 诊断的支持性生物标记物，另外，DLB 的 Maynert 基底核和壳核、扣带回中后部，颞枕叶上部及前额叶眶面的皮质萎缩更显著。

❻ DLB 患者 SPECT 或 PET 检查可以发现枕叶血流或代谢减低，用多巴胺转运分子作配体进行 SPECT 检查可用于辅助诊断 DLB，纹状体多巴胺转运体摄取降低对于 DLB 诊断的敏感性超过 78% 且特异性超过 90%（路易体痴呆患者双侧纹状体代谢降低基本对称）。路易体痴呆患者存在广泛性大脑皮质葡萄糖代谢降低，其中主要累及枕叶皮质和视觉联合皮质，而扣带回后部未见明显降低，甚至高于周围脑组织，影像学称为"扣带回岛征"，是路易体痴呆特征性改变。123I-beta-CIT -SPECT 和 18F-FDG-PET 均可用来辅助诊断 DLB，但是 SPECT 的准确性更高。

❼ 发生在痴呆前的快速眼动睡眠障碍是 DLB 的核心特征之一，快速眼动期睡眠行为障碍患者的 PSG 图，相比正常人，眼电图 EOG 可见高振幅和突然的偏差；颏肌、上肢、下肢可见大量的肌电活动，上肢尤为明显。脑电图提示后部的慢波以及伴有周期性 pre-α/θ 的变动也是诊断 DLB 的支持型生物标记物

注：1. 路易体痴呆（DLB）的临床表现主要为波动性认知障碍、帕金森综合征和以视幻觉为突出表现的精神症状。其典型的病理改变为路易小体（Lewy bodies），路易小体的主要成分为 α- 突触核蛋白（α-synuclein）和泛素（ubiquitin）。α- 突触核蛋白基因突变导致

蛋白折叠错误和排列紊乱，由于 *parkin* 基因突变使泛素 - 蛋白水解酶系统不能降解发生变异的 α- 突触核蛋白，异常蛋白的沉积进而导致神经元功能紊乱和凋亡。路易小体并非 DLB 所特有，帕金森病等神经变性病也可出现。神经系统变性病可根据脑内异常沉积的蛋白可分为两大类：以 tau 蛋白异常沉积为主的 tau 蛋白病，包括额颞叶变性、皮质基底节变性、进行性核上性麻痹；以 α- 共核蛋白沉积为主的共核蛋白病，包括帕金森病、路易体痴呆、多系统萎缩等。

2. 路易体痴呆发病年龄在 50 ~ 85 岁，平均发病年龄是 75 岁。临床表现为三个核心症状：

（1）波动性认知功能障碍：认知损害以执行功能和视空间功能障碍为著，而近事记忆功能早期受损较轻。

（2）视幻觉：通常为反复发作、形象生动的幻觉，常在夜间出现。

（3）帕金森综合征：一般肌强直较运动迟缓和震颤更严重，且常为双侧对称性且症状较轻。其他表现包括快速眼动期睡眠行为障碍、对抗精神病类药物过度敏感、自主神经功能紊乱和性格改变等。

3. 2017 年国际路易体痴呆（DLB）联盟推出 DLB 的诊断标准修订版见表 6-5。

表 6-5 DLB 的诊断标准修订版

很可能的 DLB = 必要特征 +（≥ 2）核心临床特征 ± 提示标记物
= 必要特征 + 核心临床特征 +（≥ 1）提示标记物
可能的 DLB = 必要特征 + 核心临床特征
= 必要特征 +（≥ 1）提示标记物

注：1. 不能仅凭生物标记物诊断很可能的 DLB。

2. 诊断 DLB 的必要特征是出现痴呆，即出现进行性认知功能减退，且其严重程度足以影响到患者正常的社会和职业功能以及日常生活活动能力。在早期阶段并不一定出现显著或持续的记忆功能障碍，但随着疾病进展会变得明显。注意力、执行功能和视觉功能的损害可能早期出现。

3. 核心临床特征（前 3 者可能早期出现且持续整个疾病病程）：a. 波动性认知功能障碍，伴有注意力和警觉性显著变化；b. 反复出现的视幻觉，通常是十分形象且生动；c. 快速眼动期（REM）睡眠行为障碍，可能在认知功能障碍之前出现；d. 出现帕金森综合征核心症状的一种或多种，包括：运动迟缓、静止性震颤或肌强直。

4. 支持性临床特征：a. 对抗精神病药物高度敏感；b. 姿势不稳；c. 反复摔倒；d. 晕厥或其他短暂性意识丧失；e. 严重自主神经功能障碍（包括便秘、直立性低血压、尿失禁）；f. 过度嗜睡；g. 嗅觉减退；h. 其他类型的幻觉；i. 系统性妄想；j. 淡漠；k. 焦虑和抑郁。

5. 提示性生物标记物：a. 通过 SPECT/PET 显示的基底节多巴胺转运体摄取下降；b. 心脏 ^{123}I-MIBG 闪烁成像异常（摄取减低）；c. 多导睡眠图证实快速眼动期睡眠行为障碍。

6. 支持性生物标记物：a.CT/MRI 扫描显示内侧颞叶结构相对保留；b.SPECT/PET 灌注成像 / 代谢扫描显示普遍低灌注或低代谢；FDG-PET 成像显示枕叶活性下降，伴或不伴有扣带回岛征（指后扣带回活性异常增高）；c.EEG 出现显著的后头部慢波，伴周期性 pre-α/θ 节律改变。

4. 符合以下标准，则考虑 DLB 可能性较小。

a. 出现其他任何躯体疾病或脑部疾病，足以部分或全部解释患者的临床症状。在这种情况下，即使不能完全排除 DLB 诊断，也需要考虑混合性或多发性病变的可能性。

或者 b. 在严重的痴呆患者中，其核心临床特征仅有帕金森综合征的症状，并且是作为首发症状出现。

5. 注意：DLB 是指痴呆在帕金森综合征之前或与之同时出现。而帕金森痴呆（PDD）是指在已有帕金森病的患者中出现的痴呆。在需要对 DLB 和 PDD 进行严格区分的临床研究中；痴呆和帕金森综合征症状出现的"1 年原则"仍然推荐使用，即帕金森症状出现 1 年内发生的痴呆，可考虑 DLB，而 1 年后出现的痴呆应诊断为 PDD。

第七章 肌病及神经肌肉接头疾病

第一节 重症肌无力

长期医嘱	临时医嘱
神经内科护理常规	血常规、尿常规
一级护理	粪常规 + 隐血试验
普通饮食 或 鼻饲流质饮食	血清生化全套
	血气分析
吸氧　prn	凝血象
心电监护　prn❶	糖化血红蛋白
溴吡斯的明　60mg po tid❷	血沉、C 反应蛋白（CRP）
甲泼尼龙　1000mg ┃iv gtt❸ 0.9% 氯化钠液　500ml ┃qd 　或 人血免疫球蛋白　0.4g/ 　（kg·d）iv gtt qd❹	肿瘤标记物
	免疫全套、类风湿因子、抗"O"、甲状腺功能及相关抗体、抗中性粒细胞胞浆抗体（ANCA）
硫唑嘌呤　25～50mg po bid prn❺	
法莫替丁　20mg po bid	血液传染病学检查（包括乙肝、丙肝、梅毒、艾滋病等）
碳酸钙　1.5g po bid	
氯化钾缓释片　500mg po tid	血清抗 AChR 抗体、MuSK 抗体、LRP 抗体、Titin 抗体、血清抗 VGCC 抗体❻
	心电图、超声心动图
	胸部正侧位 X 线摄片
	肌疲劳试验（Jolly 试验）
	新斯的明试验❼

续表

长期医嘱	临时医嘱
	冰袋试验
	胸腺 CT（必要时强化或胸腺 MRI）[8]
	针极肌电图、神经传导速度、低频重复神经电刺激、单纤维肌电图　prn[9]
	胸外科会诊[10]

❶ 重症肌无力部分病例（Ⅲ型或Ⅳ型）起病急骤，发展迅速，很快累及肋间肌影响呼吸，出现吞咽困难，构音不清，呼吸肌麻痹。此类患者需给予一级护理、吸氧、心电监护、鼻饲流质饮食，并与家属签书面病重通知。

❷ 胆碱酯酶抑制剂（ChEI）溴吡斯的明是治疗所有类型 MG 的一线药物，用于改善临床症状，特别是新近诊断患者的初始治疗，并可作为单药长期治疗轻型 MG 患者。一般应联合其他免疫抑制药，而不宜单独长期使用胆碱酯酶抑制剂。溴吡斯的明起始量 30 ～ 60mg，3 次 / 日，维持量 60 ～ 120mg，3 ～ 4 次 / 日，最大剂量不超过 480mg/d。副作用包括：恶心、腹泻、胃肠痉挛、心动过缓和口腔及呼吸道分泌物增多等。

❸ 糖皮质激素是治疗 MG 的一线药物，可以使 70% ～ 80% 的 MG 患者症状得到显著改善。目前常用于治疗 MG 的糖皮质激素包括醋酸泼尼松、甲泼尼龙、地塞米松。使用方法：醋酸泼尼松 0.5 ～ 1.0mg/（kg·d）晨顿服；或 20mg/d 晨顿服（糖皮质激素剂量换算关系为：5.0mg 醋酸泼尼松 =4mg 甲泼尼龙 =0.75mg 地塞米松），每 3 天增加醋酸泼尼松 5.0mg 直至足量（60 ～ 80mg）。通常 2 周内起效，6 ～ 8 周效果最为显著。如病情危重，可用糖皮质激素冲击治疗，甲泼尼龙 1000mg/d，连续静脉滴注 3d，然后改为 500mg/d，静脉滴注 2d；或者地塞米松 10 ～ 20mg/d，静脉滴注 1 周；冲击治疗后改为醋酸泼尼松或者甲泼尼龙，晨顿服。如病情稳定并趋好

转，可维持 4 ～ 16 周后逐渐减量；一般情况下逐渐减少醋酸泼尼松用量，每 2 ～ 4 周减 5 ～ 10mg，至 20mg 左右后每 4 ～ 8 周减 5mg，酌情隔日服用最低有效剂量。过快减量可致病情反复、加剧。成年全身型 MG 和部分眼肌型 MG 患者，为避免部分 MG 患者糖皮质激素减量过程中和糖皮质激素维持阶段病情波动（加重）、尽快减少糖皮质激素的用量或停止使用、获得稳定而满意的疗效、减少激素副作用，应早期联合使用免疫抑制药，如硫唑嘌呤、环孢素或他克莫司等。甲泼尼龙与醋酸泼尼松相比较起效快，无需肝脏转化直接发挥抗炎作用。抗炎作用是醋酸泼尼松的 1.25 倍，可迅速改善 MG 临床症状；甲泼尼龙与受体亲和力高，免疫抑制作用是醋酸泼尼松的 18 倍；副作用较少，对肝功能不全及联合使用免疫抑制药的 MG 患者比较安全，疗效可靠；使用糖皮质激素期间须严密观察病情变化，40% ～ 50% 的 MG 患者肌无力症状在 4 ～ 10d 内一过性加重并有可能促发肌无力危象，因此，对病情危重、有可能发生肌无力危象的 MG 患者，应慎重使用糖皮质激素；同时应注意类固醇肌病，补充钙剂和双磷酸盐类药物预防骨质疏松，使用抗酸类药物预防胃肠道并发症。长期服用糖皮质激素可引起食量增加、体重增加、向心性肥胖、血压升高、血糖升高、白内障、青光眼、内分泌功能紊乱、精神障碍、骨质疏松、股骨头坏死、消化道症状等，应引起高度重视。

❹ 人血免疫球蛋白（IVIG）主要用于病情急性进展、手术术前准备的 MG 患者，可与起效较慢的免疫抑制药物或可能诱发肌无力危象的大剂量糖皮质激素联合使用，多于使用后 5 ～ 10d 左右起效，作用可持续 2 个月左右。与血浆置换疗效相同，副作用更小，但两者不能并用。使用方法为：400mg/（kg·d）静脉注射 5d。副作用：头痛、无菌性脑膜炎、流感样症状和肾功能损害等。

❺ 硫唑嘌呤是治疗 MG 的一线药物。眼肌型 MG 和全身型 MG 皆可使用，可与糖皮质激素联合使用，短期内有效减少糖皮质激素用量。因可致部分患者肝酶升高和骨髓抑制，服用硫唑嘌呤应从小剂量开始，逐渐加量，多于使用后 3 ～ 6 个月起效，1 ～ 2 年后可达全效，可以使 70% ～ 90% 的 MG 患者症状得到明显改善。初始阶段通常与糖皮质激素联合使用，其疗效较单用糖皮质激素好；同

时可以减少糖皮质激素的用量。使用方法：起始剂量 50mg/d，逐渐加量，每 1 ～ 2 周增加 50mg，直至 2 ～ 3mg/（kg·d），分 2 ～ 3 次口服。开始服用硫唑嘌呤 7 ～ 10d 后需查血常规和肝功能，如正常可加到足量。副作用包括：特殊的流感样反应、白细胞减少、血小板减少、消化道症状、肝功能损害和脱发等。长期服用硫唑嘌呤的MG 患者，在服药期间至少 2 周复查血常规、4 周复查肝、肾功能各 1 次。有条件的情况下，建议在硫唑嘌呤用药前筛查嘌呤甲基转移酶基因缺陷，以减少硫唑嘌呤诱导的不可逆性骨髓抑制的风险。

❻ 骨骼肌乙酰胆碱受体（AChR）抗体为诊断 MG 的特异性抗体，50% ～ 60% 的单纯眼肌型 MG 患者血中可检测到 AChR 抗体；85% ～ 90% 的全身型 MG 患者血中可检测到 AChR 抗体，结合肌无力病史，如抗体检测结果阳性则可以确立 MG 诊断。如检测结果为阴性也不能排除 MG。

（抗 -MuSK）抗体：在部分 AChR 抗体阴性的全身型 MG 患者血中可检测到抗骨骼肌特异性受体酪氨酸激酶（抗 -MuSK）抗体，其余患者可能存在抗 LRP-4 抗体。

抗横纹肌抗体包括抗 titin 抗体、抗 RyR 抗体等在伴有胸腺瘤、病情较重的晚发 MG 或对常规治疗不敏感的 MG 患者中阳性率较高，但对 MG 诊断无直接帮助，可以作为提示和筛查胸腺瘤的标志物。抗横纹肌抗体阳性则可能提示 MG 患者伴有胸腺肿瘤。有条件者可行血清电压依赖性钙离子通道（VGCC）抗体，对协助诊断Lambert-Eaton 综合征有帮助。

❼ 新斯的明试验：成人肌内注射 1.0 ～ 1.5mg，如有过量反应，可予以肌内注射阿托品 0.5mg，以消除其 M 胆碱样不良反应；注射前可参照 MN 临床绝对评分标准（表 7-1）。选取肌无力症状最明显的肌群，记录一次肌力，注射后每 10min 记录一次，持续记录 60分钟。以改善最显著时的单项绝对分数，依照公式计算相对评分作为试验结果判定值。相对评分 =（试验前该项记录评分 − 注射后每次记录评分）/ 试验前该项记录评分 ×100%，作为试验结果判定值。其中≤ 25% 为阴性，＞ 25% ～＜ 60% 为可疑阳性，≥ 60% 为阳性。如检测结果为阴性，不能排除 MG 的诊断。另外，多个临床研究显示提示冰袋试验 [具体操作：首先嘱患者双眼向前平视，测量

瞳孔轴线上的上下眼睑边缘之间的距离，即睑裂。然后用纱布包裹冰袋，置于下垂眼睑上方 2min，冰敷完毕后迅速地（＜10s）再次测量睑裂大小，增加 2mm 以上视为阳性] 对诊断 MG 有较高的敏感性和特异性，且操作简单。其特异性文献报道可达 97%～100%，敏感性可通过试验前 1d 停服胆碱酯酶抑制剂、冰敷前先行疲劳实验、重复试验次数等手段来提高，相当于"加强冰袋试验"。

❽ 20%～25% 的 MG 患者伴有胸腺肿瘤，约 80% 的 MG 患者伴有胸腺异常；20%～25% 胸腺肿瘤患者可出现 MG 症状。纵隔 CT，胸腺肿瘤检出率可达 94%，部分 MG 患者的胸腺肿瘤需行增强 CT 扫描或核磁共振检查才能被发现。

❾ 神经电生理检查是诊断本病最为客观、关键的检查指标。常规肌电图及神经传导速度一般正常，对除外其它肌肉病或周围神经病有重要价值。低频重复神经电刺激（RNS）指采用低频（2～5Hz）超强重复电刺激神经干，在相应肌肉记录复合肌肉动作电位。常规检测的神经包括面神经、副神经、腋神经和尺神经。持续时间为 3s，结果判断用第 4 或 5 波与第 1 波的波幅相比较，波幅衰竭 10% 以上为阳性，称为波幅递减。服用胆碱酯酶抑制剂的 MG 患者需停药 12～18h 后做此项检查。与突触前膜病变鉴别时需要进行高频 RNS（10～20Hz）检测，结果判断主要依据波幅递增的程度（递增 100% 以上为异常，称为波幅递增）单纤维肌电图（SFEMG）不受胆碱酯酶抑制剂影响，主要用于眼肌型 MG 或临床怀疑 MG 但 RNS 未见异常的患者。

❿ 疑为胸腺瘤的 MG 患者应尽早行胸腺摘除手术，早期手术治疗可以降低胸腺肿瘤浸润和扩散的风险。胸腺摘除手术，可使部分 MG 患者临床症状得到改善，而部分 MG 患者可能在手术治疗后症状加重。对于伴有胸腺增生的 MG 患者，轻型者（Osserman 分型 Ⅰ）不能从手术中获益，而症状相对较重的 MG 患者（Osserman 分型 Ⅱ～Ⅳ），特别是全身型合并 AChR 抗体阳性的 MG 患者则可能在手术治疗后临床症状得到显著改善。胸腺摘除手术后通常在 2～24 个月内病情逐渐好转、稳定，用药剂量亦减少。部分 MG 患者经胸腺摘除手术治疗后可完全治愈；也有部分 MG 患者胸腺摘除术后几年、甚至数年后 MG 症状复发，但总体来说多数胸腺异常的 MG 患者能

表 7-1　重症肌无力临床评分标准（简表）

测定项目/计分标准	0	1	2	3	4
上睑遮挡角膜（钟表位）	11~1点	10~2点	9~3点	8~4点	7~5点
上睑疲劳试验/s	>60	31~60	16~30	6~15	≤5
外展/内收露白+复视	≤2mm 无复视	≤4mm 有复视	>4mm,≤8mm 有复视	>8mm,≤12mm 有复视	>4mm 有复视
上肢前平举/s	>120	61~120	31~60	11~30	0~10
下肢直腿抬高	>120	61~120	31~60	11~30	0~10
面肌无力	正常	闭目力差,埋睫征不全	闭目力差,能勉强闭上眼裂,埋睫征消失	闭目不能,鼓腮漏气	噘嘴不能,面具样面容
咀嚼吞咽困难（计分×2）	能正常进食	进普食后疲劳,进食时间延长,但不影响每次进食量	进食后疲劳,进食时间延长,已影响每次进食量	不能进普食,只能进半流质	只能通过鼻饲饮食
呼吸肌无力（计分×2）	正常	轻微活动时气短	平底行走时气短	静坐时气短	常用人工辅助呼吸机

注：临床绝对评分共分为 8 个观察项，各项计分如下，各项的总分算为绝对计分。

从手术中获益。一般选择手术的年龄为18周岁以上。MG症状严重的患者，除非怀疑高度恶性胸腺瘤，可以先药物治疗，如丙种球蛋白冲击等，待病情改善、稳定后再行手术治疗，有助于减少、防止手术后发生肌无力危象。需要紧急手术的患者，为防止患者手术后出现肌无力危象，术前可予丙种球蛋白等药物。

注：1. 重症肌无力（myasthenia gravis，MG）是一种由乙酰胆碱受体（AChR）抗体介导、细胞免疫依赖、补体参与、累及神经肌肉接头突触后膜，引起神经肌肉接头传递障碍，出现骨骼肌收缩无力的获得性自身免疫性疾病。极少部分MG患者由抗 -MuSK（musclespecific kinase）抗体、抗LRP4（low-densitylipoproteinreceptor-related protein 4）抗体介导。MG的主要临床表现为骨骼肌无力、易疲劳，活动后加重，休息和应用胆碱酯酶抑制剂后症状明显缓解、减轻。MG在各个年龄阶段均可发病。在40岁之前，女性发病率高于男性；在40~50岁男女发病率相当；在50岁之后，男性发病率略高于女性。

2. 临床上MG多采用改良Osserman分型，见表7-2。

表7-2　改良Osserman分型

Ⅰ型：眼肌型，病变仅局限于眼外肌，两年之内其他肌群不受累。

Ⅱ型：全身型，有一组以上肌群受累。

Ⅱ A型：轻度全身型，四肢肌群轻度受累，伴或不伴眼外肌受累，通常无咀嚼、吞咽和构音障碍，生活能自理。

Ⅱ B型：中度全身型，四肢肌群中度受累，伴或不伴眼外肌受累，通常有咀嚼、吞咽和构音障碍，生活自理困难。

Ⅲ型：重度激进型，起病急、进展快，发病数周或数月内累及咽喉肌；半年内累及呼吸肌，伴或不伴眼外肌受累，生活不自理。

Ⅳ型：迟发重度型，隐袭起病，缓慢进展。两年内逐渐进展，由Ⅰ、Ⅱ A、Ⅱ B型进展，累及呼吸肌。

Ⅴ型：肌萎缩型，起病半年内可出现骨骼肌萎缩、无力

3. 重症肌无力的诊断依据

（1）临床表现：某些特定的横纹肌群肌无力呈斑片状分布，表现出波动性和易疲劳性；肌无力症状晨轻暮重，持续活动后加重，休息后缓解、好转。通常以眼外肌受累最常见。

（2）药理学表现：新斯的明试验阳性。

（3）RNS 检查低频刺激波幅递减 10% 以上；SFEMG 测定的"颤抖"增宽、伴或不伴有阻滞。

（4）抗体：多数全身型 MG 患者血中可检测到 AChR 抗体，或在极少部分 MG 患者中可检测到抗 -MuSK 抗体、抗 LRP-4 抗体。在具有 MG 典型临床特征的基础上，具备药理学特征和（或）神经电生理学特征，临床上则可诊断为 MG。有条件的单位可检测患者血清抗 AChR 抗体等，有助于进一步明确诊断。需排除其他疾病。

4. 重症肌无力重点与肉毒中毒和 Lambert-Eaton 综合征鉴别。

（1）肉毒中毒：肉毒杆菌毒素累及神经肌肉接头突触前膜所致，表现为眼外肌麻痹、瞳孔扩大和对光反应迟钝，吞咽、构音、咀嚼无力，肢体对称性松弛性瘫痪，可累及呼吸肌可伴有 LEMS 样的自主神经症状。肌电图示低频重复电刺激无明显递减，高频重复电刺激可使波幅增高或无反应，取决于中毒程度。对食物进行肉毒杆菌分离及毒素鉴定。

（2）与 Lambert-Eaton 综合征见表 7-3。

表 7-3　重症肌无力（MG）与 Lambert-Eaton 综合征的鉴别

鉴别点	MG	Lambert-Eaton 综合征
病变部位	突触后膜 AChR 病变导致 NMJ 传递障碍	突触前膜电压依赖性钙通道
性别	女性居多	男性居多
伴发疾病	其他自身免疫性疾病	癌症（小细胞肺癌多见）
临床特点	眼外肌、延髓肌受累，全身性骨骼肌波动性肌无力，活动后加重、休息后减轻，晨轻暮重	四肢肌无力为主，下肢症状重，脑神经支配肌不受累或轻
疲劳试验	（+）	短暂用力后肌力增强、持续收缩后又呈病态疲劳

续表

鉴别点	MG	Lambert-Eaton 综合征
Tensilon 试验	(+)	可呈（+），但不明显
低频、高频重复电刺激	波幅均降低，低频更明显	低频使波幅降低，高频可使波幅增高
血清 AChR-Ab	增高	不增高

5. 2016 年美国发布的《重症肌无力的管理国际共识指南》提出了 MG 患者需要避免使用或谨慎使用的药物包括：泰利霉素，氟喹诺酮类（如环丙沙星、莫西沙星、左氧氟沙星），肉毒杆菌毒素、D-青霉胺，奎宁，镁剂，大环内酯类（红霉素、阿奇霉素、克拉霉素），氨基糖苷类（庆大霉素、新霉素、妥布霉素），糖皮质激素（可导致 MG 患者 2 周内短暂恶化），普鲁卡因胺，去铁胺，β 受体阻滞药，他汀类（阿托伐他汀、普伐他汀、瑞舒伐他汀、辛伐他汀）及含碘造影剂等。

6. MG 的治疗可根据情况选用其他免疫抑制药如环孢素、他克莫司（FK-506）、环磷酰胺、霉酚酸酯（吗替麦考酚酯）、抗人 CD20 单克隆抗体（利妥昔单抗，Rituximab）等。环孢素用于治疗全身型和眼肌型 MG 的免疫抑制药物。通常使用后 3～6 个月起效，主要用于因糖皮质激素或硫唑嘌呤不良反应或疗效欠佳，不易坚持用药的 MG 患者；环孢素也可早期与糖皮质激素联合使用，可显著改善肌无力症状，并降低血中 AChR 抗体滴度。如无严重副作用可长期和糖皮质激素联合使用，疗效和硫唑嘌呤相当，但副作用较少。使用方法：口服 2～4mg/（kg·d）。主要副作用包括：肾功能损害、血压升高、震颤、牙龈增生、肌痛和流感样症状等。服药期间至少每月查血常规、肝和肾功能各 1 次，以及监测血压。他克莫司（FK-506）：为一种强效的免疫抑制药，适用于不能耐受糖皮质激素和其他免疫抑制药副作用或对其疗效差的 MG 患者，特别是 RyR 抗体阳性的 MG 患者；也可与糖皮质激素早期联合使用，以尽快减少糖皮质激素的用量，减少其副作用。他克莫司起效较快，一般 2 周左右起效。使用方法：口服 3.0mg/d。副作用包括：消化道症状、麻木、震颤、头痛、血压和血糖升高、血钾升高、血镁降低、肾功能损害等。服药期间至少每月查血常规、血糖、肝功能和肾功能 1 次。环磷酰胺：用于其他免疫抑制药物治疗无效的难治性 MG 患者及胸腺瘤伴同 MG 的患者。与糖皮质激素联合使用可以显著改善肌无力症状，并可在 6 ~ 12 个月时减少糖皮质激素用量。使用方法：成人静脉滴注 400 ~ 800mg/ 周，或分 2 次口服，100mg/d，直至总量 10 ~ 20g。副作用包括：白细胞减少、脱发、恶心、呕吐、腹泻、出血性膀胱炎、骨髓抑制远期肿瘤风险等。每次注射前均需要复查血常规和肝功能。霉酚酸酯（吗替麦考酚酯，MMF）：为治疗 MG 的二线药物，但也可早期与糖皮质激素联合使用。使用方法：0.5 ~ 1g/ 次，每日 2 次。MMF 与硫唑嘌呤和环孢素相比，较安全，对肝、肾毒副作用小。常见不良反应有胃肠道反应，表现为恶心、呕吐、腹泻、腹痛等。服用本药的 MG 患者，在第一个月 1 次 / 周全血细胞计数，第二、第三个月每月 2 次，三个月后每月 1 次，如果发生中性粒细胞减少时，应停止或酌情减量使用本药。不能与硫唑嘌呤同时使用。抗人 CD20 单克隆抗体（利妥昔单抗，Rituximab）：利妥昔单抗可用来治疗自身免疫性疾病。在治疗 MG 时，适用于对糖皮质激素和传统免疫抑制药物治疗无效的 MG 患者，特别是抗 -MuSK 抗体阳性的 MG 患者。作为成年 MG 患者单一治疗药物，推荐剂量为 375mg/m^2 体表面积，静脉滴注，每周一次，22 天为 1 个疗程，共给药 4 次。副作用包括：发热、寒战、支气管痉挛、白细胞减少、血小板减少和进行性多灶性白质脑病等。

7. MG 危象是神经科的急症，表现为突然病情加重，呼吸困难不能维持正常换气功能，危及生命。应积极行人工辅助呼吸，包括正压呼吸、气管插管或气管切开，监测动脉血气分析中血氧饱和度和二氧化碳分压，并进一步判断 MG 危象的类型。如为肌无力危象，应酌情增加胆碱酯酶抑制剂剂量，直到安全剂量范围内肌无力症状改善满意为止；如不能获得满意疗效时考虑用甲泼尼龙冲击；部分患者还可考虑同时应用血浆交换或大剂量丙种球蛋白冲击。如为胆碱能危象，应尽快减少或者停用胆碱酯酶抑制剂，一般 5 ~ 7d 后再次使用,从小剂量开始逐渐加量;同时给予甲泼尼龙冲击、血浆交换或静脉注射免疫球蛋白。肌无力危象和胆碱能危象鉴别见表7-4。

表7-4 肌无力危象和胆碱能危象的鉴别诊断

项目	肌无力危象	胆碱能危象
心率	心动过速	心动过缓
肌肉	肌肉无力	肌肉无力和肌束震颤
瞳孔	正常或变大	缩小
皮肤	苍白、可伴发凉	潮红、温暖
腺体分泌	正常	增多
新斯的明试验	肌无力症状改善	肌无力症状加重

第二节 多发性肌炎和皮肌炎

长期医嘱	临时医嘱
神经内科护理常规	血常规、凝血常规
一级护理	尿常规、粪常规+隐血试验
高热量、高蛋白饮食❶ 或 鼻饲流质饮食❶	血清生化全套(注意CK)❺
	血沉、C反应蛋白(CRP)
心电监护、吸氧 prn	肿瘤标记物❻
泼尼松 60～80mg po qd❷	免疫全套、类风湿因子、抗链球菌溶血酶"O"、抗中性粒细胞胞浆抗体(ANCA)
硫唑嘌呤 50mg po bid❸	
人血免疫球蛋白 0.4g/(kg·d) iv gtt×5d❹	甲状腺功能及相关抗体
法莫替丁 20mg po bid	肌炎特异性和相关性抗体❼
氯化钾缓释片 500mg po tid	血液传染病学检查(包括乙肝、丙肝、梅毒、艾滋病等)
碳酸钙 1.5g po bid	心电图、超声心动图
	腹部超声(肝胆胰脾肾)
	胸部正侧位X线摄片或胸CT❽

续表

长期医嘱	临时医嘱
	针极肌电图、神经传导速度 ❾
	肌肉 MRI❿
	肌肉［或（和）皮肤］活检 ⓫
	请肿瘤科会诊
	请皮肤科和免疫风湿科会诊

❶ 多发性肌炎（PM）和皮肌炎（DM）患者病情严重者可累及延髓肌群和呼吸肌，出现吞咽困难、饮水呛咳和呼吸困难，此类患者需给予综合心电监护、吸氧，鼻饲饮食保证营养。

❷ 皮质激素是治疗多发性肌炎和皮肌炎的首选药物：初始泼尼松 $1.0 \sim 1.5$ mg/（kg·d），晨起顿服，维持 $4 \sim 8$ 周开始递减，减量速度通常是高剂量时每 $1 \sim 2$ 周减 5mg，至 $30 \sim 40$ mg/d 以下时每 $1 \sim 2$ 个月减 $2.5 \sim 5.0$ mg，根据情况调整减药速度，可减停或小剂量（$5 \sim 10$ mg/d）维持。临床缓解并稳定、肌酸激酶基本正常、肌电图无自发电活动时可以考虑停药。激素疗程一般在 $2 \sim 3$ 年甚至更长。对于症状严重的患者（如出现吞咽困难、呼吸困难）或同时合并其他脏器受累（如间质性肺炎等），可在口服之前进行甲泼尼龙冲击治疗，剂量为 $500 \sim 1000$ mg/d 静脉滴注，每 $3 \sim 5$ 天减为对半剂量，至相当于泼尼松的初始口服剂量时改为口服，减量方法同前。大部分患者在 $2 \sim 3$ 个月后症状改善。为防长期使用糖皮质激素的不良反应，需要同时补钾、补钙、保护胃黏膜并监测血压、血糖、血脂。

❸ 对于糖皮质激素不敏感、耐受差及部分起病即较为严重的患者，可加用或换用免疫抑制药，目前最为常用的免疫抑制药为硫唑嘌呤和甲氨蝶呤，前者起效慢于后者，分别为 3 个月和 1 个月左右。硫唑嘌呤的初始剂量是 50mg/d，1 周后可加至 2mg/（kg·d）维持。需密切监测患者的血常规和肝功能，特别是用药第 1 个月，建议 1 周检查 1 次。甲氨蝶呤的初始剂量是 7.5mg/ 周，可每周增加 2.5mg，一般维持在 $10 \sim 20$ mg/ 周，同时补充叶酸。由于甲氨蝶呤存在潜

在的肺部损害危险，一般不用于伴发间质性肺炎的患者。也可选用其他免疫抑制药如环磷酰胺、环孢素、他克莫司和霉酚酸酯等。环磷酰胺多建议用于伴间质性肺炎的多发性肌炎，一般使用方法为每月 1 次静脉滴注，剂量为 $0.8 \sim 1.0g/m^2$ 体表面积，连续 6 个月。

❹ 大剂量 IVIG 在治疗皮肌炎的临床试验中被证实明确有效，但在 PM 治疗中的疗效尚不明确，目前，对于较为严重的 PM 患者，临床在使用糖皮质激素同时可以加用 IVIG 治疗。一般剂量为 400mg/（kg·d），连续 5d 静脉滴注，连用 3 ～ 6 个月。对于有免疫球蛋白缺陷的患者应禁用 IVIG。

❺ 肌炎活动期血清肌酶（如肌酸激酶、LDH、ALT、AST 等）均升高，其中肌酸激酶最为敏感，可高达正常上限的 5 ～ 50 倍，甚至更高。随访肌酸激酶变化可部分反映患者的治疗效果及是否复发，但肌酸激酶的增高程度并不完全与肌无力程度相平行。肌酸激酶改变常先于肌力改变。急性肌炎患者血中肌红蛋白含量增加，血清肌红蛋白含量的高低可估测疾病的急性活动程度，加重时增高，缓解时下降。当有急性广泛的肌肉损害时。患者可出现肌红蛋白尿，还可出现血尿、蛋白尿、管型尿，提示有肾脏损害。

❻ 本病约 1/3 患者合并其他结缔组织病，如风湿性关节炎、系统性红斑狼疮、干燥综合征、硬皮病、白塞病等，故有必要筛查免疫全套相关抗体提示诊断。本病 10% ～ 15% 的患者患肺癌等恶性肿瘤。与皮肌炎有关的恶性肿瘤依次为卵巢癌、肺癌、胰腺癌、胃癌、肠癌、非霍奇金淋巴瘤、乳腺癌等。因此对于 40 岁以上发生肌炎，尤其是皮肌炎应高度警惕潜在恶性肿瘤的可能性，应定期随访，有时需数月至数年才发现原发肿瘤。发现肿瘤患者应请肿瘤科会诊协助治疗。有皮疹者请皮肤科会诊。

❼ 肌炎相关生物学标志物，包括肌炎特异性抗体（myositis specific autoantibodies，MSAs）和肌炎相关抗体（myositis associated antibodies，MAAs）两大类，均与特发性炎性肌病临床分型和发病机制相关。前者包括各种抗氨基酰 tRNA 合成酶抗体［组氨酰 tRNA 合成酶（Jo-1）、苏氨酰 tRNA 合成酶（PL-7）、丙氨酰 tRNA 合成酶（PL-12）、异亮氨酰 tRNA 合成酶（OJ）、甘氨酰 tRNA 合成酶（EJ）、天冬氨酰 tRNA 合成酶（KS）等］、Mi-2 抗体、信号

识别颗粒（SRP）抗体、临床无肌病性皮肌炎（CADM-140）抗体、p155/140 抗体等，后者包括 SS-A 抗体、PM-Scl 抗体、核蛋白（U1-RNP）抗体和 Ku 抗体等。对于 MSAs 最新的荟萃分析发现 PM 中抗合成酶抗体阳性率最高，为 29%，其中 Jo-1 抗体阳性率为 21%，临床常有发热、间质性肺炎、关节炎、雷诺现象和"技工手"（手指的侧面、掌面皮肤过度角化、变厚、脱屑、粗糙伴皲裂，类似技术工人的手）等特点，称为抗合成酶综合征（ASS）。抗合成酶抗体并非 PM 所特有，皮肌炎中阳性率亦高达 20%。

❽ 多发性肌炎特别是 MSAs 阳性的 PM 常伴随其他脏器受累，所以需要常规进行肺部 CT、心电图和心脏超声等检查。间质性肺炎、肺纤维化、胸膜炎是最常见的肺部表现，可在病程中的任何时候出现。表现为胸闷、气短、咳嗽、咯痰、呼吸困难和发绀等。少数患者有少量胸腔积液，大量胸腔积液少见，喉部肌肉无力可造成发音困难和声哑等。膈肌受累时可表现为呼吸表浅、呼吸困难或引起急性呼吸功能不全。肺部受累是影响预后的重要因素之一。

❾ 针极肌电图显示患者存在活动性肌源性损害，包括：a. 静息时插入和自发电活动增多，有纤颤电位和正锐波，偶尔有复杂性重复放电；b. 轻收缩时，运动单位电位（MUP）时限缩短、波幅降低、多相波百分比增加；c. 重收缩时，出现低波幅干扰相。常规的神经传导检测通常正常，在严重弥漫无力患者中可出现复合动作电位（CMAP）波幅降低。除辅助诊断外，肌电图对于 PM 治疗过程中肌无力加重是源于疾病本身还是药物所致的肌类固醇病具有鉴别价值，若肌电图发现较多的异常自发电活动通常提示疾病本身加重。另外，随病情减轻自发电活动会减少或消失，MUP 参数也会随之改善，肌电图表现可以正常。

❿ 肌肉 MRI：肢体（常规大腿和小腿）肌肉 MRI 的短时间反转恢复序列像可见因炎症所致的弥漫或灶性水肿。

⓫ 肌肉病理是 PM 和 DM 最为重要的诊断和鉴别诊断依据，应在免疫治疗前完成。PM 的病理显示肌源性损害。苏木素 - 伊红染色示肌纤维大小不一、散在和（或）灶性分布的肌纤维变性、坏死及再生，肌内膜多发散在和（或）灶性分布的、以淋巴细胞为主的炎性细胞浸润。酸性磷酸酶红染。此外，尚可有一些非特异性改

变，如核内移、变性肌纤维氧化酶［琥珀酸脱氢酶（SDH）、还原型辅酶Ⅰ四氮唑还原酶（NADH）、细胞色素氧化酶（COX）］活性局灶性减低，以及提示线粒体异常的少量破碎红纤维，但苏木素-伊红、改良 Gomori 染色无镶边空泡。单克隆抗体免疫组织化学染色提示炎性细胞大部分为 T 淋巴细胞，其中 CD8+T 细胞具有相对特异性，另外还有部分吞噬细胞。PM 的特征性病理改变为肌纤维膜有 MHC-I 异常表达，CD8+T 细胞围绕在形态正常的表达 MHC-Ⅰ的肌纤维周围，或侵入和破坏肌纤维。DM 的肌肉病理特点是炎症分布位于血管周围或在束间隔及其周围，而不在肌束内。浸润的炎性细胞以 B 细胞和 CD4+T 细胞为主。与 PM 有明显的不同。但肌纤维表达 MHC-Ⅰ分子也明显上调。肌内毛细血管密度减低但剩余的毛细血管管腔明显扩张。肌纤维损伤和坏死通常涉及部分肌束或束周而导致束周萎缩。束周萎缩是 DM 的特征性表现，有学者认为如果肌活检见有束周萎缩的表现，即使未见明显的炎症表现也可诊断 DM。

注：1. 多发性肌炎（polymyositis，PM）是以四肢近端肌肉受累为主要表现的获得性肌肉疾病，它和皮肌炎、散发性包涵体肌炎（slBM）、免疫介导坏死性肌病（IMNM）等同属特发性炎性肌病（idiopathicinflammatory myopathies，IIMs）。PM 的病因和发病机制目前尚不清楚，根据其特征性病理改变，即 CD8+ T 细胞攻击表达主要组织相容性复合物-Ⅰ（MHC-Ⅰ）的肌纤维，说明其为 T 细胞介导的免疫异常性肌病。

2. PM 的诊断依据

（1）起病年龄大于 18 岁；亚急性或隐匿起病，数周至数月内进展；临床主要表现为对称的肢体无力和颈肌无力，近端重于远端，颈屈肌重于颈伸肌。

（2）血清肌酸激酶升高。

（3）肌电图提示活动性肌源性损害。

（4）肌肉病理提示肌源性损害，肌内膜多发散在和（或）灶性分布的、以淋巴细胞为主的炎性细胞浸润，炎性细胞大部分为 T 淋巴细胞，肌纤维膜有 MHC-Ⅰ异常表达，CD8+ T 细胞围绕在形态正常的表达 MHC-Ⅰ的肌纤维周围，或侵入和破坏肌纤维。

（5）无皮肌炎的皮疹；无相关药物及毒物接触史；无甲状腺功能异常等内分泌病史；无肌营养不良等家族史。

（6）肌肉病理除外常见类型的代谢性肌病和肌营养不良等非炎性肌病。

在临床实践中，对于年龄小于18岁、进展过缓、平卧抬头肌力好、肌酸激酶正常、肌电图无异常自发电位（未经激素治疗）、激素反应过快或标准治疗后完全无效的患者，均需要审视PM的诊断。

3. PM除骨骼肌受累外，尚可有疲乏、发热和体重下降等全身症状；有关节痛和（或）关节炎等关节表现；有间质性肺炎、胸膜炎等肺部表现；有心律失常、心肌炎等心脏表现；还可有消化道受累和肾脏受累等表现以及周围血管受累的雷诺现象等。骨骼肌外受累较多见于肌炎特异性抗体（MSAs）阳性的患者。PM可以伴发于其他自身免疫性疾病，如系统性硬化、红斑狼疮等，称为重叠性肌炎（OM），少数伴肿瘤的称为肿瘤相关性肌炎（CAM）。

4. DM除了肌肉受累外，还有特征性的皮肤受累表现。皮肤病变可出现在肌肉受累之前，也可与肌炎同时或在肌炎之后出现。DM常见的皮肤病变如下：

（1）眶周皮疹（heliotroperash）：这是DM特征性的皮肤损害。发生率为60%～80%。表现为上眼睑或眶周的水肿性紫红色皮疹。可为一侧或双侧，光照加重。这种皮疹还可出现在两颊部、鼻梁、颈部、前胸V形区和肩背部（称为披肩征）。

（2）Gottron征：出现在关节的伸面，特别是掌指关节、指间关节或肘关节伸面的红色或紫红色斑丘疹，边缘不整或融合成片，常伴有皮肤萎缩、毛细血管扩张和色素沉着或减退，偶有皮肤破溃，发生率约80%。此类皮损亦可出现在膝关节伸面及内踝等处，表面常覆有鳞屑或有局部水肿。这是DM另一特征性的皮肤损害。

（3）甲周病变：甲根皱襞处可见毛细血管扩张性红斑或瘀点，甲皱及甲床有不规则增厚，局部出现色素沉着或色素脱失。

（4）"技工手"：在手指的掌面和侧面皮肤过多角化、裂纹及粗糙，类似于长期从事手工作业的技术工人手，故名"技工手"。还可出现足跟部的皮肤表皮增厚，粗糙和过度角化。此类患者血清抗Mi-2抗体常常阳性。

（5）其他皮肤黏膜改变：皮肤血管炎和脂膜炎也是 DM 较常见的皮肤损害；另外还可有手指的雷诺现象、手指溃疡及口腔黏膜红斑。部分患者还可出现肌肉硬结、皮下小结或皮下钙化等改变。

5. PM/DM 的治疗方案可参考表 7-5。

表 7-5　PM/DM 的治疗方案

适应证	药物	剂量
急性期 PM/DM	静脉注射甲泼尼龙	500 ～ 1000mg qd 3 ～ 5d 对半减量
稳定期 PM/DM 或急性期 PM/DM 继续治疗	泼尼松口服	最初：1 ～ 1.5mg/kg qd 4 ～ 8 周后每 1 ～ 2 周减 5mg 维持剂量：5 ～ 10mg qd
急性期 PM/DM 除外口服泼尼松	硫唑嘌呤口服	最初：50mg/d 1 周后可加至 2mg/（kg·d）
	免疫球蛋白静注	0.4g/kg qd 5d
急性期 PM/DM 或激素难治性疾病除口服泼尼松外	甲氨蝶呤口服	最初：7.5mg/ 周，3 周后每周增加 2.5mg 维持剂量：10 ～ 20mg/ 周
	环孢素口服	3 ～ 5mg/kg qd（根据血清浓度和效果）
	霉酚酸酯口服	1g bid（大致 20mg/kg） 如果需要血清浓度 1 ～ 2mg/L
	环磷酰胺口服	2 ～ 2.5mg/kg qd
	环磷酰胺静注（常用）	0.5 ～ 1.0g/m^2 每月一次，6 个月
	利妥昔单抗静注	2×1000mg（14d 疗程） 如果需要，根据临床症状和血 B 细胞在 6 ～ 9 个月后，予以重复应用

续表

适应证	药物	剂量
PM/DM 合并肌肉外器官表现	环磷酰胺口服	$1 \sim 2mg/kg$ qd
	环磷酰胺静注	$0.5 \sim 1.0g/m^2$ 每四周
	利妥昔单抗静注	$2 \times 1000mg$（14d 疗程） 如果需要，根据临床症状和血 B 细胞，在 $6 \sim 9$ 个月后予以重复应用
超急性期、顽固性 PM/DM 合并或不合并肌肉外器官表现		选择治疗方案或单一治疗方案（比如：利妥昔单抗、TNF-α 受体拮抗剂、他克莫司、阿伦单抗、自体干细胞移植）

6. slBM：其起病年龄相对较大；起病过程相对缓慢；肌无力分布有其自身特点，即上肢远端特别是屈指和下肢近端尤其以伸膝无力明显，两侧可以不对称；肌酸激酶升高不明显；肌电图除肌源性损害，可以伴神经源性损害；病理除炎性细胞浸润外，可发现镶边空泡。所以鉴别并不困难。

7. IMNM：其临床表现与 PM 相似，鉴别关键为肌肉病理学检查。IMNM 的病理学检查以坏死为主，罕有炎性细胞浸润。部分 IMNM 患者的血清 SRP 抗体呈阳性，此部分患者通常症状进展较快、肌酸激酶明显升高，可伴体重减轻、肌肉萎缩，吞咽困难和呼吸困难较为多见。

8. 内分泌肌病：内分泌肌病特别是甲状腺功能减退性肌病常表现为肌酸激酶升高和肢体无力，需要与 PM 相鉴别。甲状腺功能减退（简称甲减）肌病除无力外常有纳差、迟钝、肢体的黏液水肿等表现，血 T_3、T_4 减低而促甲状腺激素升高，补充甲状腺素后肌力改善。甲减肌病病理无特异改变。

第三节 假肥大型肌营养不良

长期医嘱	临时医嘱
神经内科护理常规	血常规、尿常规
二级护理	粪常规＋隐血试验
普通饮食 　或 鼻饲流质饮食	生化全套（包括血清酶学＋肌酐）❷
泼尼松　20mg po qd prn❶	血清脑钠肽（BNP）
辅酶 Q10　30mg po tid	凝血象
维生素 E　50mg po tid	血液传染病学检查（包括乙肝、丙肝、梅毒、艾滋病等）
维生素 C　200mg po tid	
左卡尼汀　1000mg po tid	心电图、超声心动图
三磷腺苷（ATP）　20mg po tid	胸部正侧位 X 线摄片
肌苷　0.2g po tid	针极肌电图、神经传导速度 ❸
	肌肉磁共振检查 ❹
	肌肉活检 ❺
	基因检测 ❻

❶ 糖皮质激素是目前唯一被循证医学证实有效的可延缓杜兴型肌营养不良（DMD）病程的药物。当患者进入运动功能平台期或下降期（多在 5 岁左右）时，可以考虑开始糖皮质激素治疗。研究发现泼尼松 0.75mg/（kg・d）是最佳治疗剂量，也有学者探索隔日给药，周末给药、间歇给药方案，以减轻激素副作用。行激素治疗前，应确认完成国家规定的各种疫苗的接种。国内的经验是对 12 岁以内的患儿，泼尼松的用量每天为 10 ～ 20mg，并根据患儿对药物是否耐受来调整剂量，同时注意补充钙片、维生素 D 和氯化钾，并嘱其控制饮食和适量运动。如需停用泼尼松，应逐渐减量至停止。其他药物如维生素 E、辅酶 Q10 等，可能会有一定作用。至于 DMD 的基因治疗和干细胞治疗至今仍处于基础和临床研究阶段，

因此，还不能作为 DMD 患者的临床治疗手段。

❷ 血清酶学检测在肌营养不良症的诊断中有重要价值，主要检测血清肌酸激酶（CK）、乳酸脱氢酶（LDH）和肌酸激酶同工酶（CK-MB）。DMD 患者的 CK 水平显著升高（正常值的 20～100 倍），具有诊断意义。在 DMD 晚期，因患者肌肉严重萎缩，可出现 CK 明显下降。LDH 和 CK-MB 水平轻中度升高。DMD 患儿血清肌酐水平明显降低，血清脑钠肽（BNP）水平轻中度升高。

❸ 本病肌电图呈典型肌源性受损的表现，静息时可见纤颤波或正锐波，轻收缩时可见运动单位时限缩短，波幅减低，多相波增多。大力收缩时为病理干扰相。感觉和运动神经传导速度一般正常。

❹ DMD 患者肌肉 MRI 检查显示受累肌肉出现不同程度的水肿、脂肪浸润和间质增生，呈"蚕食现象"。DMD 患者近端骨骼肌受累的规律为：臀大肌最早受累，然后依次为大收肌、股二头肌、股直肌、股外侧肌、半腱肌、半膜肌；股薄肌和缝匠肌相对不受累。

❺ 肌肉活检显微镜下可见肌纤维大小不等，萎缩肌纤维呈小圆形，可伴有肌纤维变性、坏死和吞噬现象；有明显的肌纤维肥大、增生和分裂，可有核内移纤维；肌纤维间隙明显增宽，并有大量脂肪组织和纤维结缔组织增生。应用抗肌萎缩蛋白（dystrophin，dys）抗体免疫组织化学染色显示肌纤维膜不着色。

❻ 基因检测不仅可用于检出突变基因，且对携带者检出和产前诊断均具有价值。应用多重连接探针扩增（MLPA）方法可检测 DMD 基因 79 个外显子的缺失或重复；二代测序可明确 DMD 基因的点突变和微小突变。当明确先证者的突变类型后，可对家系其他成员进行突变位点的验证。女性亲属（包括姨母、姊妹、女儿）更应行基因检测，以评价是否有生育 DMD 型肌营养不良症男性患儿和女性携带者的风险。我国 DMD 患者基因缺失突变占 60%，重复突变占 10%，点突变占 20%，微小突变占 10%。

注：1. 进行性肌营养不良是一组遗传性肌肉变性疾病，临床特征为缓慢进行性对称性肌肉无力和萎缩，血清 CK 升高，肌电图提示为肌源性受损，病理显示广泛肌纤维萎缩呈小圆形，伴肌纤维变性、坏死和再生，严重者伴大量脂肪及结缔组织增生。根据遗传方式、起病年龄、萎缩肌肉的分布、病程进展速度和预后，进行性肌

营养不良可分为 9 种类型：假肥大型（包括 Duchenne 型和 Becker型）、面肩肱型、肢带型、Emery-Dreifuss 型、先天型、眼咽型、眼型和远端型肌营养不良。

2. 假肥大型肌营养不良症包括杜兴型肌营养不良症（Duchenne muscular dystrophy，DMD）和贝克型肌营养不良症（Becker muscular dystrophy，BMD），二者均是由于抗肌萎缩蛋白（dystrophin，dys）基因突变所致的 X 连锁隐性遗传病。该基因组位于染色体 Xp21，跨度 2300bp，是迄今为止发现的人类最大基因，含 79 个外显子，编码含 3685 个氨基酸的抗肌萎缩蛋白，该蛋白位于骨骼肌和心肌细胞膜的质膜面，具有细胞支架、抗牵拉、防止肌细胞膜在收缩活动时撕裂的功能。DMD/BMD 患者因基因缺陷，肌细胞内 dys 缺乏，导致肌细胞膜缺陷，细胞内的肌酸激酶等外漏，肌细胞坏死、脂肪组织和纤维结缔组织增生。DMD 发病率约为 1/3500 男婴，女性为致病基因携带者，所生男孩 50% 发病。早期主要表现为下肢近端和骨盆带肌萎缩和无力、小腿腓肠肌假性肥大、鸭步和 Gowers 征，晚期可出现全身骨骼肌萎缩，通常在 20 多岁死于呼吸衰竭或心力衰竭。BMD 患者的临床过程与 DMD 相似，但病情进展缓慢，预后良好。

3. DMD 患者在不同的年龄具有不同的临床特征

（1）新生儿时期至 3 岁前，主要表现为运动发育延迟，多数患儿在 18 个月后开始走路，行走能力比同龄儿差。出生后患儿的血清肌酸激酶水平就显著升高，可为正常值的 10 ~ 20 倍。

（2）在学龄前期（3 ~ 5 岁）主要表现为双小腿腓肠肌肥大、足尖走路、易跌跤、上楼梯、跳跃等运动能力较同龄儿明显落后。患儿有翼状肩胛，双膝反射减弱，双踝反射正常。5 岁左右血清肌酸激酶达最高峰，可为正常值的 50 ~ 100 倍。

（3）学龄早期（6 ~ 9 岁）除上述症状外，还可表现出四肢近端肌萎缩、Gowers 征、腰前凸、鸭步逐渐加重，下蹲不能起立，上楼更加困难，常有踝关节挛缩。

（4）学龄晚期（10 ~ 12 岁）上述症状进行性加重，马蹄内翻足明显，行走很困难或不能行走。虽无明显心脏症状，但超声心动图常显示左心房和左心室扩大。X 线检查可有脊柱侧弯。

（5）青少年期（13 ~ 17 岁）患者表现为起居等生活不能自理，

需用轮椅外出活动，常有双膝关节、髋关节、肘关节挛缩，脊柱侧弯，摸头困难，曾经肥大的腓肠肌逐渐萎缩。

（6）成年期（18岁以上）表现为全身肌肉萎缩、脊柱侧弯、关节挛缩进行性加重，生活完全不能自理，呼吸困难，二氧化碳潴留，常因肺部感染诱发呼吸衰竭和心力衰竭。大约1/3的患者智力轻度下降。患儿因运动能力不如同龄儿经常陷入自暴自弃的心理环境中，情绪不稳定，不愿与人交往或有破坏性举动。

4.DMD 的诊断要点

（1）X 连锁隐性遗传，3～5 岁隐袭起病，进行性发展，12岁后不能行走。

（2）早期表现为双下肢无力、鸭步、Gowers 征、起蹲困难和腓肠肌肥大；随年龄增长，出现双上肢无力及翼状肩胛；晚期可出现关节挛缩及脊柱畸形。

（3）血清肌酸激酶显著升高至正常值的数十倍，甚至上百倍。

（4）肌电图提示肌源性受损。

（5）肌肉活检呈典型肌源性受损，且 dys 抗体染色呈阴性。

（6）超声心动图可提示左心室扩大，MRI 提示肌肉出现水肿和脂肪浸润。

（7）DMD 基因检测为外显子缺失、重复、微小突变或点突变。对于典型的 DMD 患儿，若基因检测已确诊，则不需要做肌肉活检和肌电图检查；但若要了解患儿肌肉 dys 表达的程度并判断病情的轻重，则需要做肌肉活检免疫组织化学检测。因其他原因（入幼儿园体检）偶然检测到血清肌酸激酶显著升高者应进一步做 DMD 基因检测。BMD 临床表现与 DMD 相似，伴有血清肌酸激酶水平显著升高、腓肠肌假性肥大。但发病年龄较晚，病情进展缓慢，通常 16岁以后尚可行走；肌肉活检行 dys 染色可见部分肌肉染色阳性。

5.DMD 迄今为止尚无治愈的方法。提倡多学科综合治疗，以神经科医生为主，联合呼吸科、心内科、康复科、心理科的医生，在病情的不同阶段进行相应的处理和指导。规范的多学科综合治疗可以减缓病情的进展，延长患者的生命和提高其生活质量。

6.由于目前尚无有效的治疗方法，因此，检出携带者、进行产前诊断、人工流产患病胎儿就显得格外重要。携带者可在妊娠

9～12周取胎盘绒毛或17～23周取羊水进行产前基因检测，携带有突变基因的男胎应采取人工流产措施，8%携带有突变基因的女胎可表现为轻重不同的症状，而且其下一代男孩仍将有发病风险。

第四节　低钾型周期性瘫痪

长期医嘱	临时医嘱
神经内科护理常规	血常规、尿常规
一级护理	粪常规＋隐血试验
普通饮食（低钠高钾饮食）	血清生化全套
0.9% 氯化钠液　500ml $\quad$ iv gtt❶ 门冬氨酸钾镁　20ml $\quad$ qd 10% 氯化钾　10ml	凝血象
	血沉、C 反应蛋白（CRP）
10% 氯化钾（或枸橼酸钾） 　10ml po tid 或 氯化钾缓释片 　500mg po tid	血液传染病学检查（包括乙肝、丙肝、梅毒、艾滋病等）
	免疫全套、甲状腺功能及相关抗体
乙酰唑胺　250mg po qid❷ 或 螺内酯　200mg po bid	10% 氯化钾（或枸橼酸钾）40ml po st
	心电图 ❸
	胸部正侧位 X 线摄片
	甲状腺、肾上腺超声
	针极肌电图、神经传导速度、运动诱发试验❹
	腰椎穿刺检查　prn
	毒物筛查　prn❺
	内科会诊
	基因检测 ❻

❶ 低钾型周期性瘫痪急性发作期的治疗可予以 10% 氯化钾（或枸橼酸钾）40～50ml 顿服，24h 内再分次口服，总量为 10g。症状

较重时也可适当静脉补钾，但应注意静脉补钾不宜过快，静脉补钾有浓度和速度的限制，每升输液中含钾量不宜超过 40mmol（相当于氯化钾 3g），输入钾量应控制在 20mmol/h 以下，严禁静脉推注因可致心搏骤停。由于补钾是分次给予，因此要完成纠正体内的缺钾，常需连续 3～5d 的治疗时间。补钾注意事项：a. 严重低血钾治疗期间每 1～2h 测定血清钾浓度一次；b. 对顽固性低钾血症，需注意有无低镁血症、碱中毒；c. 如需利尿则用保钾利尿药；d. 钾进入细胞内为一缓慢过程，细胞内外钾平衡约需 15h，补钾速度较快时可出现一过性高血钾。

❷ 发作频繁的患者在发作间期可给予长期口服氯化钾片 1g，每日 3 次。预防无效者可口服乙酰唑胺 250mg，每日 4 次或螺内酯 200mg，每日 2 次口服。

❸ 低钾型周期性瘫痪心电图检查可呈典型的低钾性改变，U 波出现，T 波低平或倒置，P-R 间期和 Q-T 间期延长，S-T 段下降，QRS 波增宽。

❹ 肌电图检查主要为了排除与之相关的疾病，如吉兰 - 巴雷综合征、多发性肌炎、重症肌无力等。运动诱发试验通常用于肌肉离子通道病的非发作期的检测，在运动负荷后出现肌肉运动功能下降。通常在尺神经进行测定，运动后 CMAP 波幅下降大于 26%～33% 为异常。

❺ 毒物筛查在怀疑重金属中毒时进行。如急性钡中毒可有四肢瘫痪、眼睑下垂、发音及吞咽困难，常为工业中毒。低钾型周期性瘫痪应排除甲亢、原发性醛固酮增多症、肾小管性酸中毒等疾病，故需请内科会诊协助诊断。

❻ 家族性低钾型周期性瘫痪的致病基因为骨骼肌 L 型电压门控钙通道 α_1 亚单位基因（CACNA1S），其蛋白产物位于横管系统，具有调节钙通道和肌肉兴奋 - 收缩耦联的作用。对周期性瘫痪患者应完善 CACNA1S、电压门控钠离子通道编码基因（SCN4A）及电压门控钾离子通道编码基因（KCNE3）等基因检测，根据基因分型指导用药，尽可能减少发作次数，减轻患者痛苦。大多数情况下，CACNA1S 基因突变患者，乙酰唑胺治疗效果较好，SCN4A 基因突变患者乙酰唑胺治疗效果欠佳。

注：1. 周期性瘫痪是以反复发作骨骼肌松弛性瘫痪为特征的一组疾病，发作时常伴血清钾水平异常，发作间期肌力正常。部分患者有家族遗传史。临床分为3型：低钾型、高钾型、正常血钾型。国内以低钾型最为常见，多在饱餐后休息中或剧烈活动后休息中最易发作，注射胰岛素、肾上腺素或大量葡萄糖也能诱发，临床上应避免之。

2. 低钾型周期性瘫痪为周期性瘫痪中最常见的类型，以发作性肌无力，伴血清钾降低（通常低于3.5mmol/L），补钾后肌无力能迅速缓解为特征。该病包括原发性与继发性。原发性系常染色体显性遗传性疾病，我国以散发性多见。继发性多因甲状腺功能亢进、肾小管酸中毒、肾功能衰竭或代谢性疾病引起。

3. 高钾型周期性瘫痪又称强直性周期性瘫痪，致病基因为骨骼肌电压门控钠离子通道编码基因（SCN4A）。一般在10岁以前发病，常在白天发病，肌无力症状持续时间短并有肌强直，肢体放入冷水中易诱发，补钙后肌力恢复。正常血钾型周期性瘫痪常在夜间发病，肌无力持续时间较长，补钾后症状加重，补钠后症状减轻。

4. Andersen-Tawil综合征（ATS）是非常罕见的常染色体显性遗传的特殊类型周期性麻痹，以青少年期发病多见，编码钾通道的KCNJ2基因是已知唯一与ATS相关的致病基因。本病绝大部分患者有三个主要临床特点：①钾敏感性周期性麻痹，高碳水化合物及剧烈运动可诱发，口服钾制剂症状缓解；②心脏受累主要为功能性，ECG示室性心动过速为主的心律失常，室性心律失常被认为是其特征性表现之一；③发育异常，表现为手和足的明显畸形。

第五节　线粒体肌病及脑肌病

长期医嘱	临时医嘱
神经内科护理常规	血常规、尿常规
一级护理	粪常规＋隐血试验
普通饮食	生化全套
	凝血象

续表

长期医嘱	临时医嘱
5% 葡萄糖液 500ml iv gtt 三磷腺苷 20mg qd❶	血沉、C 反应蛋白
辅酶 A 100IU	糖化血红蛋白，糖耐量试验
辅酶 Q10 30mg po t id	血浆同型半胱氨酸
维生素 B₁ 10mgpo tid	血液传染病学检查（包括乙肝、丙肝、梅毒、艾滋病等）
维生素 B₂ 10mg po tid	血乳酸和丙酮酸最小运动量试验 ❸
维生素 C 100mg po tid	
维生素 E 50mg po tid	垂体、甲状腺、甲状旁腺功能检测 ❹
左卡尼汀 1000mg po tid	
艾地苯醌片 30mg po tid	血氨基酸及酰基肉碱检测、尿有机酸检测 ❺
左乙拉西坦 500mg po bid	
5% 葡萄糖氯化钠液 500ml iv gtt qd❷ 盐酸精氨酸 20g	血清成纤维细胞生长因子 21（FGF-21）❻
	心电图、超声心动图
	腹部 B 超（肝胆胰脾肾），妇科彩超
	胸部正侧位 X 线摄片
	腰椎穿刺检查（脑脊液常规、生化、乳酸）
	电生理检查（神经传导速度、针极肌电图、视觉听觉诱发电位及脑电图）❼
	头颅 CT 和核磁共振（MRI+DWI+MRS，必要时增强）❽
	肌肉活检（组织学＋酶组织化学＋电镜＋线粒体呼吸链酶活性测定）❾

续表

长期医嘱	临时医嘱
	线粒体基因和（或）核基因检测⑩
	眼科会诊、耳科会诊、内科会诊

❶ 目前对线粒体疾病尚无确切有效的治疗药物，可通过补充能量及维生素、清除氧自由基及毒性物质改善症状，临床上多采取"鸡尾酒"疗法，给予艾地苯醌、辅酶 Q10、尼克酸、亚叶酸、肉碱、维生素 C、维生素 B_1、维生素 B_2、维生素 E、维生素 K 等药物。另嘱患者增加有氧运动，进行耐力锻炼；控制癫痫发作可予以拉莫三嗪、苯二氮䓬类、托吡酯和左乙拉西坦等。建议拉莫三嗪和左乙拉西坦为治疗 MERRF 的一线药物。抗癫痫治疗或伴有其他系统疾病治疗时应注意避免使用引起线粒体损伤的药物（如丙戊酸类、他汀类、氨基糖苷类抗生素、化疗药物、二甲双胍等）。

❷ 当线粒体脑病（如 MELAS）出现急性卒中样发作（在临床上可表现为多种神经系统症状，如癫痫发作、头痛、意识状态改变、局灶性无力、视力下降、感觉缺失、构音障碍和共济失调），应该静脉给予负荷剂量盐酸精氨酸治疗。2016 年美国医学会推荐起病 3h 内应用 0.5g/kg 的大剂量静脉推注，在首次大剂量精氨酸后，应当以 0.5g/kg 的剂量持续给药 24h 至接下来的 3～5d。当患者吞咽评估安全且能耐受口服药物时，可过渡至口服。为预防卒中样发作，推荐给予 0.15～0.30g/kg 的每日剂量（分 3 次）减少复发风险。大剂量精氨酸可导致低血压、高血糖、高血钾、胃肠道不适、酸中毒或头痛。应做好对症处理的准备但不能停止精氨酸给药。盐酸精氨酸应当通过专用的静脉通路给予；中心静脉通路为首选，以降低药物渗透导致静脉炎和局部组织坏死的风险。在大剂量精氨酸治疗期间应每隔 15min 测量 1 次血压以观察有无低血压，每隔 30min 需通过手指采血监测血糖。精氨酸静滴期间至少每隔 4h 测量 1 次血压。

❸ 运动后血乳酸、丙酮酸应该高于正常值（安静时），一般 10min 后可恢复。如果 10min 后不能恢复即为阳性。运动量的把握非常重要，如果运动量太大，可能连正常人也超过了有氧代谢，进入无氧酵解状态，血清乳酸水平也会升高，如果运动量太小则不太敏感，试验会有假阴性。一般建议的具体方法为：室温采血，然后在自行车动量计上蹬车运动，转速限制在 20 ~ 40r/min，约 15W，令患者快速运动 15min，运动后立即采血及恢复到第 10min 时再取血，血乳酸改变：安静状态下乳酸值大于 2mmol/L 为异常，特别是运动后乳酸值升高更有意义。运动后 10min 不恢复正常或运动前后乳酸值对比升高 4.0mmol/L 以上为异常。

❹ 线粒体疾病常伴有全身多个脏器系统的受累，如眼受累出现视力丧失、视网膜色素变性；耳受累出现神经性聋；心脏受累出现心脏传导阻滞、心肌病；另外也可出现肾脏、肝脏、胰腺、甲状旁腺等脏器受累，故需根据情况进行系统评估，并请相关科室会诊。

❺ 线粒体病患者如果发病年龄较小，有必要与其它遗传代谢性疾病鉴别，通过串联质谱检测干血滤纸片中酰基肉碱和氨基酸水平，气相色谱 - 质谱检测尿有机酸水平，可为诊断和鉴别诊断提供有价值的线索。

❻ 近年研究发现在线粒体疾病患者中，血浆成纤维生长因子 21（FGF-21）平均浓度明显增高，FGF21 可作为筛查线粒体病的生物学标志物，具有较高的诊断效能且与疾病的严重程度呈正相关。

❼ 线粒体疾病常伴有周围神经、肌肉和视觉、听力损伤，因此需进行电生理检查。伴肌无力患者进行肌电图检查，出现肌源性损害提示存在肌肉病，出现神经源性损害提示伴周围神经损害。伴周围神经病的患者进行周围神经传导速度检查，如果运动或感觉神经的动作电位波幅下降，提示存在轴索性神经病变，少数线粒体病也可出现周围神经传导速度下降，提示存在脱髓鞘改变。视觉和听觉诱发电位检查可以发现视神经或听神经损害。线粒体脑病的患者可以发现脑电图弥漫性或灶性异常，或癫痫样放电。脑电图持续监测可评价非痉挛癫痫持续状态，非痉挛性癫痫持续状态是 MELAS 合并精神状态改变的常见表现。

❽ 头部影像学检查在线粒体病诊断中有重要意义。如 MELAS

患者行头颅 CT 检查可见双侧基底节钙化。卒中样发作期头颅 MRI 可显示在颞、顶、枕叶的大脑皮质以及皮质下白质出现长 T2 信号，DWI 为高信号，常不按大血管供血区分布，MRS 可见病灶部位乳酸双峰。病灶可以动态变化，可出现局部脑萎缩。MERRF 患者可发现广泛的脑沟、脑室扩大，苍白球钙化，小脑萎缩。Leigh 综合征的头颅 MRI 显示双侧基底节、中脑导水管周围、四脑室底部对称长 T2 信号，少数患者存在脑白质弥漫性异常。KSS 的头颅 MRI 多表现为脑萎缩，皮质下白质以及丘脑、基底节和脑干的长 T2 信号。MNGIE 的头颅 MRI 显示脑白质营养不良改变，Alpers 综合征的头颅 MRI 多表现为脑萎缩以及皮质下白质长 T2 信号，以顶叶和枕叶为主。头颅 MRI 增强对血管炎的鉴别诊断有重要价值。

❾ 线粒体病患者取肢体近端肌肉标本进行冰冻切片组织学和酶组织化学染色。典型者可见破碎红纤维（RRF）、琥珀酸脱氢酶深染的肌纤维或血管、细胞色素氧化酶 C 阴性肌纤维以及深染的肌纤维，当然不能单独依靠肌肉活检确定是线粒体病，许多核基因突变导致的线粒体病没有骨骼肌的形态学改变。电镜检查可见肌膜下大量异常线粒体堆积，典型者可见晶格状包涵体。另外，取新鲜的肌肉标本可以行呼吸链酶复合物活性测定，为线粒体病的诊断提供重要信息。

❿ 基因检测对诊断线粒体病有重要意义，阳性结果有助于确定诊断，但阴性结果并不能否定诊断，因为 mtDNA 突变率在不同组织存在巨大差异。不同的线粒体病存在不同的突变热点，因此基因检测时应重点关注。如 MELAS 重点查 mtDNA 的 A3243G 点突变（约占 80%），在 MERRF 重点查 mtDNA A8344G 点突变，母系遗传的 Leigh 综合征和 NARP 主要查 mtDNA T8993C 突变，散发型 CPEO、KSS、SANDO 重点查 mtDNA 片段缺失，LHON 重点查 mtDNA G11778A 及 T14484C 突变。此外，检测到的突变需要结合临床、其他辅助检查结果以及既往报道确定是否为致病突变，没有典型临床表现特点的 mtDNA 致病突变，可以确定为 mtDNA 突变携带者。

注：1. 线粒体病是一组由线粒体 DNA（mtDNA）或核 DNA（nDNA）突变导致线粒体结构或功能障碍，ATP 合成不足所导致

的多系统疾病。如病变以侵犯骨骼肌为主，则称为线粒体肌病；如病变同时累及到中枢神经系统，则称为线粒体脑肌病。线粒体脑肌病伴高乳酸血症和卒中样发作（mitochondrial encephalomyopathy, lactic acidosis and stroke-like episodes, MELAS）是最常见的线粒体脑肌病类型。

2. 线粒体 DNA（mtDNA）为双链闭合环状结构，外环为重链（H），内环为轻链（L），由 16569 个碱基（bp）组成，含有 37 个编码基因，分别编码 22 种 tRNA、2 种 rRNA（12s 和 16s rRNA）以及 13 种参与氧化磷酸化（OXPHOS）能量产生、呼吸链电子传递过程的蛋白亚单位。研究发现，维持线粒体结构和功能的蛋白质需 1300～1500 种，涉及线粒体氧化磷酸化系统酶复合物的结构亚基、辅助亚基和组装因子，mtDNA 的稳定性，mRNA 的翻译，内膜外膜的完整性以及线粒体的融合和分裂等，这些蛋白质大部分由核 DNA 编码。

3. MtDNA 与核 DNA 遗传机制不同。其分子遗传特征表现主要有以下几种：

（1）半自主性：mtDNA 是独立于细胞核染色体外的基因组，具有自我复制、转录和翻译的功能。

（2）母系遗传：这是线粒体遗传的最突出特点，即母亲将缺陷传递给子女，而只有女儿能将缺陷传递给下一代。在遗传过程中受瓶颈效应（bottleneck effect）影响，同一家系不同成员间突变比例和临床表型存在很大差异。

（3）遗传密码与通用遗传密码不同。

（4）异质性和遗传漂变现象：一个细胞中有成百上千个线粒体，一个线粒体中含 2～10 个 DNA 分子。当正常和突变的 mtDNA 以不同比例共存于同一线粒体、细胞、组织或者个体时，称为异质性（heteroplasmy）。异质细胞分裂时，mtDNA 通过母系遗传随机分配给子代，由于突变型和野生型 mtDNA 比例不同，子代的临床表现不一致。经过多代传递，mtDNA 表型向野生型或突变型 mtDNA 占优势方向漂变，异质细胞逐渐向全突变型发展，突变负荷随时间增加。

（5）阈值效应：mtDNA 表型表达具有阈值效应，即突变 mtDNA 比例达到一定程度才引起组织、器官功能异常，且症状严重程度取决于突变性质、突变比例及各器官对能量的需求，所以耗能多的器官如肌肉、心脏、脑组织首先受累。

（6）高突变率：由于mtDNA没有内含子、保护性组蛋白和缺乏完整有效的修复体系，使之易受氧化磷酸化过程产生的氧自由基的影响，诱发突变概率较核DNA高得多。

4. 线粒体病的表现多种多样

（1）一般情况：宫内发育迟缓，发育不良，矮小，乳酸酸中毒，低血糖。

（2）中枢神经系统（CNS）：急性脑病，痫性发作，肌张力低下，肌张力障碍，小脑性共济失调，偏头痛，卒中样发作，智能发育迟缓和衰退。

（3）眼和耳：神经性聋，眼睑下垂，进行性眼外肌麻痹，白内障/角膜混浊，视神经萎缩，色素性视网膜病变。

（4）神经肌肉：肌无力，运动不耐受，横纹肌溶解，周围神经病。

（5）心脏：心肌病（肥厚性、扩张性），传导障碍。

（6）内分泌：糖尿病，生长激素缺乏，肾上腺功能不全，甲状腺功能低下，甲状旁腺功能低下。

（7）胃肠和肝胆：呕吐，慢性腹泻，假性肠梗阻，胰腺外分泌功能不全，肝脏肿大，肝功能不全，爆发性肝衰竭。

（8）肾脏：肾小管病变，间质性肾炎，激素抵抗型肾病综合征。

（9）血液：铁粒幼细胞性贫血，中性粒细胞减少症，血小板减少，全细胞减少。

（10）皮肤和毛发：多毛症。下列情况应该考虑线粒体病可能性：肌病，合并上述其他两个系统（其中之一可能为CNS）的损害；CNS疾病，同时累及其他两个系统（其中之一可能为肌肉）；多系统疾病（至少三个系统），包括肌肉和（或）CNS。

5. 线粒体脑病包括Leigh综合征、Alpers综合征、脊髓小脑共济失调伴癫痫发作综合征（mitochondrial spinocerebellar ataxia and epilepsy syndrome，MSCAPS）等，线粒体脑肌病包括MELAS、肌阵挛性癫痫伴破碎红纤维（myoclonic epilepsy with ragged red fibers，MERRF）、Kearns-Sayre综合征、线粒体神经胃肠脑肌病（mitochondrial

neurogastrointestinal encephalomyopathy，MNGIE）等。近年类，随着二代测序技术的发展，越来越多的由核基因突变所致的线粒体脑肌病相继报道，多为常染色体隐性遗传，如 DARS2 突变所致的伴有脑干、脊髓损害和乳酸增高的脑白质病（LBSL）和 AARS2 突变所致的进行性脑白质营养不良伴（女性）卵巢衰竭。

6. MELAS 为最常见的线粒体脑肌病类型，其诊断需综合临床、生化、病理、影像学和遗传学信息。诊断依据主要包括以下几项。

（1）发病年龄一般 10～40 岁，多为母系遗传，少数散发。

（2）临床表现为肌肉无力、运动不耐受、肌萎缩等肌肉受累表现，肌电图多为肌源性改变；发作性头痛、呕吐、癫痫发作、偏盲、偏瘫、精神症状、痴呆等中枢神经系统症状，可伴神经性聋、糖尿病、部分眼外肌麻痹等；患者身材矮小，低体重，体质差。

（3）运动前后血乳酸、丙酮酸水平升高，肌酶及血糖亦可增高。

（4）头颅 CT 及 MRI 检查显示双侧基底节区钙化，位于半球后部颞、顶、枕叶脑皮质或皮质下区多发卒中样病灶，病灶与血管分布不一致，且随病情发展呈迁移性改变；MRS 检查可见乳酸双峰。

（5）肌活检可见 RRF，电镜下见线粒体增生、形态异常及晶格状包涵体；脑组织病检显示皮质层状或灶状坏死和海绵样改变，胶质细胞增生，小血管弥漫增生；生化测定线粒体功能缺陷。

（6）基因检测有 mtDNA 异常，如 A3243G 或 T3271C 突变则更支持诊断。

7. 几种常见线粒体病的症状与体征见表 7-6。

8. 线粒体病的诊断流程见图 7-1。

表 7-6　常见线粒体综合征的临床特点

受累器官	症状与体征	KSS	MERRF	MELAS	NARP	MILS
中枢神经系统	癫痫发作	-	+	+	-	+
	共济失调	+	+	+	+	+/-
	肌阵挛	-	+	+/-	-	-
	精神运动发育迟滞	-	-	-	-	+
	精神运动倒退	+	+/-	+	-	+
	偏瘫/偏盲	-	-	+	-	-
	皮质盲	-	-	+	-	-
	偏头痛样头痛	-	-	+	-	+
	肌张力障碍	-	-	+	-	-
周围神经	周围神经病	+/-	+/-	+/-	+	+
肌肉	肌无力	+	+	+	+	-
	眼肌麻痹	+	-	+/-	-	-
	上睑下垂	+	-	+/-	-	-
眼	视网膜色素变性	+	-	-	+	+/-
	视神经萎缩	-	-	-	+/-	+/-
	白内障	-	-	-	-	-
血液系统	铁粒幼细胞性贫血	+/-	-	-	-	-

续表

受累器官	症状与体征	KSS	MERRF	MELAS	NARP	MILS
内分泌系统	糖尿病	+/-	-	+/-	-	-
	身材矮小	+	+	+	-	-
	甲状旁腺功能减退	+/-	-	-	-	-
心脏	传导阻滞	+	-	+/-	-	+/-
	心肌病	+/-	-	+/-	-	+/-
	胰腺外分泌功能障碍	+/-	-	-	-	-
胃肠道	假性肠梗阻	-	-	-	-	-
耳鼻喉	感音神经性聋	-	+	+	+/-	-
肾脏	Fancon综合征	+/-	-	+/-	-	-
实验室检查	乳酸酸中毒	+	+	+	-	+/-
	肌肉活检（破碎红纤维）	+	+	+	-	-
遗传方式	母系遗传	-	+	+/-	+	+
	散发	+	-	-	-	-

注：KSS—Kearns-Sayre syndrome（Kearns-Sayre 综合征）；MELAS—mitochondrial encephalomyopathy, lactic acidosis, and stroke-like episodes（线粒体脑肌病伴高乳酸血症和卒中样发作）；MERRF—myoclonus epilepsy with ragged-red fibres(肌阵挛性癫痫伴破碎红纤维)；MILS—maternally inherited Leigh syndrome(母系遗传 Leigh 综合征)；NARP—neuropathy, ataxia and retinitis pigmentosa（神经病，共济失调和视网膜色素变性综合征）。

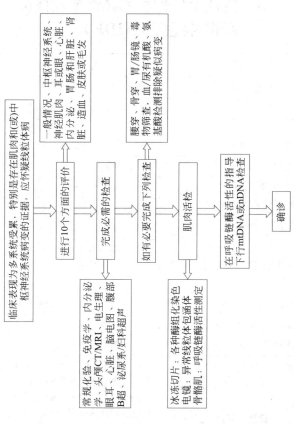

图 7-1 线粒体病诊断流程

第八章　周围神经病

第一节　急性炎症性脱髓鞘性多发性神经根神经病（AIDP）

长期医嘱	临时医嘱
神经内科护理常规	血常规 + 血型
一级护理 ❶	尿常规、粪常规 + 培养 ❺
普通饮食 　或 鼻饲流质饮食	血清生化全套（肝肾功能、电解质、血糖、血脂等）、前白蛋白
病重通知 　或 病危通知　prn	止凝血功能
持续低流量吸氧　prn	血气分析　prn
心电监护　prn	血沉、C 反应蛋白（CRP）
吸痰　prn	痰培养 + 药敏 + 微生物鉴定
气管插管或切开（必要时呼吸机辅助）	毒物筛查（重金属和有机化合物，必要时）
保留导尿　prn	血液传染病学检查（包括乙肝、丙肝、梅毒、艾滋病等）
维生素 B_1　100mg im qd ❷	胸部正侧位 X 线片
维生素 B_{12}　500μg im qd	心电图、超声心动图
维生素 B_6　10mg po tid	腰椎穿刺检查（脑脊液常规、生化、免疫学 - 脑脊液 / 血液鞘内 IgG 24h 合成率和寡克隆区带，脑脊液细胞病理学，脑脊液 / 血液抗 GM1、GQ1b、GD1a 抗体，脑脊液 / 血液抗 Hu、抗 Yo、抗 Ri、抗 CV2 抗体，脑脊液 / 血液病毒学检查）❻
人血免疫球蛋白　0.4g/kg iv gtt qd×5 ❸ 　或 血浆置换　30ml/kg/ 次 ❹	

续表

长期医嘱	临时医嘱
	神经电生理检查（包括针极肌电图、神经传导速度、F 波、H 反射、诱发电位等）❼
	脊髓 MRI（包括冠状位增强）prn❽
	神经心理评价 ❾
	康复科会诊 ❿

❶ 急性炎症性脱髓鞘性多发性神经根神经病（AIDP）若起病急骤，发展迅速，累及延髓支配肌肉甚至累及呼吸肌，出现吞咽困难，构音不清，呼吸肌麻痹，有部分患者有明显的自主神经功能障碍（出现直立性低血压、高血压、心动过速、心动过缓、严重心脏传导阻滞、窦性停搏），故需密切观察，悉心护理，给予一级护理，吸氧，监测生命体征，并书面病重（或病危）通知家属。若有呼吸困难和延髓支配肌肉麻痹的患者应注意保持呼吸道通畅，加强吸痰防止误吸；需给予鼻饲营养，以防止误吸导致吸入性肺炎；同时以保证每日足够热量、维生素，防止电解质紊乱；合并有消化道出血或胃肠麻痹者，则给予静脉营养支持；有明显呼吸困难，肺活量明显降低，血氧分压持续下降，应尽早进行气管插管或气管切开，机械辅助通气；患者如出现尿潴留，则留置导尿管以帮助排尿。对有神经疼痛的患者，适当应用药物缓解疼痛；如出现肺部感染、泌尿系感染、褥疮、下肢深静脉血栓形成，注意给予相应的对症处理。

❷ 神经营养治疗为 AIDP 的基础治疗，可给予 B 族维生素如维生素 B_1、维生素 B_{12}、维生素 B_6、维生素 C、辅酶 Q10 等。

❸ 推荐有条件者尽早应用人血免疫球蛋白（丙种球蛋白），剂量为 0.4g/（kg•d），静脉滴注，连续 3 ～ 5d。尽管选择性的 IgA 缺乏被列为禁忌证，但因为 AIDP 属于临床急症，应用前一般不要求具备 IgA 含量检测结果。丙种球蛋白简单易行，不需要复杂设备，且相对安全，已推荐为重型 AIDP 患者的一线用药。尤其有脑神经

和呼吸肌麻痹者，应早期应用（< 7d 应用为最佳，> 7d 效果不显著），可以缩短病程，降低病死率。重症患者在 IVIG 后 7 ～ 10d，如病情无好转甚至进展者，可考虑再次 IVIG。丙种球蛋白的不良反应轻微，常见轻微头痛、恶心、寒战、发热、呕吐、肌痛、红疹及短暂性肝功能异常等，经减慢滴速或停药即可消失。

❹ 血浆置换（PE）推荐有条件者尽早应用，尽量在发病后 1 周内进行，效果最为理想。每次血浆交换量为 30 ～ 50ml/kg，标准方案为 2 周内行 5 次血浆置换，可改善并缓解症状，缩短病程，降低病死率。不建议血浆置换联合 IVIG 治疗。PE 副作用为血液动力学改变可能造成血压变化、心律失常，使用中心导管引发气胸和出血，以及可能合并败血症、发生输血后肝炎、输液反应、电解质紊乱、局部感染及过敏反应等。PE 的禁忌证主要是严重感染、电解质紊乱、心律失常、心功能不全、严重的肝肾功能衰竭、凝血系统疾病等。

❺ 有条件的医院可行粪培养空肠弯曲菌以明确 AIDP 的病因。

❻ 脑脊液检查在 AIDP 的诊断与鉴别诊断中具有重要价值。脑脊液蛋白 - 细胞分离是 AIDP 的特征之一，发病 1 周内蛋白无明显升高，多在 2 周蛋白逐渐升高，可持续 3 ～ 4 周，但较少超过 1.0g/L；糖和氯化物正常；白细胞计数正常或轻度升高，一般 < 10×10^6/L，一般在 2 周内白细胞计数恢复正常，可见淋巴细胞激活或轻度淋巴细胞炎症，与神经根处的炎症有关，但无中性粒细胞；部分患者脑脊液出现寡克隆区带；部分患者脑脊液抗神经节苷脂抗体阳性。血及脑脊液病毒学检测（如巨细胞病毒抗体、EB 病毒抗体）对病因学诊断有一定意义。虽然脑脊液蛋白 - 细胞分离是 AIDP 重要的诊断指征，但其出现相对滞后，可能晚于临床高峰期和电生理 F 波的改变，在急诊 AIDP 的诊断和治疗决策中，不必过分依赖。

❼ 神经电生理检查在 AIDP 的诊断、分型方面具有重要的作用。根据运动神经传导测定提示周围神经存在脱髓鞘性病变，在非嵌压部位出现传导阻滞或异常波形离散对诊断脱髓鞘病变更有价值。通常选择正中神经、尺神经、胫神经和腓神经进行测定。要至少检测 3 条运动神经和 3 条感觉神经，F 波和 H 反射也要检测。建议初期电生理无改变的患者在接下来的 1 ～ 2 周内应重新复查。神经电生理检测结果必须与临床相结合进行解释。神经电生理改变的

程度与疾病严重程度相关，在病程的不同阶段电生理改变特点也会有所不同。

❽ 脊髓 MRI 在与急性脊髓炎（休克期）的鉴别中有一定价值。此外，部分 AIDP 患者冠状位核磁共振增强检查时可发现脊神经根增粗和增强。

❾ 因语言交流困难和肢体肌力无力严重而出现焦虑和抑郁时，应给予心理治疗，必要时给予 SSRI 如帕罗西汀、舍曲林、西肽普兰等。

❿ 初期四肢肌萎缩不明显，后期出现肢体远端肌萎缩，病情稳定后，应尽早请康复科会诊，早期进行正规的神经功能康复锻炼，以预防肌萎缩和关节挛缩。

注：1. 急性炎症性脱髓鞘性多发性神经根神经病（AIDP）是吉兰-巴雷综合征（GBS）中最常见的类型，也称经典型 GBS，该病是累及周围神经和神经根的免疫介导性疾病，临床表现为迅速进展大多数可恢复的四肢对称性松弛性瘫痪，可累及脑神经和呼吸肌，脑脊液常有蛋白-细胞分离现象，病前常有非特异性感染或预防接种史等。

2. 目前公认本病是一种自身免疫性疾病，常见腹泻和上呼吸道感染，包括：空肠弯曲菌、巨细胞病毒、肺炎支原体或其他病原菌感染，疫苗接种，手术，器官移植等。由于病原体（病毒、细菌）的某些组分与周围神经髓鞘具有共同或相似的"抗原决定簇"，机体免疫系统发生了错误识别，产生自身免疫性 T 淋巴细胞和自身抗体，并针对周围神经组分发生免疫应答，引起周围神经髓鞘脱失。

3. 根据临床、病理和电生理表现，吉兰-巴雷综合征除 AIDP 外，还包括急性运动轴索性神经病（AMAN）、急性运动感觉轴索性神经病（AMSAN）、Miller Fisher 综合征（MFS）、急性泛自主神经病（APAN）和急性感觉神经病（ASN）等变异型。近些年也有报道局限的 GBS 亚型如截瘫型 GBS、咽颈臂无力、面瘫伴肢体感觉障碍等。部分 GBS 谱系疾病在病程某一阶段或整个病程腱反射活跃或亢进。

4. 一些抗体与特异性的 GBS 亚型及神经功能缺损有关，反映出人类周围神经中不同神经节苷脂的分布（表 8-1）。空肠弯曲杆菌感染主要与 GBS-AMAN 或纯运动亚型有关,但并非只与这两个亚型有关。免疫组织化学研究显示人类第Ⅲ、Ⅳ、Ⅵ、Ⅸ、Ⅹ对脑神经的髓外部分及神经 - 肌肉接头(NMJ)处存在 GQ1b 的高表达,从而产生眼外肌麻痹、上睑下垂和延髓麻痹症状。

5. AIDP 的临床特点

(1)任何年龄、任何季节均可发病。

(2)前驱事件:常见有腹泻和上呼吸道感染,包括空肠弯曲菌、巨细胞病毒、肺炎支原体或其他病原菌感染,疫苗接种,手术,器官移植等。

(3)急性起病,病情多在 2 周左右达到高峰。

(4)松弛性肢体肌肉无力是 AIDP 的核心症状。多数患者肌无力从双下肢向上肢发展,数日内逐渐加重,少数患者病初呈非对称性;肌张力可正常或降低,腱反射减低或消失,而且经常在肌力仍保留较好的情况下,腱反射已明显减低或消失,无病理反射。部分患者可有不同程度的脑神经的运动功能障碍,以面部或延髓部肌肉无力常见,且可能作为首发症状就诊;极少数患者有张口困难,伸舌不充分和力弱以及眼外肌麻痹。严重者可出现颈肌和呼吸肌无力,导致呼吸困难。部分患者有四肢远端感觉障碍,下肢疼痛或酸痛,神经干压痛和牵拉痛。部分患者有自主神经功能障碍。

6. 神经电生理的诊断标准

(1)运动神经传导:至少有 2 根运动神经存在下述参数中的至少 1 项异常。

① 远端潜伏期较正常值延长 25% 以上。

② 运动神经传导速度较正常值减慢 20% 以上。

③ F 波潜伏期较正常值延长 20% 以上和(或)出现率下降等。

④ 运动神经部分传导阻滞:周围神经近端与远端比较,复合肌肉动作电位(CMAP)负相波波幅下降 20% 以上,时限增宽 < 15%。

⑤ 异常波形离散:周围神经近端与远端比较,CMAP 负相波时限增宽 15% 以上。当 CMAP 负相波波幅不足正常值下限的 20% 时,检测传导阻滞的可靠性下降。远端刺激无法引出 CMAP 波形时,难以鉴别脱髓鞘和轴索损害。

(2)感觉神经传导:一般正常,但异常时不能排除诊断。

表 8-1 GBS 的亚型、临床表现和相关抗体

GBS 亚型	主要临床表现	NCS 结果	抗体（主要为 IgG，也可为 IgM 和 IgA）
AIDP	感觉运动型 GBS，常有脑神经功能缺损伴自主功能障碍	脱髓鞘性多发性神经病	多种
AMAN	纯运动型 GBS，脑神经受累罕见	轴索性多发性神经病，感觉动作电位正常	GM1a，GM1b，GD1a，GalNAc-GD1a
AMSAN	类似重度的 AMAN，但累及感觉纤维，引起感觉缺损	轴索性多发性神经病，感觉动作电位降低或缺如	GM1，GD1a
咽-颈-臂变异型	主要为口咽、面部、颈部和肩部肌肉无力	多数患者正常，有时可见上肢异常，多数为轴索性	GT1a > GQ1b > GD1a
MFS	共济失调，眼肌麻痹，反射消失	多数患者正常，感觉传导分离性改变，可能出现 H 反射	GQ1b，GT1a

（3）针电极肌电图：单纯脱髓鞘病变肌电图通常正常，如果继发轴索损害，在发病10d至2周后肌电图可出现异常自发电位。随着神经再生则出现运动单位电位时限增宽、高波幅、多相波增多及运动单位丢失。

7.AIDP的诊断标准

（1）常有前驱感染史，呈急性起病，进行性加重，多在2周左右达高峰。

（2）对称性肢体和延髓支配肌肉、面部肌肉无力，重症者可有呼吸肌无力，四肢腱反射减低或消失。

（3）可伴轻度感觉异常和自主神经功能障碍。

（4）脑脊液出现蛋白 - 细胞分离现象。

（5）电生理检查提示远端运动神经传导潜伏期延长、传导速度减慢、F波异常、传导阻滞、异常波形离散等。

（6）病程有自限性。

8.排除诊断标准：如果出现以下表现，则一般不支持AIDP的诊断。

（1）显著、持久的不对称性肢体肌无力。

（2）以膀胱或直肠功能障碍为首发症状或持久的膀胱和直肠功能障碍。

（3）脑脊液单核细胞数超过 $50 \times 10^6/L$。

（4）脑脊液出现分叶核白细胞。

（5）存在明确的感觉平面。

9.本病的鉴别诊断包括感染性疾病、恶性肿瘤和神经肌肉接头病变。

（1）对于脑脊液细胞计数增高的患者，应考虑巨细胞病毒或HIV引起的脊髓神经根炎症、横贯性脊髓炎、Lyme病、软脑膜恶性肿瘤或脊髓灰质炎等鉴别诊断。实验室检查也有助于鉴别GBS样症状的病变，如电解质紊乱（低钾血症）和维生素 B_1 缺乏。

（2）纯运动症状的患者，鉴别诊断应该考虑重症肌无力、多发性肌炎和皮肌炎、脊髓灰质炎、高镁血症、卟啉症、肉毒中毒、铅中毒或有机磷中毒。NCS有助于鉴别多发性神经病、肌病、前角细胞病变（脊髓灰质炎）和神经肌肉接头疾病。

（3）当下肢轻瘫或脊髓感觉水平异常患者考虑为 GBS 诊断时，应行脊髓 MRI 和脑脊液检查排除脊髓卡压或横贯性脊髓炎。NCS 有助于确诊，脱髓鞘性多发性神经病或临床检查正常的上肢出现神经传导异常，都提示 GBS。

（4）MRI 对神经根的检查可支持 GBS 诊断，对存在膀胱或直肠功能障碍的患者，鉴别诊断包括脊髓或马尾卡压、横贯性脊髓炎。

（5）对于肢体无力不对的患者，鉴别诊断应考虑血管炎性神经病、多发性单神经病、Lyme 病、白喉、脊髓灰质炎和软脑膜恶性肿瘤。

10. AIDP 一般在 2 周左右病情达到高峰，继而持续数天至数周后开始恢复，少数患者在病情恢复过程中出现波动，再次进行 IVIG 或血浆置换后，患者通常得到改善。多数患者神经功能在数周至数月内基本恢复，少数遗留持久的神经功能障碍。GBS 病死率约 3%，主要死于呼吸衰竭、感染、低血压、严重心律失常等并发症。

第二节　慢性炎症性脱髓鞘性多发性神经根神经病（CIDP）

长期医嘱	临时医嘱
神经内科护理常规	血常规＋血型
一级护理❶	尿常规、粪常规＋培养
普通饮食	血清生化全套（肝肾功能、电解质、血糖、血脂等）、前白蛋白
维生素 B₁　100mg im qd❶	
维生素 B₁₂　500μg im qd	凝血象
甲泼尼龙　1000mg ｜iv gtt❷ 0.9% 氯化钠液　500ml｜qd	血沉、C 反应蛋白（CRP）
或 泼尼松　80mg po qd 　　（逐渐减量）	肿瘤标记物❻
或 人血免疫球蛋白　20g 　　iv gtt qd×5❸ 或 血浆置换　30ml/kg/ 次	类风湿因子（RF）、抗链 "O"（ASO）、免疫全套、抗中性粒细胞胞浆抗体谱（ANCA）、甲状腺功能、抗甲状腺球蛋白抗体、抗甲状腺过氧化物酶抗体

续表

长期医嘱	临时医嘱
法莫替丁　20mg po bid	血清免疫固定电泳、尿 M 蛋白检测[7]
碳酸钙　1.5g po bid	
氯化钾胶浆　10ml po tid	血液传染病学检查（包括乙肝、丙肝、梅毒、艾滋病等）
硫唑嘌呤　50～100mg po bid prn[4]	胸部正侧位 X 线片
普瑞巴林　75mg po bid prn[5]	心电图、超声心动图
	腰椎穿刺检查（脑脊液常规、生化、免疫学、细胞病理学，脑脊液 / 血液抗 GM1、GQ1b、GD1a 抗体，抗 CNTN1 IgG4、抗 NF155 IgG4，脑脊液 / 血液抗 Hu、抗 Yo、抗 Ri、抗 CV2 抗体，脑脊液 / 血液病毒学检查）[8]
	神经电生理检查（包括针极肌电图、神经传导速度、F 波、H 反射、诱发电位等）
	腹部电脑超声、甲状腺电脑超声、泌尿系电脑超声（男性）、妇科多系统电脑超声（女性）
	乳腺电脑超声（女性）
	胸、腹部 CT（必要时增强扫描）
	全身骨 ECT 扫描　prn
	脊髓 MRI（包括冠状位增强）prn
	周围神经超声和（或）磁共振成像（MRN）检查[9]
	腓肠神经活体检查　prn[10]

续表

长期医嘱	临时医嘱
	神经心理评价
	康复科会诊
	高压氧科会诊

❶ 慢性炎症性脱髓鞘性多发性神经根神经病（CIDP）为免疫介导导致的周围神经髓鞘损伤，严重时可能累及轴索，故需要给予B族维生素营养神经治疗，包括维生素 B_1、维生素 B_{12}（甲钴胺、腺苷钴胺）、维生素 B_6 等。

❷ 糖皮质激素为 CIDP 首选治疗药物。可甲泼尼龙 500～1000mg/d 或地塞米松 20mg/d 冲击后，改口服逐渐建量，或直接口服 80mg 1 周后逐渐减量，总疗程 3 个月。有时候可能需要激素小剂量长期维持。在使用激素过程中注意补钙、补钾和保护胃黏膜。

❸ 人血免疫球蛋白（IVIG）的治疗有效率高，但易产生治疗依赖性，停药后复发率高且复发间期短。一般 IVIG 0.4g/（kg·d），静脉滴注，连续 3～5d 为 1 个疗程。每月重复 1 次，连续 3 个月，有条件或病情需要者可延长应用数月。血浆交换有条件者可选用。每个疗程 3～5 次，间隔 2～3d，每次交换量为 30ml/kg，每月进行 1 个疗程。需要注意的是，在应用 IVIG 后 3 周内，不能进行血浆交换治疗。

❹ 如果上述治疗效果不理想，或产生激素依赖或激素无法耐受者，可选用或加用硫唑嘌呤、环磷酰胺（CTX）、环孢素、甲氨蝶呤、他克莫司、霉酚酸酯等免疫抑制药。临床较为常用的是硫唑嘌呤，使用方法为 1～3mg/（kg·d），分 2～3 次口服，使用过程中需随访肝、肾功能及血常规等。

❺ CIDP 有神经痛者，可应用普瑞巴林、加巴喷丁、阿米替林、度洛西汀、曲马朵或卡马西平等。

❻ CIDP 通常需要与血管炎性周围神经病、副肿瘤综合征、副蛋白血症等相鉴别，因此若诊断困难时，需进行免疫、肿瘤等方面的筛查。必要时也需进行遗传及代谢方面的检查。

❼ CIDP 的诊断需要排除副蛋白相关性周围神经病，如多发性骨髓瘤（包括骨硬化性骨髓瘤）、POEMS 综合征等，故需要进行血免疫固定电泳和尿本周蛋白的检测。若免疫固定电泳发现 M 蛋白阳性，还需进一步行骨髓穿刺或淋巴结穿刺活检，排除骨髓瘤的可能，以免漏诊。

❽ 近年研究发现，郎飞结的结构组分是 CIDP 患者中自身抗体攻击的关键靶区。新发现的自身抗体抗接触蛋白 1（contactin-1，CNTN1）免疫球蛋白 G4（immunoglobulin G4，IgG4）和抗神经束蛋白 155（neurofascin 155，NF155）IgG4 等与 CIDP 的特殊亚型相关。CNTN1 和 NF155 是维持郎飞结结构和功能的重要蛋白组分，抗 CNTN1 IgG4 和抗 NF155 IgG4 抗体的存在可导致郎飞结的结构破坏和功能异常。因此建议有条件的实验室进行检测。但抗 CNTN1 IgG4 和抗 NF155 IgG4 抗体在 CIDP 患者中检出率低（见表 8-2）。

表 8-2　郎飞结区 / 结侧区的候选抗原

结区	结侧区	近结侧区
NF186（2% CIDP、1% AIDP） Nr-CAM Gliomedin（1% AIDP） VGSC	Contactin-1（2% AIDP、2% CIDP） Caspr1 NF155（3% AIDP-IgG1、IgG3） 2.7% CIDP-IgG3、IgG4） Cx32 MAG SGPG（sulphoglucu-ronyl paragloboside）	VGKC Caspr2 LGI1（epilepsy、neuromyotonia） Contactin-2

❾ CIDP 患者的周围神经磁共振成像（MRN）可表现为神经根或臂丛、腰骶丛处弥漫性神经肿胀、信号异常或局灶性神经增粗等。高分辨率的周围神经超声通过测量周围神经走行中特定部位的

神经截面积的大小，可在 CIDP 发病早期为周围神经的形态学改变提供证据。并可通过广泛测量颈神经根和四肢神经干走行中不同部位的神经截面积来评估病情。神经超声可用于观察随访 CIDP 病程进展及治疗效果。

❿ 当怀疑本病但电生理检查结果与临床不符时，需要行神经活体组织检查。通常取腓肠神经进行病理学检查。CIDP 主要病理改变为有髓神经纤维出现节段性脱髓鞘，轴索变性，施万细胞增生并形成洋葱皮样结构，单核细胞浸润等；神经活体组织检查还可以排除血管炎性周围神经病和遗传性周围神经病。

注：1. 慢性炎性脱髓鞘性多发性神经根神经病（CIDP）是一类由免疫介导的获得性运动感觉神经脱髓鞘性多神经病。病程呈慢性进展或缓解复发，可伴有脑脊液蛋白 - 细胞分离，神经电生理表现为周围神经传导速度减慢、传导阻滞及波形异常离散，病理显示有髓纤维多灶性脱髓鞘、神经内膜水肿、炎细胞浸润、脱髓鞘与髓鞘再生并存呈洋葱球样改变等特点。

2. CIDP 是最常见的免疫介导的慢性神经病，经典型约占 CIDP 患者的 50%，特征为对称性近或远端肢体无力伴末梢型感觉障碍，腱反射减弱或消失，早期肌萎缩少见。变异型包括：运动型、感觉型、远端获得性脱髓鞘性对称性神经病（distal acquired demyelinating symmetric neuropathy，DADS）、多灶性获得性脱髓鞘性感觉运动神经病（muhifocal acquired demyelinating sensory and motor neuropathy，MADSAM，或称 Lewis-Sumner 综合征）、局灶性 CIDP、急性发作的 CIDP 等。病程上可为单相、缓解 - 复发或进展，老年患者更可能为慢性进展型。脑脊液蛋白常升高（77% ~ 95%），血清免疫固定电泳可发现未明意义（IgG 或 IgA）单克隆丙种球蛋白（MGUS），MRI 检查示神经根、臂丛或腰骶丛增粗、信号异常或轻度强化（50%），神经超声检查可发现多根神经增粗。一线治疗为免疫球蛋白、激素或血浆置换。

3. CIDP 诊断基于临床表现、电生理或神经活检脱髓鞘的证据及无其他脱髓鞘原因。根据《中国 2010 年慢性炎性脱髓鞘性多发性神经根神经病诊疗指南》，符合以下条件的可考虑本病。

（1）症状进展超过 8 周，慢性进展或缓解复发。

（2）临床表现为不同程度的肢体无力，多数呈对称性，少数为非对称性（如 MADSAM），近端和远端均可累及，四肢腱反射减低或消失，伴有深、浅感觉异常。

（3）脑脊液蛋白-细胞分离。

（4）电生理检查提示周围神经传导速度减慢、传导阻滞或异常波形离散。

（5）排除其他原因引起的周围神经病。

（6）糖皮质激素治疗有效。

4. CIDP 的电生理诊断标准

（1）运动神经传导：至少要有 2 根神经均存在下述参数中的至少 1 项异常。

① 远端潜伏期较正常值上限延长 50% 以上。

② 运动神经传导速度较正常值下限下降 30% 以上。

③ F 波潜伏期较正常值上限延长 20% 以上 [当远端复合肌肉动作电位（CMAP）负相波波幅较正常值下限下降 20% 以上时，则要求 F 波潜伏期延长 50% 以上] 或无法引出 F 波。

④ 运动神经部分传导阻滞：周围神经常规节段近端与远端比较，CMAP 负相波波幅下降 50% 以上。

⑤ 异常波形离散：周围神经常规节段近端与远端比较 CAMP 负相波时限增宽 30% 以上。当 CMAP 负相波波幅不足正常值下限 20% 时，检测传导阻滞的可靠性下降。

（2）感觉神经传导：可以有感觉神经传导速度减慢和（或）波幅下降。

（3）针电极肌电图：通常正常，继发轴索损害时可出现异常自发电位、运动单位电位时限增宽和波幅增高，以及运动单位丢失。

5. CIDP 需与多灶性运动神经病（MMN）、副蛋白血症、副肿瘤综合征和遗传性脱髓鞘性周围神经病（如 CMT1）等鉴别。如 MMN 是仅累及运动神经的脱髓鞘性周围神经病，主要表现为以肢体远端肌肉开始的非对称性无力，以上肢为主，不伴感觉减退；部分患者血清 GM1 抗体增高，脑脊液蛋白水平和细胞计数通常正常；

电生理为多个非嵌压部位出现不完全性运动传导阻滞。MMN 一般对皮质类固醇疗效不佳，可用免疫球蛋白和环磷酰胺治疗。

6.CIDP 的发病机制尚未明确，目前被普遍认同的可能机制是细胞和体液免疫共同参与介导的针对施万细胞或髓鞘的免疫损伤，从而引起周围神经脱髓鞘和轴索损害。其机制大致如下：外来抗原经抗原呈递细胞提呈后导致 CD4+T 细胞增殖活化、多种炎性因子和自身抗体合成释放。活化的 T 细胞和抗体穿过血神经屏障，启动进一步的异常免疫反应，包括补体沉积、膜攻击复合物沉积、CD8+T 细胞的细胞毒作用、巨噬细胞介导的脱髓鞘等，最终导致施万细胞损伤、溶解。另外，自身抗体与郎飞结及结旁区特定蛋白结合可干扰阻断郎飞结的跳跃性传导，补体与膜攻击复合物沉积于郎飞结区导致郎飞结的结构破坏，从而导致神经兴奋性及膜电位的异常、神经传导速度减慢。

7.CIDP 缓解复发型患者比慢性进展型患者预后好。70%～90%的患者对免疫治疗反应良好，少部分治疗无反应，或短期有效后产生依赖。目前已知检出抗 CNTN1 IgG4 和抗 NF155 IgG4 抗体的 CIDP 患者，使用 IVIG 的治疗效果差，对糖皮质激素的治疗反应性好。而运动型 CIDP 不推荐糖皮质激素治疗。

8.抗 NF-155 型 CIDP 的特点如下：多见于年轻人，运动受累突出，远端重（足下垂），伴有共济失调、震颤（常为高幅、低频、姿势和意向性震颤，提示中枢神经系统受累）；脑脊液蛋白高（提示神经根受累较重）；电生理检查可见运动及感觉神经传导速度减慢（结区增宽、结旁脱髓鞘），远端及 F 波潜伏期延长；核磁共振检查显示颈神经根，腰骶神经根/丛对称性增粗；病理上示横带（分隔状链接）不稳定，无巨噬细胞介导脱髓鞘过程（IgG4 抗体不能激活补体，NF155 抗体可能通过阻滞与 Caspr/CNTN1 的相互作用起作用）；治疗上对 IVIG 无反应，对利妥昔单抗反应较佳，激素有效。而抗 CNTN1 型 CIDP 的特点：多见于年龄大者，起病急骤（GBS-like），运动受累重（中度感觉症状），伴震颤，早期有轴索丧失，IVIG 反应差（抗 CNTN1 IgG4 抗体不能结合 Fc 受体，不能触发补体活化）。

第三节　多灶性运动神经病（MMN）

长期医嘱	临时医嘱
神经内科护理常规	血常规 + 血型
一级护理	尿常规
普通饮食	粪常规 + 培养
维生素 B_1　100mg im qd	血清生化全套（肝肾功能、电解质、血糖、血脂等）、前白蛋白
维生素 B_{12}　500μg im qd	
人血免疫球蛋白　400mg/（kg•d）iv gtt qd×5d [1]	凝血象
	血沉、C 反应蛋白（CRP）[2]
	肿瘤标志物 [2]
	类风湿因子（RF）、抗链 "O"（ASO）、免疫全套、抗中性粒细胞胞浆抗体谱（ANCA）、甲状腺功能、抗甲状腺球蛋白抗体、抗甲状腺过氧化物酶抗体 [2]
	血清免疫固定电泳、尿本周蛋白检测 [2]
	血液传染病学检查（包括乙肝、丙肝、梅毒、艾滋病等）
	胸部正侧位 X 线片
	心电图、超声心动图
	腰椎穿刺检查（脑脊液常规、生化、免疫学，细胞病理学，脑脊液/血液抗 GM1、GQ1b、GD1a 抗体，脑脊液/血液抗 Hu、抗 Yo、抗 Ri 等）[3]
	神经电生理检查（包括针极肌电图、神经传导速度、F 波、H 反射、诱发电位等）[4]

长期医嘱	临时医嘱
	胸、腹部 CT（必要时增强扫描）、甲状腺电脑超声、泌尿系电脑超声（男性）、妇科多系统电脑超声（女性）、乳腺电脑超声（女性）、全身骨 ECT 扫描 prn
	颈髓 + 臂丛神经 MRI+ 增强（prn）❺
	神经超声 prn
	腓肠神经活体检查 prn❷
	康复科会诊

❶ 多灶性运动神经病（MMN）是一种可治疗性疾病，大剂量静脉滴注免疫球蛋白 [IVIG 400mg/（kg·d）] 被许多研究证明是一种非常安全有效的方法，连用 5d 为 1 个疗程，用药后数小时至 7d 开始起效，平均 2 周疗效达到高峰，约 80% 的患者有不同程度的改善，50% ~ 60% 的患者有明显改善，疗效一般可维持 3 ~ 6 周，因此多数患者需每月巩固治疗，后续 IVIG 维持治疗，可以阻止病情进展，最佳剂量与频率需要根据患者个体化情况而制定。糖皮质激素与血浆置换，不但无明确疗效，可能反而加重病情。大剂量环磷酰胺静脉应用后继以口服维持治疗对 50% 的患者有明确疗效，但起效慢，副作用大，不适用于轻症和年轻患者。近年也有利妥昔单抗治疗 MMN 有效的报道，但样本量较小。

❷ mmN 为不对称性周围神经病，因此尤需与血管炎性周围神经病，副蛋白血症及副肿瘤相关周围神经病鉴别，故需行风湿免疫学、免疫固定电泳、肿瘤等筛查，必要时需行腓肠神经活检。

❸ 大约 2/3 的 MMN 患者可出现肌酸激酶水平轻微升高。约 30% 的 MMN 患者脑脊液蛋白水平轻度升高（< 1g/L），其余脑脊液检查结果正常，无寡克隆带。约 50% 的 MMN 患者血清中检测到神经节苷脂 GM1 特异性 IgM 抗体，因此可作为诊断 MMN 的一个标记。

❹ 在运动神经常见受压部位之外发生的运动传导阻滞是 MMN 的电生理特性。明确的传导阻滞定义为在 Eerb S 点和腋窝、上臂、前臂或小腿间的这种较长神经节段 CMAP 波幅降低＞50%，或在小于 2.5cm 的距离内 CMAP 的降幅＞30%。臂丛神经长段 CMAP 波幅低至少＞30% 则为可能的传导阻滞。两种均要求远端刺激产生的 CMAP 波幅至少 1mV。无传导阻滞为可能的 MMN。通常情况下，MMN 的诊断标准中，感觉神经动作电位振幅和神经传导速度均可正常。然而，最近的研究显示 MMN 发病数年后，感觉神经动作电位波幅可降低。

❺ 40%～50% 的 MMN 患者可出现臂丛神经的异常，表现在 T2 加权图像上臂丛神经及神经前根信号强度增加，弥漫性神经肿胀。另一项超声研究发现约 90% 的 MMN 患者沿臂丛神经、正中神经、尺神经及桡神经出现多灶性神经增粗。GM1 的特异性 IgM 抗体和臂丛神经的 MRI 异常信号可以帮助确定患者是否对免疫球蛋白治疗反应性好。

注：1. 多灶性运动神经病（multifocal motor neuropathy，MMN）是一种免疫介导的周围神经病：临床上表现为进行性、非对称性、以上肢远端为重的肢体无力，而感觉神经没有或只有很轻的受累。电生理检查以持续性、多灶性、节段性运动神经传导阻滞（CB）为特征。传导阻滞是 mmN 的特征，但并非一直出现。部分患者抗神经节苷脂（GM1）IgM 抗体滴度升高。病理学发现传导阻滞部位有慢性脱髓鞘改变、轴索变性及再生神经簇数量增加。激素及血浆置换治疗无效，大剂量静脉滴注免疫球蛋白（IVIG）治疗有效。

2. 根据欧洲神经病学联盟／周围神经病学会 2010 年制定的 MMN 诊断标准如下。

（1）临床上符合两条核心标准和所有排除标准（见表 8-3）。

（2）电生理检查至少发现一条神经存在确诊的或很可能的传导阻滞。

（3）MMN 支持标准：① IgM 型抗神经节苷脂 GM1 抗体滴度增高；②脑脊液蛋白增高（通常＜1g/L）；③ MRI 检查显示臂丛 T2 加权像高信号伴弥漫性神经肿胀；④经大剂量丙种球蛋白静脉注射治疗后有客观的临床改善。

表 8-3 MMN 的临床标准

核心标准（两条都具备）

（1）缓慢或阶梯样进展的局灶性、不对称性[1]肢体无力，即至少有两根运动神经受累，且持续＞1个月[2]，如果症状和体征只限于一根神经，只能考虑可能的 MMN；

（2）无客观的感觉异常，除了下肢轻微的震动觉异常[3]。

支持标准

（1）主要累及上肢[4]；

（2）受累肢体的腱反射减低或丧失[5]；

（3）脑神经不受累[6]；

（4）受累肢体可见痉挛和肌束震颤；

（5）肌无力对免疫治疗有反应。

排除标准

（1）上运动神经元体征；

（2）明显的球部受累；

（3）感觉障碍远比下肢震动觉轻微异常严重；

（4）最初数周内出现弥漫性对称性无力

1—如果肌力 MRC 评分（Medical Research Council Scale）＞3，需要两侧相差 1 个 MRC 级别，如果肌力≤3，则需要两侧相差 2 个 MRC 评分级别。

2—通常超过 6 个月。

3—在 MMN 病程中可出现感觉症状和体征。

4—发病时主要累及下肢者大约占 10%。

5—曾有腱反射轻微亢进的报道，尤其是在受累的上肢，只要符合排除标准的第 1 项就不能排除 MMN。

6—曾有舌下神经受累的报道。

3. 多灶性运动神经病的治疗推荐

（1）当患者的功能障碍严重需要治疗时，首选静脉注射丙种球蛋白（按体质量 2g/kg，于 2～5d 内分次注射）（A 级推荐）。

（2）如果最初使用大剂量丙种球蛋白静脉注射治疗有效，在一些患者需要定期重复使用丙种球蛋白静脉注射治疗（C 级推荐），维持治疗的频率需要根据治疗反应确定，通常为按体质量 1g/kg，

（2～4周1个疗程或按体质量2g/kg，每1～2个月1个疗程。

（3）不建议使用糖皮质激素治疗。

（4）如果丙种球蛋白静脉注射疗效不充分，需要考虑采用免疫抑制药，但临床试验尚未发现哪种免疫抑制药疗效可靠，来自临床试验和病例系列报道的资料存在矛盾。

（5）因环磷酰胺的毒副作用，故不作为首选。

4. 脱髓鞘性神经病的常见疾病谱见表 8-4。

表 8-4　脱髓鞘性神经病的常见疾病谱

1. 免疫介导性神经病	线粒体病（MNGIE 等）
AIDP	3. 代谢性神经病
CIDP	糖尿病
多灶性运动神经病伴传导阻滞	尿毒症
副蛋白血症相关神经神经病	4. 中毒性神经病
HIV 感染相关的炎性神经病	氨碘酮
移植物抗宿主病	马来酸哌克昔林（冠心宁）
2. 遗传性神经病	六碳化合物
CMT-1	5. 感染
CMT4，CMTX	白喉
异染性白质营养不良	6. 恶性肿瘤
Krabbe 病	一些与淋巴瘤、癌症有关
肾上腺脑白质营养不良	的急性、亚急性神经病

5. MMN 需与以下疾病鉴别，见表 8-5。

表 8-5　MMN 的鉴别诊断

疾病	临床特点	特征性临床表现	实验室及电生理	治疗
多灶性运动神经病（MMN）	不对称肌无力，远端重于近端，上肢重于下肢，无感觉缺失，部分		脑脊液蛋白通常正常，40%～50%的患者抗神经节苷脂抗体 IgM 抗体，多灶性脱髓鞘	丙种球蛋白、利妥昔单抗和环磷酰胺。对激素和血浆置换无反应

续表

疾病	临床特点	特征性临床表现	实验室及电生理	治疗
多灶性运动神经病（MMN）	患者有主观感觉异常、疼痛和疲劳		运动神经病伴/不伴传导阻滞	
多灶获得性脱髓鞘感觉运动神经病（MAD-SAM）	不对称、远端重于近端，上肢重于下肢	明显的感觉丧失	脑脊液蛋白常升高，无细胞数增多。多灶性脱髓鞘感觉运动神经病伴传导阻滞	激素，丙种球蛋白，血浆置换，其他药物包括硫唑嘌呤、环孢素、环磷酰胺、甲氨蝶呤
多灶获得性运动轴索神经病（MAMA）	不对称，无力远端重于近端，无感觉缺失	脑脊液正常	多灶运动轴索神经病，无脱髓鞘和传导阻滞（与运动神经元病类似）	丙种球蛋白，密切观察运动神经元体征
遗传性压力易感周围神经病（HNPP）	不对称、涉及多根神经的肌无力，常见易嵌压部位	感觉缺失，可有家族史（常显）	遗传学检测PMP22缺失，常见嵌压部位局灶神经病（脱髓鞘神经病，类似CIDP）	支持治疗，避免浅表神经受压
运动神经元病（MND）	不对称无力，没有感觉缺失	可有上运动神经元体征和认知障碍，通常肌萎缩明显	EMG支持临床标准，活动性和慢性运动轴索丧失，多个部位肌束震颤	支持治疗

6. MMD 的预后：与运动神经元病（MND）完全不同，MMN 预后相对良好，到目前为止，只报道 2 例死亡的病例，均有 20 年以上的病程，多数患者病情缓慢发展，一些患者常因肌无力而使日常生活不能自理。可有不同时段的平台期和自发缓解期，病程为 3 个月至 30 年不等。因此，提高对本病的认识，及早诊治显得更加重要。

第四节　特发性面神经麻痹

长期医嘱	临时医嘱
神经内科护理常规	血常规
二级护理	尿常规
普通饮食	粪常规＋隐血试验
维生素 B_1　100mg im qd❶	血清生化全套
甲钴胺注射液　500μg im qd❶	凝血功能
泼尼松　50mg po qd❷	血沉、C 反应蛋白（CRP）、免疫全套等
阿昔洛韦　0.2g po tid❸	
氯霉素眼药水　q6h　外用❹	血清莱姆抗体、病毒全套❺
	血糖、糖化血红蛋白，糖耐量试验❺
	血液传染病学检查（包括乙肝、丙肝、梅毒、艾滋病等）
	胸部正侧位 X 线片
	心电图
	腰椎穿刺（脑脊液常规、生化、细胞学、免疫学、病毒学等）❺
	神经电生理检查（包括瞬目反射、面神经传导速度、额肌及口轮匝肌肌电图等）❻
	头颅 CT、颞骨 CT，头颅 MRI＋MRA❼

续表

长期医嘱	临时医嘱
	康复科会诊
	针灸或理疗科会诊 ❸

❶ 神经营养治疗为特发性面神经麻痹（面神经炎）的基础治疗，可促进受损的面神经髓鞘的恢复，急性期通常给予维生素 B_1 100mg 和甲钴胺 500μg 肌内注射，每日 1 次，疗程 2 ～ 3 周。

❷ 对于所有无禁忌证的 16 岁以上患者，急性期尽早口服使用糖皮质激素治疗，可以促进神经损伤的尽快恢复，改善预后。通常选择泼尼松或泼尼松龙口服，30 ～ 60mg/d，连用 5d，之后于 5d 内逐步减量至停用。发病 3d 后口服糖皮质激素是否能够获益尚不明确。

❸ 对于急性期的患者，可以根据情况尽早联合使用抗病毒药物和糖皮质激素，可能会有获益，特别是对于面肌无力严重或完全瘫痪者；但不建议单用抗病毒药物治疗。抗病毒药物可以选择阿昔洛韦或伐西洛韦，如阿昔洛韦口服每次 0.2 ～ 0.4g，每日 3 ～ 5 次，或伐昔洛韦口服每次 0.5 ～ 1.0g，每日 2 ～ 3 次；疗程 7 ～ 10d。

❹ 当患者存在眼睑闭合不全时，应重视对患者眼部的保护。由于眼睑闭合不拢、瞬目无力或动作缓慢，导致异物容易进入眼部，泪液分泌减少，使得角膜损伤或感染的风险增加，必要时应请眼科协助处理。建议根据情况选择滴眼液或膏剂防止眼部干燥，合理使用眼罩保护，特别是在睡眠中眼睑闭合不拢时尤为重要。

❺ 周围性面瘫的继发性病因很多，包括先天性（面神经管狭窄）、感染［病毒、支原体、细菌、特异性感染（梅毒、HIV、莱姆病）、真菌、麻风、伤寒］、创伤（双侧颅底骨折、面部外伤等）、肿瘤（淋巴瘤、转移瘤、白血病、副肿瘤综合征）、代谢性（维尼克脑病等）、免疫性（吉兰 - 巴雷综合征、重症肌无力、Miller-Fisher 综合征、结节病、多发性硬化等）、血管性（脑梗死、脑缺血、锁骨下盗血、椎基底动脉压迫）、中毒性（农药、重金属、有机溶剂）、医源性（动脉栓塞、狂犬疫苗接种史）、内分泌（糖尿病、

甲状腺病、尿毒症周围神经病)、自身免疫性(狼疮、贝赫切特综合征、结节性动脉炎)、血液系统疾病(红细胞增多症、血小板减少性紫癜)等,因此需要行相应的实验室检查进行鉴别,如血糖、传染病、莱姆抗体、腰穿及影像学检查等。

❻ 通常肌电图(EMG)不是诊断特发性面神经麻痹的必要检查。对于严重瘫痪的患者,EMG 检查有助于评估神经损伤的程度,预测预后。在发病的前 10 天复合肌肉动作电位(CMAP)降低 90%(相比于健侧)提示不能完全恢复以及可能需手术干预。EMG 检查应至少在发病 1 周(2 周内)后,以避免假阴性结果。

❼ 特发性面神经麻痹的诊断主要依据临床病史和体格检查。一般来说,影像学检查是没有必要的。但头颅 CT、颞骨 CT 及头颅 MRI+MRA 有助于与血管性疾病、多发性硬化、脑桥小脑肿瘤、中耳炎等鉴别。典型特发性面神经麻痹 MRI 可显示面神经强化。

❽ 在国内临床上,经常采用针灸和理疗等方法来治疗特发性面神经麻痹,但是不同的专家对针灸和理疗的疗效和时机尚持不同意见。有专家认为,针灸宜在发病 1 周后进行。

注:1. 特发性面神经麻痹又称 Bell 麻痹,是因茎乳孔内面神经非特异性炎症所致的周围性面瘫,为面瘫最常见的原因。该病确切病因未明,可能与病毒感染或炎性反应等有关。多数人认为,本病亦属一种自身免疫反应。

2. 特发性面神经麻痹的临床特点

(1)任何年龄、季节均可发病。

(2)急性起病,病情多在 3d 左右达到高峰。

(3)临床主要表现为单侧周围性面瘫,如受累侧闭目、皱眉、鼓腮、示齿和闭唇无力,以及口角向对侧歪斜;可伴有同侧耳后疼痛或乳突压痛。根据面神经受累部位的不同,可伴有同侧舌前 2/3 味觉消失、听觉过敏、泪液和唾液分泌障碍。个别患者可出现口唇和颊部的不适感。当出现瞬目减少、迟缓、闭目不拢时,可继发同侧角膜或结膜损伤。

3. 特发性面神经麻痹通常的诊断是基于临床表现及排除其他可能的病因后做出。因此一般不需常规实验室检查。首先要确定的是面神经麻痹是中枢性还是周围性。任何累及第Ⅶ对脑神经核以上的运动皮质-脑桥通路的病变都会导致中枢性面瘫，导致病变对侧下面部瘫痪。脑卒中（最常见）、肿瘤和脱髓鞘疾病可导致中枢性面瘫。发生在脑桥或第Ⅶ对脑神经水平远端通路的病变可导致周围性面神经麻痹，导致同侧面肌瘫痪。周围性面神经麻痹的病因包括面部骨折、Ramsay-Hunt综合征、糖尿病、结节病、莱姆病、中耳或乳突感染、转移癌、淋巴瘤、慢性脑膜炎和脑桥小脑角或颈静脉球肿瘤。鉴别中枢性和周围性面神经麻痹的简单测试是要求患者皱起额纹。如果额纹皱起为中枢性病变；如果只有一侧额纹皱起则为周围性。

4. 在所有面神经麻痹的患者中，70%左右为特发性面神经麻痹，30%左右为其他病因所致，如吉兰-巴雷综合征、多发性硬化、结节病、糖尿病周围神经病、莱姆病等。对于急性起病的单侧周围性面瘫，在进行鉴别诊断时，主要通过病史和体格检查，寻找有无特发性面神经麻痹不典型的特点。特发性面神经麻痹不典型表现包括：双侧周围性面瘫；既往有周围性面瘫史，再次发生同侧面瘫；只有面神经部分分支支配的肌肉无力；伴有其他脑神经的受累或其他神经系统体征。

5. Ramsay-Hunt综合征是水痘-带状疱疹病毒（VZV）激活后出现典型的特发性面神经麻痹，常发生在60岁以上的老年人。临床特点：①耳廓和外耳道红斑、疼痛、水泡样疹，皮疹和水泡也可出现在口腔、软腭和食管的顶部；②耳鸣和耳痛，疼痛可能较严重并放射至颈部；③感音性耳聋，通常是短暂性的，极少数为永久性；④听觉过敏；⑤眩晕或头晕；⑥（少见）味觉缺失，口干和（或）眼干。

6. 特发性面神经麻痹的鉴别诊断见表8-6。

7. 大多数特发性面神经麻痹预后良好。大部分患者在发病后2～4周开始恢复，3～4个月后完全恢复。在面肌完全麻痹的患者，即使未接受任何治疗，仍有70%在发病6个月后也可以完全恢复。部分患者可遗留面肌无力、面肌联带运动、面肌痉挛或鳄鱼泪现象。面神经减压手术仅对部分患者有效，手术减压的时机、适应证、风险和获益仍不明确，手术减压的并发症包括：第Ⅶ对脑神经损伤、抽搐发作、单侧听力丧失和脑脊液漏等。

表 8-6　特发性面神经麻痹的鉴别诊断

疾病名	体征 / 症状鉴别	化验鉴别
吉兰 - 巴雷综合征	多为双侧周围性面瘫，伴四肢对称性松弛性瘫痪	脑脊液蛋白 - 细胞分离
莱姆病	可表现为单侧或双侧面瘫，伴其他脑神经受累表现，可有发热、头痛、皮肤红斑、关节炎等，有暴露于高危环境或蜱咬伤的病史	伯氏疏螺旋体的 PCR 或免疫检测阳性，确诊需做蛋白质印迹
中耳疾病及并发症	可有发热、疼痛及耳部症状	耳镜检查及颞骨 CT 可见异常
肿瘤	进行性面神经麻痹，腮腺肿物，局部疼痛，耳鸣或同侧听力下降，其他部位可及原发灶	MRI 可见肿瘤病灶（沿面神经分布或内听道、脑桥小脑角、腮腺、颞骨）
糖尿病性神经病变	常伴其它脑神经麻痹，以动眼神经、展神经、面神经多见，可单独发生	血糖及糖耐量异常
脑卒中	中枢性面瘫，伴肢体瘫痪或失语，额肌运动不受累	头颅影像学可见病灶
面神经损伤	外伤或手术史（如腮腺切除术）	颞骨 CT 可见颞骨骨折或面神经病灶
Ramsay-Hunt 综合征	耳廓、外耳道可见疱疹	血清学（急性期、恢复期）确定水痘 - 带状疱疹病毒滴度上升

第五节　面肌痉挛

长期医嘱	临时医嘱
神经内科护理常规	血常规＋血型
二级护理	尿常规
普通饮食	粪常规
卡马西平　100mg po tid❶ 　或 氯硝西泮　0.5mg po tid 　或 加巴喷丁　300mg po bid	血生化全套
	凝血象
A 型肉毒杆菌毒素（BTX-A） 局部注射❷	血沉（ESR）
	血液传染病学检查（包括乙肝、丙肝、梅毒、艾滋病等）
	心电图
	脑电图
	神经肌电图
	头颅 MRI+MRA❸
	神经外科会诊（微血管减压术）❹

❶ 面肌痉挛药物治疗主要包括卡马西平、奥卡西平以及地西泮（安定）等；卡马西平一般 400 ～ 600mg/d 口服时症状开始改善，600 ～ 1000mg/d 时发作完全消失，成人最高剂量不应超过 1200mg/d，停药后可迅速复发，因而需长期维持治疗。但长期服用较大剂量的卡马西平常可出现头晕、嗜睡、共济失调、白细胞减少、震颤等副作用，甚至有剥脱性皮炎的风险，严重的剥脱性皮炎可危及生命。备用药物有巴氯芬、氯硝西泮、苯妥英钠、氟哌啶醇、加巴喷丁等，如氯硝西泮每次 0.5 ～ 1.0mg，每日 3 次服用，可使症状减轻，剂量加大后常有乏力、嗜睡等副作用。

❷ A 型肉毒杆菌毒素（BTX-A）：90% 以上的患者对初次注射肉毒素有效，1 次注射后痉挛症状完全缓解及明显改善的时间为 1 ～ 8 个月，大多集中在 3 ～ 4 个月，而且随着病程延长及注射次

数的增多，疗效逐渐减退。两次治疗间隔不应少于 3 个月，如治疗失败或重复注射后疗效逐步降低，应该考虑其他治疗方法。因此，肉毒素注射不可能作为长期治疗面肌痉挛的措施。需要指出的是，每次注射后的效果与注射部位选择、注射剂量大小以及注射技术是否熟练等因素密切相关。

❸ MRI 检查的意义在于明确可能导致面肌痉挛的颅内病变，如肿瘤、脑血管畸形（AVM）、颅底畸形等，MRI 检查的重要意义还在于明确与面神经存在解剖接触的血管，甚至显示出血管的类别、粗细以及对面神经的压迫程度。尤其是 3D-TOF-MRA 已经成为 MVD 手术前常规的检查，以此为基础的 MRI 成像技术不断发展，已经能够 360° 显示与面神经存在解剖关系的所有血管。

❹ 脑桥小脑角微血管减压术为治疗面肌痉挛的首选手术方法。由于开放性微血管减压术容易导致邻近脑神经损伤（如暂时性或永久性听力减弱或丧失、面神经麻痹、眩晕），脑脊液漏，无菌性及细菌性脑膜炎，颅内积气，共济失调等并发症，故 20 世纪 90 年代以来，越来越多的学者将内镜技术用于微血管减压术中。此项技术的应用扩展了手术视角、减少了颅内感染概率和对小脑神经的牵拉，从而降低了常见并发症的发生率及其严重程度，并大大提高了手术成功率。

注：1. 面肌痉挛（hemifacial spasm，HFS）是指一侧或双侧面部肌肉（眼轮匝肌、表情肌、口轮匝肌）反复发作的阵发性、不自主的抽搐，在情绪激动或紧张时加重，严重时可出现睁眼困难、口角歪斜以及耳内抽动样杂音。面肌痉挛包括典型面肌痉挛和非典型面肌痉挛两种，典型面肌痉挛是指痉挛症状从眼睑开始，并逐渐向下发展累及面颊部表情肌等下部面肌，而非典型面肌痉挛是指痉挛从下部面肌开始，并逐渐向上发展，最后累及眼睑及额肌。临床上非典型面肌痉挛较少，绝大多数都是典型面肌痉挛。面肌痉挛好发于中老年，女性略多于男性，但发病年龄有年轻化的趋势。面肌痉挛虽然大多位于一侧，但双侧面肌痉挛也并非罕见

2. 继发性面肌痉挛少见，其病因明确，多因小脑脑桥区表皮样囊肿、脑膜瘤或神经鞘瘤等引起，症状典型，多合并同侧三叉

神经痛或耳鸣、眩晕、听力下降等前庭蜗神经受压迫症状，颅内 MRI+MRA 可鉴别。

原发性面肌痉挛的具体病因不甚明了。依据病变部位，可将病因学分为中枢病变学说（神经核以上段）及周围病变学说（脑桥小脑角段和出颅孔段）。目前中枢病变的部位和机制尚不清楚，而周围病变学说发展较快，特别是脑桥小脑角血管神经压迫学说得到了多数学者的证实和公认。根据影像学观察的结果，面神经在出脑干处最易受到小脑后下动脉、小脑前下动脉及椎动脉的压迫。静脉血管压迫面神经亦可导致面肌痉挛。面神经在出脑干处受压产生脱髓鞘反应，形成所谓的"假突触"，其可被邻近神经的电活动激发产生"异位放电"，从而引起痉挛发生。基于此学说，临床上采用微血管减压术治疗面肌痉挛取得了较高的成功率。

此外，非血管因素也可能在面肌痉挛的发生中发挥作用，如：①局部蛛网膜粘连增厚，压迫面神经；②面神经运动核兴奋性异常增高；③全身性疾病（如多发性硬化）；④家族性 HFS 机制尚不明确，推测可能与遗传有关。

3. 鉴别诊断：面肌痉挛需要与双侧眼睑痉挛、梅杰综合征、咬肌痉挛、面瘫后遗症等面部肌张力障碍性疾病进行鉴别。

（1）双侧眼睑痉挛：表现为双侧眼睑反复发作的不自主闭眼，往往双侧眼睑同时起病，患者常表现睁眼困难和眼泪减少，随着病程延长，症状始终局限于双侧眼睑。

（2）梅杰综合征：患者常常以双侧眼睑反复发作的不自主闭眼起病，但随着病程延长，会逐渐出现眼裂以下面肌的不自主抽动，表现为双侧面部不自主的异常动作，而且随着病情加重，肌肉痉挛的范围会逐渐向下扩大，甚至累及颈部、四肢和躯干的肌肉。

（3）咬肌痉挛：为单侧或双侧咀嚼肌的痉挛，患者可出现不同程度的上下颌咬合障碍、磨牙和张口困难，三叉神经运动支病变是可能的原因之一。

（4）面瘫后遗症：表现为同侧面部表情肌的活动受限，同侧口角不自主抽动以及口角与眼睑的连带运动，依据确切的面瘫病史可以鉴别。

4. BTX-A 注射方法介绍

（1）注射部位：采用上睑及下睑肌肉多点注射法，即上、下睑的内外侧或外眦部颞侧皮下眼轮匝肌共4点或5点。如伴面部、口角抽动还需于面部中、下及颊部肌内注射3点。依病情需要，也可对眉部内、眉部外或上唇或下颌部肌肉进行注射。

（2）剂量：每点起始量为2.5U/0.1ml。注射1周后有残存痉挛者可追加注射，病情复发者可做原量或加倍量（5.0U/0.1ml）注射。但1次注射总剂量不应超过5.5U，1个月内使用总剂量不应超过200U。

（3）制品稀释：取1支100U"注射用A型肉毒毒素"加生理盐水4ml，稀释成0.1ml稀释毒素含2.5U。要严格掌握适应证和注射技巧，保证最小剂量治疗最佳效果。在1次注射后1～3d症状明显改善，若疗效不佳，可于1周后重复注射，疗效不减。注射后要轻轻压迫2～3min，预防出血和水肿。注射部位保持自然状态，不要按摩，以防药物弥散。必须熟悉面部的肌肉、神经、血管的解剖知识，做到准确、定量、缓慢注射时、减少渗漏，尽量减少并发症的发生。

（4）不良反应：少数患者可出现短暂的症状性干眼、暴露性角膜炎、流泪、畏光、复视、眼睑下垂、瞬目减少、睑裂闭合不全、不同程度面瘫等，多在3～8周内自然恢复。反复注射肉毒素患者将会出现永久性的眼睑无力、鼻唇沟变浅、口角歪斜、面部僵硬等体征。

（5）使用注意事项

① 本品有剧毒，要专人保管，使用者应为受过专门训练人员。

② 发热、急性传染病者缓用；有心、肝、肺疾病，活动性肺结核、血液病者及孕妇和12岁以下儿童慎用本品。

③ 氨基糖苷类抗生素能加强肉毒毒素的作用，使用本品期间应禁用氨基糖苷类抗生素。

④ 应备有1：1000肾上腺素，以备过敏反应时急救用。患者在注射后应留院内观察半小时，无异常反应即可离去。

⑤ 使用时，新鲜配制、及时应用，也可储存于2～8℃冰箱中，于4h内用完。

⑥ 使用后的注射器、药液等物品，应严密消毒，按感染性医疗垃圾处理、销毁。

5. 微血管减压术的适应证

（1）原发性面肌痉挛诊断明确，经头颅 CT 或 MRI 排除继发性病变。

（2）面肌痉挛症状严重，影响日常生活和工作，患者手术意愿强烈。

（3）应用药物或肉毒素治疗的患者，如果出现疗效差、无效、药物过敏或毒副作用时应积极手术。

（4）微血管减压术后复发的患者可以再次手术。

（5）微血管减压术后无效的患者，如认为首次手术减压不够充分，而且术后电生理检测阳性者，可考虑早期再次手术。随访的患者如症状无缓解趋势甚至逐渐加重时也可考虑再次手术。手术并发症包括：①脑神经功能障碍主要为面瘫、耳鸣、听力障碍，少数患者可出现面部麻木、声音嘶哑、饮水呛咳、复视等；②小脑、脑干损伤，包括梗死或出血；③脑脊液漏；④低颅内压综合征等。

第九章　癫痫

第一节　癫痫

长期医嘱	临时医嘱
神经内科护理常规	血常规
一级护理	尿常规
普通饮食	粪常规[2]
卡马西平　0.1g po bid[1]	血清生化全套（肝肾功能、电解质、血糖、血脂等）、前白蛋白
丙戊酸钠　0.25g po bid[1]	凝血象
	血沉（ESR）、C反应蛋白（CRP）
	血氨、血乳酸
	血气分析
	血液传染病学检查（包括乙肝、丙肝、梅毒、艾滋病等）
	胸部正侧位X线片
	心电图、超声心电图
	抗癫痫药血药浓度（丙戊酸钠或卡马西平或苯妥英钠或苯巴比妥等）[3]
	头颅CT和头颅MRI（包括T1W、T2W、FLAIR、海马相+3D，必要时增强）[4]
	脑电图（长程脑电图或视频脑电检测）[5]
	神经心理评定（哈密尔顿焦虑、抑郁量表，韦氏成人智力筛查等）

续表

长期医嘱	临时医嘱
	为明确癫痫病因根据需要完善以下相关检查：
	血清同型半胱氨酸、抗心磷脂抗体、抗"O"、类风湿因子、免疫全套、甲状腺功能、甲状腺抗体、抗中性粒细胞胞浆抗体（ANCA）、肿瘤标记物等
	腰椎穿刺（脑脊液常规、生化、细胞学、免疫学、TORCH、细菌学、囊虫酶标、自免脑抗体等）❻
	血、尿代谢筛查，必要时行基因检测 ❼
	单光子发射计算机断层扫描（SPECT）或正电子发射断层扫描（PET）、功能核磁共振（fMRI）、脑磁图、诱发电位等
	眼科检查（视力、视野、眼底等）
	数字减影脑血管造影（DSA）　prn
	神经外科会诊 ❽

❶ 新诊断的癫痫患者，如果接受规范、合理的抗癫痫药物治疗，70% ～ 80% 患者的发作是可以控制的，其中 60% ～ 70% 的患者经 2 ～ 5 年的治疗可以停药。但由于人们对癫痫缺乏正确认识以及医疗资源匮乏，大多数癫痫患者得不到合理有效的治疗（我国大约有 400 万活动性癫痫患者没有得到合理的治疗）。传统抗癫痫药物包括：苯巴比妥、苯妥英钠、氯硝西泮、卡马西平、丙戊酸等，新型抗癫痫药物包括：托吡酯、拉莫三嗪、奥卡西平、左乙拉西坦、唑尼沙胺、加巴喷丁等。根据发作类型和综合征分类选择药物是癫痫治疗的基本原则。若患者因为治疗效果不理想需要更换其他抗癫痫药物，需要将第二种药物加量至有效治疗剂量后再逐渐减停第一种抗癫痫药物。突然停用抗癫痫药物可能造成发作增多或癫痫持续状态。

❷ 应用抗癫痫药物治疗前应检查血常规和肝肾功能，并定期复查。某些药物如卡马西平、奥卡西平可能出现低钠血症等不良反应，尤其对于老年患者，应定期监测血电解质。不同的人对药品的反应可能会有差异，部分亚洲人在首次服用卡马西平时出现皮肤反应的风险较大，有研究发现携带 HLA-B*1502 的患者服用卡马西平更易发生严重皮肤反应（Stevens Johnson syndrome 和中毒性表皮坏死松解症）。

❸ 通过血药物浓度的测定，临床医师可以依据患者的个体情况，利用药动学的原理和方法，调整药物剂量，进行个体化药物治疗。这不仅提高药物治疗效果，也避免或减少可能产生的药物不良反应。血药浓度检测的指征如下：

a. 由于苯妥英钠具有饱和性药动学特点，治疗窗很窄，安全范围小，易发生血药浓度过高引起的毒性反应。因此患者服用苯妥英钠达到维持剂量后以及每次剂量调整后，都应当测定血药浓度。

b. AEDs 已用至维持剂量仍不能控制发作时应测定血药浓度，以帮助确定是否需要调整药物剂量或更换药物。

c. 在服药过程中患者出现了明显的不良反应，测定血药浓度，可以明确是否药物剂量过大或血药浓度过高所致。

d. 出现特殊的临床状况，如患者出现肝、肾或胃肠功能障碍、癫痫持续状态、怀孕等可能影响药物在体内的代谢，应监测血药浓度，以便及时调整药物剂量。

e. 合并用药尤其与影响肝酶系统的药物合用时，可能产生药物相互作用，影响药物代谢和血药浓度。

f. 成分不明的药，特别是国内有些自制或地区配制的抗癫痫"中成药"，往往加入廉价 AEDs。

血药浓度测定有助于了解患者所服药物的真实情况，引导患者接受正规治疗。

g. 评价患者对药物的依从性（即患者是否按医嘱服药）。血药浓度应在达到稳态浓度之后测定。即患者连续服用维持剂量超过 5 个半衰期后取血测定。为观察药物疗效一般测定谷浓度，清晨空腹取血；为了检查药物的不良反应往往测定峰浓度，即服药后达峰时间取血。不要盲目追求有效浓度范围，应该结合患者临床症状来决定是否需要调整药物剂量。

❹ MRI 对于发现脑部结构性异常有很高的价值，建议癫痫未确诊患者常规进行头颅 MRI 检查。头颅 CT 检查在显示钙化性或出血性病变时较 MRI 有优势。因此对于有钙化的病变（如 Sturge-Weber 综合征、结节性硬化、囊虫结节等），对 MRI 禁忌证的患者（如体内有心脏起搏器、金属植入物的患者，以及 MRI 幽闭综合征者）建议进行 CT 检查。其它影像学检查，如功能核磁共振（fMRI）、磁共振波谱（MRS）、单光子发射计算机断层扫描（SPECT）、正电子发射断层扫描（PET）、脑磁图等，均不是癫痫患者的常规检查。

❺ 脑电图（EEG）检查：癫痫发作最本质的特征是脑神经元异常过度放电，而 EEG 是能够反映脑电活动最直观、便捷的检查方法，是诊断癫痫发作、确定发作和癫痫的类型最重要的辅助手段，为癫痫患者的常规检查。另外，EEG 也有助于评价首次出现癫痫发作以后的再次出现癫痫发作的可能性，也有助于判断治疗反应，作为减药、停药的参考指标之一。但脑电图检查也有一定的应用局限。10% 正常人可有非特异性脑电图异常，1% 的正常人可检测到癫痫样放电，不能据此诊断癫痫，同时脑电图正常也不可以排除癫痫的诊断。除常规脑电图外，尚有动态脑电图（AEEG）、视频脑电图（VEEG）等检查。VEEG 检查时对患者同时进行脑电图记录和同期录像，易于观察癫痫发作与脑电图变化间的实时关系，检查时间可为数小时至数天，是目前诊断癫痫最可靠的检查方法，也是进行癫痫鉴别诊断和癫痫外科手术前评估的重要手段。

❻ 脑脊液检查：主要为排除颅内感染等疾病。除常规、生化、细菌培养涂片外，还应做支原体、弓形体、巨细胞病毒、单纯疱疹病毒、囊虫病等病因学检查。自身免疫性脑炎患者常伴有痫性发作，因此对病因不明的癫痫患者，应有目的地行血和脑脊液抗 NMDAR、AMPAR、LGI1 等抗体检测。

❼ 遗传因素是导致癫痫尤其是经典的特发性癫痫的重要原因。分子遗传学研究发现，大部分遗传性癫痫的分子机制为离子通道（如钾、钠、钙通道）或相关分子的结构或功能改变。癫痫的遗传学病因主要有四种表现形式：单基因遗传性癫痫、多基因遗传性癫

痫、遗传性多系统疾病中的癫痫、细胞（染色体）遗传异常所致的癫痫。与癫痫相关的常见遗传性疾病见表 9-1。

表 9-1　与癫痫相关的常见遗传性疾病

疾病分类	具体疾病
进行性肌阵挛癫痫	神经元蜡样褐脂质沉积症、唾液酸沉积症、Lafora 病、Unverricht-Lundborg 病、肌阵挛癫痫伴破碎红纤维病、齿状核红核苍白球路易体萎缩等
神经皮肤综合征	结节性硬化、神经纤维瘤病、伊藤黑色素减少症、表皮痣综合征、Sturge-Weber 综合征等
皮质发育畸形	孤立的无脑回畸形、Miller-Dieker 综合征、X 连锁无脑回畸形、皮质下带状灰质异位、脑室周围结节样灰质异位、局灶性灰质异位、半侧巨脑回、双侧大脑外侧裂周围综合征、多处小脑回畸形、裂脑畸形、局灶性或多灶性皮质发育不良等
大脑发育障碍	Aicardi 综合征、前脑无裂畸形等
染色体异常	脆性 X 综合征、13 三体综合征、18 三体综合征、Wolf-Hirschhorn 综合征、唐氏综合征、环状 20 染色体、12P 三体综合征、环状 14 染色体、部分性 4P 单体、15 染色体反转复制综合征等
相邻基因综合征	Angelman 综合征、Miller-Dieker 综合征、Prader-Willi 综合征等
遗传性代谢性疾病	非酮性高甘氨酸血症、D- 甘氨酸血症、丙酸血症、亚硫酸盐氧化酶缺乏症、果糖 1,6- 二磷酸酶缺乏症、其他有机酸尿症、吡哆醇依赖症、氨基酸病（苯丙酮尿症，其他）、尿素循环障碍、碳水化合物代谢异常、生物素代谢异常、叶酸和维生素 B_{12} 代谢异常、葡萄糖转运蛋白缺乏、Menkes 病、糖元贮积病、Krabbe 病、延胡索酸酶缺乏、过氧化物体病、Sanfilippo 综合征、线粒体病等

❽ 癫痫的治疗方法包括药物治疗、外科治疗（包括神经调控疗法）和生酮饮食。癫痫外科治疗的方法主要如下：

a. 切除性手术：病灶切除术、致痫灶切除术、（多）脑叶切除性、大脑半球切除术、选侧性海马-杏仁核切除术。

b. 离断性手术：单脑叶或多脑叶离断术、大脑半球离断术。

c. 姑息性手术：胼胝体切开术、多处软膜下横切术、脑皮质电凝热灼术。

d. 立体定向放射治疗术：致痫灶放射治疗、传导通路放射治疗。

e. 立体定向射频毁损术：致痫灶放射治疗、传导通路放射治疗。

f. 神经调控手术：利用植入性和非植入性技术手段，依靠调节电活动或化学递质的手段，来达到控制或减少癫痫发作的目的。癫痫常用的神经调控手术有：迷走神经刺激术、脑深部电刺激术、反应式神经电刺激术、微量泵的植入技术及经颅磁刺激等。术前均应该运用可能的各种技术手段，仔细充分评估手术可能给患者带来的获益及风险，并且与患者及其监护人充分沟通手术的利弊，共同决定是否手术及手术方案。

注：1. 癫痫发作（epileptic seizure）是指脑神经元异常过度、同步化放电活动所造成的一过性临床表现。癫痫发作应具有三方面要素。

（1）临床表现：癫痫发作必须有临床表现[症状和（或）体征]，可多种多样，如感觉、运动、自主神经、意识、情感、记忆、认知及行为等障碍。

（2）起始和终止的形式：癫痫发作一般具有突发突止、短暂一过性、自限性的共同特点。通常可以根据行为表现或脑电图改变来判断癫痫发作的起始和终止。癫痫持续状态是一种表现持续或反复发作的特殊情况。

（3）脑部异常过度同步化放电：要通过脑电图检查才能证实。这是癫痫发作区别于其他发作性症状的最本质的特征。按照有无急性诱因，癫痫发作大体上可分为诱发性发作（provoked seizure）和非诱发性发作（unprovoked seizure）。诱发性发作最常见于中枢神经系统疾病（感染/脑卒中等）或全身系统性疾病（血糖异常/电解质紊乱/中毒/发热等）的急性期，是一种急性症状性发作（acute symptomatic seizure）。这种发作仅代表疾病急性期的一种症状，不意味急性期过后一定反复出现癫痫发作。非诱发性发作则找不到明确的急性诱因。例如，病毒性脑炎急性期出现的癫痫发作是诱发性发作，而脑炎数年后出现的癫痫发作则为非诱发性发作。有癫痫发作但通常不诊断为癫痫的情况包括：新生儿良性发作、热惊厥、酒精或药物戒断性发作、中枢神经系统或全身系统性疾病的急性期出现的发作。

2. 癫痫（epilepsy）是多种原因导致的脑部神经元高度同步化异常放电的临床综合征，临床表现具有发作性、短暂性、重复性和刻板性的特点。根据大脑受累的部位和异常放电扩散的范围，功能失常可表现为运动、感觉、意识、行为、自主神经等不同程度的功能障碍，或者几种情况同时存在。国内的诊断标准认为反复出现的癫痫发作称为癫痫。仅有一次发作不诊断为癫痫。2014 年国际抗癫痫联盟（ILAE）推荐癫痫的临床实用定义为：癫痫是一种脑部疾病，符合如下任何一种情况可确定为癫痫：①至少 2 次间隔＞ 24h 的非诱发性（或反射性）发作；②一次非诱发性（或反射性）发作，并且在未来 10 年内，再次发作风险与两次非诱发性发作后的再发风险相当时（至少 60%）；③诊断某种癫痫综合征（指由一组特定的临床表现和脑电图改变组成的癫痫疾患——即脑电临床综合征）。有 2 次癫痫发作的患者第 3 次发作的概率约 73%。对于首次发作再发风险＞ 60% 包括以下四项任何一项：脑电图有发作间期痫样放电，临床病史或神经影像发现远期症状性的病因，神经系统查体异常，睡眠中首次痫性发作。

3. 癫痫的发生是内在遗传因素和外界环境因素在个体内相互作用的结果。ILAE 分类工作组建议将癫痫病因分为 6 大类：遗传性、结构性、代谢性、免疫性、感染性及病因不明。每名患者可以有单个或多个病因，需特别关注可治病因。癫痫的常见获得性病因如下：

（1）海马硬化：是颞叶癫痫最常见的病因。

（2）出生前及围产期脑损伤：颅内出血和出生窒息（缺血缺氧性脑病）与日后的癫痫明显相关。

（3）中枢神经系统感染：是发生癫痫的重要危险因素。脑炎或脑膜炎、脑囊虫病、结核瘤和弓形虫病是症状性癫痫的常见原因。

（4）脑血管病：脑卒中是老年人癫痫的最主要的病因，大多数发生在 1 年内。部位表浅尤其是皮质或近皮质区域的脑卒中更容易发生癫痫。出血性要比缺血性脑卒中更容易患癫痫。反复多次脑卒中患者的癫痫发病率明显增高。脑卒中后早期出现癫痫发作也提示日后发生癫痫的风险增加。脑动静脉畸形、海绵状血管瘤、皮质静脉性梗死也是癫痫的常见病因。

（5）脑肿瘤：幕上脑肿瘤患者中，有50%可出现癫痫。低度恶性肿瘤要比迅速浸润生长的肿瘤更容易导致癫痫。肿瘤位于皮质或近皮质区域时容易出现癫痫，尤其是位于额-中央-颞叶区的肿瘤。常引起癫痫的原发性脑肿瘤包括恶性程度低的神经胶质瘤、神经节神经胶质瘤、胚胎发育不良性神经上皮瘤（DNET）、错构瘤、下丘脑错构瘤及脑膜瘤。脑转移瘤也容易发生癫痫，甚至出现癫痫持续状态。

（6）颅脑损伤：颅脑外伤是癫痫的重要病因之一，50%~60%的患者首次发作出现在外伤后1年内。发生癫痫的风险取决于外伤的部位和严重程度。开放性头外伤比闭合性头外伤日后更容易患癫痫。额叶或颞叶脑组织损伤更容易发生癫痫。颅脑外伤后早期出现癫痫发作提示日后发生癫痫的风险增加。

（7）脑部手术：脑部手术后发生癫痫的风险取决于潜在疾病的性质、手术的部位和范围。外科治疗脑脓肿的癫痫风险最高。

（8）神经变性：累及脑皮质的神经变性病可以出现癫痫。如青少年型亨廷顿病、克-雅脑病等。

（9）脱髓鞘病变：癫痫与多发性硬化有一定关系。多发性硬化患者发生癫痫的风险是正常人群的3倍。我国约有600万的活动性癫痫患者，每年有40万左右新发癫痫患者。病因与年龄的关系较为密切，不同的癫痫年龄组往往有不同的病因（表9-2）。

4. 癫痫的诊断分为五个步骤。

（1）确定发作性事件是否为癫痫发作，传统上，临床出现两次（间隔至少24h）非诱发性癫痫发作时就可诊断癫痫。

（2）确定癫痫发作的类型。

（3）确定癫痫及癫痫综合征的类型。

（4）确定病因。

（5）确定残障（disability）和共患病。癫痫的确诊和发作类型的准确判断是正确治疗、合理用药以及预后判断的先决条件。目前，世界范围内普遍应用的仍是ILAE在1981年推出的癫痫发作分类（表9-3）。该分类方案以临床表现和EEG改变（发作间期及发作

表 9-2 癫痫患者不同年龄组常见病因

新生儿及婴儿期	先天以及围产期因素（缺氧、窒息、头颅产伤）、遗传代谢性疾病、皮质发育畸形等
儿童以及青春期	特发性（与遗传因素有关）、先天以及围产期因素（缺氧、窒息、头颅产伤）、中枢神经系统感染、脑发育异常等
成人期	海马硬化、头颅外伤、脑肿瘤、中枢神经系统感染性疾病等
老年期	脑血管意外、脑肿瘤、代谢性疾病、变性病等

表 9-3 癫痫发作的分类方案（ILAE 分类和名词委员会，1981 年）

部分性发作（从一侧大脑半球开始）
　单纯部分发作（无意识障碍）
　　运动症状的发作
　　躯体感觉性或特殊感觉症状的发作
　　有自主神经症状的发作
　　有精神症状的发作
　复杂部分发作（伴意识障碍）
　　单纯部分性发作起病，继而出现意识障碍
　　发作开始就有意识障碍
　部分性发作发展至全面性发作
　　单纯部分性发作发展至全面性发作
　　复杂部分性发作发展至全面性发作
　　单纯部分性发作发展成复杂部分性发作然后继发全面性发作
全面性发作
　失神发作和不典型失神发作
　肌阵挛发作
　阵挛发作
　强直发作
　全面性强直阵挛发作
　失张力发作
不能分类的发作
　因资料不充足或不完全以及迄今分类标准尚无法归类的发作

期）作为分类依据，将癫痫发作分为：部分性发作、全面性发作（最初的临床发作表现及 EEG 改变提示"双侧大脑半球同时受累"）、不能分类的发作。2010 年 ILAE 对癫痫发作的概念和分类进行了部分修订。随着对癫痫基础和临床研究的深入，2017 年 ILAE 推出了新的癫痫发作及癫痫分类，融入了 35 年来癫痫领域的新进展及新认识，新的分类更关注癫痫的起源，"局灶性"是指起源于局限于一侧大脑半球的网络，也可以起源于皮质下结构。全面性指起源于广泛分布于双侧大脑半球的脑网络上的一点，并迅速波及整个网络（表 9-4）。

表 9-4　ILAE 2017 癫痫发作分类
（ILAE 分类和名词委员会，2017 年）

局灶性起源	全面性起源	未知起源
意识清楚　意识受损		
运动起源 　自动症 　失张力发作 　阵挛发作 　癫痫样痉挛发作 　过度运动发作 　肌阵挛发作 　强直发作 非运动起源 　自主神经性发作 　行为中止 　认知性发作 　情绪性发作 　感觉性发作	运动性 　强直-阵挛 　阵挛发作 　强直发作 　肌阵挛发作 　失张力发作 　肌阵挛-强直-阵挛 　肌阵挛-失张力发作 　癫痫样痉挛发作 非运动性(失神) 　典型失神 　非典型失神 　肌阵挛失神发作	运动性 　强直-阵挛发作 　癫痫样痉挛发作 非运动性 　行为中止 不能归类
局灶性进展为 双侧强直-阵挛性		

5. 癫痫综合征（epileptic syndrome）指由一组特定的临床表现和脑电图改变组成的癫痫疾患（即脑电临床综合征）。临床上常结合发病年龄、发作类型、病因学、解剖基础、发作时间规律、诱发

因素、发作严重程度、其他伴随症状、脑电图及影像学结果、既往史、家族史、对药物的反应及转归等资料，做出某种癫痫综合征的诊断。诊断癫痫综合征的对于治疗选择、判断预后等方面具有一定指导意义。目前临床普遍应用的仍是 1989 年 ILAE 推出的《癫痫和癫痫综合征的国际分类》方案（表 9-5），近二十余年来陆续发现了一些新的癫痫及综合征。1989 年 ILAE 将癫痫及癫痫综合征分成四大类：部位相关性（局灶、局限性、部分性）癫痫及综合征、全面性癫痫及综合征、不能确定为局灶性还是全面性的癫痫及综合征、特殊综合征，并从病因学角度，将癫痫及癫痫综合征主要分为以下三种类型。

（1）特发性癫痫及综合征：除了可能的遗传易感性之外，没有其他潜在的病因。除了癫痫发作之外，没有结构性脑部病变和其他神经系统症状或体征。通常有年龄依赖性，如儿童失神癫痫、青少年肌阵挛癫痫。

表 9-5 癫痫和癫痫综合征的分类
（ILAE 分类和名词委员会，1989 年）

1. 与部位相关（局灶性、限局性、部分性）的癫痫及综合征
  （1）特发性（起病与年龄有关）
       具有中央、颞区棘波的良性儿童癫痫
       具有枕叶爆发的儿童癫痫
       原发性阅读性癫痫
  （2）症状性
       慢性进行性部分性癫痫持续状态
       以特殊形式诱发发作为特征的综合征
       颞叶癫痫
       额叶癫痫
       枕叶癫痫
       顶叶癫痫
  （3）隐源性
2. 全面性癫痫和综合征
  （1）特发性（按起病年龄次序列举）
       良性家族性新生儿惊厥

良性新生儿惊厥

良性婴儿肌阵挛癫痫

儿童失神癫痫

青少年失神癫痫

青少年肌阵挛癫痫

觉醒时大发作的癫痫

其他全面性特发性癫痫

以特殊状态诱发发作的癫痫

（2）隐源性和（或）症状性

West 综合征（婴儿痉挛）

Lennox-Gastaut 综合征

肌阵挛站立不能性癫痫

肌阵挛失神癫痫

（3）症状性

非特异性病因引起

早期肌阵挛性脑病

婴儿早期伴有爆发抑制脑电图的癫痫性脑病

其他症状性全面性癫痫

特殊综合征

合并于其他疾病的癫痫发作，包括有发作及以发作为主要症状的疾病

3. 不能决定为局灶性还是全面性的癫痫和癫痫综合征

（1）兼有全面性和局灶性发作的癫痫

新生儿发作

婴儿严重肌阵挛性癫痫

慢波睡眠中持续性棘慢波癫痫

获得性癫痫性失语症（Landau-Kleffner 综合征）

其他不能确定的癫痫

（2）没有明确的全面性或局灶性特征的癫痫

4. 特殊综合征

（1）热性惊厥

（2）孤立稀少的发作或孤立的癫痫状态

（3）仅由于急性代谢性或中毒性事件的发作，如乙醇、药物、子痫、非酮性高血糖等因素而引起的发作

（2）症状性癫痫及综合征：癫痫发作是由一个或多个可辨认的结构性脑部病变引起，如海马硬化引起的内侧颞叶癫痫、局灶性皮质发育不良引起的额叶癫痫。

（3）隐源性癫痫及综合征：推测病因也是症状性的，但以目前检查手段无法明确病因。随着高分辨率 MRI 的应用以及遗传病因学的发展，隐源性癫痫的数量将越来越少。

6. 癫痫的诊断：癫痫的诊断可分为五个步骤。

① 确定发作性事件是否为癫痫发作。

② 确定癫痫发作的类型。

③ 确定癫痫及癫痫综合征的类型。

④ 确定病因：包括遗传性、结构性、代谢性、免疫性、感染性及病因不明等。

⑤ 确定残障和共患病。癫痫发作史在癫痫的诊断、分类诊断等方面具有重要作用。此外尚需收集出生史、生长发育史、热性惊厥病史、家族史等，为诊断癫痫提供更多的线索。

7. 抗癫痫药物治疗的原则

（1）根据发作类型和综合征的选药原则：根据发作类型和综合征分类选择药物是癫痫药物治疗的基本原则。同时还需要考虑禁忌证、可能的副作用、特殊治疗人群（如育龄妇女、儿童、老人等）的需要、药动学和治疗费用等。详见表9-6、表9-7。

（2）单药治疗的原则：70% ~ 80% 的癫痫患者可以通过单药治疗控制发作。主要优点包括：方案简单，依从性好；药物不良反应相对较少；致畸性较联合用药小；无药物之间的相互作用等。如果一种一线药物已达最大可耐受剂量仍然不能控制发作，可加用另一种一线或二线药物，至发作控制或最大可耐受剂量后逐渐减掉原有的药物，转换为单药。如果2次单药治疗无效，再选第三种单药治疗获益的可能性较小，可以考虑选择多药治疗。

（3）合理的多药治疗：约20% 的患者在2次单药治疗后仍然不能很好的控制发作，此时建议考虑合理的多药联合治疗。多药联合治疗应该综合考虑以下因素：选择不同作用机制的药物；避免有相同的不良反应、复杂的相互作用和肝酶诱导的药物合用。如果联合治疗仍不能获得更好的疗效，建议选择疗效和不良反应之间的最佳

表 9-6 根据发作类型选药原则

发作类型	一线药物	添加药物	可以考虑的药物	可能加重发作的药物
全面性强直阵挛发作	丙戊酸 拉莫三嗪 卡马西平 奥卡西平 左乙拉西坦 苯巴比妥	左乙拉西坦 托吡酯 丙戊酸 拉莫三嗪 氯巴占 *		
失神发作	丙戊酸 乙琥胺 * 拉莫三嗪	丙戊酸 乙琥胺 * 拉莫三嗪	氯硝西泮 氯巴占 * 左乙拉西坦 托吡酯 唑尼沙胺	卡马西平 奥卡西平 苯妥英钠 加巴喷丁 普瑞巴林 替加宾 * 氨己烯酸 *
肌阵挛发作	丙戊酸钠 左乙拉西坦 托吡酯	左乙拉西坦 丙戊酸 托吡酯	氯硝西泮 氯巴占 * 唑尼沙胺	卡马西平 奥卡西平 苯妥英钠 加巴喷丁 普瑞巴林

续表

发作类型	一线药物	添加药物	可以考虑的药物	可能加重发作的药物
肌阵挛发作				替加宾 * 氨己烯酸 *
强直或失张力发作	丙戊酸钠	拉莫三嗪	托吡酯 卢非酰胺 *	卡马西平 奥卡西平 加巴喷丁 普瑞巴林 替加宾 * 氨己烯酸 *
局灶性发作	卡马西平 拉莫三嗪 奥卡西平 左乙拉西坦 丙戊酸	卡马西平 左乙拉西坦 拉莫三嗪 奥卡西平 加巴喷丁 丙戊酸 托吡酯 唑尼沙胺 氯巴占 *	苯妥英钠 苯巴比妥	

* 者为目前国内市场尚没有的抗癫痫药。

注：中国抗癫痫协会编著．临床诊疗指南——癫痫病分册．2015年修订版．北京：人民卫生出版社，2015.

表 9-7 根据癫痫综合征选药原则

癫痫综合征	一线药物	二线药物	可以考虑的药物	可能加重发作的药物
儿童失神癫痫 青少年失神癫痫 或其他失神综合征	丙戊酸钠、拉莫三嗪、乙琥胺	丙戊酸钠、拉莫三嗪、乙琥胺	氯硝西泮、左乙拉西坦、唑尼沙胺、氯巴占、托吡酯	卡马西平、奥卡西平、苯妥英钠、加巴喷丁、普瑞巴林、氨己烯酸、替加宾
青少年肌阵挛癫痫	丙戊酸钠、拉莫三嗪	左乙拉西坦、托吡酯	氯硝西泮、唑尼沙胺、氯巴占、苯巴比妥	卡马西平、奥卡西平、苯妥英钠、加巴喷丁、普瑞巴林、氨己烯酸、替加宾
仅有全面强直阵挛发作的癫痫	丙戊酸钠、卡马西平、拉莫三嗪、奥卡西平	左乙拉西坦、托吡酯、丙戊酸、氯巴占	苯巴比妥	
特发性全面性癫痫	丙戊酸、拉莫三嗪	左乙拉西坦、丙戊酸、拉莫三嗪、托吡酯	氯硝西泮、唑尼沙胺、氯巴占、苯巴比妥	卡马西平、奥卡西平、苯妥英钠、加巴喷丁、普瑞巴林、氨己烯酸、替加宾

续表

癫痫综合征	一线药物	二线药物	可以考虑的药物	可能加重发作的药物
婴儿痉挛症	氨己烯酸、类固醇	氯硝西泮、丙戊酸钠、托吡酯、拉莫三嗪		卡马西平、奥卡西平
Dravet综合征	丙戊酸、托吡酯	左乙拉西坦、氯硝西泮		卡马西平、奥卡西平、加巴喷丁、普瑞巴林、拉莫三嗪、苯妥英钠、氨己烯酸、替加宾
Lennox-Gastaut综合征	丙戊酸	拉莫三嗪	左乙拉西坦、托吡酯、卢非酰胺、非氨酯	卡马西平、奥卡西平、加巴喷丁、普瑞巴林、替加宾、氨己烯酸
伴中央颞区棘波的儿童良性癫痫或晚发的儿童枕叶癫痫	丙戊酸、卡马西平、奥卡西平、拉莫三嗪、左乙拉西坦	卡马西平、奥卡西平、左乙拉西坦、丙戊酸、托吡酯、拉莫三嗪、加巴喷丁、氯巴占	苯巴比妥、苯妥英钠、替加宾、氨己烯酸、唑尼沙胺、普瑞巴林	

续表

癫痫综合征	一线药物	二线药物	可以考虑的药物	可能加重发作的药物
癫痫性脑病伴慢波睡眠期持续棘慢波	丙戊酸钠、类固醇	左乙拉西坦、托吡酯、拉莫三嗪		卡马西平、奥卡西平
Landau-Kleffner综合征（获得性癫痫性失语）	丙戊酸钠、类固醇、氯硝西泮	左乙拉西坦、拉莫三嗪		卡马西平、奥卡西平
肌阵挛-失张力癫痫	丙戊酸、托吡酯、氯硝西、氯巴占	左乙拉西坦、拉莫三嗪		卡马西平、奥卡西平、苯妥英钠、加巴喷丁、普瑞巴林、氨己烯酸、替加宾

平衡点，改善患者生活质量。

（4）抗癫痫药物的调整：抗癫痫药物初始治疗应该从小剂量开始，缓慢增加剂量直至发作控制或最大可耐受剂量，最大量不要超过药物的治疗量上限或根据药物浓度决定。儿童一律按体重计算药量，但最大剂量不应该超过成人剂量。详见表9-8。治疗过程中患者如果出现剂量相关的副作用（如头晕、嗜睡、疲劳、共济失调等），可暂时停止增加剂量或酌情减少当前用量，待副作用消退后再继续增加量至目标剂量。或出现不良反应，如皮疹、血常规、肝肾功能等，定期查血常规、肝肾功能、电解质等，以及时发现药物副作用并及时处理。如果癫痫药物治疗失败应该检查患者的依从性、重新评估癫痫的诊断、选择另一种有效且副作用较小的药物，逐渐加量至发作控制或最大可耐受剂量。发作控制后可考虑逐渐减掉原来的抗癫痫药物，减药应在新药达稳态血药浓度之后进行，减量应该缓慢进行。

（5）抗癫痫药物的不良反应：所有的抗癫痫药物都可能产生不良反应，其严重程度在不同个体有很大差异。可以分为剂量相关的不良反应、特异体质的不良反应、长期的不良反应、致畸作用。最常见的不良反应包括对中枢神经系统的影响如镇静、嗜睡、头晕、共济障碍、认知、记忆等，对全身多系统的影响如血液系统、消化系统、体重改变、生育问题、骨骼健康等和特异体质反应。详见表9-9。

（6）抗癫痫药物之间的相互作用：常见抗癫痫药物之间的相互作用包括肝酶诱导、肝酶抑制和蛋白结合置换作用等。常用抗癫痫药物之间的相互作用详见表9-10。

8. 癫痫开始药物治疗的原则

（1）当癫痫诊断明确时应开始抗癫痫药治疗，治疗的起始决定需要与患者或其监护人进行充分的讨论，衡量风险和收益后决定，讨论时要考虑到癫痫综合征的类型及预后；通常情况下，第二次癫痫发作后推荐开始用抗癫痫药治疗；虽然已有两次发作，但发作间隔期在一年以上，可以暂时推迟药物治疗；以下情况抗癫痫药治疗在第一次无诱因发作后开始：a.患者有脑功能缺陷；b.脑电图提示明确的痫样放电；c.患者或监护人认为不能承受再发一次的风险；d.头颅影像显示脑结构损害。

表9-8 抗癫痫药物的剂量

人群	起始剂量	增加剂量	维持剂量	最大剂量	有效浓度	服药次数/(次/日)
卡马西平						
成人	100~200mg/d	100~200mg/周 逐渐增加	400~1200mg/d	1600mg/d	4~12mg/L	2~3
儿童	<6岁 5mg/(kg·d) 6~12岁	5~7天增加1次 每2周增加1次 10mg/(kg·d)	10~20mg/(kg·d) 400~800mg/d	400mg 1000mg		2 2~3
氯硝西泮						
成人	1.5mg/d	0.5~1/3d	4~8mg/d	20mg/d		3
儿童	10岁以下或体重 <30kg, 0.01~0.03mg/(kg·d)	0.3~0.05mg/(kg·3d)	0.1~0.2mg/(kg·d)		20~90μg/L	2~3
苯巴比妥（鲁米那）						
成人	30~60mg/d	30mg/周	90~180mg/d	180mg/d	15~40mg/L	1~3
儿童	2mg/(kg·d)		2~5mg/(kg·d)			1~3

续表

人群	起始剂量	增加剂量	维持剂量	最大剂量	有效浓度	服药次数/(次/日)
苯妥英钠（大仑丁）						
成人	200mg/d	逐渐增加	250～300mg/d	500mg/d	10～20mg/L	2～3
儿童	5mg/（kg·d）	逐渐增加	4～8mg/（kg·d）	250mg		2～3
扑痫酮（扑米酮）						
成人	50mg/d，1次晚服	逐渐增加	750～1000mg/d	1500mg/d		3
儿童	8岁以下5mg/（kg·d），1次服 8岁以上同成人	逐渐增加	375～700mg/d 或 10～25mg/（kg·d）			3
丙戊酸钠						
成人	5～10mg/（kg·d）	逐渐增加	600～1200mg/d	1800mg/d	50～100mg/L	2～3
儿童	15mg/（kg·d）	逐渐增加	20～30mg/（kg·d）			2～3
加巴喷丁						
成人	300mg/d	300mg/d	900～1800mg/d	2400～3600mg/d		3

续表

人群	起始剂量	增加剂量	维持剂量	最大剂量	有效浓度	服药次数（次/日）
儿童	12岁以下剂量未定，12～18岁剂量同成年人					
老人	首次剂量由肌酐清除率决定					
拉莫三嗪						
单药治疗						
成人	50mg/d	25mg/周	100～200mg/d	500mg/d		2
儿童	0.3mg/（kg·d）	0.3mg/（kg·d）	2～10mg/（kg·d）			2
与肝酶诱导类的AEDs物合用						
成人	50mg/d	50mg/2周	100～200mg/d			2
儿童	0.6mg/（kg·d）	0.6mg/（kg·d）	5～15mg/（kg·d）			2
与丙戊酸类药物合用						
成人	12.5mg/d	12.5mg/2周	100～200mg/d			2
儿童	0.15mg/（kg·d）	0.15mg/（kg·d）	1～5mg/（kg·d）			2

续表

人群	起始剂量	增加剂量	维持剂量	最大剂量	有效浓度	服药次数/(次/日)
左乙拉西坦（尚无4岁以下儿童的使用资料）						
成人	1000mg/d	500～1000mg/2周	1000～4000mg/d			2
儿童	10～20mg/(kg·d)	10～20mg/(kg·周)	20～60mg/(kg·d)			
奥卡西平						
成人	150～300mg/d	300～600mg/周	600～1200mg/d	2400mg/d		2
儿童	8～10mg/(kg·d)	10mg/(kg·周)	20～30mg/(kg·d)	45mg/(kg·d)		2
托吡酯						
成人	25mg/d	25～50mg/周	100～400mg/d			2
儿童	0.5～1mg/(kg·d)	0.5～1mg/(kg·d)	3～6mg/(kg·d)			
唑尼沙胺						
成人	100～200mg/d	100mg/1～2周	200～400mg/d	600mg/d	20～30mg/L	2
儿童	2～4mg/(kg·d)	2～4mg/(kg·周)	4～8mg/(kg·d)	12mg/d		

表 9-9 抗癫痫药物常见的不良反应

药物	剂量相关的副作用	长期治疗的副作用	特异体质副作用	对妊娠的影响 FDA 妊娠安全分级
卡马西平	复视、头晕、视物模糊、恶心、困倦、中性粒细胞减少、低钠血症	低钠血症	皮疹、再生障碍性贫血、Stevens-Johnson 综合征、肝损害	D 级 能透过胎盘屏障，可能导致神经管畸形
氯硝西泮	常见：镇静（成人比儿童更常见）、共济失调	易激惹、攻击行为、多动（儿童）	少见，偶见白细胞减少	D 级 能透过胎盘屏障，有致畸性及胎儿镇静、肌张力下降
苯巴比妥	疲劳、嗜睡、抑郁、注意力涣散、多动、易激惹（见于儿童）、攻击行为、记忆力下降	少见皮肤粗糙、性欲力下降、突然停药可出现戒断症状、焦虑、失眠等	皮疹、中毒性表皮溶解症、肝炎	D 级 能透过胎盘屏障，可发生新生儿出血
苯妥英钠	眼球震颤、共济失调、厌食、恶心、呕吐、攻击行为、巨幼红细胞性贫血、	痤疮、齿龈增生、面部粗糙、多毛、骨质疏松、小脑及脑干萎缩（长期大量使用）、性欲缺乏、维生素 K 和叶酸缺乏	皮疹、周围神经病、Stevens-Johnson 综合征、肝毒性	D 级 能透过胎盘屏障，可能导致胎儿头面部畸形、心脏发育异常、精神发育缺陷及新生儿出血

续表

药物	剂量相关的副作用	长期治疗的副作用	特异体质副作用	对妊娠的影响 FDA 妊娠安全分级
扑痫酮	同苯巴比妥	同苯巴比妥	皮疹、血小板减少、狼疮样综合征	D级 同苯巴比妥
丙戊酸钠	震颤、厌食、恶心、呕吐、困倦	体重增加、脱发、月经失调或闭经、多囊卵巢综合征	肝毒性（尤其在2岁以下的儿童）、血小板减少、急性胰腺炎（罕见）、丙戊酸钠脑病	D级 能透过胎盘屏障，可能导致神经管畸形及新生儿出血
加巴喷丁	嗜睡、头晕、疲劳、复视、感觉异常、健忘	较少	罕见	C级
拉莫三嗪	复视、头晕、头痛、恶心、呕吐、困倦、共济失调、嗜睡	攻击行为、易激惹	皮疹、Stevens-Johnson综合征、中毒性表皮松解症、肝衰竭、再生障碍性贫血	C级
奥卡西平	疲劳、困倦、复视、头晕、共济失调、恶心	低钠血症	皮疹	C级

续表

药物	剂量相关的副作用	长期治疗的副作用	特异体质副作用	对妊娠的影响 FDA妊娠安全分级
左乙拉西坦	头痛、困倦、易激惹、感染、类流感综合征	较少	无报告	C级
托吡酯	厌食、注意力障碍、语言、记忆障碍、感觉异常、无汗	肾结石、体重下降	急性闭角性青光眼（罕见）	C级

注：美国药品和食品管理局（FDA）根据药物对动物或人类所具有的不同程度的致畸性，将药物对妊娠的影响分为五级。

A级—妊娠头3月的孕妇的充分的良好对照研究没有发现对胎儿的危害（并且也没有在其后6个月具有危害性的证据）。此类药物对胎儿的影响甚微。

B级—动物研究没有发现对胎仔的危害，但对孕妇没有充分的良好对照研究；或动物研究发现对胎儿的危害，但对孕妇没有发现对胎儿的危害。此类药品对胎儿影响较小。

C级—动物研究有害，也没有动物研究表明，药物对胎仔有致畸或杀死胚胎的作用，但对孕妇没有充分的良好对照研究；或对孕妇没有研究。此类药品必须经过医师评估，权衡利弊后才能使用。

D级—有危害胎儿的明确证据，但在某些情况下（如孕妇存在严重的、危及生命的疾病，没有更安全的药物可供使用，或此类药物虽安全但使用无效），能导致胎儿异常；孕妇用药的益处大于危害。

X级—动物或人类研究显然没有益处。禁用于怀孕或可能怀孕的妇女使用药物表明，有危害胎儿的明确证据。孕

表 9-10　抗癫痫药物之间可能的相互作用

基础 AEDs	添加 AEDs	相互作用结果	建议
拉莫三嗪（LTG）	丙戊酸钠（VPA）	LTG 半衰期延长，血浆浓度升高	降低 LTG 的起始剂量，以免发生皮疹
丙戊酸钠（VPA）	苯巴比妥（PB）	PB 半衰期延长，血浆浓度升高	可能导致 PB 的镇静作用增强，降低 PB 的剂量
苯妥英钠（PHT）	丙戊酸钠（VPA）	相互作用复杂，结果不确定	需要监测为结合型的 PHT 的浓度
卡马西平（CBZ）	丙戊酸钠（VPA）	抑制 CBZ 代谢产物环氧化物的代谢（导致 CBZ 主要副作用的物质）	可能导致恶心、疲乏加重，尤其在儿童，如果出现，CBZ 需减量
卡马西平（CBZ）	苯巴比妥（PB）	增加 CBZ 的代谢，降低 CBZ 的浓度	CBZ 可能需要更大的剂量
卡马西平（CBZ）	拉莫三嗪（LTG）	药效学的相互作用可能导致神经毒性增加	如果出现神经毒性（头晕、恶心、复视等），可减少 CBZ 的剂量
苯妥英钠（PHT）	托吡酯（TPM）	TPM 降低 PHT 的清除率，PHT 浓度升高	如果出现毒性反应，减少 PHT 剂量
苯妥英钠（PHT）	奥卡西平（OXC）	OXC 降低 PHT 的清除率，PHT 浓度升高	同上
苯巴比妥（PB）	苯妥英钠（PHT）	不确定	监测 PHT 和 PB 的血浆浓度，调整剂量

（2）应尽可能依据癫痫综合征类型选择抗癫痫药物，如果癫痫综合征诊断不明确，应根据癫痫发作类型做出决定。

9. 减停药原则：癫痫患者在经过抗癫痫药物治疗后，有60%～70%可以实现无发作。通常情况下，癫痫患者如果持续无发作2年以上，即存在减停药的可能性，但是否减停、如何减停，还需要综合考虑患者的癫痫类型（病因、发作类型、综合征分类）、既往治疗反应以及患者个人情况，仔细评估停药复发风险，确定减停药复发风险较低时，并且与患者或者其监护人充分沟通减停与继续服药的风险/效益比之后，可考虑开始逐渐减停抗癫痫药物。撤停药物时的注意事项如下：

（1）脑电图对减停抗癫痫药物有参考价值，减药前须复查脑电图，停药前最好再次复查脑电图。多数癫痫综合征需要脑电图完全无癫痫样放电再考虑减停药物，而且减药过程中需要定期（每3～6个月）复查长程脑电图，如果撤停药过程中再次出现癫痫样放电，需要停止减量。

（2）少数年龄相关性癫痫综合征（如BECT），超过患病年龄，并不完全要求撤停药前复查脑电图正常。存在脑结构性异常者或一些特殊综合征（如JME等）应当延长到3～5年无发作。

（3）单药治疗时减药过程应当不少于6个月；多药治疗时每种抗癫痫药物减停时间不少于3个月，一次只撤停一种药。

（4）在撤停苯二氮䓬类药物与巴比妥药物时，可能出现的药物撤停相关性综合征和（或）再次出现癫痫发作，撤停时间应当不低于6个月。

（5）如撤药过程中再次出现癫痫发作，应当将药物恢复至减量前一次的剂量并给予医疗建议。

（6）停药后短期内出现癫痫复发，应恢复既往药物治疗并随访；在停药1年后出现有诱因的发作可以观察，注意避免诱发因素，可以暂不应用抗癫痫药物；如有每年2次以上的发作，应再次评估确定治疗方案。

10. 在诊断药物难治性癫痫之前，应注意排除是否为"假性"药物难治性癫痫。重点考虑有无如下可能：①非癫痫性发作；②癫痫发作的分类错误（如将失神发作误诊为复杂部分性发作）；③针对发作类型的选药不当（如用卡马西平控制失神发作）；④药物剂量不足或给药方法不当；⑤患者服药依从性差；⑥加重发作的可控诱因（如过量饮酒、缺少睡眠等）；⑦其他可导致癫痫难治的病因（如维生素 B_6 依赖症、葡萄糖转运体Ⅰ缺陷症等）。另外，有些癫痫患者可能同时存在癫痫发作和非癫痫发作，应注意鉴别，必要时行长程视频-脑电图监测明确诊断。避免因为将发作性症状都误认为是癫痫发作，而不断增加药物剂量或频繁更换药物来控制"难治性癫痫"的情况。

11. 癫痫外科治疗：尽管70%～80%的癫痫患者可以通过抗癫痫药物治疗得到控制，但仍有20%～30%的患者对癫痫药物治疗反应差，癫痫发作难以控制，称为难治性癫痫（应用两种或以上AED，经过合理、足量的单药或联合治疗后，仍不能完全控制发作的癫痫）。近年来癫痫外科手术治疗迅速发展，为难治性癫痫患者提供了新的治疗途径。但需要神经内科、神经外科、神经电生理、神经影像学、儿科等多学科人员进行综合全面术前评估。

手术适应证：

（1）药物难治性癫痫：吴逊、沈鼎烈教授等将难治性癫痫定义为临床经过迁延，频繁的癫痫发作至少每月4次以上，应用适当的第一线抗癫痫药物正规治疗，血中的药物浓度在有效范围内，无严重的药物副反应，至少观察2年仍不能控制发作，影响日常生活，同时并无进行性中枢神经系统疾病或占位性病变。

（2）症状性癫痫：主要包括脑外伤、脑肿瘤、脑血管性病变（如AVM、海绵状血管瘤、脑缺血后软化灶、脑面血管瘤病等）、皮质发育不良、错构瘤、Rasmussen综合征等。

（3）特殊的癫痫综合征：内侧颞叶癫痫、有明确可以切除病变的新皮质癫痫和婴幼儿期适合半球切除的癫痫类型等。

手术禁忌证主要包括：进展性神经系统变性疾病或者代谢疾病者；合并有严重的全身性疾病者；合并有严重精神障碍、严重的认知功能障碍者；由于身体某些器官问题和（或）营养状况不能耐受手术者；确诊为良性癫痫患者；患者及其家属不同意手术。

第二节 癫痫持续状态

长期医嘱	临时医嘱
神经内科护理常规	血常规
一级护理	尿常规
禁食	粪常规
病重通知 　或 病危通知　prn	血电解质、血糖、肝功能、肾功能、肌酶
持续低流量吸氧　prn	血气分析
心电监护　prn	凝血象
测生命体征（BP、R、P、瞳孔） 　q0.5h	血抗癫痫药物浓度测定
	心电图
经鼻、口腔吸痰	胸部 X 线摄片（床边）
记 24h 出入量	头颅 CT 或 MRI 检查　prn
5% 葡萄糖生理盐水　500ml ｜ iv gtt（慢） 地西泮注射液　60～100mg ｜ qd	脑电图
	腰椎穿刺（脑脊液常规、生化、免疫学、细菌学、自身免疫性及副肿瘤抗体等）　prn
20% 甘露醇　125ml iv gtt q8h prn	血、尿、胃内容物毒物测定 prn
	地西泮　10mg iv（缓慢）❶
	苯巴比妥钠　0.1g im q12h
	癫痫专科或麻醉科会诊

❶ 癫痫持续状态（status epilepticus，SE）分为惊厥性癫痫持续状态（convulsive SE，CSE）和非惊厥性癫痫持续状态（NCSE）。

针对 CSE，首选地西泮静注（最大剂量 10mg，静脉注射 5min 以上）或咪达唑仑肌注（0.2mg/kg，最大剂量 10mg），观察 5min

可重复一次，若仍有发作，推荐使用丙戊酸［静推 15mg/kg 丙戊酸钠，并以 1mg/(kg·h) 的速度静滴维持］或苯巴比妥静脉滴注，若仍有发作可改为咪达唑仑静脉滴注［0.2mg/kg iv，继之 0.05～3mg/(kg·h) 维持］。同时开始脑电监测，若脑电图示广泛暴发抑制后仍不能控制，患者可能发展为难治性 SE，可升级为丙泊酚或硫喷妥钠麻醉药静脉滴注并加用口服 AED，持续至最后一次临床发作或脑电图痫样放电后继续予麻醉治疗 12～24h 后逐渐减量停药。

对于 NCSE，首选静脉注射苯二氮䓬类药物。若发作未终止，可重复相同剂量的苯二氮䓬类药物。如发作仍未控制，可静脉或肌内注射另外一种苯二氮䓬类或非苯二氮䓬类 AED。如果发作持续 > 60min，建议应用麻醉药物如丙泊酚、戊巴比妥、硫喷妥钠与咪达唑仑［丙泊酚首次剂量 1～3mg/kg，范围 40～120mg，维持剂量 2～12mg/(kg·h)；咪达唑仑首次剂量 0.1～0.3mg/kg，维持剂量 0.05～0.40mg/(kg·h)］。

注：1. 癫痫持续状态（status epilepticus，SE）传统的定义为：1 次癫痫发作持续 30min 以上，或反复多次发作持续 > 30min，且发作间期意识不恢复至发作前的基线状态。ILAE 在 2001 年提出临床上更为实用的定义为：一次癫痫发作（包括各种类型癫痫发作）持续时间大大超过了该型癫痫发作大多数患者发作的时间，或反复发作，在发作间期患者的意识状态不能恢复到基线状态。从临床实际操作角度，全面性惊厥性发作持续超过 5min，或者非惊厥性发作或部分性发作持续超过 15min，或者 5～30min 内两次发作间歇期意识未完全恢复者，即可以考虑为早期 SE，因为此期绝大多数发作不能自行缓解，需紧急治疗以阻止其演变成完全的癫痫持续状态。2015 年 ILAE 新版指南将癫痫持续状态（SE）定义为终止癫痫发作的机制失效或新的致病机制导致了异常持久（t1）的痫性发作，且可能造成长期损伤（t2），引起包括神经元损害甚至死亡、神经网络结构改变等较严重的后果。强直 - 阵挛发作 t1 为 5min，t2 为 30min；伴意识障碍的局灶性发作 t1 为 10min，t2 为 > 60min；失神发作 t1 为 10～15min，t2 未确定。

2. 癫痫持续状态按照癫痫发作类型分类。

（1）惊厥性 SE（convulsive SE，CSE）：根据惊厥发作类型进一步分为全面性及局灶性。

（2）非惊厥性 SE（non-convulsive SE，NCSE）：NCSE 是指持续性脑电发作导致的非惊厥性临床症状，通常定义为 > 30min。诊断 NCSE 必须结合临床和 EEG，需满足：①明确的和持久的（> 30min）行为、意识状态或感知觉改变；②通过临床或神经心理检查证实上述改变；③ EEG 持续或接近持续的阵发性放电；④不伴持续性的惊厥症状如肌肉强直、阵挛等。根据患者情况 NCSE 又分为可活动患者的 NCSE（包括某些癫痫患者的不典型失神持续状态、复杂部分性发作持续状态等）和危重患者的 NCSE（包括 CSE 治疗后、中枢神经系统感染、中毒性脑病、脑血管卒中后、代谢性脑病等危重症意识障碍患者）。

3. 非惊厥性癫痫持续状态（NCSE）指脑电图上持续的痫样放电，导致出现临床上的非惊厥性发作，其具体可表现为失语、遗忘、意识障碍或行为改变，包括意识模糊、昏迷、谵妄、躁狂等。有时也可出现自动症、眼球偏斜、眼球震颤样运动（常为水平性）或面部、口周、腹部及肢体的轻微抽动等。亦有学者认为 NCSE 的定义应包括临床表现（常包括意识障碍）、发作期脑电图的异常以及对治疗的反应。脑电图出现痫样放电及对 AEDs 治疗有反应者更加支持 NCSE 的诊断，但治疗无反应并不意味着能除外 NCSE 的诊断。对于癫痫持续的时间，多数专家建议持续 30min 以上定义为 NCSE。NCSE 主要有 4 种临床类型：ASE（失神发作持续状态）、SPSE（简单部分发作持续状态）、CPSE（复杂部分发作持续状态）和昏迷中的癫痫持续状态（status epilepticus in coma），包括 SSE（轻微发作的癫痫持续状态）。其中 ASE 又分为典型、非典型和晚发 ASE。

4. 全面性惊厥性癫痫持续状态分类：

（1）早期 SE：癫痫发作 > 5min。

（2）确定性 SE（established SE）：癫痫发作 > 30min。

（3）难治性 SE（refractory SE，RSE）：对二线药物治疗无效，需全身麻醉治疗，通常发作持续 > 60min。

（4）超难治性（super RSE）：全身麻醉治疗 24h 仍不终止发作，其中包括减停麻醉药过程中复发。

5. 惊厥性癫痫持续状态（CSE）应保持呼吸道通畅、给氧、监护生命体征、建立大静脉输液通路、维持生命体征和内环境的稳定；尽快应用抗癫痫药终止发作；并查找 SE 病因，如有可能进行对因治疗。控制发作流程如下：

（1）院前治疗：早期 SE 多数发生于院外（通常无静脉通路），有效的院前治疗可以明显缩短 SE 的持续时间。院前治疗的选择为：咪达唑仑（鼻腔／口腔／肌注）或地西泮（直肠给药）。目前国内尚无咪达唑仑鼻腔黏膜用药剂型及地西泮直肠用剂型。

（2）院内治疗

① 一线治疗药物（针对早期 SE）：为苯二氮䓬类药物，包括劳拉西泮（国内尚无）、地西泮、咪达唑仑（非静脉应用）。

② 二线治疗药物（针对确定性 SE）：苯妥英、磷苯妥英、苯巴比妥（有争议，儿童常用），部分国家还推荐使用丙戊酸（静脉）、左乙拉西坦（静脉，临床经验尚少）。目前国内无苯妥英、磷苯妥英以及左乙拉西坦静脉剂型。

③ 三线治疗药物（针对难治性 SE）：主要为麻醉药，包括咪达唑仑（静脉用）、丙泊酚、戊巴比妥、硫喷妥钠等。

④ 超难治性 SE 的其他治疗选择：目前对于超难治性 SE 尚缺乏有效的治疗手段，应积极寻找病因，争取对因治疗。可以尝试：免疫治疗（甲泼尼龙、大剂量丙种球蛋白、血浆置换等）、MGSO4、生酮饮食治疗、利多卡因、低温治疗、某些病例尝试外科治疗。

（3）维持治疗：在应用上述方法控制发作后，应立即应用长效抗癫痫药物苯巴比妥 0.1g 肌内注射，每 8～12h 1 次，巩固和维持疗效。同时，根据发作类型选用口服抗癫痫药物，必要时可鼻饲给药，达有效血药浓度后逐渐停止肌内注射苯巴比妥。

第十章　自身免疫性脑炎

长期医嘱	临时医嘱
神经内科护理常规	血常规
一级护理	尿常规
普通饮食或鼻饲流质饮食	粪常规
病重通知 　　或 病危通知　prn	血清生化全套（肝肾功能、电解质、血糖、血脂等）、前白蛋白
吸氧　prn	凝血象
心电监护　prn	血沉、C反应蛋白（CRP）、类风湿因子、抗"O"
测生命体征（T、P、R、BP、瞳孔）	
人血免疫球蛋白　0.4g/（kg·d） 　　iv gtt×5d❶	血气分析
或 0.9%氯化钠液 　　　　500ml　|iv gtt 　　甲泼尼龙　1000mg|qd	血液传染病学检查（包括乙肝、丙肝、梅毒、艾滋病等）
	免疫全套、抗中性粒细胞胞浆抗体（ANCA）
丙戊酸钠　500mg po bid❷	甲状腺功能＋相关抗体（TPO-Ab、TG-Ab）❹
喹硫平　25mg po bid❸	
20%甘露醇　125ml iv gtt q8h prn	肿瘤标记物
0.9%氯化钠液　250ml|iv gtt 阿昔洛韦　500mg|q8h prn	胸部正侧位X线片
法莫替丁　20mg 入壶 q12h	心电图、超声心电图腰椎穿刺（脑脊液常规、生化、免疫学，脑脊液细胞学，脑脊液革兰、抗酸、墨汁染色，脑脊液/血TORCH，脑脊液/血培养＋药敏，血/脑脊液抗 Hu/Yo/Ri/CV2/Ma2/Tr/amphiphysin 及 NMDAR/GABAR/AMPAR/LGI1/Caspr2/
氯化钾缓释片　500mg po tid（与激素联用）	
碳酸钙　1.5g po bid（与激素联用）	

续表

长期医嘱	临时医嘱
	GlyR/ IgLON5/DPPX/mGluR5/SOX1/ GAD/AQP4 等，必要时 14-3-3 蛋白）❺
	头颅 MRI 平扫＋增强 ❻
	脑电图＋多导睡眠图
	PET-CT prn
	腹部 B 超、泌尿系及睾丸超声、肺部 CT、腹部及盆腔 CT（＋增强）❼
	外科或妇科会诊
	肿瘤科会诊 ❽
	神经康复科会诊

❶ 自身免疫性脑炎（AE）是由自身免疫机制介导的脑炎，免疫治疗通常效果良好。免疫治疗分为一线免疫治疗、二线免疫治疗和长程免疫治疗。一线免疫治疗包括糖皮质激素、静脉注射免疫球蛋白（IVIG）和血浆交换。二线免疫药物包括利妥昔单抗与静脉用环磷酰胺，主要用于一线免疫治疗效果不佳的患者。长程免疫治疗药物包括霉酚酸酯与硫唑嘌呤等，主要用于复发病例。具体用法如下。

a. 糖皮质激素：一般采用糖皮质激素冲击治疗，甲泼尼龙 1000mg/d，连续静脉滴注 3d，然后改为 500mg/d，静脉滴注 3d。而后可减量为甲泼尼龙 40～80mg/d，静脉滴注 2 周；或者改为口服醋酸泼尼松 1mg/（kg•d），2 周（或者口服甲泼尼龙，按 5mg 醋酸泼尼松 =4mg 甲泼尼龙）；之后每 2 周减 5mg。对于轻症患者，可以不采用冲击治疗而直接采用口服激素。口服激素总疗程为 6 个月左右。

b. IVIG：根据患者体重按总量 2g/kg，分 3～5d 静脉滴注。对于重症患者，建议与激素联合使用，可每 2～4 周重复应用 IVIG。重复或者多轮 IVIG 适用于重症 AE 患者和复发性 AE 患者。

c. 血浆交换：可与激素联合使用。在静脉注射免疫球蛋白之后不宜立即进行血浆交换。血浆交换可能难以作用于鞘内自身抗体合成。对于脑脊液抗体阳性而血清抗体阴性的病例，血浆交换疗效有待证实。

d. 利妥昔单抗：按 375mg/m² 体表面积静脉滴注，每周 1 次，根据外周血 CD20 阳性的 B 细胞水平，共给药 3 ～ 4 次，至清除外周血 CD20 细胞为止。如果一线治疗无显著效果，可以在其后 1 ～ 2 周使用利妥昔单抗。

e. 静脉注射环磷酰胺：按 750mg/m² 体表面积，溶于 100ml 生理盐水，静脉滴注，时间超过 1h，每 4 周 1 次。病情缓解后停用。

f. 霉酚酸酯：口服剂量 1000 ～ 2000mg/d，至少 1 年。主要用于复发的患者，也可用于一线免疫治疗效果不佳的 AE 患者，以及肿瘤阴性的重症抗 NMDAR 脑炎患者。

g. 硫唑嘌呤：口服剂量 100mg/d，至少 1 年。主要用于预防复发［AE 患者在症状好转或者稳定 2 个月以上而重新出现症状，或者症状加重（改良的 Rankin 评分增加 1 分及以上）则视为复发。通常复发时的病情较首次发病时轻；肿瘤阴性患者和未应用二线免疫治疗的患者复发率较高］。

❷ AE 患者如果有癫痫发作一般对抗癫痫药物反应较差。可选用广谱抗癫痫药物，例如苯二氮䓬类、丙戊酸钠、左乙拉西坦、拉莫三嗪和托吡酯等。终止癫痫持续状态的一线抗癫痫药物包括地西泮静脉推注或者咪达唑仑肌内注射；二线药物包括静脉用丙戊酸钠；三线药物包括丙泊酚与咪达唑仑。丙泊酚可用于终止抗 NMDAR 脑炎患者难治性癫痫持续状态。恢复期 AE 患者一般不需要长期维持抗癫痫药物治疗。需要注意的情况包括：奥卡西平可能诱发或者加重低钠血症；抗 LGI1 抗体相关脑炎患者的特异性不良反应发生率较高，如果使用卡马西平、奥卡西平、拉莫三嗪等药物，需要特别注意不良反应。

❸ AE 患者多伴有精神障碍，可以选用药物包括喹硫平、奥氮平、氯硝西泮、丙戊酸钠、氟哌啶醇等药物。需要注意药物对意识水平的影响和锥体外系的不良反应等；免疫治疗起效后应及时减停抗精神病药物。

❹ 桥本脑病应作为重要的鉴别诊断，应常规筛查甲状腺功能及相关抗体。需要注意的是，在 GAD 抗体阳性的自身免疫性脑炎中，可以出现 TPO 抗体阳性的病例。如果患者符合 GAD 谱系病的特点（自身免疫性脑炎、共济失调、僵人综合征），加上脑脊液 GAD 抗体阳性，则应当诊断抗 GAD 相关自身免疫性脑炎。另外，单纯疱疹病毒性脑炎也应与自身免疫性脑炎相鉴别。脑脊液 HSV-PCR 检测有助于两者的鉴别。但在部分单纯疱疹病毒性脑炎的儿童随访过程中，可以出现 NMDA-R 抗体；在抗 NMDA-R 自身免疫性脑炎的患者中也可以出现其他自身抗体，如 AQP-4 抗体，甚至出现脑白质病变的表现，值得进一步研究。

❺ AE 患者腰穿压力正常或升高，脑脊液白细胞增多（＞5×10^6/L）或者脑脊液细胞学呈淋巴细胞性炎症，脑脊液蛋白轻度升高，脑脊液寡克隆区带可呈阳性。采用间接免疫荧光法（IIF）检测自身抗体呈阳性反应。检测神经元表面抗原多采用转染细胞法（CBA）或脑组织切片法（TBA）。CBA 具有较高的特异度和敏感度。应尽量对患者的配对的脑脊液与血清标本进行检测，脑脊液与血清的起始稀释滴度分别为 1 ∶ 1 与 1 ∶ 10。采用 CBA 法检测脑脊液自身抗体诊断抗 NMDAR 脑炎的敏感度和特异度分别为 98.5% 和 100%，而血清抗体检测的敏感度和特异度分别为 85.5% 和 98.2%。因此，无论是敏感度还是特异度，脑脊液检测均优于血清。对怀疑 AE 的患者建议同时送检脑脊液和血清，以提高自身抗体检测的敏感度和特异度。

❻ AE 患者神经影像学或者电生理可有异常发现。头颅 MRI 示单侧或者双侧边缘系统 T2 或者 FLAIR 异常信号，PET 示边缘系统高代谢改变，或者多发的皮质和（或）基底节的高代谢；脑电图可发现异常，局灶性癫痫或者癫痫样放电（位于颞叶或者颞叶以外），或者弥漫或多灶分布的慢波节律。

❼ 抗 NMDA-R 自身免疫性脑炎的患者应当行盆腔超声、盆腔 CT 或 MRI 以发现可能合并的畸胎瘤。即使首次筛查结果是阴性的。需要在疾病发生的 3 个月、6 个月和 12 个月再次筛查。其他的自身免疫性脑炎的患者也需要定期筛查肿瘤，有条件者，推荐 PET-CT 检查。筛查随访期限通常为 2 年。男性应当进行睾丸触诊及睾丸超

声检查，尤其是 Ma2 抗体阳性者。

❽ 抗 NMDAR 脑炎患者一经发现卵巢畸胎瘤应尽快予以切除。对于未发现肿瘤且年龄 ≥ 12 岁的女性抗 NMDAR 脑炎患者，建议病后 4 年内每 6 ～ 12 个月进行一次盆腔超声检查。AE 患者如果合并恶性肿瘤，应由相关专科进行手术、化疗与放疗等综合抗肿瘤治疗；在抗肿瘤治疗期间一般需要维持对 AE 的免疫治疗，以一线免疫治疗为主。

注：1. 自身免疫性脑炎（autoimmune encephalitis，AE）泛指一类由于免疫系统针对中枢神经系统抗原产生反应而导致的疾病。该疾病以急性或亚急性发作的癫痫、认知障碍及精神症状为主要临床表现；以淋巴细胞为主的炎性细胞浸润脑实质，并在血管周围形成套袖样结构为主要神经病理学特点；同时具有难以检出病毒抗原、核酸及包涵体的特征。AE 合并相关肿瘤者，称为副肿瘤性 AE。与肿瘤的相关程度，因抗原类型而不同 ［ GABA（B）R ＞ AMPAR ＞ Caspr2 ＞ NMDAR ＞ LGI1 ＞ GlyR ］；而副肿瘤性 AE 中符合边缘性脑炎者，称为副肿瘤性边缘性脑炎。根据不同的抗神经元抗体和相应的临床综合征，AE 可分为 3 种主要类型。

（1）抗 NMDAR 脑炎：抗 NMDAR 脑炎是 AE 的最主要类型，其特征性临床表现符合弥漫性脑炎，与经典的边缘性脑炎有所不同。

（2）边缘性脑炎：以精神行为异常、癫痫发作（起源于颞叶）和近记忆力障碍为主要症状，脑电图与神经影像学符合边缘系统受累，脑脊液检查提示炎性改变。抗 LGI1 抗体、抗 GABABR 抗体与抗 AMPAR 抗体相关的脑炎符合边缘性脑炎。

（3）其他 AE 综合征：包括莫旺综合征（Morvan's syndrome）、抗 GABAAR 抗体相关脑炎、伴有强直与肌阵挛的进行性脑脊髓炎（progressive encephalomyelitis with rigidity and myoclonus，PERM）、抗二肽基肽酶样蛋白（DPPX）抗体相关脑炎、抗多巴胺 2 型受体（D2R）抗体相关基底节脑炎、抗 IgLON5 抗体相关脑病等，这些 AE 综合征或者同时累及 CNS 与周围神经系统，或者表现为特征性的临床综合征。广义而言，急性播散性脑脊髓炎（acute disseminated encephalomyelitis，ADEM）与 Bickerstaff 脑干脑炎（Bickerstaff's brainstem encephalitis）也属于 AE 的范畴，但在以往的疾病分类中，

ADEM 属于中枢神经系统（CNS）炎性脱髓鞘病，Bickerstaff 脑干脑炎则与 Miller Fisher 综合征（吉兰 - 巴雷综合征变异型）有所重叠。

2. 自 2007 年抗 *N*- 甲基 -*D*- 天冬氨酸受体（NMDAR）脑炎被发现以来，一系列抗神经元细胞表面或者突触蛋白的自身抗体被陆续发现。这一大类新型 AE 与经典的副肿瘤性边缘性脑炎有明显不同，其靶抗原位于神经元细胞表面，主要通过体液免疫机制引起相对可逆的神经元功能障碍，免疫治疗效果良好。而在经典的副肿瘤性边缘性脑炎，其自身抗体针对神经元细胞内抗原，主要介导细胞免疫反应，常引起不可逆的神经元损害。自身免疫性脑炎相关的抗神经细胞抗体如表 10-1。

3. AE 的临床表现

（1）前驱症状与前驱事件：抗 NMDAR 脑炎常见发热、头痛等前驱症状。抗 NMDAR 脑炎偶尔可以发生于单纯疱疹病毒性脑炎等 CNS 病毒感染之后。

（2）主要症状：包括精神行为异常、认知障碍、近事记忆力下降、癫痫发作、言语障碍、运动障碍、不自主运动、意识水平下降与昏迷、自主神经功能障碍等。抗 NMDAR 脑炎的症状最为多样。一些 AE 患者以单一的神经或精神症状起病，并在起病数周甚至数月之后才进展出现其他症状。不自主运动在抗 NMDAR 脑炎中比较常见，可以非常剧烈，包括口面部的不自主运动、肢体震颤、舞蹈样动作，甚至角弓反张。抗 LGI1 抗体相关脑炎患者也可见肢体震颤和不自主运动。自主神经功能障碍包括：窦性心动过速、泌涎增多、窦性心动过缓、低血压、中枢性发热、体温过低和中枢性低通气等，在抗 NMDAR 脑炎中相对多见。

（3）其他症状

① 睡眠障碍：AE 患者可有各种形式的睡眠障碍，包括失眠、快速眼动睡眠期行为异常、日间过度睡眠、嗜睡、睡眠觉醒周期紊乱，在抗 NMDAR 脑炎、LGI1 抗体相关脑炎、抗 IgLON5 抗体相关脑病中较常见。

② CNS 局灶性损害：相对少见，抗 NMDAR 脑炎可累及脑干、小脑等，引起复视、共济失调和肢体瘫痪等。

③ 周围神经和神经肌肉接头受累：神经性肌强直等周围神

表 10-1 自身免疫性脑炎相关的抗神经细胞抗体

分类	抗原	抗原位置	脑炎综合征	肿瘤的比例	主要肿瘤类型
抗细胞内抗原抗体	Hu	神经元细胞核	边缘性脑炎	>95%	小细胞肺癌
	Ma2	神经元细胞核仁	边缘性脑炎	>95%	精原细胞瘤
	GAD	神经元胞质	边缘性脑炎	25%	胸腺瘤、小细胞肺癌
	两性蛋白（Amphiphysin）	神经元胞质	边缘性脑炎	46%~79%	小细胞肺癌、乳腺癌
	CV2	少突胶质细胞胞质	边缘性脑炎	86.5%	小细胞肺癌、胸腺瘤
抗细胞表面抗原抗体	NMDAR	神经元细胞膜	抗NMDAR脑炎	因性别年龄而异	卵巢畸胎瘤
	LGI1	神经元细胞膜	边缘性脑炎	5%~10%	胸腺瘤
	GABAbR	神经元细胞膜	边缘性脑炎	50%	小细胞肺癌
	AMPAR	神经元细胞膜	边缘性脑炎	65%	胸腺瘤、小细胞肺癌
	CASPR2	神经元细胞膜	莫旺综合征、边缘性脑炎	20%~50%	胸腺瘤

续表

分类	抗原	抗原位置	脑炎综合征	肿瘤的比例	主要肿瘤类型
抗细胞表面抗原抗体	DPPX	神经元细胞膜	脑炎、多伴有腹泻	< 10%	淋巴瘤
	IgLON5	神经元细胞膜	脑病合并睡眠障碍	—	—
	GlyR	神经元细胞膜	伴强直与肌阵挛的进行性脑脊髓炎(PERM)	< 10%	胸腺瘤
	GABAaR	神经元细胞膜	脑炎	< 5%	胸腺瘤
	mGluR5	神经元细胞膜	脑炎	70%	霍奇金淋巴瘤
	D2R	神经元细胞膜	基底节脑炎	—	—
	突触蛋白3α	神经元细胞膜	脑炎	—	—
	MOG	少突胶质细胞膜	ADEM	—	—
	AQP4	星形胶质细胞膜	间脑炎	—	—
	GQ1b	轴索细胞膜	Bickerstaff脑干脑炎	—	—

注: 一表示无相关性或者无数据。

经兴奋性增高的表现见于抗 CASPR2 抗体相关莫旺综合征。抗 GABABR 抗体相关边缘性脑炎可以合并肌无力综合征。抗 DPPX 抗体相关脑炎常伴有腹泻。

4. AE 的诊断首先需要综合分析患者的临床表现、脑脊液检查、神经影像学和脑电图等结果，确定其患有脑炎，继而选择 AE 相关的抗体检测予以诊断。根据临床表现：急性或者亚急性起病（＜ 3 个月），具备以下 1 个或多个神经与精神症状或者临床综合征：

（1）边缘系统症状：近事记忆减退、癫痫发作、精神行为异常，3 个症状中的 1 个或者多个。

（2）脑炎综合征：弥漫性或者多灶性脑损害的临床表现。

（3）基底节和（或）间脑 / 下丘脑受累的临床表现。

（4）精神障碍，且精神心理专科认为不符合非器质疾病，并合理地排除其他病因，结合抗神经元抗体阳性进行确诊。

5. 随着神经元抗体谱系的扩展以及实验室抗体检测技术的进步，越来越多的自身抗体介导的自身免疫性脑炎病例被确诊。这些自身抗体多数与特定的神经综合征相对应，对病因诊断具有较强的特异性或者指向性。偶尔可能在同一患者中检出两种或者两种以上的抗神经元抗体，即多重抗神经元抗体阳性。如抗 NMDAR 脑炎合并抗 AQP4 抗体阳性。抗 GABABR 脑炎合并抗 SOX1 抗体或抗 Ri 抗体、抗两性蛋白抗体阳性。关于多重抗体阳性现象的意义大致如下：

（1）合并的副肿瘤性抗神经元抗体提示潜在的肿瘤类型，并可能与预后相关。抗 Hu、抗 SOX1、CV2 抗体阳性可伴有小细胞肺癌；抗 CRMP5 抗体阳性可伴有胸腺瘤；抗两性蛋白抗体阳性可伴有乳腺癌、小细胞肺癌；抗 Ri 抗体阳性可伴有卵巢癌、小细胞肺癌、乳腺癌；抗 Yo 抗体阳性可伴有卵巢癌、乳腺癌；抗 Ma2 抗体阳性多与睾丸癌相关。副肿瘤性边缘性脑炎患者的预后在很大程度上取决于抗肿瘤治疗的效果，而不仅是对自身免疫性脑炎的免疫治疗。抗 Hu 抗体作为抗神经元细胞核抗体，其介导的神经系统损害主要通过细胞毒性 T 细胞机制，对免疫治疗的效果也不及体液免疫机制介导的抗神经元表面抗体相关的自身免疫性脑炎。

（2）叠加的抗神经元抗体可导致叠加的神经综合征，影响神经科临床表型。如抗 GABABR 抗体与抗 NMDAR 抗体叠加的患者，具有更严重的精神症状。LGI1 抗体与 CASPR2 抗体同时阳性，LGI1 与 CASPR2 都属于电压门控钾离子通道相关蛋白，LGI1 主要分布于中枢神经系统，CASPR2 主要分布于周围神经，因此患者中枢神经系统与周围神经系统同时受累，表现为 Morvan 综合征。少数抗 NMDAR 脑炎患者（3.33%）具有明显的炎性脱髓鞘临床及神经影像学表现，并可同时伴有 AQP4 抗体或髓鞘少突胶质细胞糖蛋白抗体阳性。伴有类似脱髓鞘事件的抗 NMDAR 脑炎可能更容易复发，有必要采用长程免疫治疗。

（3）某些合并存在的自身抗体可能与免疫介导的非神经科合并症相关。如抗 GABABR 脑炎伴非神经元自身抗体，包括抗甲状腺过氧化物酶（TPO）抗体和抗 GAD65 抗体，可合并自身免疫性甲状腺炎或者成人胰岛素依赖性糖尿病。抗 LGI1 脑炎患者合并抗 TPO 抗体相关自身免疫性甲状腺炎也较常见，因为抗 TPO 抗体很可能不是桥本脑病的致病性抗体。

6. 各型 AE 的临床特点、诊断要点与鉴别诊断

（1）抗 NMDAR 脑炎

① 临床特点

a. 儿童、青年多见，女性多于男性。

b. 急性起病，一般在 2 周至数周内达高峰。

c. 可有发热和头痛等前驱症状。

d. 主要表现为精神行为异常、癫痫发作、近事记忆力下降、言语障碍 / 缄默、运动障碍 / 不自主运动，意识水平下降 / 昏迷、自主神经功能障碍等，自主神经功能障碍包括窦性心动过速、心动过缓、泌涎增多、中枢性低通气低血压和中枢性发热等。

e. CNS 局灶性损害的症状，例如复视、共济失调等。

② 实验室检查

a. 脑脊液检查：腰椎穿刺压力正常或者升高，超过 300mmH$_2$O（1mmH$_2$O=0.0098kPa）者少见。脑脊液白细胞数轻度升高或者正常，少数超过 100×10^6/L，脑脊液细胞学多呈淋巴细胞性炎症，偶可见中性粒细胞、浆细胞。脑脊液蛋白轻度升高，寡克隆区带可呈阳性，抗 NMDAR 抗体阳性。

b. 头颅 MRI：可无明显异常，或者仅有散在的皮质、皮质下点

片状 FLAIR 和 T2 高信号；部分患者可见边缘系统病灶，病灶分布也可超出边缘系统的范围；少数病例兼有 CNS 炎性脱髓鞘病的影像学特点，大脑白质或者脑干受累。

c. 头颅正电子发射计算机断层显像（positron emission tomography, PET）：可见双侧枕叶代谢明显减低，伴额叶与基底节代谢升高。

d. 脑电图：呈弥漫或者多灶的慢波，偶尔可见癫痫波，异常 δ 波是该病较特异性的脑电图改变，多见于重症患者。

e. 肿瘤学：卵巢畸胎瘤在青年女性患者中较常见，中国女性抗 NMDAR 脑炎患者卵巢畸胎瘤的发生率为 14.3% ～ 47.8%，在重症患者中比例较高，卵巢超声和盆腔 CT 有助于发现卵巢畸胎瘤，卵巢微小畸胎瘤的影像学检查可以为阴性。男性患者合并肿瘤者罕见。

③ 诊断标准：根据 Graus 与 Dalmau 标准（2016 年），确诊的抗 NMDAR 脑炎需要符合以下 3 个条件。

a. 下列 6 项主要症状中的 1 项或者多项：精神行为异常或者认知障碍；言语障碍；癫痫发作；运动障碍 / 不自主运动；意识水平下降；自主神经功能障碍或者中枢性低通气。

b. 抗 NMDAR 抗体阳性：建议以脑脊液 CBA 法抗体阳性为准。若仅有血清标本可供检测，除了 CBA 结果阳性，还需要采用 TBA 与培养神经元进行 IIF 予以最终确认，且低滴度的血清阳性（1 ： 10）不具有确诊意义。

c. 合理地排除其他病因。

（2）抗 LGI1 抗体相关脑炎

① 临床特点

a. 多见于中老年人，男性多于女性。

b. 多数呈急性或者亚急性起病。

c. 主要症状包括：癫痫发作、近事记忆力下降、精神行为异常。

d. 癫痫发作：以各种形式的颞叶癫痫常见，先兆以树毛发作（"起鸡皮疙瘩"感）多见；面 - 臂肌张力障碍发作（faciobrachial dystonic seizure，FBDS）是该病特征性发作症状，表现为单侧手臂及面部乃至下肢的频繁、短暂的肌张力障碍样不自主动作，其发作时间短暂，一般仅数秒，发作频繁者可达每日数十次；可伴有双侧肌张力障碍样发作、感觉异常先兆、愣神、意识改变等。

e. 部分患者合并语言障碍、睡眠障碍、小脑性共济失调和抗利尿激素分泌不当综合征（顽固性低钠血症）等。

② 辅助检查

a. 脑脊液检查：多数患者腰椎穿刺压力正常，脑脊液白细胞数正常或者轻度升高，脑脊液寡克隆区带可呈阳性。

b. 头颅 MRI：多数可见单侧或者双侧颞叶内侧（杏仁体与海马）异常信号，部分可见杏仁体肥大，以 FLAIR 像敏感，部分患者可见基底节区异常信号。

c. PET：可见内侧颞叶与基底节区呈高代谢。

d. 脑电图：FBDS 发作期脑电图异常比例仅占 21% ~ 30%，FBDS 发作间期可表现为轻度弥漫性慢波或双侧额颞叶慢波，也可完全正常。

③ 诊断要点

a. 急性或者亚急性起病，进行性加重。

b. 临床符合边缘性脑炎，或者表现为 FBDS。

c. 脑脊液白细胞数正常或者呈轻度淋巴细胞性炎症。

d. 头颅 MRI：双侧或者单侧的颞叶内侧异常信号，或者无明显异常。

e. 脑电图异常。

f. 血清和（或）脑脊液抗 LGI1 抗体阳性。

（3）抗 GABABR 抗体相关脑炎

① 临床特点

a. 主要见于中老年，男性多于女性。

b. 急性起病，多在数天至数周内达高峰。

c. 主要症状包括癫痫发作、精神行为异常、近事记忆力下降。

d. 严重且难治的癫痫发作是该病主要的特点，以全面强直阵挛性发作为主，抗癫痫药物通常无效，可迅速进展为癫痫持续状态。

e. 少数患者可以合并语言障碍、睡眠障碍和小脑性共济失调。

② 实验室检查

a. 脑脊液检查：多数腰椎穿刺压力正常，少数压力升高。脑脊液白细胞数轻度升高或者正常，脑脊液细胞学呈淋巴细胞性炎症，脑脊液蛋白轻度升高，脑脊液寡克隆区带可呈阳性。

b. 多数患者头颅 MRI 可见双侧或者单侧的颞叶内侧（海马、杏仁体）病灶。

c. 脑电图：可见颞叶起源的癫痫放电，以及弥漫或者散在分布的慢波。

d. 肿瘤学检查：约 1/3 患者合并小细胞肺癌，这部分患者可有抗 Hu 抗体阳性，胸部 CT 与 PET 可提示肺部恶性肿瘤。

③ 诊断要点

a. 急性起病，进行性加重。

b. 临床表现符合边缘性脑炎。

c. 脑脊液淋巴细胞轻度升高或者白细胞数正常。

d. 头颅 MRI：双侧或者单侧的颞叶内侧异常信号；或者未见异常。

e. 脑电图异常。

f. 血清和（或）脑脊液抗 GABABR 抗体阳性。抗 NMDAR 脑炎、LGI1 抗体相关脑炎和抗 GABABR 抗体相关脑炎的比较见表 10-2。

（4）抗 CASPR2 抗体相关脑炎：该病罕见，临床特点如下。

① 发病年龄中位数在 60 岁左右。

② 临床表现为癫痫发作、精神行为异常、近事记忆力下降。部分或者表现为肌颤搐、肌强直等周围神经过度兴奋的表现，可伴有神经痛。

③ 莫旺综合征：由抗 CASPR2 抗体介导的周围神经过度兴奋伴脑病，表现为肌颤搐、肌强直、精神行为异常、波动性谵妄、失眠、多汗、心律失常等自主神经功能障碍以及消瘦等，可以发生猝死。

④ 神经电生理检查：在放松状态下，可见自发的持续快速的二联、三联或者多联的运动单位放电活动，肌颤搐电位和纤颤电位较常见。F 波检测可见后放电现象，重复神经电刺激可有后放电现象。脑电图可见弥漫分布的慢波。

⑤ 少数患者合并肿瘤，例如胸腺瘤。

⑥ 血清和（或）脑脊液抗 CASPR2 抗体阳性。

（5）抗 IgLON5 抗体相关脑病：该病罕见。临床特点如下。

① 发病年龄的中位数在 60 岁左右。

② 以睡眠障碍和运动障碍为主要表现，出现行走不稳、共济失调、构音障碍、吞咽障碍、中枢性低通气、舞蹈样动作、口面部不自主运动等。

表 10-2 抗 NMDAR 相关脑炎、LGI1 抗体相关脑炎和抗 GABABR 抗体相关脑炎的比较

项目	NMDAR 脑炎	抗 GABABR 抗体相关脑炎	LGI1 抗体相关脑炎
发病年龄	平均 19 岁（23 个月～76 岁）	平均 62 岁（24～75 岁）	平均 60 岁（30～80 岁）
性别比	女性占 80%	女性占 50%	女性占 35%
临床症候	精神异常、语言障碍、运动障碍、癫痫发作、意识水平下降及呼吸节律改变	经典的边缘性脑炎表现，顽固性癫痫、癫痫持续状态	经典的边缘性脑炎表现，肌阵挛发作（60%）、典型的面-臂肌张力障碍得发作（40%）
MRI	50% 异常，大脑皮质或皮质下 FLAIR 高信号，偶有皮质-脑膜强化，脑膜鞘脱髓鞘改变	66% 颞叶 FLAIR 高信号	84% 颞叶 FLAIR 高信号
脑脊液	94% 异常，脑脊蛋白中度升高、淋巴细胞升高，脑脊液鞘内合成的抗体升高	90% 异常，脑脊蛋白中度升高、淋巴细胞升高，脑脊液鞘内合成的抗体升高	41% 异常，脑脊液蛋白中度升高、淋巴细胞升高，脑脊液鞘内合成的抗体升高
合并肿瘤	绝大多数为卵巢畸胎瘤，与性别、年龄、种族相关	小细胞肺癌占 60%	<20%（肺部和胸腺肿瘤或其它）
复发倾向	20%～25%，主要为患者不合并肿瘤、急性期末进行免疫治疗法或免疫治疗药物快速减量时	罕见	罕见

③ 神经影像学与常规脑脊液检查无特殊发现。

④ 同步视频多导睡眠图可见阻塞性睡眠呼吸暂停、喘鸣、快速眼球运动期睡眠行为障碍，也可见非快速眼球运动期和快速眼球运动期出现的异常运动、睡眠结构异常。

⑤ 基因检测：HLA-DRBl*1001 和（或）HLA-DQB1*0501 异常。

⑥ 神经病理学检查：可见神经元丢失与 tau 蛋白沉积，以脑干被盖与下丘脑受累明显。

⑦ 治疗与预后：多数对免疫治疗效果不佳，少数病例有效，可以发生猝死。

（6）抗 DPPX 自身免疫性脑炎是新近发现的自身免疫性脑炎，由于该抗原可以分布在肠道以及中枢神经系统，同时存在脑炎症候群和消化道症状成为该病的临床特征。该病特征性表现之一是腹痛和严重的腹泻（约75%的患者可以出现）。脑炎表现包括急性或亚急性起病的认知功能障碍、易激惹、幻觉、意识模糊、肌阵挛、静止性震颤等。神经系统症状可以先于或与消化道症状同时发生。部分患者由于严重的腹泻首诊与消化科。经过肠镜检查正常。排除艰难梭菌感染和 Whipple 病。抗 AMPAR 自身免疫性脑炎90%见于女性患者，可以合并肺小细胞癌、胸腺瘤、乳腺癌。临床表现为边缘叶脑炎和不典型精神病。90%的患者头颅 MRI 提示颞叶内侧的异常信号。抗甘氨酸受体（Gly R）自身免疫性脑炎的特征是急性或亚急性进展性脑脊髓炎伴强直和阵挛（PERM）以及僵人综合征。脑脊液可有蛋白升高，淋巴细胞增多，出现寡克隆带，也可正常。合并的肿瘤主要为肺小细胞癌、霍奇金淋巴瘤和胸腺瘤。

（7）神经细胞内肿瘤神经抗 Hu、抗 Yo、抗 Ri、抗 Ma2、抗 CRMP5 是已被明确与肿瘤发生密切相关的神经元抗原。抗 Hu 主要与边缘性脑炎、脑脊髓炎、感觉神经元病相关，主要是由肺小细胞癌引起的。抗 Ri 和抗 Yo 主要导致亚急性小脑共济失调，多与妇科恶性肿瘤相关。抗 Ma 2 蛋白主要见于男性性腺恶性肿瘤如睾丸癌。其临床表现有一定的特异性。主要是边缘叶脑炎以及下丘脑和高位脑干的对称受累。临床以进展性认知功能障碍，睡眠过多，猝倒发作和显著的运动过少为特征。影像学特征需要与 Wernicke 脑病以及视神经脊髓炎相互鉴别。抗谷氨酸脱羧酶（GAD）相关综合征是一组与 GAD 抗体密切相关的神经综合征,与肿瘤关系不密切。但患者多可以合并 1 型糖尿病。临床表现为经典的边缘性脑炎,快速进展的认知功能障碍、癫痫、亚急性起病的小脑共济失调,急性或亚急性进展性脑脊髓炎伴强直和阵挛(PERMS)或僵人综合征中的一种或几种表现。尤其对于脑炎症候群又同时伴有不明原因糖尿病的患者要注意筛查 GAD 抗体。对于躯干强直、痛性痉挛的患者如怀疑合并僵人综合征,可以行肌电图明确,治疗可以加用苯二氮䓬类药物如地西泮控制痉挛。

7. AE 需与下列疾病鉴别

(1)感染性疾病:包括病毒性脑炎,例如单纯疱疹病毒性脑炎与流行性乙型脑炎等,神经梅毒,细菌、真菌和寄生虫所致的中枢神经系统感染,克 - 雅脑病等以及免疫抑制药或者抗肿瘤药物相关的机会性感染性疾病。病毒性脑炎急性期脑脊液抗 NMDAR 抗体阴性。对抗神经元抗体阴性的边缘性脑炎,需考虑单纯疱疹病毒性脑炎的可能,可试用阿昔洛韦抗病毒治疗。少数单纯疱疹病毒性脑炎患者在恢复期重新出现脑炎症状,此时脑脊液病毒核酸转阴而抗 NMDAR 抗体呈阳性,属于感染后 AE,由免疫机制介导,病毒感染是 AE 的诱因之一。

(2)代谢性与中毒性脑病:包括 Wernicke 脑病、肝性脑病和肺性脑病等代谢性脑病;青霉素类或者喹诺酮类等抗生素、化疗药物或者免疫抑制药引起的中毒性脑病,放射性脑病等。

(3)桥本脑病:如果其同时存在抗神经元表面蛋白抗体,则可视为确诊的 AE;如果其抗神经元抗体阴性,则可视为可能的 AE;具体参考本共识的 AE 诊断标准。

(4)CNS 肿瘤:尤其是弥漫性或者多灶性的脑肿瘤,例如大脑胶质瘤病、原发 CNS 淋巴瘤等、转移癌。

(5)遗传性疾病:包括线粒体脑病、甲基丙二酸血症、肾上腺脑白质营养不良等。

(6)神经系统变性病:包括路易体痴呆、多系统萎缩和遗传性小脑变性等。

8. 2017 年中国自身免疫性脑炎诊治专家共识推荐抗 NMDAR 脑炎的治疗流程见图 10-1:

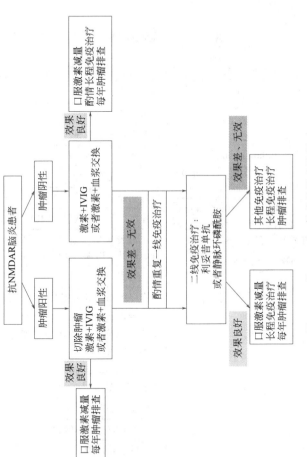

图 10-1 抗 NMDAR 脑炎的治疗流程

第十一章 头面痛

第一节 偏头痛

长期医嘱	临时医嘱
神经内科护理常规	血常规
二级护理	尿常规
普通饮食	粪常规 + 潜血试验
布洛芬 300mg po bid ❶ 　或 对乙酰氨基酚 500mg po 　　 bid	凝血象
	血生化全套
	血免疫全套
利扎曲普坦 5 ~ 10mg po prn ❷ 　或 舒马曲普坦 100mg po prn 　或 舒马曲普坦 6mg H	血沉、C 反应蛋白（CRP）❹
	血液传染病学检查（包括乙 肝、丙肝、梅毒、艾滋病等）
氟桂利嗪 5mg po qn ❸	心电图
	胸部正侧位 X 线摄片
	腰椎穿刺脑脊液检查（常规、 生化、免疫学、TORCH、细胞 病理学检查）
	经颅多普勒超声（TCD）、 TCD 发泡试验 ❹
	经食管超声
	头颅 CT/ 头颅 MRI ❶
	全脑血管造影 prn
	脑电图
	眼科会诊（视力、视野、眼 压和眼底等）

续表

长期医嘱	临时医嘱
	神经心理科会诊
	基因检测　prn❺

❶ 偏头痛的药物治疗包括发作期治疗和预防性治疗。发作期治疗应首先评估偏头痛的致残程度。当患者在最近3个月中丧失工作、家务、学习或娱乐等能力超过50%的天数大于10d时，患者的偏头痛程度为中至重度，应给予偏头痛特异性药物治疗。而程度为轻度时，则可给予阶梯治疗，即先给予非特异性镇痛药，无效后再给予特异性镇痛药。这些药物治疗的时间均不超过10d/月，以免形成药物依赖或是转为药物滥用性头痛或慢性偏头痛。

非特异性镇痛药包括非甾体抗炎药（如布洛芬、双氯芬酸、吲哚美辛等），阿司匹林，对乙酰氨基酚，散利通（含对乙酰氨基酚、异丙安替比林、咖啡因等），去痛片（含对乙酰氨基酚、氨基比林、咖啡因、苯巴比妥等）等。可辅以抗组胺药（苯海拉明、苯噻啶）、胃肠动力药（甲氧氯普胺、多潘立酮等）、镇静催眠药等。

对于儿童、青少年患者的偏头痛急性发作，目前循证医学证据显示，对于6岁以上患者，布洛芬有效，对乙酰氨基酚可能有效，两者均可选用；12岁以上患者，舒马曲坦鼻喷剂10～20mg有效，可以选用。

❷ 特异性镇痛药包括曲普坦类药物和麦角生物碱类药物，以曲普坦类药物为首选。曲坦普类药物如舒马曲坦、利扎曲普坦和佐米曲普坦等，为5-羟色胺1B/1D受体激动剂，其通过刺激5-HT1D受体抑制脑膜CGRP和致炎肽类的释放所导致的神经源性炎症，从而阻止信号从外周返回至三叉神经颈复合体（TCC，其敏化介导了头面部异常性疼痛和肌肉紧张）；CGRP导致血管扩张，而曲普坦类药物通过刺激5-HT 1B受体使已扩张的血管产生收缩。利扎曲普坦5～10mg，30min起效，日最大剂量不超过30mg，有研究显示10mg的利扎曲普坦疗效优于100mg舒马曲坦。舒马曲坦6mg皮下注射，10min起效，是曲普坦类药物中起效最快、药效最好的治疗方

法，1h 后可重复给药，日最大剂量 12mg。10 ~ 20mg 喷鼻，15min 起效，日最大剂量 40mg；口服制剂剂量 50 ~ 100mg，30min 起效，日最大剂量 300mg，给药间隔至少 2h。佐米曲普坦 2.5 ~ 5mg 口服，60min 起效，2h 后可重复给药，日最大剂量 10mg。曲普坦类药物可防止中枢敏化，因此早期使用疗效更佳，但应在头痛开始之后使用，而不是在先兆期间。麦角生物碱类药物疗效相对较差，不良反应相对较大而在偏头痛发作中的地位逐渐下降。

❸ 偏头痛的预防性用药

a. 抗惊厥药丙戊酸盐，250 ~ 1500mg/d；托吡酯，25 ~ 200mg/d。

b. β- 肾上腺能受体阻滞药普萘洛尔 20 ~ 240mg，最好使用长效缓释片；噻吗洛尔 10 ~ 40mg/d 等。

c. 抑制去甲肾上腺素及 5- 羟色胺再摄取的药物阿米替林 10 ~ 150mg/d，文拉法辛缓释剂 37.5 ~ 225mg qn。

d. 钙通道阻滞药氟桂利嗪 5 ~ 10mg qn，用于儿童青少年患者偏头痛的预防。

❹ 偏头痛的诊断主要依据临床表现，辅助检查有助于排除器质性病变。免疫全套、血沉、C 反应蛋白等检查结果正常可排除颞动脉炎的诊断。脑脊液检查对继发性头痛的鉴别诊断可提供重要的线索。头颅 CT 对于蛛网膜下腔出血、硬膜下出血和硬膜外出血、占位性病变具有良好的诊断价值。头颅 MRI 检查对于发现继发性头痛的病因有重要的价值，比如原发性或继发性颅内肿瘤、炎症、出血等。TCD 发泡试验和经食管超声检查对于卵圆孔未闭的诊断有重要意义。另外，一定要警惕偏头痛可能是伴有皮质下梗死和白质脑病的常染色体显性遗传脑血管病（CADASIL）和伴高乳酸血症和卒中样发作的线粒体脑肌病（MELAS）的早期表现，此时头颅 MRI 检查可能有异常发现。

❺ 偏头痛的易感基因难以明确。近年发现，亚甲基四氢叶酸还原酶基因 C677T 突变与先兆偏头痛相关。在家族性偏瘫性偏头痛（FHM）中，目前已鉴定出三个致病基因位点，均与离子通道有关，这三个基因分别是 19 号常染色体的 CACNA1A（钙通道）——FHM1 型，1 号染色体 ATP1A2（K/Na-ATP 酶）——FHM2 型，和

2 号染色体的 SCN1A（钠通道）——FHM3 型。

注：1. 偏头痛是一种反复发作性的，常为搏动性的头痛，多呈单侧分布，常伴恶心和呕吐，少数典型者发作前有视觉、感觉和运动等先兆，可有家族史。按照国际头痛分类第三版（ICHD-3β），偏头痛分为无先兆偏头痛、有先兆偏头痛、慢性偏头痛、偏头痛并发症、很可能的偏头痛，可能与偏头痛相关的周期综合征。

2. 偏头痛的发病机制目前尚不清楚，既往的血管扩张学说已被许多新近的研究结果质疑。目前多认为，偏头痛患者由于多个易感基因之间、易感基因与环境因素之间的复杂相互作用而导致中枢神经系统兴奋 / 抑制平衡功能失调，三叉神经血管通路被反复激活并进而敏化，从而导致头痛发作及其他伴随症状。中枢疼痛通路的敏化和疼痛可能起源于中枢神经系统的观点得到越来越多的重视。皮质扩散性抑制很可能是偏头痛先兆的发生机制，并激活三叉神经伤害性感受器，继而触发头痛。新型高受体特异性急性期治疗药物如 5-HT 1B/D 受体激动剂曲普坦、5-HT 1F 受体激动剂和 CGRP 受体拮抗剂被证实可用于偏头痛发作的急性期治疗。因为他们的高度特异性，在治疗上的有效性推进了对偏头痛发病机制的深入了解。

3. 无先兆偏头痛的诊断标准（表 11-1）。

表 11-1　无先兆偏头痛的诊断标准

（1）符合（2）～（4）标准的头痛至少发作 5 次

（2）头痛发作持续 4 ～ 72h（未治疗或者治疗未成功）

（3）至少符合下列 4 项中的 2 项：

① 单侧

② 搏动性

③ 中 - 重度头痛

④ 日常体力活动加重头痛或因头痛而避免日常活动

（4）发作过程中，至少符合下列 2 项中的 1 项：

① 恶心和（或）呕吐

② 畏光和畏声

（5）不能用 ICHD-3 中的其他诊断更好地解释

4. 有先兆偏头痛的诊断标准（表 11-2）。

表 11-2　有先兆偏头痛的诊断标准

（1）至少有 2 次发作符合（2）～（4）

（2）至少有 1 个可完全恢复的先兆症状：

① 视觉

② 感觉

③ 语音和（或）语言

④ 运动

⑤ 脑干

⑥ 视网膜

（3）至少符合下列 4 项中的 2 项：

① 至少有 1 个先兆持续超过 5min，和（或）2 个或更多的症状连续发生

② 每个独立先兆症状持续 5～60min

③ 至少有一个先兆是单侧的

④ 与先兆伴发或者在先兆出现 60min 内出现头痛

（4）不能用 ICHD-3 中的其他诊断更好地解释，排除短暂性脑缺血发作

5. 慢性偏头痛的诊断标准见 11-3。

表 11-3　慢性偏头痛诊断标准

（1）符合（2）和（3）的头痛（符合紧张型头痛或者偏头痛特征的头痛）每月发作至少 15d，至少持续 3 个月

（2）符合无先兆偏头痛诊断（2）～（4）或有先兆偏头痛（2）和（3）的头痛至少发生 5 次

（3）头痛符合以下任何 1 项，且每月发作大于 8 天，持续大于 3 个月：

① 无先兆偏头痛的（3）和（4）

② 有先兆偏头痛的（2）和（3）

③ 患者所认为的偏头痛发作并可通过服用曲普坦或者麦角类缓解

（4）不能用 ICHD-3 中的其他诊断更好地解释

6. 偏头痛发作的常见诱因有睡眠障碍、过劳和饮食等。常见诱发偏头痛的食物有：酒（尤其红酒）、巧克力、含酪胺的食物（成

熟奶酪、腌制品、熏制品、发酵食品等）、含咖啡因的饮食（咖啡、茶、碳酸饮料、巧克力）、味精、糖精、含亚硝酸盐和硝酸盐的食物（腌制品、熏制品、泡菜、发色剂、防腐剂等）、柑橘类水果等。

第二节　三叉神经自主神经性头痛

长期医嘱	临时医嘱
神经内科护理常规	舒马曲坦　6mg ih st
二级护理	血常规
普通饮食	尿常规
面罩吸氧❶	粪常规 + 潜血试验
泼尼松　60mg po qd❷	凝血象
吲哚美辛　50mg po bid❸	血生化全套
	血免疫全套
	血沉、C 反应蛋白（CRP）
	心电图
	胸部正侧位 X 线摄片
	腰椎穿刺
	脑脊液检查（常规、生化、免疫学、TORCH、病原学检查、细胞病理学检查）
	经颅多普勒超声（TCD）
	头颅 CT/MRI
	功能核磁共振（fMRI）或正电子发射断层扫描（PET）❹
	眼科会诊（视力、视野、眼压和眼底等）

❶ 丛集性头痛发作期最有效的治疗是吸氧和皮下使用舒马曲坦。通过面罩吸氧，吸入浓度为 100% 的纯氧，推荐氧流量为 7ml/min，

60% ～ 70% 患者对吸氧有效，通常 5min 内起效，30min 内疗效明显。尤其适合曲坦类药物禁忌或 24h 之内频繁发作的患者。曲普坦类药物中，最有效的是舒马曲坦皮下注射剂，其次为舒马曲坦鼻喷剂、佐米格鼻喷剂和口服佐米格，舒马曲坦片剂无效。皮下注射舒马曲坦 6mg，一般 5min 内开始起效，15min 内头痛缓解，耐受性好。鼻腔喷雾舒马曲坦 20mg 或佐米格 5mg 治疗，缓解头痛的效果虽不如皮下注射舒马曲坦好，但是易携带，使用方便。在美国，二氢麦角胺有注射给药和经鼻腔给药，并对丛集性头痛急性发作有效，静脉注射可在 10min 内迅速缓解疼痛。

❷ 预防治疗是丛集性头痛处理中的主要方面。预防性药物治疗的原则，包括在丛集期的早期即开始坚持每日用药，直至患者头痛消失后至少 2 周，逐渐减量到治疗结束，而不是突然停药，在下一个丛集期开始又重新给药。预防给药过程中出现头痛时，可予吸氧或舒马坦治疗终止发作。预防常用药物包括以下几种：

a. 糖皮质激素对发作性丛集性头痛的丛集期和慢性丛集性头痛均有效。泼尼松 60mg 早晨顿服，连用 3d，接着每隔 3d 减 10mg，18d 后减完。当激素递减或停用时，头痛可能会再次出现，建议给泼尼松时，同时给予预防性口服麦角胺或维拉帕米，当泼尼松的效果减退后，后者则逐渐起效。

b. 口服酒石酸麦角胺 1mg，2 次 /d 是一种非常有效的预防措施。睡前口服麦角胺对控制夜间发作的丛集性头痛有特效。麦角胺禁用于有外周血管和心血管疾病的患者。

c. 维拉帕米对发作性丛集性头痛和慢性丛集性头痛亦有效，常规剂量为 120 ～ 480mg/d，分次口服，对慢性丛集性头痛，最大剂量可达 1200mg/d。常见的不良反应是便秘、水潴留和低血压。在用药之前需排除心脏传导阻滞。

d. 碳酸锂，常用于慢性丛集性头痛的预防性治疗，对发作性丛集性头痛亦有效。常用剂量是 600 ～ 900mg/d，分次给予。

e. 丙戊酸钠，600 ～ 2000mg/d，分次口服，可以减少丛集性头痛的发作频率。

f. 托吡酯，平均剂量为 100mg/d（25 ～ 200mg/d），可有效减轻或终止发作性和慢性丛集性头痛发作。可从 25mg，1 次 /d 开始，根据疗效每3～7d增加25mg或50mg，最高可达200mg。

❸ 阵发性偏侧头痛对吲哚美辛非常敏感。通常起始剂量50mg，每天2次，多数患者对于每天150mg有效，并且头痛症状迅速缓解。在给予正确剂量后48h内应该起效。吲哚美辛的胃肠道反应是长期治疗的主要问题，对于慢性阵发性偏侧头痛可能需要长期使用吲哚美辛的部分患者可以使用COX2抑制剂。

❹ 丛集性头痛的诊断主要依据病史和典型临床表现。辅助检查的目的在于除外继发性头痛。fMRI或PET等影像学研究发现下丘脑在丛集性头痛发病机制中起关键作用。

注：1.三叉神经自主神经性头痛（TACs）有以下头痛特征：通常为单侧头痛，伴有显著的同侧头面部副交感自主神经症状。实验室及功能影像学检查提示这些综合征激活了正常的三叉神经副交感反射，伴随出现继发性头面部交感神经功能异常的体征。国际头痛协会（IHS）将其分为丛集性头痛、阵发性偏侧头痛、短暂单侧神经痛样头痛发作［包括短暂单侧神经痛样头痛发作伴结膜充血和流泪（SUNCT）和短暂单侧神经痛样头痛发作伴头面部自主神经症状（SUNA）］，持续性偏侧头痛和很可能的三叉神经自主神经性头痛。其中丛集性头痛为其主要部分。

2.丛集性头痛的诊断标准（参照ICHD-Ⅲ beta）见表11-4。

表11-4 丛集性头痛的诊断标准

（1）符合（2）～（4）发作5次以上
（2）发生于单侧眼眶、眶上和（或）颞部的重度或极重度的疼痛，若不治疗疼痛持续15～180min
（3）头痛发作时至少符合下列2项中的1项：
① 至少伴随以下症状或体征（和头痛同侧）中的1项：
a. 结膜充血和（或）流泪
b. 鼻充血和（或）流涕
c. 眼睑水肿
d. 前额和面部出汗
e. 前额和面部发红
f. 耳部胀满感
g. 瞳孔缩小和（或）上睑下垂

② 烦躁不安或躁动

（4）丛集期内超过半数的时间，发作频率为 1 次 / 隔日至 8 次 / 日

（5）不能用 ICHD-3 中的其他诊断更好地解释

3. 阵发性偏侧头痛诊断标准见表 11-5。

表 11-5　阵发性偏侧头痛的诊断标准

（1）至少 20 次发作符合（2）～（5）标准

（2）重度单侧眼眶、眶上和（或）颞部疼痛，持续时间为 2 ～ 30min

（3）至少存在下列症状（和头痛同侧）中的 1 项：

① 结膜充血和（或）流泪

② 鼻塞和（或）流涕

③ 眼睑水肿

④ 前额和面部出汗

⑤ 前额和面部发红

⑥ 耳部胀满感

⑦ 瞳孔缩小和（或）眼睑下垂

（4）发作期超过一半的时间头痛发作频率至少为 5 次 / 天

（5）对吲哚美辛绝对有效

（6）不能用 ICHD-3 中的其他诊断更好地解释

4. 短暂单侧神经痛样头痛发作的诊断标准见表 11-6。

表 11-6　短暂单侧神经痛样头痛的诊断标准

（1）至少 20 次符合（2）～（4）的发作

（2）中或重度单侧头痛，伴眶周、眶上、颞部和（或）其他三叉神经支配区域，持续 1 ～ 600s，发作呈单个刺痛，连续刺痛或锯齿样模式

（3）至少存在下列头面部自主神经症状（和头痛同侧）中的 1 项：

① 结膜充血和（或）流泪

② 鼻塞和（或）流涕

③ 眼睑水肿

④ 前额和面部出汗

⑤ 前额和面部发红

续表

⑥ 耳部胀满感

⑦ 瞳孔缩小和（或）眼睑下垂

（4）发作期超过一半的时间头痛发作频率至少为 1 次 / 天

（5）不能用 ICHD-3 中的其他诊断更好地解释

5. 持续性偏侧头痛的诊断标准见表 11-7。

表 11-7　持续性偏侧头痛的诊断标准

（1）符合（2）~（4）的单侧头痛

（2）头痛时间超过 3 个月，且头痛程度呈中度或重度加重

（3）至少符合下列 2 项中的 1 项：

① 至少出现下列各项症状或体征（和头痛同侧）中的 1 项：

a. 结膜充血和（或）流泪

b. 鼻塞和（或）流涕

c. 眼睑水肿

d. 前额和面部出汗

e. 前额和面部潮红

f. 耳部胀满感

g. 瞳孔缩小和（或）眼睑下垂

② 烦躁不安或躁动，或活动可加重头痛

（4）治疗量的吲哚美辛有特效

（5）不能用 ICHD-3 中的其他诊断更好地解释

第三节　紧张型头痛

长期医嘱	临时医嘱
神经内科护理常规	血常规
二级护理	尿常规
普通饮食	粪常规 + 潜血试验
对乙酰氨基酚　0.5g po bid❶	凝血象
或 布洛芬　0.3g po bid	血清生化全套

续表

长期医嘱	临时医嘱
阿米替林　25mg po qn[2] 或 文拉法辛　75mg po qd	血沉、C 反应蛋白（CRP）、免疫全套[3]
	心电图
	胸部 X 线正侧位摄片
	颈椎正侧位 X 线摄片
	鼻窦 CT（必要时）
	腰穿脑脊液检查
	经颅多普勒（TCD）
	头 CT（或 MRI）检查（包括 CTA 或 MRA）
	神经心理评定
	心理科会诊[4]
	针灸理疗科会诊
	眼科会诊

❶ 所有紧张型头痛患者均应考虑非药物治疗，特别是药物禁忌证或不能耐受时，或是孕妇及哺乳者，应首先考虑非药物治疗。生物反馈联合松弛训练、认知行为治疗可能有效。针灸治疗也可能有效。也可以尝试手法捏脊等物理疗法。紧张性头痛急性发作时的药物治疗：可依序选择对乙酰氨基酚（1000mg）、阿司匹林（500～1000mg）、双氯芬酸（50～100mg）或酮洛芬（25～50mg）或布洛芬（200～800mg）或萘普生（375～550mg），联合使用咖啡因 65～200mg，可能提高布洛芬和对乙酰氨基酚的疗效。单种镇痛药每月使用不要超过 14d，加有咖啡因的复合镇痛药制剂每月使用不要超过 9d，以免导致反跳性头痛。

❷ 对紧张性头痛应考虑预防性用药。原则是起始剂量小，缓慢加量（通常 1 周加 1 次剂量）至最小有效剂量；起效后维持 2～4 周，判定药物是否有效，应足量治疗至少 4～8 周，应同时治疗焦虑、抑

郁等伴发疾病。预防性用药应每 6 ～ 12 个月尝试减少用量至停药。最主要的预防性药物是三环类抗抑郁药，阿米替林是唯一被多项临床对照研究证实有效的药物，应作一线选择。睡前 1 ～ 2h 服用 1 次，起始剂量为 10 ～ 25mg，每周加量 10 ～ 25mg，有效日剂量通常为 30 ～ 75mg。也可选择其他三环类药物和四环类药物。5- 羟色胺和去甲肾上腺素再摄取抑制药（SNRIs）如文拉法辛也可能有效，耐受性较三环类和四环类抗抑郁药更好，可作为二线选择。

❸ 行血沉、C 反应蛋白、免疫全套等排除颞动脉炎及其他自身免疫性疾病引起的头痛。颈椎 X 线摄片、鼻窦 CT 等检查用于排除颈椎病、鼻窦炎等。腰穿脑脊液检查用于排除颅内感染、脑膜癌或淋巴瘤等占位性病变以及高颅压、低颅压综合征。头颅 CT（或 MRI+MRA）检查用于除外颅内占位性病变和血管畸形等异常。

❹ 慢性紧张性头痛通常伴有焦虑、抑郁障碍，其中广泛性焦虑和恶劣心境最为常见。故需请心理科会诊行心理测查及心理治疗。眼科会诊以排除青光眼、屈光不正引起的头痛。

注：1. 紧张型头痛是双侧枕部或全头部紧缩性或压迫性头痛，约占头痛患者的 40%，是临床最常见的慢性头痛。ICHD-3β 根据发作频率和是否有颅骨膜压痛将紧张型头痛分为偶发性紧张型头痛、频发性紧张型头痛、慢性紧张型头痛、可能的紧张型头痛。

2. 偶发性紧张型头痛的诊断标准（参照 ICHD-Ⅱ）见表 11-8。

表 11-8 偶发性紧张型头痛的诊断标准

（1）符合（2）～（4）项特征的发作至少 10 次，平均每月发作时间 < 1d，每年发作时间 < 12d
（2）每次头痛发作持续 30min 至 7d
（3）头痛具有至少 2 项下列特征
① 双侧性
② 压迫感 / 紧束感（非搏动性）
③ 轻或中度疼痛
④ 常规体力活动（如步行或上楼）不会加重头痛
（4）以下 2 项均符合
① 无恶心或呕吐（可有食欲缺乏）
② 不会同时兼有畏光和畏声
（5）不能用 ICHD-3 中的其他诊断更好地解释

3. 频发性紧张型头痛平均每月发作时间 1 ~ 14d，持续至少 3 个月，每年发作时间 ≥ 12d，< 180d。慢性紧张型头痛每月平均发作时间 ≥ 15d，持续超过 3 个月，每年发作时间 ≥ 180d。

4. 肌筋膜触发点在紧张型头痛发病机制中具有重要作用。当前学者们多认为触发点及周围神经系统在发作性紧张型头痛尤其是偶发性紧张型头痛的发病机制中占有主导地位，在频发性紧张型头痛的发病机制中，中枢神经系统可能也占主导地位。慢性紧张型头痛中中枢性疼痛机制占主要地位。手法触诊产生的颅周压痛增加为紧张型头痛最有特征性意义的异常表现。颅周压痛在发作间期也出现，在发作期会进一步增强，且与头痛的程度和频率相关。颅骨膜压痛可以通过示指、中指在前额、颞部、咬肌、翼状肌、胸锁乳突肌、夹肌和斜方肌等部位轻微旋转和固定加压（触诊器来辅助尤佳）的触诊手法记录。每块肌肉的局部压痛评分（0 ~ 3 分）相加作为个人总压痛评分。触诊的结果可进一步指导治疗，同时也增加了向患者解释病情时的价值和可信度。

第四节 痛性眼肌麻痹

长期医嘱	临时医嘱
神经内科护理常规	血常规、尿常规
一级护理	粪常规＋潜血试验
普通饮食	凝血象
维生素 B_1 100mg im qd	血清生化全套
维生素 B_{12} 500μg im qd	血沉、C 反应蛋白（CRP）
对乙酰氨基酚 0.5g po tid	糖化血红蛋白、葡萄糖耐量试验（OGTT）、C 肽胰岛素释放试验[2]
0.9% 氯化钠液 500ml ｜ iv gtt 甲泼尼龙 1000mg ｜ qd[1] 或 0.9% 氯化钠液 500ml iv gtt 地塞米松 qd 10 ~ 20mg	免疫全套、抗中性粒细胞浆抗体谱（ANCA）
	血清 ACE（血管紧张素转换酶）[3]

续表

长期医嘱	临时医嘱
氯化钾缓释片　500mg po tid	心电图
法莫替丁片　20mg po bid	胸部 X 线正侧位摄片
钙尔奇 D 片　0.6g po qd	腰椎穿刺
	脑脊液检查（常规、生化、免疫学、细胞病理学检查、TORCH、病原学检查等）❹
	头颅 CT❺
	头颅 MRI+MRA+ 增强　❻
	全脑血管造影　❼
	眼科会诊（视力、视野、眼压和眼底等）

❶ 痛性眼肌麻痹可能与非特异性感染或自身免疫机制有关，应用激素治疗常可使疼痛和复视发生戏剧性好转。通常采用甲泼尼龙 500 ~ 1000mg/d 缓慢静脉滴注 2 ~ 3h，每隔 3 天减半量，或地塞米松 10 ~ 20mg/d 静脉滴注 1 周后改口服泼尼松片 1mg/（kg·d），逐渐减量，总疗程维持 2 ~ 3 个月。病情轻者也可直接口服泼尼松 60mg/d，症状缓解后逐渐减量。使用激素期间注意补钾、补钙和抑酸。同时给予 B 族维生素营养神经治疗。

❷ 糖尿病患者常并发眼外肌麻痹，建议对患者行糖耐量试验及生化和血清学检查，用以明确或者排除患者是否存在糖尿病性神经病变。

❸ 痛性眼肌麻痹应常规筛查免疫全套、ANCA、ACE 等以排除其他自身免疫性疾病如结节病等。

❹ 脑脊液检查常规和生化多正常，部分患者脑脊液淋巴细胞计数、蛋白轻微增高。但如果为感染病因所致的眼肌麻痹，如结核性、真菌性，可出现异常的脑脊液改变。

❺ 头颅 CT 检查为头痛的常规检查，建议海绵窦区薄层扫描，注意骨质破坏情况，排除恶性病变，比如鼻咽癌、转移瘤等。

❻ 头颅 MRI 检查是痛性眼肌麻痹的必要检查。患者患侧海绵窦较健侧有明显增宽现象，可见近似梭形的软组织影，T1WI 上呈等或稍低信号，T2WI 呈稍高信号，边缘清楚，周围间隙可变窄或消失。T2WI 可见颈内动脉被包绕，管腔可有或无变窄，增强扫描病灶明显强化。类固醇激素治疗后临床症状有所改善，复查 MRI 海绵窦区域的病变随之缩小或消失，强化程度有所减弱。

❼ 海绵窦前部或眶上裂动脉瘤可出现头痛和眼肌麻痹，建议头颅 CT 血管成像（CTA）、头颅 MRA 检查，必要时住院行 DSA 检查。但由于急性出血后供血动脉痉挛或血肿压迫等原因，DSA 对已破裂的动脉瘤阳性率低，单次 DSA 或 CTA 阴性，不能完全排除动脉瘤可能。

注：1. 痛性眼肌麻痹（Painful ophthalmoplegia）指眼眶区域疼痛伴随同侧的眼球运动神经麻痹、眼交感神经麻痹（霍纳氏综合征）或三叉神经眼支（偶有上颌支）的感觉减退。狭义的痛性眼肌麻痹仅指 Tolosa Hunt syndrome（THS），指海绵窦、眶上裂或眼眶处的炎性肉芽肿引起的痛性眼肌麻痹，涉及脑神经第 Ⅲ、Ⅳ、Ⅵ 对的一支或多支麻痹。

2. 痛性眼肌麻痹的病因

（1）外伤性。

（2）血管性，如海绵窦颈内动脉瘤、大脑后动脉瘤、颈内动脉海绵窦瘘、颈内动脉海绵窦血栓形成、后交通动脉瘤，颈内动脉夹层等。

（3）肿瘤包括原发性如垂体瘤、脑膜瘤、颅咽管瘤、脊索瘤等，转移性如鼻咽癌、鳞癌局部转移和淋巴瘤、多发性骨髓瘤、转移癌等。

（4）感染/炎症，如细菌（鼻窦、蝶窦炎症及囊肿、骨膜炎、脓肿等）、病毒（带状疱疹）、真菌（毛霉菌、防线菌）、螺旋菌（梅毒）、结核分枝杆菌和结节病、韦格纳肉芽肿、嗜酸性肉芽肿、Tolosa Hunt syndrome、眶部炎性假瘤等。

（5）其他，如糖尿病性眼肌麻痹、眼肌麻痹性偏头痛、巨细胞动脉炎等。

3. Tolosa-Hunt syndrome（THS）是最常见的眼外肌麻痹，其典

型特征如下。

（1）任何年龄均可发病，无显著性别差异。

（2）单侧眼眶痛、重度。

（3）麻痹多为单侧，第Ⅲ对最常受累（第Ⅲ对＞多脑神经病＞第Ⅵ对＞第Ⅳ对＞第Ⅴ对1/2＞第Ⅱ对）。

（4）疼痛早于麻痹2周或同时出现。

（5）MRI的典型表现：病变位于海绵窦或眶上裂；眶尖和（或）球外肌肉；海绵窦的典型影像学表现包括：①海绵窦大小改变；②海绵窦轮廓突出；③增强后硬脑膜有强化；④颈内动脉海绵窦段有局部狭窄。

4. 有可能THS的诊断标准

（1）单次发作或多次发作的单侧眼眶疼痛，未经治疗可持续数周。

（2）第Ⅲ、Ⅳ、Ⅵ对脑神经一支或多支受累出现麻痹症状，MRI影像和（或）组织活检证实为肉芽肿性炎症。

（3）麻痹症状和疼痛同时出现，或者在疼痛两周内出现。

（4）类固醇激素治疗后72h内疼痛和麻痹症状缓解。

（5）需要排除其他原因所致的痛性眼肌麻痹。

如果随访两年未发现其他原因者，可诊断为很可能的THS。

5. 多种疾病可出现头痛和眼肌麻痹，鉴别如下。

（1）糖尿病性眼肌麻痹：此类患者多有糖尿病典型临床症状，头面部症状多以动眼神经麻痹最常见，起病急，瞳孔不受累，疼痛程度较轻。同时根据患者的既往病史、血糖、餐后血糖、糖耐量试验结果、影像学阴性，营养神经，控制血糖治疗后好转等有助于鉴别。

（2）颅内原发性或转移性肿瘤：如鼻咽癌、淋巴瘤，影像学检查发现颅内占位性疾病易于鉴别。淋巴瘤经类固醇激素治疗后可好转，骨髓穿刺或淋巴结病检可确诊。

（3）海绵窦前部或眶上裂动脉瘤：有瞳孔散大、脑膜刺激征阳性、DSA、头颅CT血管成像（CTA），头颅MRA可证实。

（4）结核性或化脓性脑膜炎：当脑膜炎以累及颅底区域脑膜为主时，可引起类似THS的症状而易混淆，但脑膜炎病变累及范围广，增强MRI示脑膜片状累及、脑池变窄闭塞、脑膜刺激征阳性、脑脊液生化检查的异常可资鉴别。

（5）颈内动脉海绵窦瘘：临床上有眶部肿胀。闻及血管杂音，眶上静脉曲张明显，对糖皮质激素治疗不敏感，DSA、MRA 对海绵窦的显示有一定的临床价值。

（6）眼肌麻痹性偏头痛：偏头痛出现于眼肌麻痹之前，疼痛位于额顶部或额眶部，为阵发性搏动痛或跳痛，不适持续性刺痛或撕扯样痛。根据患者的既往病史、家族史、发病频率、疼痛为搏动性，影像学阴性等有助于鉴别。

（7）眶部炎性假瘤：可伴结膜、眼睑充血及轻度突眼，可累及单个或多个眼肌，易复发，超声、CT 可显示眶内容物肿胀，主要累及肌肉而区别于 THS 的特定病变部位。

（8）其他：如全身性肉芽肿、结节病、梅毒、韦格纳肉芽肿等需结合免疫指标及影像学检查有助于鉴别诊断。

6. 痛性眼肌麻痹的治疗药物主要是糖皮质激素，治疗遵循个体化原则，足剂量足疗程，总疗程维持 2～3 个月或更长，症状消失后逐渐减量。同时应用 B 族维生素。外周血白细胞增高，常规加用抗生素。

第五节　三叉神经痛

长期医嘱	临时医嘱
神经内科护理常规	血常规、尿常规
二级护理	粪常规 + 潜血试验
普通饮食	凝血象
卡马西平　0.1g po bid [1] 或 奥卡西平　0.15g po bid	血沉、C 反应蛋白
	血生化全套
	心电图
	胸部正侧位 X 线摄片
	颅骨 X 线摄片
	牙齿 X 线摄片

续表

长期医嘱	临时医嘱
	腰穿脑脊液检查（常规、生化、免疫学、细胞病理学检查、TORCH、病原学检查等）
	头颅 CT/MRI+MRA❷
	三叉神经体感诱发电位
	脑电图
	口腔科会诊 ❸
	疼痛科会诊
	神经外科会诊 ❹

❶ 原发性三叉神经痛的一线治疗药物包括卡马西平（200～1200mg/d）和奥卡西平（600～1800mg/d）。虽然卡马西平的疗效优于奥卡西平，但后者安全性方面的顾虑更少一些。二者均应从小剂量开始，逐渐加量，直到疼痛缓解，以后逐渐减量，找出最小有效量维持。如果出现眩晕、步态不稳、白细胞减少等不良反应需停药。加巴喷丁、普瑞巴林、拉莫三嗪等可以考虑用于辅助治疗原发性三叉神经痛。典型原发性三叉神经痛的自然恢复几乎是不可能的，药物治疗的效果可能是部分缓解、完全缓解与复发交替出现，因此，鼓励患者根据发作的频率来调整药物剂量。

❷ 腰穿及头颅 CT、MRI 等检查用于鉴别原发性和继发性三叉神经痛。三叉神经体感诱发电位可显示三叉神经传导功能损害。对于诊断为原发性三叉神经痛的患者，在实施微血管减压术前均建议接受头颅 MRI 检查。头颅 MRI 检查虽不能确定责任血管，但可显示三叉神经根周围的血管及其与三叉神经后根之间的解剖关系。

❸ 三叉神经痛易误诊为牙痛，特别是发病初期，常常到口腔科就诊，因此早期牙齿 X 线片检查及口腔科会诊非常必要。

❹ 三叉神经痛药物治疗效果不佳者或有严重不良反应者，可选择外科手术治疗。外科手术方式有多种，包括经皮三叉神经半月神经节射频温控热凝术、Meckel's 囊球囊压迫术、Meckel's 囊甘油注射、

伽马刀治疗及微血管减压手术。

注：1. 三叉神经痛为三叉神经分布区内反复发作的阵发性、短暂、剧烈疼痛。三叉神经痛按病因分为原发性三叉神经痛与继发性三叉神经痛。按疼痛的症状特点可分为典型三叉神经痛和非典型三叉神经痛。

2. 原发性三叉神经痛的病因及发病机制尚不清楚，多数认为病变在三叉神经半月节及其感觉神经根内，也可能与血管压迫、岩骨部位的骨质畸形等因素导致对神经的机械性压迫、牵拉及营养代谢障碍有关。继发性三叉神经痛又称症状性三叉神经痛，常为某一疾病的临床症状之一，由脑桥小脑角及其邻近部位的肿瘤、炎症、外伤以及三叉神经分支部位的病变所引起。

3. 三叉神经痛的诊断标准（参照国际头痛分类 ICHD-3beta 版）见表 11-9。

表 11-9　三叉神经痛的诊断标准

（1）至少 3 次单侧面痛满足标准（2）和（3）

（2）出现在三叉神经一个或多个分支分布范围内，无三叉神经分布区域外的放射痛

（3）疼痛至少满足下面 4 个特点中的 3 个：

① 阵发性、反复发作，持续瞬间到 2min

② 重度

③ 电击样、撕裂样、针刺样或剧烈疼痛

④ 受累侧面部可由良性刺激诱发

（4）无神经损伤的临床证据

（5）不能归因于 ICHD-3 的其他诊断

4. 原发性三叉神经痛：又称特发性三叉神经痛，表现为三叉神经分布区域内的反复发作的短暂性剧烈疼痛，呈电击样、刀割样和撕裂样剧痛，突发突止。每次疼痛持续数秒至数十秒，间歇期完全正常。疼痛发作常由说话、咀嚼、刷牙和洗脸等面部随意运动或触摸面部某一区域（如上唇、鼻翼、眶上孔、眶下孔和口腔牙龈等处）而被诱发，这些敏感区称为"扳机点"。为避免发作，患者常不敢吃饭、洗脸，面容憔悴、情绪抑郁。发作严重时可伴有同侧面肌抽

搐、面部潮红、流泪和流涎，又称痛性抽搐。多见于 40 岁以上的患者。

5. 继发性三叉神经痛：又称症状性三叉神经痛，是指由颅内外各种器质性病变引起的三叉神经继发性损害而导致的三叉神经痛。多见于 40 岁以下的患者。继发性三叉神经痛疼痛发作时间通常较长，或为持续性疼痛、发作性加重，多无"扳机点"。体检可见三叉神经支配区内的感觉减退、消失或过敏，部分患者出现角膜反射迟钝、咀嚼肌无力和萎缩。经 CT、MRI 检查可明确诊断。

6. 三叉神经痛除了寻找继发性因素外，需与牙痛、舌咽神经痛等鉴别。牙痛主要表现为牙龈及颜面部持续性胀痛、隐痛，检查可发现牙龈肿胀、局部叩击痛、张口受限，明确诊断经治疗后疼痛消失。舌咽神经痛的疼痛部位多位于颜面深部、舌根、软腭、扁桃体、咽部及外耳道等，疼痛性质及持续时间与三叉神经痛相似，少数患者有"扳机点"，一般位于扁桃体窝或舌根部。

7. 微血管减压术是将责任血管从三叉神经根分离移位而实现减压的目的，目前是治疗三叉神经痛中疗效最好和缓解持续时间最长的治疗方法，疼痛完全缓解率大于 90%，术后 1 年、3 年和 5 年的疼痛完全缓解率为 80%、75% 和 73%。术后并发症包括：

（1）脑神经功能障碍：主要为复视、听力下降、面瘫和面部麻木，少数患者可出现声音嘶哑和饮水呛咳等。

（2）小脑、脑干损伤：包括梗死或出血，是微血管减压术的严重并发症。

（3）脑脊液漏。

（4）低颅压综合征。

（5）无菌性脑膜炎。

8. 微血管减压术治疗三叉神经痛的适应证：①诊断明确的原发性三叉神经痛；②药物治疗无效的原发性三叉神经痛；③射频热凝、球囊压迫、伽马刀治疗无效的原发性三叉神经痛；④微血管减压术后复发的典型原发性三叉神经痛；⑤青少年起病的典型原发性三叉神经痛。

第十二章　神经系统遗传性疾病

第一节　遗传性共济失调

长期医嘱	临时医嘱
神经内科护理常规	血常规
二级护理	尿常规
普通饮食	粪常规＋隐血试验
或 鼻饲流质饮食	生化全套
维生素 B_1　10mg po tid	糖化血红蛋白
维生素 B_{12}　500μg po tid	凝血象
维生素 C　200mg po tid	肿瘤标记物
维生素 E　100mg po tid	血沉、C 反应蛋白（CRP）
金刚烷胺　100mg po bid❶	血液传染病学检查（包括乙肝、丙肝、梅毒、艾滋病等）
丁苯酞（恩必普）胶囊　0.2g po tid	免疫全套、甲状腺功能及相关抗体
美多巴　62.5mg po tid（餐前 1h）prn	毒物筛查　prn
巴氯芬　10mg po tid	胸部正侧位 X 线摄片
	心电图、超声心动图
	代谢筛查　prn
	腰穿（脑脊液常规、生化、免疫、细胞病理学、抗 Hu 等）　prn
	头颅 MRI（＋MRS）❷
	PET 检查　prn

续表

长期医嘱	临时医嘱
	神经电生理（针极肌电图、神经传导速度、脑干诱发电位、体感诱发电位）❸
	基因检测❹
	康复科会诊

❶ 遗传性共济失调目前仍以对症和支持治疗为主，有资料示 5-羟色胺 1A 受体激动剂丁螺环酮、坦度螺酮及利鲁唑可部分改善共济失调症状。若合并锥体外系症状，可试用左旋多巴及其复合制剂、苯海索、金刚烷胺等；痉挛者可加用巴氯芬、加巴喷丁等；肌阵挛者首选氯硝西泮；合并癫痫可选用丙戊酸钠、奥卡西平、卡马西平、托吡酯、左乙拉西坦等；有认知功能障碍可加用多奈哌齐和美金刚等；伴抑郁症首选选择性五羟色胺再摄取抑制剂（SSRI）类抗抑郁药物，如帕罗西汀、舍曲林、西酞普兰等。另外可试用 B 族维生素、维生素 E 以及神经保护剂如辅酶 Q10、艾地苯醌、丁苯酞等。随着科技进步，将来有望开展干细胞移植治疗和基因治疗。

❷ 头颅 MRI 的检查非常有必要，可清楚地显示小脑或脑干不同程度萎缩，部分患者可见颈髓萎缩。磁共振波谱（MRS）可显示小脑 N- 乙酰天冬氨酸 / 肌酸和 N- 乙酰天冬氨酸 / 胆碱比值显著降低；某些患者 PET 检查可显示小脑、脑干、基底节等部位的局部脑血流量、氧代谢率和葡萄糖代谢率显著降低。

❸ 遗传性共济失调需与获得性共济失调鉴别，后者主要包括中毒性共济失调（酒精、药物、重金属等所致）、免疫介导性共济失调（多发性硬化、副肿瘤综合征等）、感染 / 感染后疾病（小脑脓肿、小脑炎等）、颅脑创伤、新生性疾病（小脑肿瘤、转移性肿瘤等）、内分泌代谢异常（甲状腺功能减退等）等，因此对于散发病例，遗传特征不典型者需完善相关检查。

❹ 取患者的外周静脉血，提取其基因组 DNA 进行基因检测，动态突变检测采用毛细管电泳的方法，非动态突变检测采用二代测序方

法。应该注意的是，SCA2、SCA7、SCA8 及 SCA10 这几种型别有时候因拷贝数过大甚至只能通过 Southern 印迹杂交才能检测出来。

注：1. 遗传性共济失调（hereditary ataxia，HA）是一大类具有高度临床和遗传异质性、病死率和病残率较高的遗传性神经系统退行性疾病，多于 20 ~ 40 岁发病，临床上以共济运动障碍为主要特征，可伴有复杂的神经系统损害，如锥体束、锥体外系、大脑皮质、脊髓、脑神经、脊神经、自主神经等症状，亦可伴有非神经系统表现如心脏病变、内分泌代谢异常、骨骼畸形、皮肤病变等。

2. HA 的遗传方式以常染色体显性遗传（AD）为主，部分可呈常染色体隐性遗传（AR），极少数为 X 连锁遗传（X-linked）和线粒体遗传；散发病例亦不少见。我国常染色体显性遗传性小脑共济失调中，脊髓小脑性共济失调（SCA）3 型 / 马查多 - 约瑟夫病（Machado-Joseph disease）最常见，占 SCA 的 60% ~ 70%，而 SCA1、SCA2、SCA6 和 SCA7 少见，其他 SCA 亚型较罕见。而常染色体隐性遗传性小脑共济失调中，共济失调毛细血管扩张症（AT）有所报道，其他亚型如伴维生素 E 缺乏共济失调、伴眼球运动不能共济失调（AOA）等罕见报道，弗里德赖希共济失调（FRDA）仅有临床报道而缺乏基因诊断。

3. 遗传性共济失调的临床表现包括神经系统的和神经系统以外的。

（1）神经系统表现

① 共济运动障碍：步态不稳是最常见的首发症状，表现为醉酒样或剪刀步伐；吐词不清可表现为爆发性言语或吟诗样言语；吞咽困难和饮水呛咳也较明显，常由于球部肌肉协调运动障碍导致；书写障碍可表现为"书写过大症"；眼球震颤可表现为水平性、垂直性、旋转性或混合性眼球震颤等；眼球运动障碍可表现为核上性眼肌麻痹、注视麻痹、慢眼动等；指鼻试验可表现为指鼻不准；轮替试验可表现为动作缓慢、节律不均；跟膝胫试验可表现为抬腿和触膝动作不稳；闭目难立征可表现为睁眼和闭眼均站立不稳；震颤可表现为运动性震颤、姿势性震颤或意向性震颤，若伴有锥体外系损害，可出现静止性震颤。

② 锥体束受损表现：表现为躯干及肢体肌张力增高、腱反射活

跃或亢进、髌阵挛和踝阵挛、巴宾斯基征阳性等；行走时呈痉挛性步态。

③ 锥体外系受损表现：可伴发帕金森病样表现；或出现面、舌肌搐颤，手足徐动症、扭转痉挛、舞蹈样动作。

④ 大脑皮质受损表现：可伴发癫痫、认知障碍（注意力、记忆力受损，任务执行功能下降等）、肌阵挛、精神行为异常（抑郁、睡眠障碍、偏执倾向等）。

⑤ 脑神经病变：视神经及视网膜病变，包括原发性视神经萎缩、视网膜色素变性等；可伴发听力障碍及嗅觉异常。

⑥ 自主神经病变：可伴发自主神经功能紊乱。

⑦ 周围神经病变：可伴发感觉性、感觉-运动性、轴索性周围神经病等。

（2）神经系统以外的临床表现

① 心脏病变：表现为心肌肥厚、房室传导阻滞等。

② 代谢异常：表现为糖代谢异常、脂肪酸代谢异常、磷脂代谢异常、脂蛋白代谢异常、维生素代谢异常等。

③ 骨骼畸形：表现为脊柱侧弯或后侧凸等。

④ 皮肤病变：表现为球结膜和面颈部皮肤毛细血管扩张、皮肤鱼鳞症等。

4. 脊髓小脑性共济失调（spinocerebellar ataxia，SCA）又称常染色体显性遗传性共济失调，是遗传性共济失调的主要类型，病变部位主要在脊髓、小脑和脑干，共同特征是成年期发病，常染色体显性遗传和共济失调，可见连续数代中发病年龄提前和病情加重（遗传早现）。目前已发现40个与SCA有关的基因位点（包括齿状核红核苍白球路易体萎缩，Dentatorubral-Pallidoluysian Atrophy，DRPLA），最常见的类型为SCA1、2、3、6、7。SCA绝大多数由相应的基因外显子CAG三核苷酸拷贝数异常扩增，产生多聚谷氨酰胺链。多聚谷氨酰胺链的延长使蛋白产生毒性最终引起神经元的变性。也有其他类型的突变包括CTG三核苷酸和ATTCT五核苷酸重复序列扩增。患者所携带的异常扩展序列在遗传给后代时有进一步扩展的趋势，称为动态突变。SCA3，也称为Machado-Joseph病，为临床最为常见的亚型，由ATXN3基因第10号外显子的CAG三核苷酸重复序列拷贝数扩展导致，正常重复次数为 12 ～ 44 次，异常为 52 ～ 86 次，之间为中间突变型，中间突变型的重复次数可能会随着向子代的传递被扩展。

5. 对 SCA 患者做好遗传咨询工作非常重要。SCA 多为常染色体显性遗传，有如下特点。

（1）先证者的父母多数携带有致病基因，由于发病较晚或者在症状出现之前就去世，家族史可能为阴性。

（2）如果先证者父母一方携带一个异常扩增的突变基因，则先证者每个同胞有 50% 的可能遗传了突变基因，其后代携带致病基因的可能性也有 50%。

（3）由于遗传早现，在同一 SCA 家系中发病年龄逐代提前，症状逐代加重。

（4）产前诊断前需经分子诊断首先确定家系中先证者的 SCA 基因突变，在此基础上进行胎儿 DNA 遗传诊断。

（5）对于无症状高风险成年人，应告知若经检测确诊为携带致病基因后可能对就业、教育、社会地位及家庭关系方面造成负面影响，经检查结果阳性者需安排长期随访。

（6）国际上一般认为对于易患成年期起病性疾病的无症状儿童不宜进行症状前诊断检查，理由是这种检查剥夺了孩子了解自身病况的选择权，得到阳性结果后可能会影响其家庭和社会关系，并可能影响患儿的教育和未来的就业情况。

6. 成人散发性共济失调的疾病谱见表 12-1。

表 12-1　成人散发性共济失调

中毒性	酒精、锂剂、苯妥英、胺碘酮、甲苯、化疗药（氟尿嘧啶、阿糖胞苷）以及汞、有机铅、铊、次水杨酸铋等；其它如卡马西平、丙戊酸、环孢素、异烟肼、甲硝唑、普鲁卡因酰胺等
感染性	神经梅毒（脊髓结核）、Whipple 病、莱姆病、HIV 和克 - 雅脑病等
免疫介导性	副肿瘤小脑变性、抗谷氨酸脱羧酶（GAD）性、麦胶性共济失调、桥本脑病等

续表

维生素缺乏	维生素 B₁、维生素 B₁₂、维生素 E 等
神经变性病	多系统萎缩 - 小脑型、病因不明的散发性成人发病共济失调（SAOA）
遗传性	常染色体隐性遗传性共济失调（Friedreich 共济失调）、常染色体显性遗传性共济失调症（主要为 SCAs）、脆性 X 综合征、Alexander 病、线粒体脑肌病（POLG）
其他	表面铁沉积症、进行性共济失调和腭震颤

第二节　遗传性痉挛性截瘫

长期医嘱	临时医嘱
神经内科护理常规	血常规
二级护理	尿常规
普通饮食	粪常规
维生素 B₁　10mg po tid	血清生化全套
维生素 B₁₂　500μg po tid	凝血象
维生素 C　200mg po tid	血清叶酸、维生素 B₁₂、维生素 E 水平
维生素 E　50mg po tid	
巴氯芬　10mg po tid❶ 　或 替扎尼定　2mg po tid	血、尿代谢筛查（prn）
	血清极长链脂肪酸检测
肉毒素 A 注射治疗　prn	血液传染病学检查（包括乙肝、丙肝、梅毒、艾滋病等）
	心电图
	超声心动图
	胸部正侧位 X 线摄片
	脊椎 X 线正侧位摄片

续表

长期医嘱	临时医嘱
	头颈胸髓 MRI（必要时 DTI+增强）❷
	腰椎穿刺检查（脑脊液常规、生化、免疫学及细胞学）
	神经电生理（针极肌电图、神经传导速度、诱发电位等）
	基因检测
	神经外科会诊
	康复科会诊

❶ 遗传痉挛性截瘫（HSP）目前尚无特殊的治疗方法，主要是对症处理。缓解肌张力可选用巴氯芬或替扎尼定，应避免使用丹曲林。有条件者可注射肉毒素或鞘内泵注巴氯芬治疗。药物治疗同时应积极进行康复治疗。尿失禁患者可以予以抗胆碱能药物。

❷ 遗传性痉挛性截瘫患者头部及脊髓 MRI 检查多正常或有脊髓变细。但部分患者也可发现有大脑萎缩（如 SPG 67 型），胼胝体萎缩（如 SPG 63 型、SPG 66 型、SPG 67 型、SPG 71 型），脑白质改变（如 SPG 58 型、SPG 63 型、SPG 64 型），脊髓空洞（如与 SPG56 型）或基底节改变等。弥散张量成像（DTI）可显示 HSP 相关的脑白质纤维束的改变。诱发电位在 HSP 诊断中有一定价值，如运动诱发电位和体感诱发电位的中枢传导延长提示中枢性长传导束受累。

注：1. 遗传性痉挛性截瘫（hereditary spastic paraplegia, HSP）是一组临床和遗传学异质性神经变性病，病理生理学特征为皮质脊髓束的长度依赖性远端轴索变性。其突出的临床表现为双下肢进行性痉挛和无力，但临床检查时可能发现下肢肌肉萎缩和肌束震颤，提示存在下运动神经元受累（应注意与肌萎缩侧索硬化鉴别）。目前已发现76 个痉挛性步态致病位点和 58 个痉挛性截瘫基因（spastic paraplegia genes, SPGs）与 HSP 相关，遗传方式包括常染色体显性、常染色体隐性、X 连锁和母系遗传。该病可任何年龄发病，但多见于儿童和青

少年期。

2. 临床上，HSP 分为单纯型（非综合征）和复杂型（综合征）。单纯型以双下肢进行性痉挛和无力（髂腰肌、腘绳肌和胫前肌最明显）为特征，有时伴感觉异常（震动觉或关节位置觉轻度减退）或膀胱功能障碍（尿急）。单纯型通常上肢肌力正常，动作灵活，讲话、咀嚼和吞咽不受累。复杂型除了具有单纯型表现外，可出现其它神经和非神经表现，如神经心理学测试有异常发现或脑影像学异常（如胼胝体萎缩）。包括上肢肌张力增高，性格胆怯，情绪不稳，认知障碍，痴呆，癫痫，失语症，肌张力障碍，锥体外系异常（帕金森综合征，舞蹈病，手足徐动，运动障碍），小脑异常（萎缩，眼球震颤，构音障碍，吞咽困难-假性球麻痹，共济失调，震颤，步态异常），脑积水，畸形（小头畸形，颅后窝异常），脑白质病变（WMLs），脊髓萎缩，肌肉萎缩或多发性神经病（PNP）。若下运动经元受累，主要影响上肢和下肢的远端肌肉。另外复杂型 HSP 可呈现 WML，胼胝体变薄，脑或脊髓萎缩。复杂型 SPG 的非神经表现包括视网膜病变，黄斑变性，视神经萎缩，白内障，耳聋，身材矮小，面部畸形，持续性呕吐，骨骼异常（上颌发育不全，脊柱侧弯，髋关节脱位，足畸形），胃食管反流或皮肤病变等。

3. 遗传性痉挛性截瘫的诊断依据

（1）儿童、青少年期发病。

（2）缓慢进行性进展的双下肢痉挛性截瘫。

（3）可伴有视神经萎缩、视网膜色素变性、锥体外系症状、共济失调、肌肉萎缩、痴呆、皮肤病变等。

（4）脑和脊髓的 CT 或 MRI 多正常，或有脊髓变细，诱发电位检查异常。

（5）有阳性家族史。

（6）基因检测可明确亚型的诊断。

4. 该病需通过相应检查排除其他疾病，如脑白质营养不良、亚急性联合变性（维生素 B_{12} 缺乏）、脊髓型多发性硬化、乙酰辅酶 A 脱氢酶缺乏、铜缺乏症、嗜 T 淋巴细胞白血病病毒 I（HTLV-I）相关脊髓病、肌萎缩侧索硬化、精氨酸酶缺乏症、Friedreich's 共济失调、线粒体病、腰椎管狭窄以及脊髓小脑共济失调（SCA3）等。

第三节　腓骨肌萎缩症

长期医嘱	临时医嘱
神经内科护理常规	血常规
二级护理	尿常规
普通饮食	粪常规
维生素 B₁　10mg po tid	血清生化全套
维生素 B₁₂　500μg po tid	凝血象
维生素 C　300mg po tid❶	血液传染病学检查（包括乙肝、丙肝、梅毒、艾滋病等）
维生素 E　100mg po tid	胸部正侧位 X 线摄片
	心电图
	脊椎 X 线正侧位摄片❷
	腰椎穿刺检查（脑脊液常规、生化、免疫学）
	神经电生理检查（针刺肌电图、神经传导速度、脑干 / 体感 / 运动诱发电位等）❸
	基因检测❹
	神经及肌肉活检　prn❺
	眼科会诊
	康复科会诊
	矫形外科会诊
	神经心理科会诊

❶ 腓骨肌萎缩症（CMT）目前尚无特殊治疗，基因治疗和干细胞治疗仍不成熟。曾有研究显示维生素 C 可抑制 PMP22 的过表达，但随后进行的大剂量维生素 C（1 ～ 3g/d）治疗 CMT1A 的临床

试验并未显示有意义的疗效。另外也有姜黄素治疗 CMT1B 的研究。PXT3003（小剂量巴氯芬、纳曲酮和 D- 山梨醇）治疗 CMT1A 的 II 期临床试验正在进行中，其疗效尚待评估。现今针对 CMT 仍以对症和支持治疗为主。适宜的康复治疗对患者有益，有足下垂或马蹄内翻畸形者可做矫形手术或穿矫形鞋，并进行肢体的功能训练，关节挛缩者可手术松解。应多学科协作以最大程度地改善患者的运动功能。

❷ 有些 CMT 亚型有骨骼异常如脊柱侧弯，应行脊椎拍片。CMT 腰穿脑脊液检查通常正常，少数患者蛋白含量可增高。脑脊液免疫学检查对于鉴别慢性炎性脱髓鞘性多发性神经病有一定价值。

❸ 电生理检查对 CMT 的诊断、分型及鉴别诊断有重要意义。根据电生理特点，可将其粗略分为脱髓鞘型（CMT1 或 HMSN I）和轴索型（CMT2 或 HMSN II）两大亚型。正中神经运动传导速度 < 38m/s 时为 CMT1；当正中神经运动传导速度 > 45m/s，同时复合肌肉动作电位（CMAP）波幅降低时为 CMT2；当正中神经运动传导速度为 25 ～ 45m/s 时为中间型 CMT。也有将运动神经传导速度 > 45m/s 为正常，35 ～ 45m/s 为中间，15 ～ 35m/s 为减慢，< 15m/s 为极慢的分类法。

❹ 拟诊 CMT 者通过基因检测有可能明确诊断以及确定 CMT 亚型。首先，应进行详细的病史采集，根据家系发病情况分析属于常染色体显性（AD）、常染色体隐性（AR）还是 X 染色体连锁遗传。对于没有提供阳性家族史的患者，可能并非其家族成员均未患病，而是因为家族内不同患者临床表现变异较大，部分患者症状和体征轻微，也没有进行临床体检及电生理检测。第二，通过神经电生理检查明确是脱髓鞘型还是轴索型。第三，根据以上信息，制定合理的基因检测策略。CMT 亚型较多，目前已发现 70 多个致病基因。基因诊断的流程通常为：首先，进行周围神经鞘蛋白 22（PMP22）、缝隙连接蛋白 β1（GJB1）、MPZ 和 MFN2 基因检测，通常可检出 90% 以上的患者；如未能检出相关基因的致病突变，则应进一步对其他致病基因进行检查。近年来，二代测序技术（NGS）提供了经济、高效、可以同时检测所有已知致病基因的途径。除检测 PMP22 基因重复或缺失突变多采用多重连接探针扩增技术（MLPA）之外，NGS 已成为检测 CMT 其他所有已知致病基因的一线方法。基因检测结果的正确解读极其重

要。如发现已报道的相关基因致病突变，结合典型的临床表现及神经传导检测结果则可诊断为 CMT 的相应类型。对于既往没有报道的可能的致病突变，应进一步行家系验证，若家系中患病成员均携带这一突变，则考虑该突变导致 CMT 相应类型的可能性大，可进一步构建细胞模型或动物模型进行验证；若家系中无其他患病成员且均不携带这一突变，则考虑这一突变可能为新发（de novo）突变，可进行生物信息学分析其是否致病，根据生物信息学分析结果决定是否构建细胞模型或动物模型进行验证；若家系中无其他患病成员，且健康家系成员也携带这一突变，则考虑这一突变不致病。另外，对于临床拟诊 CMT 的散发病例，若基因检测未发现致病基因，通常考虑：a. 其他类型的遗传性周围神经病，如 HMN、HSAN 等，可进一步行相关基因检测；b. 其他类型的获得性周围神经病，如慢性炎症性脱髓鞘性多发性神经病等；c. 部分基因存在启动子区域甲基化或者突变，从而影响基因功能而致病；d. 尚未报道的新的 CMT 致病基因。

❺ 除电生理和基因检测外，神经活检在 CMT 的诊断中也有一定意义。在 AD CMT1 中，神经活检可见典型的"洋葱球"表现；在 AD CMT2 中，神经活检表现为轴索丢失和再生；在 CMTX 中，神经活检可见不同程度的脱髓鞘和轴索丢失并存，可为原发性脱髓鞘或原发性轴索变性；在 AR-CMT1（又称为 CMT4，为脱髓鞘型）神经活检可见显著脱髓鞘，较 AD CMT1 严重，以及继发轴索变性。在 AR CMT2 中，神经活检可见有髓神经纤维数量严重减少，较 AD CMT2 严重，无脱髓鞘和髓鞘再生的证据。由此可见，神经活检只能发现周围神经病变，对 CMT 的诊断和分型有一定提示意义，但无法像基因诊断一样明确 CMT 分型。值得注意的是大多数 AR CMT 起病更早，病情进展更快，从而导致更严重的肢体远端畸形，如高弓足、爪形手，甚至是脊柱畸形。

注：1. 遗传性周围神经病（hereditary peripheral neuropathies，HPN）包括遗传性运动和感觉神经病（hereditary motor and sensory neuropathies，HMSN）、遗传性运动神经病（hereditary motor neuropathies，HMN）、遗传性感觉神经病（hereditary sensory neuropathies，HSN）以及遗传性感觉和自主神经病（hereditary sensory and autonomic neuropathies，HSAN）。遗传性运动神经病通常没有或仅有轻微的感觉障碍。而遗

传性感觉神经病一般以感觉受累为主，可能同时伴随有自主神经功能紊乱以及皮肤溃疡。遗传性运动和感觉神经病，又称为腓骨肌萎缩症（Charcot-Marie-Tooth disease，CMT），是遗传性周围神经病中最常见的类型，其发病率为（1∶1213）~（1∶2500）。目前已发现70多种基因突变可导致CMT，在西方国家，80%以上的CMT由周围神经髓鞘蛋白22（PMP22）、MPZ、MFN2和缝隙连接蛋白β1（GJB1）基因突变导致。

2. CMT是一组临床异质性很大的疾病，其起病年龄、轻重程度以及临床表现在不同基因型、不同个体间可能有较大差异。此外，在同一个CMT家系中，家系成员在发病年龄、临床表现等方面也可存在一定差异：家系中部分患者可能存在基因突变，但无肌无力和肌萎缩，仅有弓形足和神经传导速度减慢，有的甚至完全无临床症状。典型的CMT为10~20岁起病、跨阈步态、中度远端感觉障碍、下肢远端肌萎缩（下肢萎缩多不超过大腿的下1/3部位）呈"倒立的香槟酒瓶"状（称为"鹤腿"）、腱反射减弱或消失。上肢感觉障碍出现较晚，上肢肌萎缩多从手部小肌肉开始，但通常不超过前臂下1/3部位，双手肌萎缩可呈"爪形手"。神经传导检测提示脱髓鞘或轴索受损。CMT患者电生理损害与临床感觉障碍并不平行（电生理证据＞临床证据），患者无主观感觉障碍且临床体检感觉正常，而感觉神经传导检测常不能引出波形，称为"感觉重塑"（CMT患者在长期的病程中，逐步形成了中枢节段感知功能重塑，进而产生中枢感觉放大效应，从而使患者的感知觉被放大至"正常"水平）。此外，不同类型的CMT还可出现一些特殊的临床表现：GJB1基因突变所导致的CMTX1可能出现耳聋和中枢神经系统的表现，CMT2A（MFN2基因突变）、CMT2C（TRPV4基因突变）以及CMT2D（GARS基因突变）等可出现脊柱侧弯，CMT2C（TRPV4基因突变）、CMT3等可出现关节挛缩，CMT2A（MFN2基因突变）、CMT2K（GDAP1基因突变）等可出现视神经萎缩等。

3. 腓骨肌萎缩症分类方案见表12-2。另外，CMT3特指Dejerine-Sottas病，即先天或早发型（婴儿型）严重低髓鞘化周围神经病，而不管其遗传方式如何。有文献提出HMSN 5型，为脊髓型CMT，伴锥体束征，因MFN2、BSCL2、GJB1突变所致的常染色体显性周

表 12-2　腓骨肌萎缩症分类方案

类型	病理 / 表型	遗传方式	CMT百分比 /%	亚型 / 基因或染色体
CMT1	髓鞘异常；远端无力、萎缩及感觉缺失；起病：5～20岁；运动神经传导速度＜38m/s	常染色体显性	50～80	CMT1A/PMP22 CMT1B/MPZ CMT1C/LITAF CMT1D/EGR2 CMT1E/PMP22 CMT1F/2E/NEFL
CMT2	轴索变性；远端无力和萎缩，不同程度的感觉受累；可复杂而严重；运动神经传导速度＞38m/s；起病年龄：不确定	常染色体显性	10～15	CMT2A/MFN2 CMT2B/RAB7A CMT2C/TRPV4 CMT2D/GARS CMT2E/1F/NEFL CMT2F/HSPB1 CMT2G/12q12-q13 CMT2H/2K/GDAP1 CMT2I/2J/MPZ CMT2L/HSPB8 CMT2M/SYNM CMT2N/AARS CMT2O/DYNC1H1 CMT2P/LRSAM1 CMT2S/IGHMBP2 CMT2T/DNAJB2 CMT2U/MARS
中间型	脱髓鞘和轴索变性；运动神经传导速度＞25m/s并＜38m/s；	常染色体显性	小于4	DI-CMTA/Unknown DI-CMTB/DNM2 DI-CMTC/YARS DI-CMTD/MPZ DI-CMTF/GNB4

续表

类型	病理 / 表型	遗传方式	CMT百分比/%	亚型 / 基因或染色体
CMT4	脱髓鞘；隐性遗传；不同表现 / 表型	常染色体隐性	罕见	CMT4A/GDAP1 CMT4B1/MTMR2 CMT4B2/SBF2 CMT4B3/SBF1 CMT4C/SH3TC2 CMT4D/NDRG1 CMT4E/EGR2 CMT4F/PRX CMT4G/HK1 CMT4H/FGD4 CMT4J/FIG4 CMT2B1/LMNA CMT2B2/MED25
CMTX	轴索变性伴髓鞘异常	X 连锁	10 ~ 15	CMTX1/GJB1 CMTX2/Xp22.2 CMTX3/Unknown CMTX4/AIFM1 CMTX5/PRPS1 CMTX6/PDK3

注：CMT—腓骨肌萎缩症；DI—显性中间型。

围神经病。HMSN 6 型指视神经型 CMT，因 MFN2 突变的常染色体显性和 PRPS1 突变所致的常染色体隐性 CMT。HMSN5 和 HMSN6 型电生理均以轴索变性为著，通常尺神经传导速度＞ 45m/s。

4. CMT 的诊断流程一般分三步。

（1）建立周围神经病的诊断：大部分患者表现为长度依赖性的肌无力和（或）感觉缺失，自下肢远端向近端发展，当发展到膝部时，手开始受累，可通过神经传导或肌电图等检查来验证。

（2）疑诊遗传性周围神经病：a. 家族史（大家系多人发病）；b. 隐袭起病，慢性进展（数年）；c. 发病年龄可早至 10 岁前，也可晚至

40岁后；d.发育里程碑可正常可异常，询问运动鞋磨损及体育成绩等；e.神经传导检测对诊断脱髓鞘CMT有帮助，典型者表现为传导速度均匀减慢；f.畸形足（高弓足，槌状趾，扁平足）；g.治疗无效的CIDP需怀疑遗传性。

（3）明确CMT及相关疾病：根据临床表型确立基因检测方向、可能的遗传方式（常显、常隐，X连锁，母系）、是脱髓鞘性或轴索性（＜38m/s或＞38m/s）、累及的周围神经是运动为主，感觉为主，或运动＋感觉。

5. CMTX1是除CMT1A之外最常见的CMT亚型，由编码连接蛋白32（connexin32）的 *GJB1* 基因突变导致。CMTX1通常具有CMT的典型临床表现，男性患者常可观察到不对称运动、感觉障碍，而女性患者由于X染色体失活，临床表现可能较轻微甚至无症状。正中神经运动传导速度为25～40m/s，神经活检可见不同程度脱髓鞘和轴索丢失并存。CMTX1还可出现中枢神经系统损害表现，R22Q、T55I、R75W、E102del、V139M、R142W、R164W、R164Q、C168Y以及V177A突变均可出现急性、短暂性、卒中样脑病，这可能与中枢神经系统髓鞘病变有关。

6. 遗传性压力敏感性周围神经病（hereditary neuropathy with liability to pressure palsies，HNPP）是以在易卡压部位神经受到轻微牵拉或压迫后出现受累神经支配区域的麻木、无力为特征的一种常染色体显性遗传的周围神经病。目前发现，除由染色体17p11.2上1.5Mb片段（包含 *PMP22* 基因）缺失造成HNPP发病外，还有18种在17p11.2发生框移突变和拼接部位的点突变也可导致HNPP发生。虽然HNPP与CMT1A（*PMP22* 基因重复突变所致）临床上两种不同的周围神经病，但均是生殖细胞减数分裂时一次不平等交换的两个产物表达所致。

HNPP可在7～73岁发病，但多在10～30岁起病。典型的HNPP患者多有阳性家族史，急性起病，感觉和（或）是运动症状通常于轻微牵拉、压迫后出现，表现为受累神经支配区域的麻木和肌无力，感觉症状几乎均为非疼痛性感觉障碍，麻痹常发生在易受压的部位：如腓神经易受压部位在腓骨小头，正中神经在腕管，尺神经在尺神经沟，并且桡神经、臂丛神经也容易受损。急性期查体可见受累神经支配区域的肌力减退和（或）感觉障碍，以及腱反射减退。症状和体征多于数周或数月内自行恢复，少数可遗留部分神经功能缺损。不典型的病例临床表现各异，诸如手托下颌后的舌下神经麻痹，久坐之后的坐骨神经麻痹，还有迟发性面神经及胸神经感觉性损害。

7. 有 CMT 样表现的疾病包括脊髓小脑共济失调、遗传痉挛性截瘫、Tangier 病、无 β 脂蛋白血症、Refsum 病、溶酶体贮积病（包括 Fabry 病、Krabbe 病和异染性脑白质营养不良）等，临床上应注意鉴别。

第四节　急性间歇性卟啉病

长期医嘱	临时医嘱
神经内科护理常规	血常规 + 外周血涂片
一级护理	尿常规、粪常规 + 隐血试验
高糖饮食 ❶	血清生化全套（肝肾功能、电解质、血糖、血脂等）
心电监护　prn	
测生命体征（P、R、BP、瞳孔）	凝血象
维生素 B_1　100mg im qd	血液系统（铁蛋白、维生素 B_{12}、叶酸）
甲钴胺注射液　500μg im qd	血、尿淀粉酶
维生素 B_6　10mg po tid	晒尿试验 ❷
10% 葡萄糖液　500ml iv gtt bid	尿卟啉定性试验
硫酸羟氯喹　200mg po bid prn	毒物筛查（注意铅）❸
	血乳酸测定 ❹
	血沉（ESR）、C 反应蛋白（CRP）、免疫全套、抗中性粒细胞胞浆抗体（ANCA）等
	血液传染病学检查（包括乙肝、丙肝、梅毒、艾滋病等）

续表

长期医嘱	临时医嘱
	血、尿免疫固定电泳
	肿瘤标记物
	心电图、超声心动图
	CR 胸正侧位 + 腹平片
	腹部电脑超声、泌尿系电脑超声、妇科多系统超声
	电子胃镜、肠镜检查或腹部 CT　prn
	神经电生理（针极肌电图、神经传导速度、F 波、交感皮肤反应、感觉定量测定等）❺
	头颅 MRI 检查（MRI+DWI）❻
	脑电图
	外科会诊、精神科会诊
	基因检测 ❼

❶ 卟啉病急性发作期可静脉补充碳水化合物，或口服高糖饮食，因葡萄糖可介导抑制 δ- 氨基 -γ- 酮戊酸（aminolevulinic acid，ALA）合成酶，使 ALA 和胆色素原（porphobilinogen，PBG）合成减少。重症患者葡萄糖灌注治疗作用有限，可静脉给予血红素（精氨酸血红素）或正铁血红素 3mg/（kg·dl）。静脉补充高铁血红素是目前对于血卟啉病急性发作患者唯一特异性有效的治疗手段，然而其治疗效果较为短暂，对于频发急性发作的血卟啉病患者可能需要每隔 1 ～ 4 周补充一次血红素。氯喹（或羟氯喹）能够动员肝细胞卟啉代谢并促进其经尿液的排泄，故可用于治疗卟啉病。但应避免氯喹的大剂量应用，以防出现类肝炎综合征。卟啉病有时合并维生素 B_6 缺乏，每天可常规补充维生素 B_6。对症治疗很重要，严重腹痛者一般解痉药物效果不理想，可应用麻醉性镇痛药物，如哌替啶、阿片类麻醉剂等；大部分抗癫痫药物可加重卟啉病症状，左乙拉西坦和加巴喷丁可以控

制；心动过速和高血压一般推荐 β 受体阻滞药控制；若恶心、呕吐、可用氯丙嗪；若出现精神相关症状可予氟西汀、舍曲林治疗抑郁，锂剂治疗躁狂，三唑仑和羟基安定控制焦虑，同时起镇静作用。当肌无力累及肋间肌、膈肌等呼吸肌群时，需尽早开放气道辅助患者通气。另外，卟啉病患者多出现低钠血症，需注意纠正。急性间歇性卟啉病（AIP）继发出现低钠血症的原因主要是具有神经毒性的卟啉前体物质积聚，作用于无血脑屏障保护的下丘脑，导致抗利尿激素的分泌失调，而使体内水分潴留、尿钠增加以及出现稀释性低钠血症（即抗利尿激素分泌失调综合征），故需限液治疗。由于巴比妥类、苯妥英钠、麻醉药、雌激素、避孕药、磺胺药、灰黄霉素等可增强 ALA 合成酶的作用，故须禁用。

❷ 卟啉病发作时大量的 ALA 和尿胆色素原（即尿卟胆原，PBG）由尿中排出，刚排出新鲜尿尿色正常，经过一段时间，尤其在阳光下暴露后，在紫外线光照作用下可转变为发出红色荧光的尿卟啉和卟胆素，故尿液在阳光暴晒下变为暗红色/酒红色，亦有一定的诊断提示作用，该方法可用于无条件进行尿卟啉、尿 PBG 检测的基层单位。因卟胆原与二甲氨基苯甲醛可呈红色反应，此即卟胆原定性试验（沃森 - 施瓦茨试验），用以诊断该病。

❸ 铅中毒和卟啉病均可有肢体瘫痪、腹痛、心律失常、高血压和脑病，且铅中毒也可有卟啉代谢障碍，二者易混淆。在卟啉代谢过程中，铅至少对 δ- 氨基 -γ- 酮丙酸脱水酶酶（ALAD）、粪卟啉原氧化酶和亚铁络合酶有抑制作用。由于铅抑制 ALAD，因而使 δ- 氨基乙酰丙酸（ALA）形成卟胆原受到抑制，结果血中 ALA 增多，由尿排出；铅抑制粪卟啉原氧化酶，阻碍粪卟啉原 III 氧化为原卟啉 IX，结果使血中粪卟啉增多，尿排出粪卟啉增多；铅抑制亚铁络合酶，使原卟啉 IX 不能与二价铁结合为血红素，红细胞中原卟啉（EP）增多，可与红细胞线粒体内含量丰富的锌结合，导致锌原卟啉（ZPP）增加。所以尿中 ALA、粪卟啉及血液中 EP 或 ZPP 测定都是铅中毒的诊断指标。因此铅中毒时尿中粪卟啉和 ALA 的排除量明显增加，而尿中尿卟啉和卟吩胆红素原仅有轻度升高，此点与卟啉病不同，另外铅中毒时血铅水平升高以及外周血涂片可见嗜碱性点彩红细胞可对二者进行鉴别。

❹ AIP 常表现为急性腹痛发作，故首先应与腹内疾病如急性胃

肠炎、急性胰腺炎、不完全性肠梗阻、胃肠道穿孔、急性阑尾炎引起的急性腹痛相鉴别，因此需行腹部 B 超、腹部平片或 CT 以及血、尿淀粉酶等相关检查。线粒体神经胃肠型脑肌病（MNGIE）临床可表现为腹痛、神经系统症状等，易与 AIP 混淆，但是线粒体神经胃肠型脑肌病以线粒体结构或功能异常为病因，血乳酸水平升高有一定提示意义，可通过头颅影像学检查、肌肉活检和基因分析相鉴别。另外临床表现痛性周围神经病如淀粉样变周围神经病、血管炎性周围神经病、急性感觉自主神经病、Fabry 病等也应鉴别之。

❺ AIP 的周围神经病变典型者表现为急性运动神经轴索损害，80% 的患者主要累及近端肌肉，其中累及上肢者可达 50%，多表现为肌无力（可由单肢肌无力进展直至四肢松弛性瘫痪）。感觉系统受累发生率约 60%，约半数累及腰背部，其余则呈"手套 - 袜套样"感觉障碍分布，表现形式可为神经痛、痛觉减退或麻木，而痛觉消失者较少见。约 75% 可出现脑神经受累，且脑神经病变通常发生在肢体及躯干受累之后，常波及面神经及迷走神经，三叉、舌下、副神经及动眼神经也可累及。

❻ 血卟啉病的颅内影像学表现

a. 皮质及皮质下白质病变，以白质受累为主。MRI 表现为长 T1、长 T2 信号，DWI 像上多呈低信号，ADC 图呈高信号，FLAIR 像呈较高信号。

b. 脑缺血性病变：急性发作患者中，可逆与不可逆性缺血改变均有出现。前者如血管严重痉挛导致动脉可逆性狭窄，2 周后复查未见器质性病变；后者可在 MRI 成像显示软化灶。有文献报道，急性血卟啉病患者有类似前循环卒中表现，头颅 MRI 示非对称性异常信号以及弥散受限。

c. 双侧深部灰质核团对称性病变，累及尾状核头及豆状核、丘脑，病变呈长 T1 长 T2 信号，FLAIR 像为高信号，DWI 信号稍高，ADC 像呈高或低信号。推测可能与卟啉及其代谢前体产物的毒性作用，频繁痫性发作导致的缺氧性脑病等因素有关。此外，血卟啉病患者有时可出现低钠血症，此种情况下如血钠速度纠正过快亦可能导致髓鞘溶解的发生。

❼ 生理条件下，人体内卟啉以琥珀酰 CoA 与甘氨酸作为原料，

在 ALA 合成酶（ALAS）作用下生成 δ- 氨基 -γ- 酮戊酸（ALA），后者在 ALA 脱水酶作用生成胆色素原（PBG），而后相继在 PBG 脱氨酶、尿卟啉原Ⅲ聚合酶（UROS）、尿卟啉原脱羧酶、粪卟啉原氧化酶、原卟啉原氧化酶作用下转化为粪卟啉原Ⅲ、原卟啉原Ⅸ和原卟啉Ⅸ，最后在亚铁螯合酶催化作用下，将铁离子嵌入血卟啉原内以生成血红素。上述血红素生物合成途径中的酶缺乏即可导致原发性卟啉病，涉及的基因见表 12-3。

　　注：1. 卟啉病（Porphyria）是由血红素合成过程中各种酶基因的遗传编码突变引起血红素生成障碍的一类先天代谢性疾病，血红蛋白合成障碍致卟啉或卟啉前体过度产生并在组织中蓄积，从而产生临床症状。根据代谢部位，血卟啉病分为肝细胞性血卟啉病及红细胞生成性血卟啉病，肝细胞性血卟啉病又分为急性肝性血卟啉病及慢性肝性血卟啉病。急性肝性血卟啉病又分为急性间歇性卟啉病（AIP）、混合型血卟啉病（VP）、遗传性粪卟啉病（HCP）、ALAD 缺乏性血卟啉病（ALADP）；慢性肝性血卟啉病又分为迟发性皮肤型血卟啉病（PCT）、肝性红细胞生成性血卟啉病（HEP）。红细胞生成性血卟啉病又分为红细胞生成性原卟啉病（EPP）及先天性红细胞生成性卟啉病（CEP）。临床上最常见的 3 种类型包括 AIP、PCT 和 EPP。

　　2. 急性间歇性血卟啉病（AIP）是卟啉病中较多见的一种，为常染色体显性遗传，是由于卟啉在合成血红素过程中，因卟胆原脱氨酶缺乏，体内卟胆原积聚，导致血红素生成障碍，临床表现以突然发作的腹痛、末梢神经炎、精神失常及紫红色尿（称为"4P"）为特点。患者的此酶活性大约只有正常人的 50%，已确定卟胆原脱氨酶的基因位于 11q23-qter 区域，含有 5 个外显子。由于卟胆原等代谢产物堆积可损害周围神经，出现肢体乏力甚至呼吸麻痹；影响大脑皮质可导致癫痫；影响下丘脑的功能诱发抗利尿激素分泌异常综合征，导致顽固性低钠血症；影响自主神经可致交感神经亢进出现心动过速和高血压以及便秘等。同时，AIP 导致血红素生成障碍，通过色氨酸影响 5- 羟色胺代谢，导致脑、胃肠等组织内 5- 羟色胺增加，引起神经传递功能异常，导致精神异常等表现；卟胆原还可以直接刺激胃肠道平滑肌引起腹部痉挛疼痛。有些患者在早期因仅仅是腹痛，容易被误诊收到外科进行手术治疗。此外，临床中也不是

表 12-3　原发性卟啉病的相关酶和基因

遗传类型	疾病分类	致病酶及发生情况	基因	外显子
AD	迟发性皮肤型卟啉病（PCT）	尿卟啉原脱羧酶缺乏，遗传性家族少见，多散发性	UROD	10
	红细胞生成型原卟啉病（又称原卟啉病，EPP）	亚铁螯合酶基因缺陷，较多见，常有家族史	FECH	11
	急性间歇性卟啉病（AIP）	卟胆原脱氨酶缺陷，较常见	PBGD	5
	遗传性粪卟啉病（HCP）	粪卟啉原氧化酶缺陷，较少见	CPOX	7
	混合型卟啉病（又称杂色卟啉病，VP）	原卟啉原氧化酶缺陷，	PPOX	12
	肝红细胞生成型卟啉病（HEP）	尿卟啉原脱羧酶缺乏，罕见	UROD	10
	先天性红细胞生成型卟啉病（CEP）	尿卟啉原Ⅲ合成酶缺陷，较少见	UROS	9
AR	δ-氨基酮戊酸脱水酶缺陷型卟啉病（ALADP）	δ-氨基酮戊酸脱水酶缺陷	ALAD	11
	三羧基卟啉病	粪卟啉原氧化酶缺陷所引起，是遗传性粪卟啉病的一种变型，只有纯合子才发病	CPOX	7

每个病例都有明显的贫血，有些患者血色素可以略低，甚至正常。

3. AIP 急性发作期的临床表现

（1）腹痛，常为绞痛，难以忍受，不易定位，疼痛可累及腰背部、外生殖器及大腿等部位，腹部大多没有明显压痛，不伴有腹肌紧张和腹膜刺激征。

（2）恶心、呕吐、腹胀、便秘。

（3）尿色变深，光线暴露后尿色加深为紫红色。

（4）高血压、心动过速，有时心律失常。

（5）痉挛，常与低钠血症有关。

（6）激动、失眠、意识模糊、精神异常，幻觉、行为异常。

（7）周围运动神经病变，可加重为松弛性麻痹、呼吸无力、吞咽困难、尿潴留或失禁。

神经系统方面的症状可以多种多样。周围神经受累类似末梢神经炎，有四肢神经痛、痛觉减退或麻木感，但检查时痛觉的消失较少见。可因肌力减退，出现运动方面的症状，如肌无力、垂腕、垂足或四肢松弛性瘫痪等。可伴有肌肉剧痛，特别是小腿。受累肌群可发生萎缩，肌腱反射减低或消失，但缓解时又可恢复。末梢神经的累及两侧可不对称。腹部、肋间或膈肌瘫痪导致呼吸麻痹或呼吸停止。上运动神经元瘫痪罕见。累及脑神经出现眼肌麻痹、视神经萎缩、面神经瘫痪、声嘶、呃逆和吞咽困难等症状。自主神经症状以窦性心动过速是经常存在的症状之一，与迷走神经病变有关，短暂高血压亦多见。精神方面有性格改变，神经衰弱，癔症样发作，不少患者在急性发作之前常有精神紧张、烦躁不安、容易激动，甚至出现幻觉、狂躁、语无伦次等。个别患者可暂时失明，最严重者可发生惊厥，甚至昏迷。

4. 成熟红细胞中，血红蛋白（hemoglolin，Hb）占红细胞内蛋白质总量的 95%，它是血液运输氧气的最重要物质，和二氧化碳的送输亦有一定关系。血红蛋白是由 4 个亚基组成的四聚体，每一亚基由一分子珠蛋白（globin）与一分子血红素（heme）缔合而成。血红素的生物合成：血红素也是其它一些蛋白质，如肌红蛋白（myoglobin）、过氧化氢酶（catalase）、过氧化物酶（peroxidase）等的辅基。因而，一般细胞均可合成血红素，且合成通路相同。在人红细胞中，血红素的合成从早动红细胞开始，直到网织红细胞阶段仍可合成。而成熟红细胞不再有血红素的合成。

5. 血红素的合成通路（过程）：血红素合成的基本原料是甘氨酸、琥珀酰辅酶 A 和 Fe^{2+}。合成的起始和终末过程均在线粒体，而中间阶段在胞液中进行。合成过程分为如下四个步骤：

（1）δ- 氨基 -γ- 酮戊酸（δ-aminplevulinic acid，ALA）的生成：在线粒体中，首先由甘氨酸和琥珀酰辅酶 A 在 ALA 合成酶（ALA synthetase）的催化下缩合生成 ALA。其辅酶为磷酸吡哆醛。此酶为血红素合成的限速酶，受血红素的反馈抑制。

（2）卟胆原的生成：线粒体生成的 ALA 进入胞液中，在 ALA 脱水酶（ALA dehydrase）的催化下，二分子 ALA 脱水缩合成一分子卟胆原（prophobilinogen，PBG）。

（3）尿卟啉原和粪卟啉原的生成：在胞液中，四分子 PBG 脱氢缩合生成一分子尿卟啉原Ⅲ（uroporphyrinogen Ⅲ，UPG Ⅲ）。此反应过程需两种酶即尿卟啉原合酶（uroporphyrinogen synthetase）又称卟胆原脱氨酶（PBG deaminase）和尿卟啉原Ⅲ同合酶（uroporphyrinogen Ⅲ cosynthase）。首先，PBG 在尿卟啉原合酶作用下，脱氨缩合生成线状四吡咯。再由尿卟啉原Ⅲ同合酶催化，环化生成尿卟啉原Ⅲ。无尿卟啉原Ⅲ同合酶时，线状四吡咯可自然环化成尿卟啉原Ⅰ（UPG-Ⅰ），两种尿卟啉原的区别在于：UPG Ⅰ第 7 位结合的是乙酸基，第 8 位为丙酸基；而 UPg Ⅲ 则与之相反，第 7 位是丙酸基，第 8 位是乙酸基。正常情况下 UPG-Ⅲ 与 UPG-Ⅰ 为 10000∶1。尿卟啉原Ⅲ进一步经尿卟啉原Ⅲ脱羧酶催化，使其四个乙酸基（A）脱羧变为甲基（M），从而生成粪卟啉原Ⅲ（coproporphyrinogen Ⅲ，CPG Ⅲ）。

（4）血红素的生成：胞液中生成的粪卟啉原Ⅲ再进入线粒体中，在粪卟啉原氧化脱羧酶作用下，使 2、4 位的丙酸基（P）脱羧脱氢生成乙烯基（V），生成原卟啉原Ⅸ。再经原卟啉原Ⅸ氧化酶催化脱氢，使连接 4 个吡咯环的甲烯基氧化成甲炔基，生成原卟啉Ⅸ。最后在亚铁螯合酶（ferrochelatase）催化下与 Fe^{2+} 结合生成血红素。血红素生成后从线粒体转入胞液，与珠蛋白结合而成为血红蛋白。正常成人每天合成 6g Hb，相当于合成 210mg 血红素。

6. 血红素合成的调节：血红素的合成受多种因素的调节，其中主要是调节 ALA 的生成。

（1）ALA 合成酶：血红素合成酶系中，ALA 合成酶是限速酶，其量最少。血红素对此酶有反馈抑制作用。目前认为，血红素在体内可与阻遏蛋白结合，形成有活性的阻遏蛋白，从而抑制 ALA 合成酶的合成。此外，血红素还具有直接的负反馈调节 ALA 合成酶活性的作用。正常情况下血红素生成后很快与珠蛋白结合，但当血红素合成过多时，则过多的血红素被氧化为高铁血红素（hematin），后者是 ALA 合成酶的强烈抑制剂，而且还能阻遏 ALA 合成酶的合成。雄性激素——睾酮在肝脏 5β- 还原酶作用下可生成 5β- 氢睾丸酮，后者可诱导 ALA 合成酶的产生，从而促进血红素的生成。某些化合物也可诱导 ALA 合成酶，如巴比妥、灰黄霉素等药物，能诱导 ALA 合成酶的合成。

（2）ALA 脱水酶与亚铁螯合酶：ALA 脱水酶和亚铁螯合酶对重金属敏感，如铅中毒可抑制这些酶而使血红素合成减少。

（3）造血生长因子：目前已发现多种造血生长因子，如多系（multi）一集落刺激因子，中性粒细胞 - 巨噬细胞集落刺激因子（GM-CSF）、白细胞介素 3（IL-3）及促红细胞生成素等。其中促红细胞生成素（erythropoiefin，EPO）在红细胞生长，分化中发挥关键作用。成人血清 EPO 主要由肾脏合成，胎儿和新生儿主要由肝脏合成。当循环血液中红细胞容积降低或机体缺氧时，肾分泌 EPO 增加。EPO 可促进原始红细胞的增殖和分化、加速有核红细胞的成熟，并促进 ALA 合成酶生成，从而促进血红素的生成。此外铁对血红素的合成也有促进作用。而血红素又对珠蛋白的合成有促进作用。

第五节　肯尼迪病

长期医嘱	临时医嘱
神经内科护理常规	血常规
一级护理	尿常规
普通饮食	粪常规 + 隐血试验

续表

长期医嘱	临时医嘱
维生素 C 0.2g po tid	血清生化全套（关注肌酸激酶）
甲钴胺 500μg im qd	凝血象
维生素 B₁ 100mg im qd❶	血沉、C 反应蛋白（CRP）
	血液传染病学检查（包括乙肝、丙肝、梅毒、艾滋病等）
	血免疫全套及抗中性粒细胞胞浆抗体筛查
	血清、尿液免疫固定电泳
	肿瘤标志物筛查
	血清叶酸、维生素 B₁₂ 水平
	甲状腺功能、甲状旁腺功能，垂体及性腺激素、糖耐量试验❷
	腰椎穿刺检查（脑脊液常规、生化、细胞学、免疫学及抗 GM1 抗体）
	心电图、超声心动图
	腹部及泌尿系超声
	胸部正侧位 X 线摄片
	神经电生理检查（包括针极肌电图、神经传导速度、F 波、交感皮肤反应 -SSR、诱发电位、呼吸变异频率等）❸
	肺功能测定
	血气分析
	头、颈部 MRI
	基因分析❹

❶ 肯尼迪病（kennedy disease，KD）属于遗传性神经系统变性病，没有特异性治疗，可适当给予神经营养剂和抗氧化剂。KD 的病因为雄激素受体（AR）基因第一外显子 CAG 重复序列数量增多导致其编码的一段多聚谷氨酰胺链（PolyQ）延长，因突变的 AR 不易降解，从而聚集对神经元产生毒性，另外致病 AR 有一特异配体——睾酮，睾酮可加速突变 AR 的核移位，这在 KD 的起病过程中具有非常重要意义。目前治疗 KD 的研究主要有以下几方面：

a. 雄激素剥夺：亮丙瑞林是一种黄体生成素释放激素（LHRH）类似物，可抑制促性腺素的分泌，抑制睾丸释放睾酮，达到药物去势的目的。有研究表明亮丙瑞林能够抑制致病 AR 在细胞核内的积聚，改善 KD 患者的运动功能及吞咽功能、降低患者肌酸激酶的水平。

b. 研究发现从生姜、咖喱中萃取的化合物 ASC-J9 可选择性降解 AR 蛋白并减少其在细胞内积聚，有望成为治疗 KD 的新型药物。

c. 热休克蛋白 Hsp70 和 Hsp40 的高水平表达在多聚谷氨酰胺疾病中（包括 KD）可抑制异常蛋白的毒性积聚，并可通过多种途径阻止细胞的死亡。因此通过药物如替普瑞酮（GGA）诱导热休克蛋白增加其表达水平，很有可能成为治疗 KD 的一种新方法。

d. KD 患者退化的运动神经元表达高水平的 5-α 还原酶，具有将雄激素转化为具有活性更强的二羟睾酮的作用，通过抑制 5-α 还原酶可能也是有效的治疗方法之一。

❷ KD 患者可以出现肌肉损害和内分泌代谢异常。大多数 KD 患者血清肌酸激酶水平升高，可达正常人的 5 ~ 10 倍。部分患者合并高血压、高脂血症、轻度肝功能异常、尿酸增高、葡萄糖耐受不良、性激素功能异常等，但值得注意的是血清性激素水平正常或变化不明显的部分患者仍然可出现男性乳腺发育或性功能减退等雄性激素功能低下症状。

❸ KD 患者肌电图呈广泛前角细胞损害，可出现巨大电位。神经传导速度正常或减慢，复合肌肉动作电位（CMAP）和感觉神经动作电位的波幅下降，且后者异常较前者更常见。尽管多数患者就诊时未诉感觉异常，但肌电图常提示感觉神经存在轴索和髓鞘损害。舌肌压力测量能够反映 KD 患者的吞咽功能，且舌肌压力下降多出现在患者主观意识到吞咽困难之前，因此舌肌压力测量可作为 KD 的一种新

型生物标志，并适用于早期检测。

❹ 雄激素受体（AR）基因是目前唯一已知的 KD 致病基因，基因分析是诊断 KD 的金标准。正常人 CAG 重复序列数为 11～36 次，而肯尼迪病患者平均为 46 次，最少为 40 次。因此既往文献把 AR 基因 CAG 拷贝次数＞40 作为确诊标准。但随着对 KD 的进一步认识和较低 CAG 拷贝数 KD 的报道，2011 年欧洲神经病学联盟（EFNS）指南将 CAG 拷贝次数≥35 定为诊断 KD 的标准。CAG 重复次数与发病年龄呈负相关，与病情严重程度似乎无关。

注：1. 肯尼迪病（kennedy disease，KD），又称脊髓延髓肌萎缩症（Spinal and Bulbar Muscular Atrophy，SBMA），是一种遗传性神经系统变性疾病，下运动神经元、感觉神经和内分泌系统均可受累。临床表现为缓慢进展的肌无力，球部、面部及肢体肌萎缩，可伴有男性乳房发育和生殖功能降低等雄激素不敏感表现。该病由 Kennedy 于 1968 年首次报告，为 X 连锁隐性遗传，一般只有男性患病。KD 的病因是位于 Xq11-12 的雄激素受体基因第一外显子一段 CAG 重复序列数量增多导致其编码的一段多聚谷氨酰胺链（PolyQ）延长，也称为 PolyQ 疾病。目前，已发现 9 种 PolyQ，分别是脊髓小脑共济失调（SCA）1 型、2 型、3 型、6 型、7 型、17 型；亨廷顿舞蹈病（Humtington's Disease，HD）；齿状核红核苍白球丘脑下部核萎缩（dentatorubral pallidoluysian atrophy，DRPLA），以及肯尼迪病。CAG 的异常扩增，导致其基因编码的多聚谷氨酰胺异常聚集。变异的雄激素受体蛋白不仅在脊髓前角细胞、脑干运动神经元，还在脊髓后角、背根神经节、丘脑等中枢及外周的感觉神经元的细胞核、细胞质中广泛表达并最终导致神经变性坏死是 KD 的重要发病机制。

2. KD 发病者均为男性，女性基因携带者一般无临床症状，多为成年发病，隐袭起病，缓慢进展，是以神经系统、内分泌和代谢系统受累为主的多系统疾病。

（1）神经系统：主要累及脑干和脊髓下运动神经元，其临床特征表现为受累肢体近端肌肉和延髓支配肌肉的萎缩、无力和束颤，并可有肢体用力时的肌肉痉挛，呈对称性。常见首发症状为双下肢近端无力，也有报道单侧肢体、双上肢、四肢或延髓部肌肉受累首发者。有研究显示双下肢近端无力为首发症状的约占 74%，患者最常见的主诉是蹲起困难及上楼无力；以四肢无力为首发症状的约占11%；以延髓部受累为首发症状的约占11%；以上肢无力为首发症状的约占4%。延髓受累时可出现构音障碍、吞咽困难等真性球麻痹症状，有的患者有明显的舌肌萎缩，但舌肌萎缩的程度和构音障碍及吞咽困难的临床症状并无显著相关性。大多患者非延髓部起病，但病情进展中很快累及舌肌，一般就诊时均可见明显的舌肌萎缩、纤颤。文献报道约95%以上的KD患者具有面部尤其是口周肌束震颤，这在其他遗传或获得性神经系统变性病中少见，是该病显著的临床特征。一般认为，KD为下运动神经元损害，但也有研究者认为，KD可累及上运动神经元，但其损害程度远比下运动神经元损害的程度低。部分患者存在感觉异常、肢体震颤、轻度认知功能减退等非特异症状，其中姿势性震颤也是肯尼迪病的一种常见的初始症状，对酒精及普萘洛尔（心得安）反应良好。

（2）内分泌和代谢异常：KD患者内分泌性腺受累，可伴有雄激素不敏感综合征如乳房女性化、性功能下降、生育能力下降、睾丸萎缩、血睾酮升高等。同时，可有葡萄糖及脂肪代谢的异常。

3. 有统计显示KD平均起病年龄为54岁（36～77岁），平均病程13年（3～26年），患者的10年存活率为82%。出现手部震颤的平均年龄为33岁，出现肌无力的平均年龄为44岁，上楼需手扶栏杆的平均年龄为49岁，出现构音困难的平均年龄为50岁，出现吞咽困难的平均年龄为54岁，需拄拐的平均年龄为59岁，需轮椅的平均年龄为61岁，出现肺炎的平均年龄为62岁，死亡平均年龄为65岁。

4. 临床中KD容易和运动神经元病（MND）混淆。二者鉴别要点如下。

（1）KD是X连锁隐性遗传，一般只有男性患病，而运动神经元病则是男女均可患病。

（2）KD病程进展较为缓慢，对日常生活能力造成影响也相对较晚。

（3）KD患者血清CK水平多较高，而运动神经元病多正常。

（4）KD患者可无感觉异常主诉，但神经电生理检查可提示累及感觉神经，有学者认为，感觉神经动作电位波幅减低为肯尼迪病普遍表现之一。

（5）KD可出现男性乳房发育，性功能减低，血睾酮水平升高等内分泌系统异常。单从临床表现来讲，KD和ALS虽然均以球部和肢体的肌肉萎缩、无力为主，但二者相比，临床特征具有差异性，这些差异包括：a. KD多为对称起病，而ALS多为非对称起病；b. KD通常以肢体近段肌肉受累为主，而ALS通常以肢体远端肌肉受累为主；c. KD患者舌肌、下肢肌肉受累较早，累及的部位不具有相邻性和连贯性，而ALS患者以上肢起病最为常见，并逐渐波及邻近部位；d. KD患者舌肌萎缩出现的时间较早，但饮水呛咳、构音障碍、吞咽困难等症状出现的时间较晚（舌肌和咽喉肌的分离现象），而ALS患者一旦出现舌肌萎缩，通常会同时伴有其他球部功能严重受损的症状；e. KD患者肢体屈肌和伸肌的肌力往往不一致，以上肢为例，屈肌力量通常好于伸肌，三角肌受累通常更严重（三角肌和肱二头肌分离现象），而ALS患者屈肌和伸肌的肌力通常一致。f. 肌电图神经传导检测结果显示感觉神经受累是KD与ALS最大的不同，且感觉纤维的动作电位波幅下降比神经传导速度减慢明显，即神经轴索损害比脱髓鞘损害严重；下肢腓肠神经重于上肢正中、尺神经。

5. KD经20～30年后可逐渐进展至日常活动受限。随着疾病进展，呼吸肌力受累逐渐加重，且主要累及吸气肌为主。与其他运动神经元病相似，KD患者晚期多因长期卧床或呼吸肌受累而导致肺炎死亡，然而其肺功能改变目前少见报道，患者最终多死于吸入性肺炎并发症。与ALS患者相比，KD患者肺功能和呼吸肌力损害较轻，ALS多因累及呼吸肌而致命，自然病程仅3～5年，而KD自然病程长，寿命接近正常年限。

第十三章 内科其他系统疾病的脑病

第一节 肺性脑病

长期医嘱	临时医嘱
神经内科护理常规	血常规
一级护理	尿常规
普通饮食 　或 鼻饲流质饮食 ❶	粪常规 + 隐血试验
	血清生化全套
病重通知	凝血象
持续低流量吸氧 ❷	血沉、C 反应蛋白（CRP）
超声雾化吸入　q6h prn	血液传染病学检查（包括乙肝、丙肝、梅毒、艾滋病等）
心电监护	
测生命体征（T、P、R、BP）及 SpO₂	D- 二聚体
	血气分析 ❿
茶碱缓释片　100mg po qn	B 型钠酸肽（BNP）
0.9% 氯化钠液　100ml ｜ iv gtt ❸ 美罗培南　1.0g　｜ q8h	心电图或心电 Holter
	腹部电脑超声（肝胆胰脾肾）
5% 葡萄糖液　100ml ｜ iv gtt 二羟丙茶碱　0.5g　｜ qd ～ bid	双下肢血管超声
0.9% 氯化钠液　100ml ｜ iv gtt ❹ 甲泼尼龙　40mg　｜ qd	超声心动图
	胸部 CT 检查
0.9% 氯化钠液　20ml ｜ iv 沐舒坦　30mg　｜ tid	肺功能检查
	痰抗酸杆菌
	痰培养 + 药敏
	血培养 + 药敏　prn

续表

长期医嘱	临时医嘱
0.9% 氯化钠液　500ml ┐ iv gtt❺ 山梗菜碱　15mg ├ qd 尼可刹米　1875mg ┘	床旁胸正位片　prn
	头颅 CT 或 MRI
10% 葡萄糖液　500ml │ iv gtt❻ 纳洛酮　2mg │ qd	脑电图
布地奈德吸入溶液　1mg inhal 　bid ～ tid	
爱全乐吸入溶液　500μg inhal 　bid ～ tid	
0.9% 氯化钠液　2ml │ inh 万托林溶液　5mg │ bid ～ tid	
5% 碳酸氢钠　50 ～ 100ml iv gtt 　prn❼	
20% 甘露醇　125ml iv gtt q8h❽	
呼吸机辅助呼吸　prn❾	

❶ 清醒或无创机械通气患者给予普食（糖病患者给予糖尿病饮食），昏迷、嗜睡或有创机械通气患者给予鼻饲流质饮食。

❷ Ⅰ型呼吸衰竭时，较高浓度（＞ 35%）给氧可以迅速缓解低氧血症，对于伴有高碳酸血症的急性呼吸衰竭，吸氧为低流量吸氧（1 ～ 1.5L/min），氧浓度保持在 25% ～ 30%，或维持氧饱和度（SpO_2）90%（动脉血氧分压 60mmHg）时最低的氧流量。

❸ 肺部感染患者根据感染程度及痰培养及药敏结果选择及时调整抗生素使用。

❹ 皮质激素对支气管痉挛有肯定的疗效，对控制脑水肿也有一定作用，建议小剂量短疗程应用，大剂量不利于控制感染，且可诱发呼吸性酸中毒合并代谢性碱中毒，引发上消化道出血。

❺ 尼可刹米、山梗菜碱为呼吸兴奋剂，可连用 5 ～ 7d，在保持呼吸道通畅的前提下应用。用量过大可引起不良反应。镇静催眠药过

量引起的呼吸抑制和 COPD 并发急性呼吸衰竭，可应用多沙普仑。

❻ 纳洛酮为阿片拮抗药，翻转 β- 内啡肽对中枢神经血管的抑制作用，连用 3 ~ 5d。

❼ 原则上不应常规补充碱剂，仅当 pH < 7.20 时可少量补充 5% 碳酸氢钠 50 ~ 100ml，复查血气分析后酌情处理。

❽ 肺性脑病可快速静滴甘露醇防治脑水肿，重者可联用利尿药或人血白蛋白。

❾ 经常规药物治疗后，患者高碳酸血症、低氧血症、肺部循环障碍、肺动脉高压未得到纠正而加重脑组织损害时应使用呼吸机辅助通气治疗。患者有足够的意识来维持气道通畅，有清除气道分泌物的能力，血液动力学较稳定，可以较好地配合治疗时可以使用无创方式呼吸机辅助通气。否则选择有创方式呼吸机辅助通气。

❿ 血气分析是诊断肺性脑病的重要指标，可见 $PaCO_2$ 增高，二氧化碳结合力增高，标准碳酸氢盐（SB）和剩余碱（BE）的含量增加及血 pH 值降低。建议肺性脑病患者痰抗酸杆菌、痰培养 + 药敏每日留标本 1 次，连续留取 3d。感染发热的患者体温高于 38.5℃时抽取血培养 + 药敏。重症患者不宜外出检查时做床旁胸正位片。头颅 CT 及 MRI 检查有助于判断脑损害部位、性质和程度。肺性脑病的脑电图表现为弥漫性慢波异常，有时呈阵发性发放。

注：1. 慢性肺功能不全及各种原因引起的肺通气和（或）换气功能严重障碍，导致低氧血症和高碳酸血症，引起头痛、头晕、烦躁不安、言语不清、精神错乱、扑翼样震颤、嗜睡、昏迷、抽搐和呼吸抑制等表现，这种由缺氧和二氧化碳潴留所致的神经精神障碍症候群称为肺性脑病，又称二氧化碳麻醉，是肺心病死亡的主要原因。

2. 肺性脑病的发病机制

（1）慢性肺部疾患导致低氧血症，引起脑缺氧，组织内酸性代谢产物增加引起血管扩张、毛细血管通透性增加，从而产生脑水肿，引起神经精神症状。

（2）由于脑缺氧，亦可导致红细胞的渗出，引起周围血管病变而出现神经症状。

（3）由于伴发氮质血症、心力衰竭而加重神经精神症状。肺性脑病的发生及其严重程度与动脉血中 $PaCO_2$ 和 pH 关系极为密切。正常 $PaCO_2$ 为 35～45mmHg，pH 7.35～7.45。当 $PaCO_2 > 70$mmHg 时，即出现呼吸性酸中毒；当 $PaCO_2 > 90$mmHg，而 pH < 7.25 时，则出现精神症状，表现为精神障碍、烦躁、兴奋不安甚至嗜睡；当 $PaCO_2 > 130$mmHg，而 pH < 7.15 时，精神症状加重，如昏迷和明显的高颅压症状，甚至瞳孔散大，直接、间接对光反应迟缓或消失，腱反射减弱或消失。神经精神症状的出现与 $PaCO_2$ 及 pH 有一定关系，但两者并不一定平行。

3. 肺性脑病的诊断标准

（1）慢性肺胸疾病伴有呼吸衰竭，出现缺氧及二氧化碳潴留。

（2）具有意识障碍、神经精神症状或体征，且排除其他原因所引起。

（3）血气分析 $PaO_2 < 60$mmHg、$PaCO_2 > 50$mmHg，并可伴有 pH 值异常和（或）电解质紊乱等。

4. 肺性脑病的治疗

（1）病因治疗：积极治疗原发病，控制肺部感染，应用祛痰剂，保持呼吸道通畅。迅速控制肺部感染是抢救肺性脑病的关键之一。

（2）改善缺氧：解除支气管痉挛，保持呼吸道通畅，持续氧疗，适当应用呼吸兴奋剂。

（3）纠正电解质紊乱及酸碱平衡失调。

（4）防治脑水肿，促进脑细胞功能恢复。除应用纳洛酮，可应用亚低温疗法和钙离子拮抗药。

（5）肺性脑病禁用呼吸中枢抑制剂（如吗啡、哌替啶等）。一般尽可能不用镇静药。对烦躁严重，应首先找出原因（特别注意有否碱中毒与呼吸道阻塞），予以正确处理。若必须使用，则需要在有机械通气的保障下，必要时用水合氯醛 15ml 灌肠或小剂量地西泮肌注，但必须严密观察神志和呼吸变化，若呼吸衰竭加重或痰液阻塞不能解除，应立即气管插管、吸痰与人工机械通气。

第二节 桥本脑病

长期医嘱	临时医嘱
神经内科护理常规	血常规
一级护理	尿常规
普通饮食	粪常规 + 隐血试验
0.9% 氯化钠液 500ml | iv gtt[1] 甲泼尼龙 1000mg | qd	血清生化全套
	凝血象
泼尼松 1mg/kg qd po（甲泼尼龙静滴 3d 后）	血液传染病学检查（包括乙肝、丙肝、梅毒、艾滋病等）
法莫替丁 20mg 入壶 q12h	血沉（ESR）、C 反应蛋白（CRP）
氯化钾缓释片 500mg po tid（与激素联用）	免疫全套、类风湿因子、抗"O"、抗中性粒细胞胞浆抗体谱（ANCA）
碳酸钙 1.5g po bid（与激素联用）	甲状腺功能、抗甲状腺过氧化物酶抗体（TPO-Ab）、抗甲状腺球蛋白抗体（TG-Ab）、抗 -α 烯醇化酶抗体 prn[2]
	腰椎穿刺（脑脊液常规、生化、细胞学、免疫学、14-3-3 蛋白等）[3]
	甲状腺超声
	心电图或心电 Holter
	脑电图[4]
	头颅 CT 或 MRI 检查、SPECT 检查[5]
	数字减影脑血管造影（DSA）prn
	内分泌科会诊

❶ 糖皮质激素是治疗桥本脑病的首先药物。大剂量甲泼尼龙冲击诱导缓解具有明显的疗效。一般情况给予 500 ～ 1000mg 连续冲击 3d，后改为 1mg/kg qd 维持，随后逐渐减量，疗程长短应视病情因人而异，为预防复发，可长期小剂量激素维持（1 ～ 2 年）。应用激素期间注意副作用，给予补钾、补钙、抑酸保护胃黏膜等，签知情同意书。对于反复复发，单用激素无效及为避免副作用需减少激素用量的患者，可联合应用免疫抑制药（如硫唑嘌呤、甲氨蝶呤、环磷酰胺、霉酚酸酯、硫酸羟氯喹和利妥昔单抗）、周期性输注免疫球蛋白或血浆置换疗法。甲状腺功能减退者需补充甲状腺素，伴癫痫发作者需应用抗癫痫药。

❷ 甲状腺功能及相关抗体的测定对桥本脑病的诊断是必不可少的。该患者甲状腺功能多为低下或正常，少数亢进。血清抗甲状腺抗体（ATA）升高，主要为抗 TPO 抗体（86% ～ 100%），但抗 TG 抗体和抗 TSH-R 抗体也可升高（73%；10% ～ 20%）。65% ～ 68% 患者血清抗 α- 烯醇化酶（NAE）抗体阳性。

❸ 桥本脑病脑脊液检查可发现蛋白轻度升高（60% ～ 85%），蛋白水平值 22% ～ 1020mg/dl，ATA 阳性（62% ～ 75%），淋巴细胞增多（6% ～ 25%），寡克隆带阳性（8% ～ 33.3%），IgG 合成指数升高（14%），糖含量一般正常。有报道桥本脑病患者脑脊液 14-3-3 蛋白阳性，提示急性或亚急性神经元损伤。

❹ 在脑电图上，最常见的为轻至重度全面性慢波，见于 85% ～ 98% 的患者。其它改变包括典型或非典型的三相波，前额间歇性节律性 δ 活动（FIRDA）以及痫样放电等。

❺ 桥本脑病患者头颅 MRI 可正常（见于 50% 的成人患者），或有多种非特异性改变。有报道局灶性或融合的白质病变，可类似脑肿瘤、肉芽肿、感染、脑梗死，甚至退行性疾病。对于伴有癫痫发作的患者，可发现双侧颞叶对称性海马病灶伴有水肿，硬脑膜强化，弥漫性 / 非对称性脑萎缩。其它报道还有弥漫性白质病变，貌似脑白质营养不良，治疗后病灶消失。多数颅内病灶可在治疗后好转，但脑膜强化可持续较长时间。单光子发射计算机体层扫描（SPECT）可以是正常的（18%），约 9% 和 73% 的患者可见全脑或局部低灌注。治疗后常恢复。

注：1. 桥本脑病（Hashimotos' encephalopathy，HE）是一种与甲状腺抗体相关的自身免疫性脑病。临床大致分为两个类型，一为伴有局灶症状的卒中样发作型，一为进行性痴呆和精神症状型。临床上常见表现为智力减退、意识障碍、精神异常、肌阵挛、癫痫发作、锥体外系症状以及小脑性共济失调等。少数患者还可有睡眠障碍、听觉过敏、神经痛性肌萎缩症以及脱髓鞘性周围神经病。

2. 桥本脑病的临床表现及发生率见表 13-1。

表 13-1　桥本脑病的临床表现及发生率

临床表现	发生率
脑病	100%
- 复发缓解型	50%～95%
- 进展型	11%～40%
癫痫发作（局灶性、全面性）	52%～66%
癫痫持续状态	12%
意识状态改变	36%～85%
卒中样发作（包括局灶神经功能缺损）	18%～31%
肌阵挛	37%～65%
局灶神经功能缺损	27%～67%
震颤	28%～84%
精神异常	25%～36%
认知功能障碍	36%～100%
睡眠异常（嗜睡、失眠）	55%
头痛	13%～50%
共济失调或步态异常	28%～65%
一过性失语	73%～80%
疲劳	2%
情绪障碍	7%～20%
眩晕	3%

续表

临床表现	发生率
其它 　眼球震颤 　瞳孔散大 　肌张力增高 　舞蹈样动作	无数据报道

3. 桥本脑病的辅助检查项目及其发生率见表 13-2。

表 13-2　桥本脑病的辅助检查项目及其发生率

辅助检查项目	发生率
抗甲状腺抗体	
抗 TPO 抗体	86% ～ 100%
抗 TG 抗体	73%
抗 TSH-R 抗体	10% ～ 20%
甲状腺激素水平	
正常，或亚临床甲减	65% ～ 75%
甲减	16% ～ 20%
甲亢	5% ～ 7%
脑脊液检验	
蛋白升高	60% ～ 85%
淋巴细胞轻度升高	6% ～ 25%
抗甲状腺抗体阳性	62% ～ 75%
IgG 合成指数升高	14%
寡克隆带	8% ～ 33%
抗 NAE 抗体	65% ～ 68%
脑电图异常（典型的非特异性慢波）	85% ～ 98%
CT 或 MRI 异常（通常为非特异性）	36% ～ 49%

续表

辅助检查项目	发生率
SPECT	
局部低灌注	73%
全脑低灌注	9%
正常	18%

4. 桥本脑病的诊断标准以 Castillo 等学者提出的认可度相对最高，如表 13-3。但第 7 条标准，即激素治疗有效，已有报道部分患者对激素无效。

表 13-3 桥本脑病的诊断标准（Castillo 等）

1	脑病症状，包括认知功能障碍，和至少一个以下症状：神经精神症状（如幻觉、错觉或偏执），肌阵挛发作，全面强直阵挛发作或部分性发作，或局灶性神经功能缺损
2	血清 TPO 抗体阳性
3	甲状腺激素正常，或轻度甲减（尚不足以引起脑病）
4	血、尿、脑脊液检验不支持感染、中毒、代谢或肿瘤性疾病
5	血清神经元电压门控钙通道、电压门控钾通道和其它已发现的副肿瘤性抗体结果均为阴性
6	影像学检查不支持血管性、肿瘤性或其它结构性病灶
7	激素治疗有效（完全或近乎完全恢复）

5. 桥本脑病的诊治流程见图 13-1。

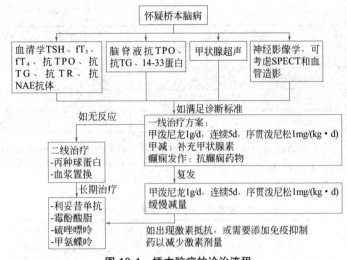

图 13-1　桥本脑病的诊治流程

第三节　肾性脑病

长期医嘱	临时医嘱
神经内科护理常规	血常规 + 血型
一级护理 ❶	尿常规
优质低蛋白饮食 ❷	粪常规 + 隐血试验
病重通知	血清生化全套
吸氧	凝血象
超声雾化吸入　q6h prn	血液传染病学检查（包括乙肝、丙肝、梅毒、艾滋病等）❺
心电监护 prn	
测生命体征	血液系统（包括血清铁、叶酸、维生素 B_{12}、转铁蛋白等）❻
记出入量	
碳酸钙　0.75g po tid（三餐时）	网织红细胞

长期医嘱	临时医嘱
碳酸氢钠片 0.5g po tid（有酸中毒时）③	全段甲状旁腺激素
	血气分析
硝苯地平缓释片 10mg po q8h④ 或 硝苯地平控释片 30mg po qd 或 非洛地平缓释片 5mg po qd 或 福辛普利 10mg po qd 或 缬沙坦 80mg po qd 或 倍他乐克 12.5mg po bid 或 联合应用以上 2 种及以上	心电图
	超声心动图
	胸正侧位片
	泌尿系超声、腹部超声
	脑电图
	头颅 CT 或 MRI
	肾内科会诊、眼科会诊
	血液净化治疗

❶ 肾性脑病是肾功能衰竭的一种中枢神经系统严重并发症，病情往往较重，此类患者需密切观察，悉心护理，给予一级护理、吸氧、记出入量、心电监护等，并书面病重通知家属。

❷ 尿毒症患者为了减轻肾脏负担，应采用低蛋白饮食。欧洲透析营养指南推荐血液透析患者的每日蛋白质摄入量为 1.1g/（kg·d）。尽量摄入优质的动物蛋白。在低蛋白饮食的基础上可同时补充适量的必须氨基酸和（或）α- 酮酸。

❸ 尿毒症患者往往合并低钙、高磷血症，因此可根据血磷情况，如有高磷血症可给予碳酸钙口服，餐时口服有助于磷的排泄。尿毒症患者往往合并有代谢性酸中毒，因此给予碳酸氢钠口服，严重酸中毒可给予 5% 碳酸氢钠临时静滴，或紧急透析。

❹ 尿毒症脑病患者往往合并有高血压，血压水平往往较高，且控制困难，波动大，选用合适降压药很重要，血压一般控制在 140/90mmHg 左右即可，避免降压够快；对于 CCB 类降压药一般无特殊禁忌，大多可选用；ACEI 或 ARB 类药物，对于已接受透析治疗患者一般无禁忌，但未透析患者一般不用；β 受体阻滞药也可选用，

但心率过慢者需避免；难以控制的血压也可选 α 受体阻滞药如特拉唑嗪；多数需联合用药。实在难以控制者，必要时也可用扩张血管药物如乌拉地尔、硝普钠、硝酸甘油等，但需严密监测血压变化。

❺ 尿毒症脑病患者一般需要透析治疗，透析治疗前需行传染病筛查，因此需查乙肝五项、丙型肝炎抗体、梅毒血清抗体及艾滋病毒抗体。

❻ 尿毒症患者往往合并贫血，因此需查血液系统、血清铁、网织红细胞，必要时可查转铁蛋白饱和度等指标。尿毒症患者部分人有继发性甲状旁腺功能亢进，身体内许多组织、器官都是甲状旁腺激素（PTH）的靶目标，故 PTH 慢性升高可致体内广泛的的功能紊乱和组织损伤，其中包括神经系统功能紊乱（脑电图异常、运动神经传导速度延长、周围神经病变）等，因此需查全段甲状旁腺激素水平。

❼ 血液净化治疗，包括常规血液透析、腹膜透析及持续床旁血滤（CRRT），是治疗尿毒症脑病最有效方式，如无特殊禁忌，应尽早透析治疗。

注：1. 肾性脑病为肾功能衰竭的严重并发症。尿毒症患者出现神经、精神等中枢神经系统的异常，称为肾性脑病，也称为尿毒症脑病，主要表现为精神症状、意识障碍、抽搐和不自主运动。其发病机制可能与多种因素有关，包括代谢产物的积聚，水、电解质紊乱，酸碱平衡失调，渗透压改变，营养不良以及高血压和贫血等，这些因素均可导致神经系统病变。

2. 肾性脑病的诊断依据

（1）确诊的尿毒症患者，血液生化指标突然加重，血肌酐 Scr > 707μmol/L，内生肌酐清除率 < 15ml/（min·1.73m^2），尿素氮值 BUN > 28.6mmol/L。

（2）尿毒症患者临床表现有神经、精神系统的症状。

（3）实验室检查肝功能正常，血糖波动在 5.4 ~ 13.2mmol/L。

（4）头颅影像学改变为脑萎缩、低密度病灶或（和）长 T1、T2 异常信号灶，影像学表现与临床表现呈现平行关系。

（5）排除下列可能引起神经及精神症状的情况：药物中毒及精神性疾病、脑血管意外所致的昏迷，糖尿病酮症酸中毒或高渗性昏迷、肝性脑病、肺性脑病、癫痫、韦尼克脑病等。

3. 治疗原则

（1）防治可能引起肾性脑病的各种原发疾病，也即病因治疗。如治疗各种原发、继发性肾小球肾炎，外伤、感染、药物中毒等。

（2）改善肾脏功能，纠正高氮质血症及水、电解质、酸碱平衡失调，必要时进行透析治疗。

（3）改善脑部血液循环及脑细胞代谢，防治脑水肿。

（4）精神症状的治疗：除非万不得已，一般不使用镇静、催眠、麻醉药品、抗精神病药等精神药物。需要使用精神药物时，应特别警惕肾脏排泄功能下降易于引起药物蓄积中毒的问题。因而，用量宜小，使用时间宜短。抽搐时可选用苯妥英钠（100mg，每日 1 次），地西泮 10mg，兴奋躁动或幻觉妄想明显时，可选用氟哌啶醇或奋乃静 2 ~ 4mg，每日 2 ~ 3 次，症状控制后即可停止使用。

4. 治疗有效的标准

（1）意识状态恢复正常。

（2）神经精神症状明显减轻。

（3）脑电图改变恢复至出现脑病前水平。

5. 为了预防肾性脑病的发生，应做到如下几点：

（1）避免营养不良，保证一定的蛋白质和热卡摄入。

（2）维持血红蛋白达 10g/dl 以上。

（3）根据残余肾功能水平及临床并发症情况（水负荷、营养不良等）适时开始透析治疗。

（4）在轻度肾功能不全时应用一些多巴胺能类药物可能是有益的。

第四节　神经精神狼疮

长期医嘱	临时医嘱
神经内科护理常规	血常规 + 血型
一级护理❶	尿常规
普通饮食 　或 鼻饲流质饮食	24h 尿蛋白定量
	粪常规 + 隐血试验
	血清生化全套

续表

长期医嘱	临时医嘱
病重通知 　或 病危通知	血免疫球蛋白 IgA、IgG、IgM
	凝血象
测生命体征	血液传染病学检查（包括乙肝、丙肝、梅毒、艾滋病等）
记出入量	
吸氧	血沉、C 反应蛋白、抗中性粒细胞胞浆抗体
超声雾化吸入　q6h prn	
醋酸泼尼松　60mg po qd❷ 　或 甲泼尼龙 　　500～1000mg　iv gtt 　0.9% 氯化钠液　qd×3d 　500ml	免疫全套（ENA、ANA、抗核糖体 P 蛋白抗体、抗 ds-DNA、抗 Sm、抗 SSA/SSB 等）❻
	抗磷脂抗体、抗 β_2 糖蛋白 1 抗体、狼疮抗凝物
碳酸钙　0.75g po tid	补体 C3、C4、CH5、淋巴细胞亚群
骨化三醇（盖三淳）0.25μg po qd	
氯化钾缓释片　1g po bid	血气分析
法莫替丁　20mg po bid	脑脊液常规、生化、免疫学，脑脊液培养
环磷酰胺注射液 　0.2～0.46g　iv gtt❸ 　0.9% 氯化钠液　每月 1 次 　100ml	心电图
	胸正侧位片
	超声心动图
血浆置换　qd×5d❹ 　或 人血免疫球蛋白　20g 　　iv gtt qd×5d prn❹	骨密度
	腹部电脑超声（肝胆胰脾肾）
甲氨蝶呤注射液 　10mg 地塞米松注射液 　10mg　鞘内注射❺ 0.9% 氯化钠注射液　qw×3 次 　3ml　左右	头颅 CT 或 MRI❼
	脑电图
	风湿科会诊、血液科会诊、肾内科会诊等
	神经心理评估

❶ 神经精神狼疮即可表现为轻微的症状，也可危及生命，此类患者需密切观察，悉心护理，给予一级护理、测血压、记出入量，并书面病重通知家属。护理尤其注意避免抽搐发生外伤及窒息，对于合并严重并发症患者必要时进监护室，给予特级护理。

❷ 糖皮质激素是治疗神经精神狼疮的基础，也是最有效的初始治疗选择，大约 70% 的狼疮患者对激素有效。标准剂量是泼尼松 1mg/（kg·d），通常晨起 1 次服用，病情稳定后（约 4 周）逐渐缓慢减量，最终以小剂量糖皮质激素（10mg/d 左右）维持。病情严重者可考虑甲泼尼龙静脉冲击，一般 500 ～ 1000mg/d，连用 3 ～ 5d 后改为口服泼尼松 1mg/（kg·d），随后逐渐减量，一般 4 ～ 6 个月减到 10mg 比较合理。对于轻微非特异症状的患者如疲劳乏力者，可采用低剂量的量糖皮质激素（泼尼松 5 ～ 10mg/d）控制。长期服用激素需予以补钾、补钙、抑酸等药物，检测并预防相关副作用，并签署知情同意书。

❸ 对中 - 重度神经精神狼疮，特别是难治性癫痫、脑神经或周围神经病、视神经脊髓炎、横贯性脊髓炎、脑干疾病和昏迷者，可在糖皮质激素基础上加用环磷酰胺，二者联合应用可发挥协同作用，即可抑制炎症反应，迅速控制系统性红斑狼疮活动期的血管炎，改善临床症状，又可减少激素用量，缩短用药时间，减少不良反应，改善预后。有研究表明低剂量的 CTX（200 ～ 400mg/ 月）即可获得明显的症状改善。需注意 CTX 相关副作用，如骨髓抑制、胃肠道反应、出血性膀胱炎、脱发、卵巢纤维化和睾丸萎缩等。用药前签署知情同意书。

❹ 抗疟药如羟氯喹用于治疗系统性红斑狼疮，也有预防中枢神经系统症状的复发证据。硫唑嘌呤可用于糖皮质激素和环磷酰胺诱导治疗后的维持治疗。霉酚酸酯通常用于联合激素治疗狼疮肾炎，近年来也有治疗神经精神狼疮的报道。抗 B 细胞药物如抗 CD20 的利妥昔单抗可用于严重难治性神经精神狼疮。血浆置换可用于抗体水平较高的神经精神狼疮患者，对疾病活动期病情严重、对激素和环磷酰胺不敏感及循环免疫复合物较多的患者有较好疗效。静脉免疫球蛋白对情绪波动和认知功能减退的神经精神狼疮有效且安全。对于抗磷脂抗

体阳性患者，可加用抗凝/抗栓药物预防血栓形成。对于神经精神狼疮，抗癫痫、抗抑郁、抗精神病等对症治疗也必不可少。

❺ 鞘内注射甲氨蝶呤联合地塞米松具有不良反应轻微，药力集中，疗效好，是当前治疗中枢神经系统狼疮有效和安全的方法，适用于全身激素治疗效果不佳，合并有全身结核或真菌感染而不宜使用大剂量激素冲击的狼疮脑病患者。

❻ 免疫全套（ANA、ENA）对于系统性红斑狼疮诊断具有重要意义，ANAs 包括一系列针对细胞核中抗原成分的自身抗体。抗双链 DNA 抗体对 SLE 的特异性为 95%，敏感性为 70%，它与疾病活动性及预后有关；抗 SM 抗体的特异性高达 99%，但敏感性仅为 25%，该抗体的存在与疾病活动性无明显关系；抗核糖体 P 蛋白抗体主要出现在系统性红斑狼疮的活动期，但不会随病情的缓解立即消失，可持续 1～2 年后方才消失，也与 SLE 的精神症状有关。抗单链 DNA、抗组蛋白、抗 RNP、抗 SSA、抗 SSB 等抗体也可出现于 SLE 的血清中，但其诊断特异性低，因为这些抗体也见于其他自身免疫性疾病。抗 SSB 与继发干燥综合征有关。抗磷脂抗体（包括抗心磷脂抗体和狼疮抗凝物）是狼疮脑病最有意义的实验室检查。血清补体水平下降也是指示系统性红斑狼疮病情活动的指标之一，75%～90% 的系统性红斑狼疮患者血清补体水平下降，尤其在活动期，而神经精神狼疮多发生于系统性红斑狼疮的活动期。淋巴细胞亚群监测主要是检测机体免疫状态，特别是关注 CD4、CD8 及其比值，对于感染风险评估有重要作用。神经精神狼疮患者脑脊液改变不明显，细胞计数、蛋白定量可轻度升高，葡萄糖和氯化物水平轻度降低，也可在正常范围，脑脊液检查的意义在于排除其他疾病。

❼ 神经精神狼疮行头颅 CT 及 MRI 检查时并无特征性改变，常规 MRI 检查颅内异常病变可归纳为类炎性改变、大血管性病变和小血管性病变三大类别，类炎性改变是指在 T2、FLAIR 图像上表现为白质或灰质内高信号灶，边缘不清楚，累及范围较大，且累及范围非沿供血动脉分布；而大血管病变主要是大动脉供血区的脑梗死；小血管性病变主要包括白质高信号、新近皮质下小梗死灶、腔隙灶、微出血和脑萎缩等。

注：1. 系统性红斑狼疮（SLE）是一种累及多系统、多器官，有多种临床表现、多种自身抗体的自身免疫性疾病，好发于女性。其泌尿系统、血液系统、神经系统受累常见。当 SLE 出现中枢或周围神经系统并发症时称为神经精神狼疮。

2. SLE 的诊断标准：目前较为流行的有两个诊断标准，各有利弊。一个是美国风湿病学会（ACR）1997 年推荐的 SLE 分类标准（见表 13-4）；一个是 2009 系统性狼疮国际合作临床中心（SLICC）修改的 ACR 系统性红斑狼疮分类标准（见表 13-5）。

表 13-4　美国风湿病学会 1997 年推荐的 SLE 分类标准

1. 颊部红斑　固定红斑，扁平或高起，在两颧突出部位

2. 盘状红斑　片状高于皮肤的红斑，黏附有角质脱屑和毛囊栓；陈旧病变可发生萎缩性瘢痕

3. 光过敏　对日光有明显的反应，引起皮疹，从病史中得知或医生观察到

4. 口腔溃疡　经医生面察到的口腔或鼻咽部溃疡，一般为无痛性

5. 关节炎　非侵蚀性关节炎，累及 2 个或更多的外周关节，有压痛、肿胀或积液

6. 浆膜炎　胸膜炎或心包炎

7. 肾脏病变　尿蛋白＞ 0.5g/24h 或 +++，或管型（红细胞、血红蛋白、颗粒管型或混合管型）

8. 神经病变　癫痫发作或精神病，除外药物或已知的代谢紊乱

9. 血液系统　溶血性贫血或白细胞减少，或淋巴细胞减少，或血小板减少

10. 免疫学异常　抗 ds-DNA 抗体阳性，或抗 Sm 抗体阳性，或抗磷脂抗体阳性（包括抗心磷脂抗体或狼疮抗凝物或至少持续 6 个月的梅毒血清试验假阳性三者中具备一项阳性）

11. 抗核抗体　在任何时候和未用药物诱发"药物性狼疮"的情况下，抗核抗体滴度异常

该分类标准的 11 项中，符合 4 项或 4 项以上者，11 条分类标准中，免疫学异常和高滴度抗核抗体更具有诊断意义；在排除感染、肿瘤和其他结缔组织病后，可诊断 SLE。

表 13-5 2009 SLICC 修改的 ACR 系统性红斑狼疮分类标准

临床标准（11 条）

1. 急性或亚急性皮肤狼疮

2. 慢性皮肤狼疮

3. 口腔 / 鼻溃疡

4. 不留瘢痕的脱发

5. 炎症性滑膜炎，内科医生观察到的两个或两个以上关节肿胀或伴晨僵的关节触痛

6. 浆膜炎

7. 肾脏：用尿蛋白 / 肌酐比值（或 24h 尿蛋白）算，至少 500mg 蛋白 /24h，或有红细胞管型

8. 神经系统：癫痫发作，精神病，多发性单神经炎，脊髓炎，外周或脑神经病变，脑炎（急性精神混乱状态）

9. 溶血性贫血

10. 白细胞减少（至少 1 次 $< 4.0 \times 10^9$/L）或淋巴细胞减少（至少 1 次 $< 1.0 \times 10^9$/L）

11. 至少 1 次血小板减少（$< 100 \times 10^9$/L）

免疫学标准（6 条）

1. ANA 高于实验室参考值范围

2. 抗 ds-DNA 高于实验室参考值范围（ELISA 法另外，用此法检测，需 2 次高于实验室参考值范围）

3. 抗 Sm 阳性

4. 抗磷脂抗体

① 狼疮抗凝物阳性

② 梅毒血清学试验假阳性

③ 抗心磷脂抗体至少两倍正常值或中高滴度

④ 抗核糖体 P 蛋白阳性

5. 低补体

①低 C3 ②低 C4 ③低 CH50

6. 在无溶血性贫血者，直接 Coombs 试验阳性

该分类标准包含临床标准及实验室标准两部分，如果满足下列条件至少一条，则归类于系统性红斑狼疮：（1）有活检证实的狼疮肾炎，伴有 ANA 阳性或抗 ds-DNA 阳性；（2）患者满足分类标准中的 4 条，其中包括至少一条临床标准和一免疫学标准。

3. 狼疮危象是指急性的危及生命的重症 SLE。包括急进性狼疮肾炎，严重的中枢神经系统损害，严重的溶血性贫血，血小板减少性紫癜，粒细胞缺乏症，严重心脏损害，严重狼疮性肺炎，严重狼疮肝炎，严重血管炎等。

4. 神经精神狼疮轻者仅有偏头痛、性格改变、记忆力减退或轻度认知障碍；重者可表现为脑血管意外、昏迷、癫痫持续状态等。神经精神狼疮诊断标准多采用 1999 年美国风湿病学会修订的标准，临床上只要 SLE 患者出现 19 项神经精神症状中的一项，即可诊断。神经精神症状如下。

（1）中枢神经系统表现：无菌性脑膜炎，脑血管病，脱髓鞘综合征，头痛，运动障碍（舞蹈病），脊髓病，癫痫发作，急性精神错乱，焦虑，认知障碍，情绪失常，精神障碍。

（2）周围神经系统表现：吉兰-巴雷综合征，自主神经系统功能紊乱，单神经病变，重症肌无力，脑神经病变，神经丛病变，多发性神经病变。

5. 本病病情危重，病死率高，除累及神经系统外，多系统受损，因此需细心观察狼疮各系统损害表现，特别是部分人可能出现严重出血倾向、急性肾功能衰竭等，部分人需透析治疗；治疗过程中需应用糖皮质激素及免疫抑制药，感染风险大大增加，部分人可能死于严重感染，防治感染也是重要治疗部分。

第五节　糖尿病周围神经病

长期医嘱	临时医嘱
神经内科护理常规	血常规＋血型
一级护理	尿常规
糖尿病饮食	粪常规
控制血糖（胰岛素或口服降糖药）❶	血清生化全套（肝肾功能、电解质、血糖、血脂等）、前白蛋白
维生素 B$_1$　100mg im qd	
甲钴胺注射液　500μg im qd	凝血象

续表

长期医嘱	临时医嘱
α-硫辛酸 300mg 0.9% 氯化钠液 250ml iv gtt qd	糖化血红蛋白、糖耐量试验
	叶酸、维生素 B_{12} 水平
	血沉、C 反应蛋白（CRP）
前列地尔注射液 10μg 入壶 qd	肿瘤标记物
	毒物筛查
0.9% 氯化钠液 100ml qd（冲管用）	免疫全套、抗中性粒细胞胞浆抗体谱（ANCA）、甲状腺功能、抗甲状腺球蛋白抗体、抗甲状腺过氧化物酶抗体
依帕司他 50mg po tid	
普瑞巴林 75mg po bid prn	血清免疫固定电泳、尿 M 蛋白检测
度洛西汀 60mg po qd	
	血液传染病学检查（包括乙肝、丙肝、梅毒、艾滋病等）
	胸部正侧位 X 线片
	心电图、超声心动图
	卧立位血压监测
	腹部电脑超声（肝胆胰脾肾）、泌尿系超声（膀胱残余尿）
	腰椎穿刺检查（脑脊液常规、生化、免疫学、细胞病理学）prn[2]
	神经电生理检查（包括针极肌电图、神经传导速度、F 波、H 反射、诱发电位等、交感皮肤反应、感觉定量等）[3]
	腰部或颈部 MRI（包括冠状位增强）prn[4]
	皮肤或神经活检 prn[5]
	神经心理评价

❶ 糖尿病周围神经病（diabetic peripheral neuropathy，DPN）的治疗主要从四个方面入手：

a. 病因治疗：积极控制血糖和糖化血红蛋白水平，保持血糖稳定。建议将糖化血红蛋白控制在 7% 以内，但具体控制程度应个体化。

b. 针对发病机制的治疗：包括具有抗氧化应激作用的药物（如 α-硫辛酸），改善代谢紊乱类药物（如醛糖还原酶抑制剂）以及各种改善微循环的药物（如前列地尔）等。

c. 神经营养修复药物：临床可选择多种 B 族维生素类（如硫胺素和甲钴胺等）作为针对神经营养修复的辅助治疗药物。

d. 对症治疗：神经痛是影响 DPN 患者生活质量的主要因素之一，临床有多种药物可以改善患者神经痛的症状，如普瑞巴林、加巴喷丁、度洛西汀、文拉法辛等。对于自主神经病变引起各系统受累的症状，可根据情况分别治疗，如胃肠道排空功能减退者，可适当选择胃肠动力药物，对于存在明显直立性低血压者，可使用弹力袜等。

❷ DPN 为排除性诊断，但临床表现典型时，通常不需要进行各种复杂的检查。当临床表现不典型，特别是当临床存在明显的肢体无力或神经电生理显示传导速度明显减慢时，诊断应该慎重。临床常需要与其鉴别的疾病包括：慢性炎性脱髓鞘性多发性神经根周围神经病、营养缺乏、中毒、异常球蛋白血症、肝肾功能不全、甲状腺功能减退、恶性肿瘤、结缔组织病、感染性疾病以及遗传病等。另外 DPN 患者常伴下肢为著的疼痛，因此有必要完善相关检查排除外周缺血性疾病、静脉曲张、腰椎间盘突出、椎管狭窄以及其他肌肉骨骼疾病如关节炎等。

❸ 糖尿病患者通过神经电生理检查不仅能够确认是否存在周围神经病变，并可辅助判断其类型以及严重程度；对于无症状的糖尿病患者，电生理检查有助于发现其亚临床周围神经病变。

a. 感觉神经传导测定：主要表现为感觉神经动作电位波幅降低，下肢远端更为明显，传导速度相对正常，符合长度依赖性轴索性周围神经病的特点。当存在嵌压性周围神经病时，跨嵌压部位的感觉神经传导速度可有减慢。

b. 运动神经传导测定：远端运动潜伏期和神经传导速度早期通常正常，一般无运动神经部分传导阻滞或异常波形离散，后期可出现复合肌肉动作电位波幅降低，传导速度轻度减慢。在单神经病或腰骶丛病变时，受累神经的复合肌肉动作电位波幅可以明显降低，传导速度也可有轻微减慢。在合并嵌压性周围神经病者，跨嵌压部位传导速度可明显减慢。

c. 针极肌电图检查：可见异常自发电位，运动单位电位时限增宽、波幅增高，大力收缩时运动单位募集减少。

d. 皮肤交感反应测定有助于发现交感神经通路的异常，心率变异度测定可反映副交感神经的功能。

e. 定量感觉测定主要评估痛温觉的异常。

f. 体感诱发电位用于深感觉传导通路的测定。

❹ 糖尿病患者怀疑神经根、丛病变时可行磁共振检查，冠状位脂肪抑制后增强可见神经根丛增粗强化。

❺ 皮肤活检有助于小纤维神经病的诊断，在糖尿病自主神经病的诊断中具有一定价值。神经活检主要用于鉴别其他疾病，并非诊断 DPN 的常规手段，仅在病因诊断困难的情况下根据病情选择。

注：1. 糖尿病周围神经病（diabetic peripheral neuropathy，DPN）是糖尿病的常见并发症，诊断的基本条件是：①明确患有糖尿病；②存在周围神经病变的临床和（或）电生理的证据；③排除导致周围神经病变的其他原因。糖尿病前周围神经病是糖耐量异常或空腹血糖受损相关的周围神经病，临床特点和 DPN 相似。糖尿病治疗相关的周围神经病较为少见，通常在采用胰岛素或其他方法过于快速地控制血糖后出现，主要表现为急性远端对称性神经痛，疼痛往往较为难治，部分患者在 1 ～ 2 年后可自发缓解。

2. 糖尿病周围神经病主要分以下四类：

（1）远端对称性多发性周围神经病：是 DPN 最常见的类型。主要表现为隐袭起病，缓慢发展，临床表现对称，多以肢体远端感觉异常为首发症状，可呈现手套-袜套样感觉障碍，早期即可有腱反射减低，尤以双下肢为著，可伴有自主神经受损表现。早期肌无力和肌萎缩通常不明显。

（2）糖尿病自主神经病：以自主神经病变为首发症状，一般隐袭起病，缓慢发展，表现有排汗异常、胃肠道症状、性功能减退、排尿困难、直立性低血压以及静息时心动过速等。由于小纤维受累，发生心绞痛或心肌梗死时可无心前区疼痛的表现，发生严重心律失常时猝死的风险增加。

（3）糖尿病单神经或多发单神经病：以正中神经、尺神经、腓总神经受累多见，常见隐袭发病，也有急性起病者。主要表现为神经支配区域的感觉和运动功能障碍。在神经走行易受嵌压部位（如腕管、肘管、腓骨小头处）更容易受累。脑神经亦可受累，如动眼神经、展神经、面神经等，通常为急性起病。

（4）糖尿病神经根神经丛病：也称糖尿病性肌萎缩或痛性肌萎缩，为少见的糖尿病并发症，常见于腰骶神经根神经丛分布区。急性或亚急性起病，表现为受累神经支配区的疼痛和感觉障碍，相继出现肌肉无力和萎缩，以下肢近端为主，可以单侧或双侧受累，诊断时需要首先排除其他原因的神经根或神经丛病变。

3. 痛性糖尿病周围神经病变是一种常见的神经病理性疼痛，40%～50%糖尿病周围神经病变患者有疼痛症状，而那些重度糖尿病周围神经病变患者出现神经病理性疼痛的可能性更大。糖尿病患者疼痛症状的表现多种多样，例如：双侧烧灼样疼痛、闪痛或电击痛；针刺感或刺痛；行走，常描述为"赤脚走在热沙上"；肌肉痉挛；触碰床单后引起疼痛；轻微刺激就可引起重度疼痛，常从足趾开始，随后双侧对称性扩展，呈套袜状分布并逐渐影响到足部和下肢。痛性糖尿病周围神经病变症状常于夜间加重，导致患者无法入睡。疼痛症状偶尔也可累及双手，指尖常最先受累。神经病理性疼痛严重影响患者生活质量，干扰睡眠，甚至可导致抑郁。另一方面，抑郁可进一步加重神经病理性疼痛。对于痛性糖尿病周围神经病变的治疗应包括优化血糖控制、镇痛药和心理支持治疗。推荐将三环类抗抑郁药（TCA）、5-羟色胺和去甲肾上腺素再摄取抑制剂（SNRIs如度洛西汀、文法拉辛）以及抗惊厥药（加巴喷丁、普瑞巴林）作为一线治疗药物，而曲马朵和阿片类药物则作为二线治疗药物使用。一线药物治疗的3周内，疼痛程度应有所减轻；如疼痛无任何缓解或如出现不良事件或患者对治疗不满意，则有必要对治疗进行调整，可改用另一种一线药物或二线药物进行治疗，或在原有治疗基础上加用不同的一线或二线药物。推荐的联合用药的方案有抗惊厥药物合用阿片类镇痛药、抗惊厥药物合用 TCA 或 SNRIs、抗惊厥药物合用局部治疗药物（如利多卡因贴皮剂、辣椒素软膏）。一旦患者持续几个月无痛，应当考虑逐渐减量。

4. 有高达 50% 的 DPN 患者没有自觉症状，因此应对糖尿病患者进行周围神经病变的筛查，以期做到早诊断、早治疗，减少严重并发症的概率。目前临床常用的神经系统筛查方法有：温度觉、压力觉、痛觉、轻触觉、振动觉、关节位置觉以及踝反射和膝反射。其中压力觉检查中常用的是 Semmes-Weinstein 单丝，也就是常说的 10g 单丝；振动觉检查则常用 128Hz 音叉进行。神经传导检测虽然能够发现亚临床病变，但只能反映有髓的大神经纤维功能，对小纤维神经病变不敏感。因此近年来开展一系列半定量或定量的检查方法，提高了 DPN 检测的敏感性和准确性。

（1）感觉定量检测（quantitative sensory test, QST）：包括定量温度觉检查和定量振动觉检查。其中，温度觉可评估薄髓或无髓的小细神经纤维功能，而振动觉可评估有髓的粗神经纤维功能，能够弥补神经传导检查对小纤维神经评估的不足。现在 QST 的应用价值在于能够区分大、小神经纤维病变，早期预测 DPN；为神经传导正常的感觉障碍以及深感觉障碍提供客观指标。

（2）角膜共聚焦显微镜：通过检查角膜神经的损伤情况，反映周围神经的功能状态。糖尿病患者角膜上皮神经改变发生较早，神经纤维密度、长度、曲折度及分支密度均与 DPN 的严重程度相关。

5. 糖尿病自主神经病主要表现出心血管自主神经病、胃肠系统、泌尿系统以及泌汗系统的症状。糖尿病自主神经病的临床关注度不够，至今临床诊断率较低，但对患者生活质量的影响大。常见的糖尿病自主神经病的临床表现见表 13-6。

表 13-6　糖尿病自主神经病的临床表现

心脏自主神经病（CAN）	胃肠系统	泌尿系统	泌汗
静息性心动过速	胃病	膀胱功能障碍	干燥

续表

心脏自主神经病（CAN）	胃肠系统	泌尿系统	泌汗
血压调节异常 非杓型血压 反杓型血压	恶心、胃胀 餐后呕吐 食欲下降	尿频尿急 夜尿增多 尿失禁、尿潴留	无汗 味觉性出汗
直立性低血压	食道症状	男性性功能障碍	
头痛 虚弱乏力 视物模糊 晕厥	灼热感 吞咽困难	性欲降低 阳痿早泄 异常射精	
直立性心动过速/过缓	腹泻	女性性功能障碍	
头痛 头晕 虚弱 视物模糊 晕厥	水样泻 大便失禁 可能与便秘交替	性欲降低 性交疼痛	
运动不耐受	便秘 可能与腹泻交替		

第六节　一氧化碳中毒迟发性脑病

长期医嘱	临时医嘱
神经内科护理常规	血常规
一级护理 ❶	尿常规
病重通知 　或 病危通知　prn	粪常规
	血清生化全套
	凝血象、D-二聚体

续表

长期医嘱	临时医嘱
清淡饮食 或 鼻饲流质饮食	糖化血红蛋白
心电监护　prn	血气分析
高压氧治疗 1 ～ 2 次 /d❷	血沉、C 反应蛋白（CRP）
维生素 C　100mg po tid	肿瘤标记物
多奈哌齐　5mg po qd❸	毒物筛查（重金属和有机化合物）
奥拉西坦　0.8g po tid	甲状腺功能、抗甲状腺球蛋白抗体、抗甲状腺过氧化物酶抗体
巴氯芬片　5mg po tid	
0.9% 氯化钠液　100ml ｜ iv gtt 依达拉奉　30mg ｜ bid❹	血液传染病学检查（包括乙肝、丙肝、梅毒、艾滋病等）
5% 氯化钠液　500ml ｜ iv gtt 甲泼尼龙　500mg ｜ qd prn❺	胸部正侧位 X 线摄片
	心电图、超声心动图
	下肢静脉系统超声
	头颅 CT 和头颅 MRI+FLAIR+DWI+SWI+MRA❻
	脑电图、诱发电位、事件相关电位（ERP）和 P300
	神经心理评价（MMSE、MoCA、HAMD/HAMA 等）
	语言、吞咽功能测评
	深静脉血栓评估
	康复科会诊
	理疗科会诊

❶ 一氧化碳中毒迟发性脑病（DNS）患者发病早期多出现认知功能障碍，特别容易走失，应向家属交代可能发生的病情变化，避免意外。随着病情进展患者大小便失禁，肌张力高，行动困难，此

时家属和医护人员对其护理要特别重视。重症卧床患者建议半卧位姿势，翻身拍背，避免食管胃内容物反流而引起吸入性肺炎和反复感染；肢体摆放恰当，避免肢体痉挛挛缩和足下垂；进食困难者给予鼻饲饮食，计算出入量和热量。在康复医师指导下进行肢体被动性功能锻炼。

❷ 一氧化碳（CO）结合血红蛋白的能力是氧的 250 倍左右。一氧化碳进入机体后竞争性结合血红蛋白，形成碳氧血红蛋白，碳氧血红蛋白极其稳定不易解离，使血红蛋白携带氧减少，从而造成机体缺氧，致使多脏器功能受损，重则危及生命。高压氧可有效解离碳氧血红蛋白，提高线粒体膜电位，增加体内能量产生，同时抑制细胞凋亡，故目前临床上主要应用高压氧来治疗一氧化碳中毒迟发性脑病（DNS）。建议高压氧治疗压力 0.20 ～ 0.25MPa，舱内吸氧时间 60min。治疗次数根据患者病情决定，但连续治疗次数不超过 30 次。迟发性脑病病程长、迁延难愈，目前报告经高压氧综合治疗可使大多数患者恢复到生活自理或更好的水平，年龄稍轻者尚可恢复工作能力。

❸ 脑组织在缺氧状态下可诱发分子氧还原为活性氧类，同时因能量供应减少机体清除活性氧能力下降，促使机体发生氧化应激反应损伤组织器官。依达拉奉为自由基清除剂，对脑内神经血管有一定的保护作用。

❹ DNS 多有认知障碍，推荐应用多奈哌齐和吡咯烷酮类（吡拉西坦、茴拉西坦、奥拉西坦）药物改善患者认知功能。DNS 患者肌张力可显著增高，造成关节僵硬，活动困难，可以给予巴氯芬缓解肌张力。巴氯芬可抑制单突触和多突触兴奋传递，刺激 γ- 氨基丁酸（GABA）β 受体而抑制兴奋性氨基酸（谷氨酸和天冬氨酸）的释放，从而降低兴奋性，抑制神经细胞冲动的发放，有效解除肌肉痉挛。

❺ DNS 的发病过程有一个明显的假愈期，其病理改变为大脑半球广泛脱髓鞘，与播散性脑脊髓炎和多发性硬化病理改变十分相似。很有可能是脑损伤后 CNS 免疫反应中免疫细胞的激活过程所致，这是应用糖皮质激素的理论依据。但 DNS 使用糖皮质激素能否明显改善患者预后、缩短疗程，目前尚缺乏循证医学证据，此外迟发脑病长期卧床患者容易加重感染，老年患者糖耐量减低或患有糖尿病，不推荐常规使用。

❻ 头颅 CT 可见脑白质密度减低，最常见发生部位是半卵圆中心和侧脑室旁，其次位于胼胝体、额叶皮质下 U 形纤维、外囊。基底节可有对称性低密度灶。部分病程较长的患者可出现脑萎缩；头颅 MRI 对迟发性脑病的诊断优于 CT，能显示 CT 不能发现的病变。MRI 可见脑水肿消失，表现为脱髓鞘、梗死、软化灶。除两侧苍白球的异常高信号病变外，还显示双侧多叶皮质和白质的高信号病变。可见基底节、脑室周围和半卵圆中心白质对称性长 T2WI 信号，累及胼胝体、海马、皮质下 U 纤维、外囊及内囊，皮质海绵状改变，晚期可见脑萎缩。脑电图检查无特异性改变，部分患者脑电图正常。异常脑电图可以表现背景慢波化，α 波减少，θ、δ 慢波增多。

注：1. 一氧化碳中毒迟发性脑病（delayed neuropsyehoneural sequela followed carbon monoxide poisoning，DNS）指急性一氧化碳中毒患者神志清醒后，经过一段看似正常的"假愈期"后发生以痴呆，精神症状和锥体外系异常为主的神经系统疾病。以下因素提示容易发生迟发性脑病：①年龄在 40 岁以上；②昏迷时间长 4h 以上；③患有高血压、糖尿病、高脂血症等基础疾病；④在假愈期中受到重大精神刺激；⑤急性中毒时有并发症，如感染、脑梗死；⑥中重度患者在急性中毒后过早停止治疗或急性期治疗不当。

2. 临床表现

（1）假愈期：急性期经抢救治疗神志恢复，症状改善，经过一段时间（多为 2～3 周）看似正常，称假愈期。据统计 87% 的患者发生 DNS 在急性一氧化碳中毒（ACOP）后的 1 个月内，少数患者可短到 1～2d，个别患者长达 2～3 个月。

（2）发病过程：多数亚急性起病，症状以记忆力减退、反应迟钝、不语、淡漠和精神行为异常最为常见。大部分患者病情在 ACOP 后 2 周左右发展到高峰，少数患者在 2～3d 内迅速发展到顶峰，极少数患者发病过程＞4 周。

（3）主要症状及体征

① 认知障碍：以痴呆为主，表现不同程度的记忆力、计算力、理解力、定向力减退或丧失，注意力涣散，反应迟钝，思维障碍，缄默不语，二便失禁，生活不能自理，严重时可呈木僵状态。认知障碍可以用 MMSE 评分测定。

②锥体外系统功能障碍：绝大多数患者表现为震颤麻痹，患者表情呆滞、面具脸、摸索、慌张步态，与帕金森综合征不同之处在于四肢肌张力增高显著而震颤不明显。个别患者表现出肌张力异常综合征、多动和扭转痉挛，偶见肢体徐动。

③精神症状：包括行为怪异、哭笑无常、易激怒、躁狂、抑郁以及各种幻觉。

④去皮质状态：大脑白质损坏广泛和严重，大脑半球皮质处于广泛抑制状态，以致皮质神经元的冲动不能传出，脑干神经冲动上行传递受阻。脑干功能尚正常，处于去皮质状态，患者无意识。

⑤局灶性神经功能缺损：半球白质或皮质有局灶性损伤，表现为偏瘫、单瘫、失语、感觉丧失、皮质盲等。

3. 诊断标准

（1）有明确 ACOP 病史。

（2）有明确的假愈期。

（3）以痴呆、精神症状、肌张力增高和震颤麻痹为主的典型临床表现。

（4）影像学改变：头颅 CT 和 MRI 改变主要发生在半卵圆中心和侧脑室旁。苍白球常见对称性病变。还可累及胼胝体、海马、皮质下 U 纤维、外囊，皮质海绵状改变。晚期可见脑萎缩。

（5）病程长，治疗比较困难。病程一般 3～6 个月，少数患者病程达 1 年，遗留不同程度后遗症。国外报告部分患者自愈，国内鲜有自愈报告。

4. DNS 的发病机制与以下几个方面有关：

（1）缺血缺氧机制：中枢系统对于缺血缺氧尤为敏感，当脑组织缺血缺氧时颅内血管内皮细胞受损，促进血小板及白细胞聚集，使管腔狭窄进而发生循环障碍形成血栓。同时，末梢神经轴突变性、脱髓鞘这些病变易累及血液供应少和血管结构不完善的区域进而发生迟发性脑病。

（2）免疫 - 炎症反应损伤：一氧化碳中毒后机体内部发生免疫应答，髓磷脂是早期免疫炎性细胞攻击的主要目标，使髓磷脂碱性蛋白发生变性，引起淋巴细胞增生、巨噬细胞浸润。

（3）兴奋性氨基酸：一氧化碳中毒后能量代谢发生障碍，抑制

细胞膜上 Na^+，K^+-ATP 酶的活性，使胞外 K^+ 浓度升高，神经元去极化，兴奋性氨基酸被激活，细胞产生兴奋毒性作用，级联兴奋使细胞能量枯竭，促进了细胞凋亡的发生。

（4）自由基机制：脑组织在缺氧状态下产生大量活性氧自由基，由于各类生物膜的主要组成成分为不饱和脂肪酸，其易与活性氧发生脂质过氧化反应，线粒体膜功能受损可抑制细胞色素 C 活性及还原型辅酶 Ⅱ 氧化酶活性，致使细胞能量枯竭，能量供应减少机体清除活性氧能力下降，最终致神经元细胞发生水肿坏死。

（5）一氧化氮介导损伤机制：当大脑处于缺血环境中时，可使一氧化氮合酶的表达增强，催化合成过量的 NO，对神经细胞产生毒性作用。

（6）一氧化碳中毒后神经元和星形胶质细胞发生大量凋亡，大量坏死的神经细胞破坏脑组织结构，最终造成 DNS 的发生。星形胶质细胞具有调节突触传导、维持神经元基础代谢、抵抗氧化应激损伤、促进及支持神经元生存和增长的作用，大量损伤的胶质细胞使神经传递功能受损，大脑发生退行性改变。

附录　处方常用外文缩写表

项目	中文意义	外文缩写	中文意义	外文缩写
给药次数	每日 1 次	qd	每晨 1 次	qm
	每日 2 次	bid	每晚 1 次	qn（on）
	每日 3 次	tid	隔日 1 次	qod
	每日 4 次	qid	每 2 天 1 次	q2d
	每日 5 次	quing id	每小时 1 次	qh
	每日 6 次	sex id	每半小时 1 次	q1/2h
	每周 1 次	qw	每 4 小时 1 次	q4h
	每 2 周 1 次	qiw	每 6 小时 1 次	q6h
	隔周 1 次	qow	每 8 小时 1 次	q8h
给药时间	上午	am	早餐及晚餐	m et n
	下午	pm	疼痛时	dol dur
	今晚	hn	早餐前	aj
	明晨	cm	早餐后	pj
	明晚	cn	中餐前	ap
	立即	st	中餐后	pp
	随意	a dlid	临睡前	hs
	饭前（晚餐前）	ac	用作 1 次	pd
	饭后（晚餐后）	pc	遵医嘱	md
	必要时（长期）	prn		
	需要时（临时）	sos		
给药途径及部位	口服	po	静脉滴注	iv gtt 或 iv drip
	内服	us imt	穴位注射	i adacum
	外用	us ent	一次顿服	pro dos
	灌肠	pr	餐间	ie
	吸入	inhal	顿服	ht
	鼻用	pro nar	肌内注射	im
	眼用	pro o	腰椎注射	iI
	耳用	pro aur	静脉注射	iv
	阴道用	pro vgain	腹腔注射	ia
	皮试	AST（et）	球结膜下注射	isc
	皮下注射	ih：H	胸腔注射	ip
	皮内注射	id		

参考文献

[1] 吴江，贾建平主编. 神经病学. 第3版. 北京：人民卫生出版社，2015.

[2] Gao S, Wang YJ, Xu AD, et al. Chinese Ischemic Stroke Subclassification. Frontiers in Neurology, 2011, 2(6): 1-5.

[3] 王拥军主译，Caplan卒中临床实践. 第5版. 北京：人民卫生出版社，2017.

[4] William JP, Rabinstein AA, Ackerson T, et al. on behalf of the American Heart Association Stroke Council. 2018 Guidelines for the Early Management of Patients With Acute Ischemic Stroke A Guideline for Healthcare Professionals From the American Heart Association/American Stoke Association. Stoke. 2018, 1. DOI: 10. 1161/STR. 0000000000000158.

[5] 王伊龙，赵性泉，刘新峰等. 代表中国卒中学会指南编写组. 高危非致残性缺血性脑血管事件诊疗指南. 中国卒中杂志，2016, 11 (6): 481-491.

[6] 中华医学会神经病学分会，中华医学会神经病学分会脑血管病学组. 中国急性缺血性脑卒中诊治指南2014. 中华神经科杂志，2015, 48 (4): 246-257.

[7] 中华医学会神经病学分会，中华医学会神经病学分会脑血管病学组. 中国缺血性脑卒中和短暂性脑缺血发作二级预防指南. 中华神经科杂志，2015, 48 (04): 258-273.

[8] 中华医学会神经病学分会，中华医学会神经病学分会神经血管介入协作组，急性缺血性脑卒中介入诊疗指南撰写组. 中国急性缺血性脑卒中早期血管内介入诊疗指南. 中华神经科杂志，2015, 48 (5): 356-361.

[9] 中国卒中学会，中国卒中学会神经介入分会，中华预防医学会卒中预防与控制专业委员会介入学组. 急性缺血性卒中血管内治疗中国指南2015. 中国卒中杂志，2015, 10 (7): 590-606.

[10] 国家卫生计生委脑卒中防治工程委员会，中华医学会神经外科学分会神经介入学组，中华医学会放射学分会介入学组，中国医师协会介入医师分会神经介入专业委员会，中国医师协会神经外科医师分会神经介入专业委员会，中国卒中学会神经介入分会. 急性大血管闭塞性缺

血性卒中血管内治疗中国专家识（2017），中华神经外科杂志，2017, 33(9): 869-877.

[11] 中国卒中学会. 急性缺血性卒中静脉溶栓中国卒中学会科学声明. 中国卒中杂志，2017, 12(3): 267-284.

[12] 中华医学会神经病学分会，中华医学会神经病学分会神经血管介入协作组. 急性缺血性脑卒中早期血管内介入治疗流程与规范专家共识. 中华神经科杂志，2017, 50(3): 172-177.

[13] 中国卒中学会，中国卒中学会神经介入分会，中华预防医学会卒中预防与控制专业委员会介入学组. 急性缺血性卒中血管内治疗影像评估中国专家共识. 中国卒中杂志，2017, 12(11): 1041-1056.

[14] 中国卒中学会脑血流与代谢分会. 缺血性卒中脑侧支循环评估与预中国指南（2017）. 中华内科杂志，2017, 56(6): 460-471.

[15] Saver JL. Cryptogenic Stroke. New England Journal of Medicine, 2016, 374 (21): 2065-2074.

[16] 中华医学会神经病学分会，中华医学会神经病学分会脑血管病学组. 中国脑出血诊治指南（2014）. 中华神经科杂志，2015, 48(6): 435-444.

[17] 范存刚，张庆俊. 2015版AHA/ASA《自发性脑出血处理指南》解读. 中华神经医学杂志，2017, 16(1): 2-5.

[18] 中华医学会神经病学分会脑血管病学组. 中国蛛网膜下腔出血诊治指南（2015）. 中华神经科杂志，2016, 49(3): 182-191.

[19] 中国医师协会神经外科医师分会神经重症专家委员会. 重症动脉瘤性蛛网膜下腔出血管理专家共识（2015）. 中国脑血管病杂志，2015, 12(4): 215-224.

[20] 中华医学会神经病学分会，中华医学会神经病学分会脑血管病学组. 中国颅内静脉系统血栓形成诊断和治疗指南（2015）. 中华神经科杂志，2015, 48(10): 819-829.

[21] 烟雾病和烟雾综合征诊断与治疗中国专家共识编写组，中华人民共和国国家卫生和计划生育委员会，脑卒中防治专家委员会缺血性卒中外科专业委员会. 烟雾病和烟雾综合征诊断与治疗中国专家共识（2017）. 中华神经外科杂志，2017, 33(6): 541-547.

[22] 中国卒中学会，卒中后认知障碍管理专家委员会. 卒中后认知障碍管理专家共识. 中国卒中杂志，2017, 12(6): 519-531.

[23] Ritter A, Pillai JA. Treatment of Vascular Cognitive Impairment. Curr Treat Options Neurol, 2015, 17(8): 367.

［24］Britton PN, Eastwood K, Paterson B, et al, Consensus guidelines for the investigation and management of encephalitis in adults and children in Australia and New Zealand, Internal Medicine Journal, 2015, 45(5): 563-576.

［25］中华医学会结核病学分会，颅内结核影像学分型专家共识编写组. 颅内结核影像学分型专家共识. 中华结核与呼吸杂志，2015, 38 (11): 805-809.

［26］Lum GD, Hood JR, Wright P. An Australian guideline on the diagnosis of overseas-acquired Lyme disease/borreliosis. Commun Dis Intell Q Rep, 2015, 39(4): E590-E596.

［27］Montalban X, Gold R, Thompson AJ, et al. ECTRIMS/EAN Guideline on the pharmacological treatment of people with multiple sclerosis. Eur J Neurol, 2018, 25(2): 215-237.

［28］Thompson AJ, Banwell BL, Barkhof F, et al. Diagnosis of multiple sclerosis: 2017 revisions of the McDonald criteria. Lancet Neurol, 2017, DOI: 10. 1016/S1474-4422(17) 30470-2.

［29］中国影像科相关专家小组，中国多发性硬化影像诊断协作组. 多发性硬化影像诊断标准：中国专家共识. 中华放射学杂志，2017, 51(2): 81-85.

［30］中华医学会神经病学分会神经免疫学组，中国免疫学会神经免疫分会. 多发性硬化诊断和治疗中国专家共识（2014版）. 中华神经科杂志，2015, 48(5): 362-367.

［31］中国免疫学会神经免疫学分会，中华医学会神经病学分会神经免疫学组中国医师协会神经内科分会神经免疫专业委员会. 中国视神经脊髓炎谱系疾病诊断与治疗指南. 中国神经免疫学和神经病学杂志，2016, 23(5): 155-166.

［32］张瑛，曾现太. 2015年视神经脊髓炎谱系疾病诊断标准国际共识解读. 神经病学与神经康复学杂志，2016, 12(1): 12-16.

［33］Dean M. Wingerchuk, Brenda Banwell, Jeffrey L. Bennett, et al. International consensus diagnostic criteria for neuromyelitis optica spectrum disorders, Neurology, 2015, 85(2): 177-189.

［34］Zalewski NL, Flanagan EP, Keegan BM. Evaluation of idiopathic transverse myelitis revealing specific myelopathy diagnoses. Neurology, 2018, 90(2): e96-e102.

［35］中华医学会神经病学分会帕金森病及运动障碍学组，中国医师协会神经内科医师分会帕金森病及运动障碍专业委员会. 中国帕金森病的诊断

标准（2016版）.中华神经科杂志, 2016, 49(4): 268-271.

[36] 中华医学会神经病学分会帕金森病及运动障碍学组中国医师协会帕金森病及运动障碍专业委员会，中国帕金森病及运动障碍疾病临床大数据库建设专家共识，中华神经医学杂志, 2016, 15(7): 649-653.

[37] 中华医学会神经病学分会帕金森病及运动障碍学组, 中华医学会神经病学分会遗传学组. 肝豆状核变性的诊断与治疗指南. 中华神经科杂志, 2008, 41(8): 566-569.

[38] 中华医学会神经病学分会帕金森病及运动障碍学组. 肌张力障碍诊断与治疗指南. 中华神经科杂志, 2008, 41(8): 570-573.

[39] 中华医学会神经病学分会痴呆与认知障碍学组, 中国阿尔茨海默病协会. 中国痴呆与认知障碍诊治指南. 中华医学杂志, 2011, 91(9): 577-581.

[40] 中华医学会神经病学分会肌电图及临床神经电生理学组, 中华医学会神经病学分会神经肌肉病学组. 中国肌萎缩侧索硬化诊断和治疗指南. 中华神经科杂志, 2012, 45(7): 531-533.

[41] 中华医学会神经病学分会帕金森病及运动障碍学组, 中国医师协会帕金森病及运动障碍专业委员会. 多系统萎缩诊断标准中国专家共识. 中华老年医学杂志, 2017, 36(10): 1055-1060.

[42] 中华医学会神经病学分会帕金森病及运动障碍学组, 中国医师协会神经内科医师分会帕金森病及运动障碍专业委员会. 中国进行性核上性麻痹临床诊断标准. 中华神经科杂志, 2016, 49(4): 272-276.

[43] 中国微循环学会神经变性病专业委员会. 路易体痴呆诊治中国专家共识. 中华老年医学杂志, 2015, 34(04): 339-344.

[44] 中华医学会神经病学分会神经免疫学组, 中国免疫学会神经免疫学分会, 中国重症肌无力诊断和治疗指南, 中华神经科杂志, 2015, 48(11): 934-940.

[45] Sanders DB, Wolfe GI, Benatar M, et al. International consensus guidance for management of mytastheniagravis: Executive summary. Neurology, 2016, 87(4): 419-425.

[46] 中华医学会神经病学分会, 中华医学会神经病学分会神经肌肉病学组, 中华医学会神经病学分会肌电图及临床神经生理学组. 中国多发性肌炎诊治共识. 中华神经科杂志, 2015, 48(11): 946-949.

[47] 中华医学会神经病学分会, 中华医学会神经病学分会神经肌肉病学组中华医学会神经病学分会肌电图与临床神经生理学组, 中国神经系统

线粒体病的诊治指南. 中华神经科杂志, 2015, 48(12): 1045-1051.

[48] 中华医学会神经病学分会, 中华医学会神经病学分会神经肌肉病学组, 中华医学会神经病学分会肌电图与临床神经电生理学组. 中国特发性面神经麻痹诊治指南. 中华神经科杂志, 2016, 49(2): 84-86.

[49] Gronseth GS, Paduga R. Evidence-based guideline update: steroids and antivirals for Bell palsy: report of the Guideline Development Subcommittee of the American Academy of Neurology. Neurology, 2012;79(22): 2209-2213.

[50] 中华医学会神经外科学分会功能神经外科学组, 中国医师协会神经外科医师分会功能神经外科专家委员会, 北京医学会神经外科学分会, 中国显微血管减压术治疗脑神经疾患协作组. 中国显微血管减压术治疗脑神经疾患术中减压植入物专家共识. 中华神经外科杂志, 2016, 32(10): 976-977.

[52] 中华医学会神经外科学分会, 上海交通大学颅神经疾病诊治中心. 面肌痉挛诊疗中国专家共识. 中国微侵袭神经外科杂志, 2014, 19(11): 528-532.

[53] 中国医师协会神经外科医师分会, 中华医学会神经外科学分会中国显微血管减压术治疗脑神经疾患协作组. 中国显微血管减压术治疗面肌痉挛专家共识. 中华神经外科杂志, 2014, 30(9): 949-952.

[54] Patwa HS, Chaudhry V, Katzberg H, et al. Evidence-based guideline: intravenous immunoglobulin in the treatment of neuromuscular disorders: report of the Therapeutics and Technology Assessment Subcommittee of the American Academy of Neurology. Neurology, 2012, 78(13): 1009-15.

[55] 中华医学会神经病学分会神经肌肉病学组, 中华医学会神经病学分会肌电图及临床神经电生理学组, 中华医学会神经病学分会神经免疫学组. 中国吉兰-巴雷综合征诊治指南. 中华神经科杂志, 2010, 43(8): 583-586.

[56] 中华医学会神经病学分会神经肌肉病学组, 中华医学会神经病学分会肌电图及临床神经电生理学组, 中华医学会神经病学分会神经免疫学组. 中国慢性炎症性脱髓鞘性多发性神经根神经病诊疗指南. 中华神经科杂志, 2010, 43(8): 583-588.

[57] Holtkamp M, Beghi E, Benninger F, et al. European Stroke Organisation guidelinesfor the management of post-strokeseizures and epilepsy. European Stroke Journal, 2017, 2(2): 103-115.

[58] 丁晶, 汪昕. 癫痫诊疗指南解读. 临床内科杂志, 2016, 33(2): 142-144.

[59] 中国抗癫痫协会. 临床诊疗指南·癫痫病分册（2015修订版）. 北京：人民卫生出版社，2015.

[60] 中华医学会神经病学分会神经重症协作组. 惊厥性癫痫持续状态监护与治疗（成人）中国专家共识. 中华神经科杂志，2014, 47(9): 661-666.

[61] 中国医师协会神经内科分会癫痫专委会. 耐药癫痫定义中国专家共识. 中国医师杂志，2015, 17(7): 964-966.

[62] 中华医学会疼痛学分会头面痛学组，中国医师协会神经内科医师分会，疼痛和感觉障碍专委会. 中国偏头痛防治指南. 中国疼痛医学杂志，2016, 22(10): 721-727.

[63] Robbins MS, Starling AJ, Pringsheim TM, et al. Treatment of Cluster Headache: The American Headache Society Evidence-Based Guidelines. Headache, 2016, 56(7): 1093-1106.

[64] 中华医学会神经外科学分会功能神经外科学组，中国医师协会神经外科医师分会功能神经外科专家委员会，上海交通大学颅神经疾病诊治中心. 三叉神经痛诊疗中国专家共识. 中华外科杂志，2015, 53(9): 657-664.

[65] 中华医学会神经外科学分会，中国医师协会神经外科医师分会，北京医学会神经外科学分会. 中国显微血管减压术治疗三叉神经痛和舌咽神经痛专家共识. 中华神经外科杂志，2015, 31(3): 217-220.

[66] 中华医学会神经病学分会神经遗传学组. 遗传性共济失调诊断与治疗专家共识. 中华神经科杂志，2015, 48(6): 459-463.

[67] Van BP, Van GJ, Boesch S, et al. EFNS/ENS Consensus on the diagnosis and management of chronic ataxias in adulthood，European Journal of Neurology, 2014, 21(4): 552-562.

[68] 中华医学会神经病学分会. 中国自身免疫性脑炎诊治专家共识. 中华神经科杂志，2017, 50(2): 91-98.

[69] 中华医学会神经病学分会肌电图与临床神经电生理学组，中华医学会神经病学分会神经肌肉病学组. 糖尿病周围神经病诊断和治疗共识. 中华神经科杂志，2013, 46(11): 787-789.

[70] 中华医学会神经病学分会，中华医学会神经病学分会脑血管病学组. 中国脑小血管病诊治共识. 中华神经科杂志，2015, 48(10): 838-844.

[71] 神经病理性疼痛诊疗专家组. 神经病理性疼痛诊疗专家共识. 中国疼痛医学杂志，2013, 19(12): 705-710.

[72] Dworkin RH, O'Connor AB, Kent J, et al. Interventional management

of neuropathic pain: NeuPSIG recommendations, Pain, 2013, 154(11): 2249-2261.

[73] Balwani M, Wang B, Anderson, KE, et al. Acute Hepatic Porphyrias: Recommendations for Evaluation and Long Term Management. Hepatology, 2017, 66(4): 1314.

[74] Pan Y, Chen W, Xu Y, et al. Genetic polymorphisms and clopidogrel efficacy for acute ischemic stroke or transientischemic attack: a systematic review and meta-analysis. Circulation, 2017, 135(1): 21-33.

[75] Fugate JE, Rabinstein AA. Posterior reversible encephalopathy syndrome: clinical and radiological manifestations, pathophysiology, and outstanding questions. Lancet Neurol, 2015, 14(9): 914-925.

[76] Koenig MK, Emrick L, Karaa A, et al. Recommendations for the Management of Strokelike Episodes in Patients With Mitochondrial Encephalomyopathy, Lactic Acidosis, and Strokelike Episodes. JAMA Neurol, 2016, 73(5): 591-594.

[77] Montagna G, Imperiali M, Agazzi P, et al. Hashimoto's encephalopathy: A rare proteiform disorder. Autoimmun Rev, 2016, 15(5): 466-476.

[78] KivityS, Baker B, Arango MT, et al. Pharmacologic management of neuropsychiatric lupus. Expert Review of Clinical Pharmacology, 2016, 9 (1): 103-108.